U0878958

"十二五"职业教育国家规划教材
经全国职业教育教材审定委员会审定
"十三五"卫生高等职业教育校院合作"双元"规划教材

供临床医学类及相关专业用

急诊医学

第3版

主　　编　陈远华　陈方军

副 主 编　闫伟华　张冬梅　全　胜　庞永冰

编　　委（按姓名汉语拼音排序）

常书锋（洛阳职业技术学院第一附属医院）
陈方军（肇庆医学高等专科学校）
陈兴强（肇庆医学高等专科学校）
陈远华（江西医学高等专科学校）
程　壕（重庆三峡医药高等专科学校附属医院）
刘志欢（江西医学高等专科学校）
陆水英（肇庆医学高等专科学校）
庞永冰（菏泽医学专科学校）
彭　丹（黔东南民族职业技术学院）
全　胜（湖南环境生物职业技术学院）
闫伟华（南阳医学高等专科学校第一附属医院）
叶汪沁（江西医学高等专科学校）
张冬梅（重庆三峡医药高等专科学校附属医院）
郑人桀（遵义医药高等专科学校）

北京大学医学出版社

JIZHEN YIXUE

图书在版编目（CIP）数据

急诊医学 / 陈远华，陈方军主编．—3版．—北京：北京大学医学出版社，2020. 11（2022. 11重印）

ISBN 978-7-5659-2093-6

Ⅰ．①急…　Ⅱ．①陈… ②陈…　Ⅲ．①急诊－临床医学－医学院校－教材　Ⅳ．①R459.7

中国版本图书馆CIP数据核字（2019）第240743号

急诊医学（第 3 版）

主　　编：陈远华　陈方军
出版发行：北京大学医学出版社
地　　址：（100191）北京市海淀区学院路38号　北京大学医学部院内
电　　话：发行部 010-82802230；图书邮购 010-82802495
网　　址：http：//www.pumpress.com.cn
E-mail：booksale@bjmu.edu.cn
印　　刷：北京瑞达方舟印务有限公司
经　　销：新华书店
责任编辑：法振鹏　　**责任校对：**靳新强　　**责任印制：**李　啸
开　　本：850 mm × 1168 mm　1/16　　**印张：**18.5　　**字数：**526千字
版　　次：2020年11月第3版　2022年11月第3次印刷
书　　号：ISBN 978-7-5659-2093-6
定　　价：45.00元

修订说明

《国务院办公厅关于深化医教协同进一步推进医学教育改革与发展的意见》要求加快构建标准化、规范化医学人才培养体系，全面提升人才培养质量。《国家职业教育改革实施方案》指出要促进产教融合育人，建设一大批校企“双元”合作开发的国家规划教材。新时期的卫生职业教育面临前所未有的发展机遇和挑战。

本套教材历经4轮建设，不断更新完善、与时俱进，为全国高职临床医学类人才培养做出了贡献。第3轮教材入选教育部普通高等教育“十一五”国家级规划教材15种，第4轮教材入选“十二五”职业教育国家规划教材17种。

高质量的教材是实施教育改革、提升人才培养质量的重要支撑。为深入贯彻《国家职业教育改革实施方案》，服务于新时期高职临床医学类人才培养改革发展需求，北京大学医学出版社经过前期广泛调研、系统规划，启动了第5轮“双元”数字融合高职临床医学教材建设。指导思想是：坚持“三基、五性”，符合最新的国家高职临床医学类专业教学标准，结合高职教学诊改和专业评估精神，突出职业教育特色和专业特色，重视人文关怀，与执业助理医师资格考试大纲要求、岗位需求对接。强化技能训练，既满足多数院校教学实际，又适度引领教学。实践产教融合、校院合作，打造深度数字融合的精品教材。

教材的主要特点如下：

1. 全国专家荟萃

遴选各地高职院校具有丰富教学经验的骨干教师参与建设，力求使教材的内容和深浅度具有全国普适性。

2. 产教融合共建

吸纳附属医院或教学医院的临床双师型教师参与教材编写、审稿，学校教师与行业专家“双元”共建，使教材内容符合行业发展、符合多数医院实际和人才培养需求。

3. 知名专家审定

聘请知名临床专家审定教材内容，保证教材的科学性、先进性。

4. 教材体系优化

针对各地院校课程设置的差异，部分教材实行“双轨制”。如既有《人体解剖学与组织胚胎学》，又有《人体解剖学》《组织学与胚胎学》，便于各地院校灵活选用。按照专业教学标准调整规范教材名称，如《医护心理学》更名为《医学心理学》，《诊断学基础》更名为《诊断学》。

5. 职教特色鲜明

结合最新的执业助理医师资格考试大纲，教材内容体现“必需、够用，针对性、适用性”。以职业技能和岗位胜任力培养为根本，以学生为中心，贴近高职学生认知，夯实基础知识，培养实践技能。

6. 纸质数字融合

利用二维码技术打造融媒体教材，提供拓展阅读资料、音视频学习资料等，给予学生自主学习和探索的空间及资源。

本套教材的组织、编写得到了多方面大力支持。很多院校教学管理部门提出了很好的建议，职教专家对编写过程精心指导、把关，行业医院的临床专家热心审稿，为锤炼精品教材、服务教学改革、提高人才培养质量而无私奉献。在此一并致以衷心的感谢！

本套教材出版后，出版社及时收集使用教材院校师生的质量反馈，响应《关于推动现代职业教育高质量发展的意见》，按职业教育“岗课赛证”融通教材建设理念及时更新教材内容；对照《高等学校课程思政建设指导纲要》《职业教育教材管理办法》等精神要求，自查自纠、深入贯彻课程思政教学要求，更新数字教学资源；力争打造培根铸魂、启智增慧，适应新时代要求的精品卫生职业教育教材。

希望广大师生多提宝贵意见，反馈使用信息，以臻完善教材内容，为新时期我国高职临床医学教育发展和人才培养做出贡献！

“十三五”卫生高等职业教育
校院合作“双元”规划教材审定委员会

前　言

2015年出版的《急诊医学》第2版教材得到了使用院校师生的好评。为了更好地适应新时代发展的要求，综合兄弟院校反馈的意见，以《国家职业教育改革实施方案》《关于深化医教协同进一步推进医学教育改革与发展的意见》等文件为纲领，在教材中体现医教融合、校院合作、育训结合的卫生职业教育培养模式，在北京大学医学出版社的大力支持和帮助下，我们邀请了全国部分医学院校一线的专家教授，对第2版教材进行了修订工作。

围绕“强基础、重实践、补人文”的编写原则，我们在第2版的基础上，以基层社区的常见急诊救治为主线，阐述急诊医学中具有共性的基本概念、基本理论和基本技能，重点介绍急诊医疗服务体系、常见急诊症状的救治、常用急救操作技术、急危重症监护和急性中毒等内容。新增了休克、损伤急救等实用的内容，以贴近急诊抢救工作和急诊实际工作的临床思维。适当汲取急诊医学领域的新知识、新技术和新进展，保证教材的科学性、实用性和先进性。编写中，章（节）前以典型案例导入，提出问题，引导学生更好地学习和掌握本章（节）的内容；增加考点提示、思维导图、知识链接、知识拓展等栏目，让学生更好地理解所学知识、知晓岗位需求；更多地使用流程图，以增强学生遵循指南的习惯性和学习指南的便利性；章后设有自测题，方便学生复习所学知识，达到查漏补缺、巩固提高的目的。

本教材经反复核对校正，力求准确实用。但受编写时间仓促、编者水平所限，疏漏与错误之处在所难免，敬请广大师生批评指正。

陈远华　陈方军

目　录

第一章

绪 论

第一章数字资源

思政之光

学习目标

1. 掌握急诊医学、急诊医疗服务体系的概念。
2. 熟悉急诊医学的范畴和特点。
3. 了解急诊医学的发展史、急诊医师的素质要求。

急诊医学（emergency medicine，EM）是一门新兴的边缘跨学科临床医学专业学科，主要研究与处理急、危重症患者及伤员的现场急救，途中监护治疗，医院内治疗及其组织和管理等的学科。它与临床各学科既有密切的联系，又有自身的理论体系和特殊的临床医疗范围及独特的临床思维方式。急诊医学的特点是用最少的资料，在最短的时间内，以最快捷有效的方法挽救患者的生命。

知识链接

急诊医学的相关概念

1. 急症（emergency）：是指急性发病、慢性病急性发作、急性中毒或意外损伤等需要立即就医，并进行紧急处理的病症。

2. 急诊（emergency call）：是指紧急或急速地对急症患者或伤员进行诊断、评估、鉴别诊断、抢救和治疗。

3. 急救（first aid）：是指为抢救生命，挽救肢体、脏器功能，改善危重病患者情况所采取的紧急医疗救治措施，是紧急救命的简称。

4. 危重症（critically ill）：是指直接威胁患者生命的严重病症，如休克、急性心肌梗死和各种脏器衰竭。

第一节 概 述

一、急诊医学的起源与发展史

从古至今，意外事故和急性疾病一直是人类关注的问题。1924 年，意大利的佛罗伦萨建立了世界上第一个急诊急救服务组织，进行伤病员的急救和转运；1936 年法国最早建立急救医疗系统，是一种以医师为主的全国性服务，并且派出专科医师进行现场急救服务；1968 年美国麻省理工学院倡导建立急症医疗系；1970 年日本规定急救车标准；1972 年美国医学会正式承认急诊医学是医学领域中的一门新学科；1979 年，美国医学会和美国医学专业委员会批准急诊医学为第 23 个医学专科，至此，急诊医学在国际上被公认为一门独立的学科。

在我国，中医经典《黄帝内经》详细描述了现代常见急症，如“心绞痛、晕厥、猝死”的临床表现分别称之为“卒心痛、暴厥、卒死”；魏晋时期就已经用针刺人中穴位的方法对昏迷患者进行急救，中国古代对急症治疗学有所发展，这些方法至今仍在发挥积极的作用，这是我国医学的贡献。近代，急救医疗服务体系的起源是抗日战争和解放战争时对伤员的战地初级救护和快速转运。20 世纪 50 年代，我国部分大、中城市成立了急救的专业机构，即“救护站”；1980 年国家颁发了《卫生部关于加强城市急诊工作的意见》的文件，成立急诊科，我国的急救医疗服务进入了较快发展阶段；1981 年《中国急救医学杂志》创刊；1982 年 3 月卫生部召开了“建立城市急诊工作的咨询会”；1986 年 11 月《中华人民共和国急救医疗法》颁布；1987 年 5 月经中华医学会批准正式成立了“中华医学会急诊医学分会”，至此，急诊医学在我国被正式承认为一门独立的医学学科。此后，急诊学科快速发展，设立全国统一呼救电话“120”。20 世纪 90 年代，《中华急诊医学杂志》《中国危重病急救医学》创刊，在医院等级评审中，卫生部再次明确规定，二、三级医院必须组建急诊科，以及急诊医学教研室，医学院校急诊医学专业的建立，使急诊医学体系初见雏形。

进入 21 世纪，“急救中心—急诊科—ICU”一体化的急诊医疗服务体系进一步完善，全民急救意识普遍提高。急诊医学的内容和研究范畴不断扩大，更有效地促进了急诊医学的发展。

二、急诊医学的专业特点

急诊医学的学科重点是生命支持和脏器功能维持。学科特点是治疗的整体性和急救的时效性。急诊医学是一门用最少的数据和最短的时间来挽救生命、减轻病痛的艺术，也就是说，急诊患者到达急诊科时，往往要求医生能提供最快的诊断、快而有效的治疗。急诊医学专业特点概括起来有以下几个方面：

（一）社会属性

不同于其他二级临床学科，急诊医学具有鲜明的“社会属性”，急诊医师承担更多的社会责任，是灾害及群体伤亡等突发公共卫生事件的守护者。

（二）紧迫性

急诊患者发病急骤，变化快，病情重，医护人员需要在最短的时间内迅速进行病情判断，立即组织抢救，并做到反应迅速，思维敏捷，有条不紊，沉着应对，判断正确。生命急救具有很强的时效性，充分体现“时间就是生命”和抢救生命“分秒必争”的急救理念。

（三）复杂性

急诊医学的研究对象是急、危、重症患者，由于患者年龄、基础健康状况、致病因素、病史、疾病种类和患者来源都不一样，还有专业医护人员技术水平和工作经验不同，必将造成急诊医疗工作的复杂性。

（四）独特性

急诊医学的内容涵盖了院前急救、灾害医学、院内急诊和危重病加强医疗等。

（五）艰巨性

培养急诊医师需要制定规范化的急诊专科医师培养计划、培训教材、考核制度、准入制度、人事与福利制度等配套制度。

（六）急诊临床思维和临床决策的特殊性

急诊工作是一项十分复杂的工作，突出体现一个“急”字，要眼急、手急、脚急，最关键的是脑急，“思维要急、要敏捷”。急诊临床思维采取急诊临床逆向思维，形象比喻为“先开枪，后瞄准”，而不是其他专科临床处理的“先瞄准，后开枪”的临床思维。

（七）急诊医师要有很强的组织与沟通能力

在与患者或家属的病史询问中，语言要简捷、重点突出，要体现关心关爱，要有较高的“情商”，具有良好的沟通能力、分析能力、解决问题的能力，还要有较强的组织能力和团队精神。

（八）急诊医学与突发公共卫生事件关系密切

急诊科医师应把识别、处理和预防突发公共卫生事件为己任，预防重大传染病（如 SARS 和新型冠状病毒肺炎）疫情的流行和蔓延。

（九）有可能面临涉及法律的医疗问题

对于如打架斗殴、交通事故、其他意外事故等，急诊医师一方面要积极抢救患者，另一方面又要提高警惕，及时向当地公安机关报告。

三、急诊医学的范畴

急诊医学是一个广义的学科名称，包括院前急救、复苏学、灾害医学、危重症医学、创伤学、毒理学和急性中毒、急诊医疗管理学等。

（一）院前急救

院前急救又称初步急救（first aid），是急诊的延伸，医院急诊是医师等患者就诊，而急救是医师亲自到事故现场进行救治，是积极、主动的救治过程，这就是急救的真正理念，是医学的进步。初步急救，如包扎止血、清除呼吸道异物、开放气道、徒手心肺复苏等，然后拨打“120”呼救，在进行不间断现场急救的同时等待急救医护人员到达事故现场，其目的是维持患者的呼吸和循环等主要生命体征，并尽可能快速平稳地将患者送往附近医院急诊科救治。

（二）复苏学

复苏学（resuscitology）是针对心搏呼吸骤停所采取的抢救措施，包括：①基础生命支持（BLS）；②进一步生命支持（ALS），目的是恢复自主循环；③延续生命支持（PLS），主要为脑复苏。具体来说主要研究如何在心搏骤停后，及时恢复自主循环、促进心脏复搏；及时建立呼吸通道，恢复自主呼吸和促进脑功能恢复的过程。

（三）灾害医学

灾害医学（disaster medicine）是指因灾害事故中涉及人员伤亡而必须迅速实施的医疗救援，包括对灾害的预见、预防和准备，灾害现场伤员的解救和医疗急救，重大灾害后卫生防疫，如饮水卫生、营养以及适时的心理危机干预等。地震、水灾、核泄漏，以及 SARS 和新型冠状病毒肺炎（简称新冠肺炎）等公共卫生突发事件，对灾难所造成的大批伤员如何有效、迅速地组织抢救，减少人员伤亡，防止急性传染病的发生和流行。灾害医学涉及所有临床医学及预防医学。

（四）危重症医学

危重症医学（critical care medicine）作为急诊医学的重要组成部分，由受过专门培训的医护人员，在配备有先进监护设备和急救设备的重症监护病房内对继发于多种严重疾病或创伤的复杂并发症，如多器官功能障碍综合征（multiple organ dysfunction syndrome，MODS）所致的脏器功能不全进行全面监护、功能支持的治疗。

（五）创伤学

创伤学（traumatology）的研究范围除了对创伤本身如何治疗和康复外，也越来越多地着重于如何预防创伤的发生。严重创伤救治的原则是早期处理，先“救”后“查”。在保证安全的前提下，以保全生命为第一，恢复功能为第二，顾全局部完整性为第三的原则进行救治。

（六）毒理学和急性中毒

研究和诊治各类急性中毒是急诊医学的重要内容。如何早期诊断、治疗和预防急性中毒，还涉及毒理学和法医学等多学科内容，是一门新兴的发展迅速的临床学科。

（七）急诊医疗管理学

急诊医疗管理学包括研究如何建立有效的急救呼救网络，配备现代化的交通急救工具，专业的急救人员培训、考核和准入制度等内容。

第二节　急诊医疗服务体系

案例 1-1

2019 年 3 月 11 日，某国道上发生一辆客车与大货车相撞事故，导致车上 1 人死亡、20 余人不同程度受伤，有的出现呼吸困难、出血不止，有的伤势较轻，可以自行步行离开事故现场。

问题：现场应如何开展急救工作?

一、建立急救组织与急救网

急诊医疗服务体系（emergency medical service system，EMSS）是集院前急救、院内急诊科诊治、重症监护病房（ICU）和各专科的“生命绿色通道”为一体的急救网络，即院前急救负责现场急救和途中救治，急诊科和 ICU 负责院内救治，它既适合平时的急诊医疗工作，也适合于意外事故或大型灾害的急救，是运行快捷、高效救治完整的现代化医疗服务体系。

➢ 考点提示：急救绿色通道的概念和范围。

知识链接

EMSS 的主要目标

EMSS 的主要目标是建立一个组织结构严密、行动迅速，并能实现有效救治的医疗组织来提供快速的、合理的、及时的处理，将患者安全地转送到医院，使其在医院内进一步得到更有效的救治。1986 年，我国将“120”定为全国医疗急救电话。美国的急救电话为“911”、英国为“999”、日本为“119”、德国为“112”。

（一）院前急救

院前急救又称现场急救，是指在医院之外的环境中对各种危及生命的急症、创伤、中毒和灾害事故等伤病员进行现场急救、转运及途中救护的统称，即在患者发病或受伤后到医院就诊之前这一阶段的急救。达到用最短的反应时间，快速到达患者身边，给患者最大可能的院前医疗急救。

（二）院内急诊科

急诊科内设有分诊处、抢救室、留观室、重症监护病房、输液室；辅助科室常配备收费处、化验室、药房、影像检查室等。急诊科医疗质量集中反映医院科学管理水平和医疗技术水平的优劣以及医务人员的综合素质，因此在急诊科管理上要从体制改革、制度建设、设备投入等多方面积极创新，做到既安全，又高质量、高水平、高效能地抢救患者，服务社会。

（三）重症监护

重症监护病房（intensive care unit，ICU）是急诊医疗服务体系的重要组成部分，是由训练有素的医护人员运用先进医疗设备和救护措施对各种危重症进行全面、系统的监护与治疗的单元。重症监护病房包括急诊监护病房（emergency intensive care unit，EICU）、综合监护病房（multiple intensive care unit，MICU）和专科监护病房，如心内科监护病房（cardiac care unit，CCU）。ICU 作为一个独立的医疗单元，目前已成为现代化医院的重要标志。

城市医疗急救网是在政府各级卫生行政部门和所在单位的直接统一领导下，建立的急救专业组织。城市应当逐步建立健全急救中心、医院急诊科（室）、卫生院和社区卫生服务中心（站），形成城市急救医疗网。

二、急诊医疗服务体系的基本职能与要求

我国急诊医疗服务体系工作起步较晚，与发达国家相比还存在一定的差距。卫健委从急诊事业的组织建立、体制管理等方面给予了指导性支持，推动了我国急诊医疗服务体系形成的进程。

（一）健全灵敏的通讯网络

灵敏的通讯网络是提高急救应急能力的基础，对重要单位、重点部门和医疗机构应设立专线电话，以确保在紧急呼救时通讯畅通无阻，提高反应时效。

（二）武装急救运输工具

救护车是重要的急救运输工具，车内应配备必要的抢救设备，可实施气管插管、吸氧、输液、心脏除颤等抢救措施。要因地制宜，根据急救需要在空中有急救直升机，在海域有快艇。同时制定完善急救运输工具的管理制度，保证其功能正常，运行良好。

（三）加强急救人员培训

建立院前急救人员急救意识、反应速度、急救措施的培训、考核和准入制度，促进急救专业人员的业务水平不断提高。

（四）普及社会急救知识

政府和各级各类医疗卫生机构应充分利用广播电视广泛宣传，普及实用有效的急救技术，如徒手心肺复苏、止血、包扎、固定与搬运技术等。意外灾害发生时，在专业人员尚未到达现场时，现场伤员能进行自救和互救。社会各部门接到呼救电话时，要动用一切社会力量，统一指挥、统一行动、积极应对、全力支持。

（五）建立和完善救援系统

我国采用以“120”急救中心为基础，依托卫生行政机构，实现急救工作统一受理、统一协调、统一调度、统一指挥，促进急救服务网络的一体化建设。以“110”警察来弥补抢救中困难的模式，其弊端在于难以适应院前急救的多样化。因此，我国也可以借鉴国外的经验，将公安、交警、消防及医疗急救的报警系统整合，建立联合出动救援模式，并建立与国际接轨的 EMSS 机构。实现城市救援网络的一体化、标准化、规范化。

第三节 急诊医师的素质要求

急诊医师应具有高度的责任心、良好的心理素质、高尚的医德和精湛的技术，对危重症患者做出迅速判断和组织抢救的能力，正如我国著名急诊医学专家王今达教授对急救人员提出 4 项素质要求：①要有狮子样的体力；②要有骆驼样的精神；③要有猴子样的敏捷；④要像黄牛

样只工作不索取。对完成工作的态度提出了3个“千”字——千方百计、千难万险、千言万语，以及完不成工作不罢休的工作作风。

一、高度的责任心和同情心

医师是个崇高的职业，面对的是每个人都只有一次的最宝贵的生命，抢救患者时要牢固树立“时间就是生命”的观念，应有高度的责任心和同情心。只要患者有一线生存的希望，就要全力以赴地快速、准确抢救。同时所面对的经常是急、重、危患者，病情复杂、变化迅速，急诊的环境杂乱，这就要求急诊医师保持冷静、有条不紊、沉着应战，积极抢救。在抢救灾害性事故患者时，还需要有献身精神。

二、扎实的医学知识和精湛的抢救技术

急诊科疾病具有特殊性，患者一旦就诊，通过简要的问诊和体格检查就要做出准确的诊断，迅速进行抢救。因此，要求急救人员不仅要拥有扎实的基础理论知识，而且要掌握过硬的急救技能，才能在最短的时间内综合运用各种临床信息得出正确的结论，对可能危及生命的疾病迅速做出有效的抢救，提高抢救的成功率，降低病死率和伤残率。因此，掌握全面的基础理论和基本技能是急诊医师工作的基础。

三、较强的应变能力和良好的沟通能力

急诊工作具有突发性和多变性的特点，经常出现起病急、变化快等情况，急救人员在特殊的情况下要迅速做出正确的判断，必须具备较强的应变能力。正确处理好医患关系，善于与患者沟通的医师可获得更多有价值的病史、取得患者的理解和配合，有利于解除或减轻患者和家属巨大的精神压力和恐惧心理，获得更好的治疗效果。

四、健康的体魄和良好的心理素质

急诊患者的病情危急、变化快，而且随时可能出现大批伤病员，致使急诊医师工作量急剧增大。急诊工作既是脑力劳动，又是体力劳动，强度高、压力大，既要做好医疗服务，又要处理非医疗问题，甚至是一些难以解决的社会问题，要胜任这样复杂而繁重的工作，除必须要有健康的身体保障外，还需要有乐观的心态、豁达的胸怀、积极向上的精神去面对可能遇到的不顺心的事情，要维护好医患关系，建立阳光、和谐的医患关系。此外，急诊工作充满风险，随机性强，常常面对意想不到的紧急情况，要求急救人员具备稳定的心理素质，遇事不慌、沉着冷静，在困难面前百折不挠，完成急救任务。

五、具有一专多能的专业素质

急诊医学的服务对象是内、外、妇、儿等各学科的任何年龄的急性病，所以急诊医师必须是一专多能的高级全科医师，这就要求急诊医学从专科向全科急诊医疗发展。同时对一些年轻专科医师来说，学好书本知识具有重要的意义，在学习的过程中培养良好的临床思维，熟悉常用临床诊疗路径，认识急救中常用处理方法和措施。

此外，急诊医师还要具备以下几种能力：参与教学和科研的能力，驾驭复杂情况的能力，亲和的沟通能力，团结协作的能力，具有服务意识、法律意识和创新意识的能力。

（陈远华）

自测题

一、名词解释

1．急诊医学 2．急救医学 3．急诊医疗服务体系

二、选择题

A1 型题

1．急诊医学发展最快的国家是
　A．德国
　B．日本
　C．美国
　D．芬兰
　E．加拿大

2．国际上正式承认急诊医学为一门独立学科的时间是
　A．1972 年
　B．1979 年
　C．1980 年
　D．1982 年
　E．1986 年

3．世界上第一个成立急诊急救服务组织的是
　A．1924 年，意大利
　B．1960 年，美国
　C．1970 年，美国
　D．1972 年，德国
　E．1979 年，法国

4．某医院急诊科接到卫生主管部门通知，说一工地有 20 名工人午饭后出现腹痛、呕吐和腹泻，需要启动突发公共卫生事件应急预案，该项任务是医院急诊科主要任务中的
　A．急救、急诊医疗
　B．普及急救知识
　C．接受上级领导指派的临时救治任务
　D．科研
　E．教学培训

5．不属于急诊医学范畴的是
　A．急性中毒
　B．恶性肿瘤
　C．现场急救
　D．心肺复苏
　E．灾害医学

6．《中华人民共和国急救医疗法》颁布时间为
　A．1980 年
　B．1984 年
　C．1986 年
　D．1988 年
　E．1990 年

B1 型题

（7 ~ 10 题共用备选答案）
　A．119
　B．120
　C．911
　D．199
　E．999

7．中国的急救电话号码是
8．美国的急救电话号码是
9．英国的急救电话号码是
10．日本的急救电话号码是

三、问答题

1．急诊医学的范畴包括哪些？
2．要成为一名合格的急诊医师应具备什么样的素质？

第二章

心肺脑复苏

第二章数字资源

思政之光

学习目标

1. 掌握心肺复苏术的操作流程和注意事项。
2. 解释心搏骤停的原因和病理生理变化。
3. 学会运用心肺复苏术对心搏骤停者实施急救。

第一节　心搏骤停

心搏骤停（sudden cardiac arrest，SCA）是指各种原因引起的心脏突然停止搏动，丧失泵血功能，引起全身缺血缺氧，是临床上最危急的情况。心搏骤停发生后，10 s 左右患者即可出现意识丧失，若及时采取有效的复苏措施，患者存活率可高达 70% ～ 80%，应积极组织抢救。

一、心搏骤停的原因

（一）心源性因素

冠状动脉粥样硬化性心脏病（冠心病）是成人心搏骤停最常见的原因，约占 80%，在急性心肌梗死早期或严重心肌缺血时，心室颤动是冠心病患者死亡的最常见原因，肥厚型心肌病是年轻患者心脏性猝死的主要原因。风湿性心脏病、病毒性心肌炎、先天性心脏病和严重心律失常也可导致心搏骤停。

（二）非心源性因素

电击、溺水；手术意外、麻醉；严重的电解质紊乱与酸碱平衡失调；异物梗阻、药物中毒或过敏等。

二、心搏骤停的类型

根据心脏活动情况和心电图表现，心搏骤停可分为以下几种类型。

（一）心室颤动

心室颤动（ventricular fibrillation，VF）是最常见类型。心室肌发生快速、不规则、不协调的颤动，心电图表现为 QRS 波群消失，出现大小不等、形态不一的连续而不规则的室颤波，其频率达 200 ～ 500 次 / 分（图 2-1）。

（二）无脉性室性心动过速

无脉性室性心动过速（pulseless ventricular tachycardia，PVT 或 VT）指出现快速致命性室性心动过速不能启动心脏机械收缩，心输出量为零或接近为零。心电图表现为无 P 波，QRS 波形态宽大畸形，时限超过 0.12 s，ST-T 波方向与 QRS 波群主波方向相反，可见心室夺获或室性融合波（图 2-2）。

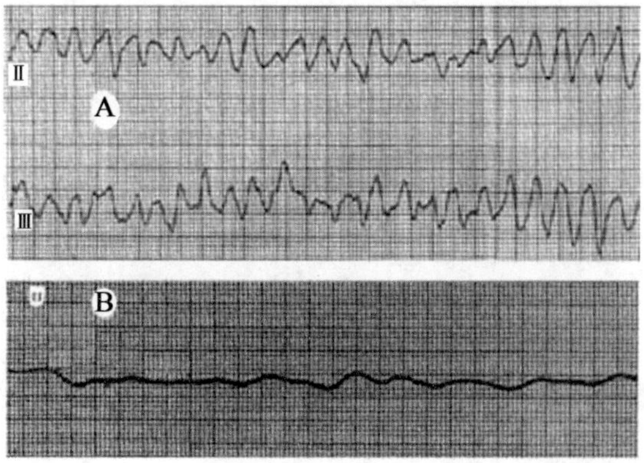

图 2-1　心室颤动的粗颤（A）与细颤（B）

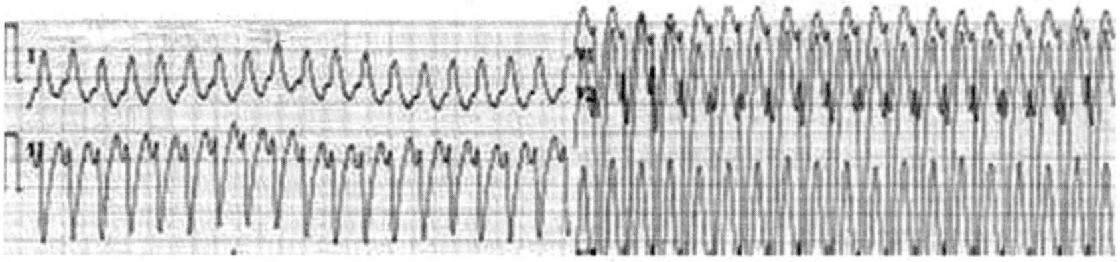

图 2-2　无脉性室性心动过速

（三）心脏停搏

心脏停搏（cardiac arrest）包括全心停搏和心室停搏，心电图多显示房、室均无激动波（图 2-3）。

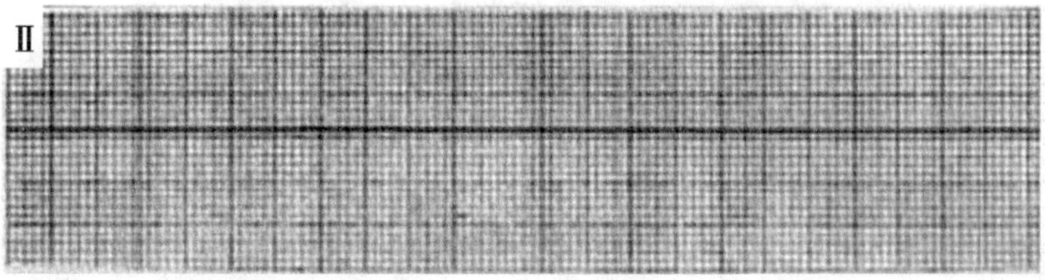

图 2-3　全心停搏

三、心搏骤停的临床表现及诊断

（一）临床表现

心搏骤停后，血流停止运行，脑血流急剧减少，可引起明显的神经系统和循环系统症状。具体表现为：

1．意识突然丧失或伴全身短阵抽搐。

2．心音消失、脉搏扪不到、血压测不出。

3．呼吸断续，或呈叹息样，随后呼吸停止。

4．瞳孔散大、固定。

5．面色苍白或发绀。

（二）诊断依据

专业人士凭患者意识丧失和大动脉搏动消失即可诊断心搏骤停，应在 10 s 内完成。不可因反复测血压、听心音而延误抢救时间。对非专业人士的第一目击者，则不要求触摸颈动脉搏动，因为容易出错。因此，非专业目击者凭意识丧失和呼吸体征（微弱呼吸、无效呼吸或无呼吸）即可诊断，应立即开始心肺复苏。

第二节 心肺复苏

案例 2-1

小陈在网吧玩网络游戏 2 天 2 夜后，又因同伴邀约打篮球，在篮球场剧烈运动 5 ~ 8 min 后，突然倒地，短暂抽搐后再无反应，面色苍白，口唇发绀。

问题：小陈发生了什么？

心肺复苏（cardiopulmonary resuscitation，CPR）是针对心搏、呼吸骤停所采取的系列紧急抢救措施，即通过心脏按压建立人工循环，以人工呼吸代替患者自主呼吸，以挽救患者生命为目的抢救措施，以最终促使脑功能的恢复为目的。心搏骤停一旦发生，很快就会发生脑功能不可逆性损害。因此，抓住心搏骤停后黄金时间 4 min，立即进行心肺复苏，争分夺秒，真正体现“时间就是生命”。美国心脏协会（American Heart Association，AHA）于 1992 年提出“生存链”（chain of survival）的概念（图 2-4）。2015 年 AHA 心肺复苏及心血管急救指南更新，2019 年版的修订主要集中于 CPR 期间。使用高级气道，使用血管加压药物和体外心肺复苏等内容。将成人生存链按院内和院外出现心搏骤停的患者进行划分，以明确患者获得救治的不同途径。

图 2-4 心搏骤停生存链

知识链接

生存链的内容

1. 立即识别心搏骤停并启动 EMSS（immediate recognition of sudden cardiac arrest and activation of the emergency response system）
2. 早 CPR（early CPR with an emphasis chest compression）
3. 早电除颤（rapid defibrillation）
4. 早进一步生命支持（efficitive advanced life support）
5. 早期的综合心搏骤停后治疗（integrated post-sudden cardiac arrest care）

一、基础生命支持

基础生命支持（basic life support，BLS）是指通过人工循环和人工通气，以保证脑组织及其他重要脏器的血供，以支持基本生命活动。目的是维持人体重要脏器的基本血氧供应，直至延续到高级心血管生命支持小组接手或患者恢复自主循环、自主呼吸活动，或延长机体耐受临床死亡时间。

（一）判断心搏骤停并启动急救医疗服务系统

具体操作流程见图 2-5。

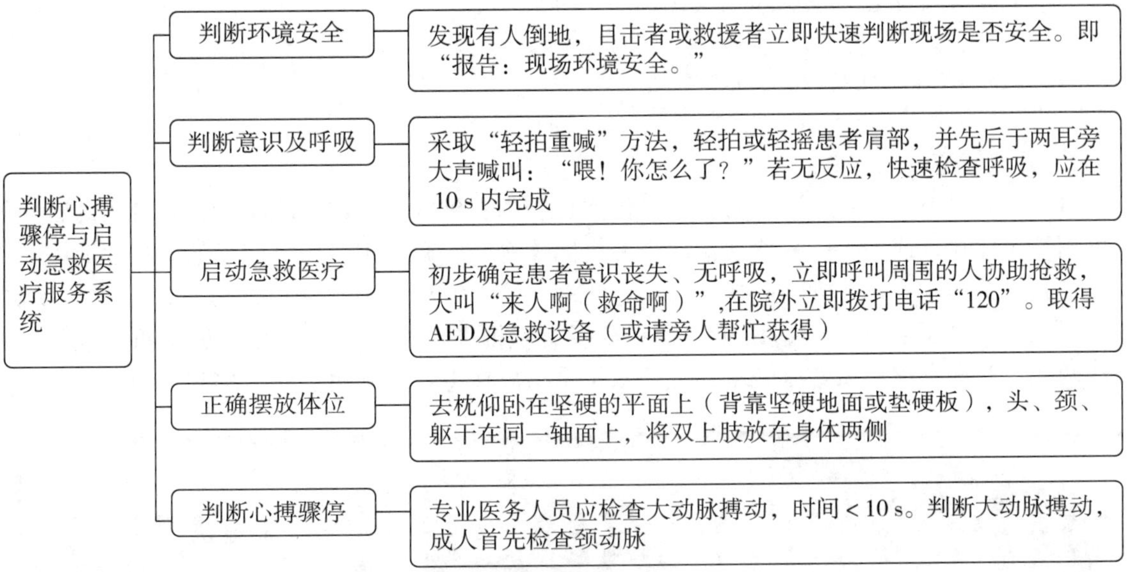

图 2-5　判断心搏骤停与启动急救医疗服务体系

（二）尽早开始心肺复苏

根据 2018 版 AHA《国际心肺复苏指南》，CPR 程序具体内容包括胸外按压 - 开放气道 - 人工呼吸（C-A-B）三部分。

1．胸外按压（Compression，C）

（1）作用机制：胸外按压时，位于胸骨与脊柱间的心脏被挤压，心脏内血液射向主动脉，形成血流；放松时心脏恢复舒张状态，产生吸引作用，血液回流充盈心脏，这为“心泵机制”。而“胸泵机制”认为，胸外按压时，胸膜腔内压增高，胸腔内的心腔和血管床的压力也随之增高，由于静脉系统压力较低且有静脉瓣存在，而动脉系统压力较高，因而在按压时，胸腔内静脉关闭，动脉保持开放，产生一个前向血流；放松时，胸膜腔内压下降，静脉管腔开放，血液可从静脉回流入心脏。

（2）按压方法：①患者仰卧于硬板或平面上，头部不得高于心脏，若身下为软床则须在其背下放置一略宽于肩的硬板。②按压定位：胸骨中下 1/3 交界处。③按压方法：上半身前倾，两臂伸直，肘关节伸直，双肩与患者胸骨平行，腰部上下活动，以上半身的力量垂直向下按压（图 2-6），掌根不离开胸壁。④按压深度及频率：成人胸骨下压深度≥ 5 cm，按压频

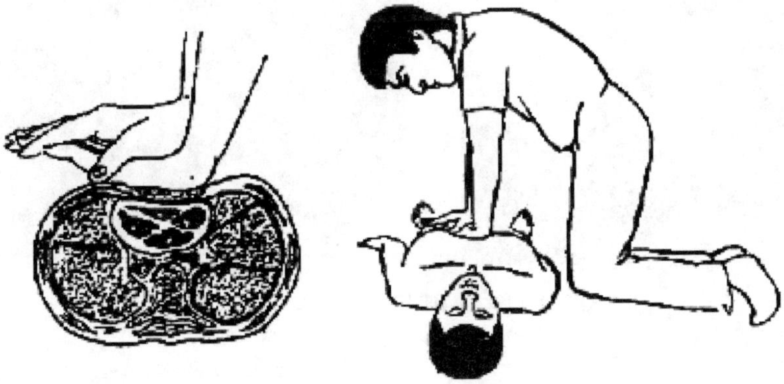

图 2-6　胸外心脏按压

率 100 ~ 120 次 / 分，按压和放松时间比例为 1：1。⑤对于未置入高级气道的成人患者，单人和双人按压和吹气比例均为 30：2，对于儿童和婴儿，单人心肺复苏时，按压和吹气比例同成人，但双人心肺复苏时，按压和吹气比例为 15：2。

➢ 考点提示：心脏按压的注意事项。

2．开放气道（Airway，A）

（1）清除口鼻异物：去除患者义齿、清除口腔内看到的异物或呕吐物，将患者头部转向侧位可用纱布擦除，或用手指掏除法清除口腔内固体物质，亦可用负压吸引清除口咽部液体。

（2）开放呼吸道：两种方法：①仰头举颏法（图 2-7）：无颈椎损伤患者，可用此手法。②托颌法（图 2-8）：此手法适用于已存在或疑有颈椎损伤的患者。急救人员将两手置于患者头部两侧，肘部支撑在患者所躺平面上，双手手指放在患者下颌角，向上提起下颌。

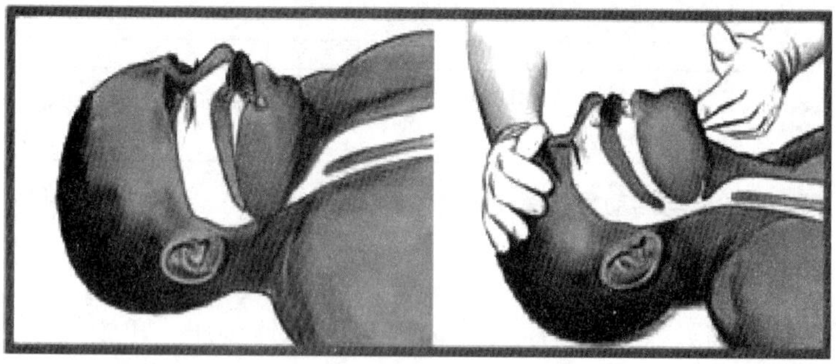

图 2-7 仰头抬颏法

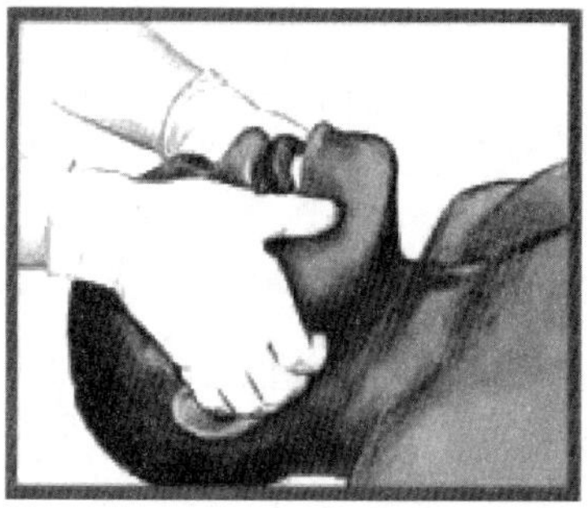

图 2-8 托颌法

3．人工呼吸（Breathing，B） 人工呼吸是利用人工的方法使气体有规律地进出肺部，供给机体基本的氧气并排出二氧化碳。开放气道后，首先进行两次人工吹气，每次持续吹气 1s 以上，保证有足够潮气量使胸廓起伏，两次人工通气后应立即进行胸外按压。常用的人工呼吸方法有：①口对口或者口对鼻吹气；②球囊面罩挤压通气。球囊 - 面罩挤压通气即简易呼吸器通气，由一个面罩，一个呼吸囊、呼吸活瓣、衔接管组成。操作者位于患者头部后方，一只手采用“EC”法（图 2-9）托住下颌使患者头后仰，保持呼吸道通畅，同时使面罩与脸部完全贴合密闭；另一手挤压球囊，提供 500 ~ 1000 ml 的潮气量，规律挤压呼吸囊（成人 10 ~ 12 次 / 分，儿童 12 ~ 20 次 / 分）。

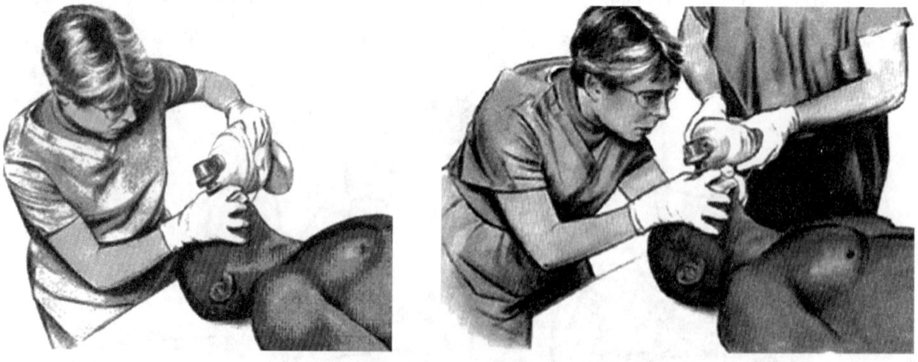

图 2-9 单人操作与双人操作“EC”法

（三）早期电除颤

成人突发性、非创伤性的心搏骤停的原因多为心室颤动所致，而终止心室颤动最有效的方法就是电除颤（electric defibrillation，D）。

1. 体外电除颤

（1）适应证：心室扑动、无脉性室速、心室颤动的粗颤。

（2）能量：单相波 360 J。双向波首次能量选择 150 J。

（3）电极：①标准位置：心尖电极板放在左乳头齐平的腋前线，胸骨电极板放置在右锁骨下方。②前后位置：一个电极放置在心前区，另一个电极放置于左背部上方（心后区）。

（4）步骤：①仰卧；②涂导电糊或 4 ～ 6 层湿盐水纱布，放在相应位置，打开电源，选择能量；③充电；④用力压向胸壁，确保急救人员和其他人员不与患者、病床以及与患者相连接的仪器接触（清场），放电。

（5）注意事项：①从心室颤动到给予电击的时间不应超过 3 min，在等待过程中应不间断心肺复苏；②除去金属物，电击时任何人不能接触患者、病床以及与患者相连接的任何仪器设备；③电极板安放位置准确，适当加压，保证紧密接触皮肤。

2. 自动体外除颤器（automated external defibrillators，AED） AED 仪器控制面板仅有三个按钮："1" 电源开关（on/off）、"2" 分析按钮（analysis）、"3" 除颤（shock）。目前 AED 不适用于 2 岁以下的儿童。

四步操作法：①接通电源。②安放电极：按照标准位置安放电极，在粘贴电极片时停止 CPR。③分析心律：确保不与患者接触，心律分析 5 ～ 15 s，若分析结果是心室颤动，仪器会以声音或图形报警提示。④电击除颤：在按"电击"按钮之前，确保无人与患者接触后再放电。

➤ 考点提示：体外除颤能量的选择与注意事项。

二、进一步生命支持

进一步生命支持（advanced life support，ALS）是指由专业急救、医护人员应用急救器材和药品所实施的一系列复苏措施，争取最佳的疗效和预后。主要包括明确病因、呼吸循环支持、复苏药物的应用等。

（一）明确病因

要尽快明确心搏骤停的原因，以找到可逆性因素，并采取相应的治疗措施。常见的原因主要包括低氧血症、低血容量、创伤、张力性气胸、低体温、心脏压塞、中毒等。

（二）呼吸支持

1. 人工气道的建立　包括咽部置管（口咽通气管、鼻咽通气管）、气管插管、气管切开、环甲膜穿刺或环甲膜切开等。

（1）口咽通气管：适用于意识丧失、无咳嗽和咽反射患者。置入前先湿润通气导管，打开口腔，凹面向上置于患者舌上面，插至硬腭时旋转 180°，凸面向上送到咽部。放置时避免因插入过深或过于暴力。

（2）鼻咽通气管：适用于牙关紧闭以及颌面部损伤患者。置管前湿润导管及鼻腔，导管经一侧鼻腔进入，经后鼻孔达咽喉部。避免进入食管或刺激喉部致喉痉挛。

（3）气管内插管：如有条件，应尽早行气管内插管。它能保持呼吸道通畅，便于清除呼吸道分泌物，减少解剖无效腔，保证有效通气，为加压人工通气、气管内给药等提供有利条件。插管成功后，根据病情需要连接呼吸机进行机械通气。若需长期使用呼吸机，则应行气管切开。

（4）气管切开：常用于口面颈部创伤而不能行气管内插管的患者。

2．机械通气　机械通气是目前临床上使用并确认为最有效的人工通气方法。既能保证足够的氧供，改善低氧血症，又能根据患者的实际情况调节不同的参数和通气模式。

（三）循环支持

为增加心脏的血液循环，提高复苏的成功率，可考虑用插入式腹部加压心肺复苏，或使用 Ambu 心脏泵进行主动加压 - 减压心肺复苏。对于胸部穿透伤、体温过低、心脏压塞、胸廓畸形或腹部穿透伤导致的心搏骤停，可考虑开胸胸内心脏按压，但目前不主张长时间使用此方法。药物治疗是 ALS 中重要一个治疗环节，目的在于增强心、脑等重要器官的血液灌注，纠正酸中毒和提高室颤阈或心室张力。用药途径首选静脉给药，优先考虑外周静脉通路，其次可选用气管给药，但需要较大剂量，一般为静脉给药的 2 ~ 3 倍，用 10 ml 蒸馏水或生理盐水稀释，在呼气末将药物迅速注入气管导管下端，使之产生药物气雾。常用复苏药物如下：

1．肾上腺素（epinephrine）　为救治心搏骤停的首选药物。通过兴奋 α 受体，使外周血管收缩，提高主动脉舒张压，增加冠状动脉灌注和脑血管灌注；通过兴奋 β 受体增强心肌收缩力，增加心输出量，还可使细颤转为粗颤，提高电除颤的成功率。首次 1 mg 静脉注射，必要时每 3 ~ 5 min 重复 1 次。

2．血管加压素（vasopressin）　通过作用于平滑肌 V1 受体而产生血管收缩作用。可选用 40 IU 替代首次或第二次剂量的肾上腺素治疗，仅限使用一次。

3．胺碘酮（amiodarone）　该药对于房性和室性心律失常均有效。首剂 300 mg 静脉注射，若无效可追加 150 mg，一般每天总量不超过 2 g。

4．利多卡因（lidocaine）　可考虑作为无胺碘酮时的替代药物，是治疗室性心律失常的常用药物。首剂 1.0 ~ 1.5 mg/kg，若心室颤动或无脉性心动过速持续存在，可 5 ~ 10 min 后重复一次；最大剂量不超过 3 mg/kg。

5．镁剂　可有效终止尖端扭转型室性心动过速，常将 1 ~ 2 g 硫酸镁稀释于 5% 葡萄糖 10 ml 注射液中，缓慢静脉注射。

6．碳酸氢钠（sodium bicarbonate）　纠正代谢性酸中毒最有效的药物。不主张常规使用，一般在心搏骤停超过 15 min，pH < 7.2 时方可考虑适当使用。首次剂量 1 mmol/kg。

在用药期间，应密切观察用药反应和副作用。肾上腺素常有心悸、头痛等副作用，复苏成功后应立即控制使用，用量过大可引起血压上升甚至脑出血。利多卡因用量过大可引起房室传导阻滞、心肌抑制、心律失常加重及中枢神经系统反应。在用药之前，应立即做好抢救准备，一旦发生中毒症状，应立即停药并做出相应的处理。

（四）脑复苏

脑组织对缺氧很敏感，在正常体温下，心脏骤停超过 4 min 即可造成不可逆转的脑损伤。在缺氧的状态下，脑血管自动调节功能丧失，脑血流量减少，脑细胞代谢紊乱，二氧化碳蓄积，出现脑水肿，严重影响脑细胞的正常生理功能。因此，必须尽早实施有效的脑复苏，主要是以“低温 - 脱水”为主的综合疗法。

1．低温疗法　可降低脑组织耗氧量，减轻脑水肿，降低颅内压，头温每下降 1℃，脑代谢率下降 5% ~ 6%。降温方法首选物理降温，常采取体表降温结合头部重点降温方式，可头部置冰帽，也可在大血管处放置冰袋。经治疗后循环稳定者应尽早使用头部低温疗法，争取在 5 min 内实施，1 ~ 1.5 h 降至所需温度（头部亚低温：32 ~ 34℃）。为防止复温后脑水肿，应让体温自动缓慢回升，每 24 h 升 1 ~ 2℃，忌复温过快。

2. 防治脑水肿

（1）药物治疗

1）甘露醇：是治疗脑水肿的常用药物。通常选用 20% 甘露醇 125 ~ 250 ml 快速静脉滴注，必要时可 2 ~ 4 h 重复使用，在使用过程中，应适当补充胶体以维持血管内容量和血浆胶体渗透压。

2）糖皮质激素：维持毛细血管通透性，修复血脑屏障，改善脑内血液循环。地塞米松 5 ～ 10 mg，或泼尼松龙 40 mg，持续 3 ～ 4 d，通常结合甘露醇使用，对于低蛋白血症、胶体渗透压低的患者，效果较佳。使用期间注意预防感染和消化道出血等并发症。

3）其他药物：①改善脑细胞代谢：常用维生素 C、辅酶 A、三磷酸腺苷等；②改善脑部微循环：尼莫地平、氟桂利嗪、低分子右旋糖酐等，可缓解血管痉挛，改善脑血液循环，抑制自由基等有害物质。

（2）高压氧治疗：高压氧能极大地提高血氧张力，显著提高脑组织氧分压和改善脑缺氧，减轻脑水肿，促进脑细胞功能的恢复。

脑功能恢复的指标是：①心搏恢复后，20 min 内有自主呼吸；②出现听觉反应，意识逐渐清醒；③瞳孔对光反射、角膜反射、吞咽及咳嗽反射恢复；④有肢体活动及痛觉反应。

三、心搏骤停后的治疗

自主循环恢复仅仅是心肺复苏完全康复的第一步，心肌损害、低心排出量综合征、低灌注、脑损伤、全身缺血再灌注的损伤，可能引起一系列的心脏骤停综合征，多数患者表现为在自主循环恢复后数天或数小时内死亡，最终出院率仅为自主循环恢复者的 2% ～ 15%，死亡的主要原因是大脑缺血缺氧性损伤。心脏骤停综合征的影响因素有两方面，一是心脏骤停的时间越长，综合征的表现越严重；二是心肺复苏的质量。系统的心搏骤停后治疗包括：①加强监护，迅速将患者转移至设备完善的重症监护室；②加强呼吸管理，建立更有效的通气和循环支持，避免过度通气等；③逆转缺血或缺血再灌注所造成的多脏器损伤，尤其是脑功能的损伤；④防止再次发生心搏骤停。

> ➤ 考点提示：心肺脑复苏的操作要点。

（叶汪沁）

自测题

一、选择题

1．2018 版心肺复苏指南中胸外按压的频率为

A．80 ～ 100 次 / 分

B．至少 100 次 / 分

C．100 ～ 120 次 / 分

D．至少 60 ～ 80 次 / 分

E．＞ 120 次 / 分

2．对于成人患者，单人和双人复苏时胸外按压与通气的比率为

A．30∶2

B．15∶2

C．30∶1

D．5∶1

E．2∶15

3．对成人进行口对口吹气时吹气的频率为

A．10 ～ 12 次 / 分

B．20 ～ 24 次 / 分

C．5 ～ 6 次 / 分

D．12 ～ 20 次 / 分

E．20 ～ 2 次 / 分

4．心肺复苏指南中胸外按压的部位为

A．双乳头之间胸骨正中部

B．心尖部

C．胸骨中段

D．胸骨左缘第 5 肋间

E．胸骨右缘第 5 肋间

5．成人心肺复苏时胸外按压的深度为

A．至少胸廓前后径的一半

B．至少 3 cm

C．5 ~ 6 cm

D．至少 6 cm

E．至少 7 cm

6．成人心肺复苏时打开气道最常用的方式为

A．仰头举颏法

B．双手推举下颌法

C．托颏法

D．环状软骨压迫法

E．以上都不对

二、填空题

1．在死亡边缘的患者 BLS 的初期黄金时刻是__________分钟，生命链的内容包括：__________、__________、__________、__________和__________。

2．胸外按压时要尽量减少中断，如中断应尽量少于__________，__________个回合为一个周期，条件允许时每__________转换一次。

3．心肺复苏程序的重大变化，指南建议将成人、儿童和婴儿的心肺复苏程序从 A-B-C 更改为__________。

三、问答题

1．简述心肺复苏的有效指标。

2．何时终止心肺复苏？

第三章

院前急救

第三章数字资源

思政之光

学习目标

1. 描述院前急救的特点、任务及院前急救系统。
2. 解释伤情或病情判断的要点。
3. 能够运用院前急救的基本原则和现场急救、转运方法，制订院前急救方案。

案例 3-1

男，28 岁，车祸致伤 25 min，急救医生到达现场后发现患者神志清楚，面色苍白，呼吸急促，右大腿肿胀、疼痛。查体：气管右偏，左侧胸廓饱满，皮下气肿，肋间距离大，叩诊鼓音，右大腿部中段肿胀明显、青紫，有假关节活动。

问题：

1. 该患者的初步诊断是什么？
2. 该患者首先要处理的是什么？

2013 年，国家卫生计生委颁布了《院前医疗急救管理办法》，自 2014 年 2 月 1 日起施行。我国的院前医疗急救是政府举办的公益性事业，鼓励、支持社会力量参与。卫生行政部门按照“统筹规划、整合资源、合理配置、提高效能”的原则，统一组织、管理、实施。国家卫生计生委负责规划和指导全国院前医疗急救体系建设，监督管理全国院前医疗急救工作。县级以上地方卫生计生行政部门负责规划和实施本辖区院前医疗急救体系建设，监督管理本辖区院前医疗急救工作。具体工作由急救中心（站）或承担院前医疗急救任务的医院按照统一指挥调度，在患者送达医疗机构救治前，开展以现场抢救、转运途中紧急救治以及监护为主的医疗活动。

第一节 概 述

院前急救（pre-hospital emergency medical care），也称院外急救（out-hospital emergency medical care）是指急、危、重症伤病员进入医院之前的医疗急救，包括现场急救和转运途中急救。即从伤病员突发疾病或突然受伤开始，到医院就医之前这一阶段的急救。广义上讲，指包括目击者参与的现场与转运途中急救称为院前急救；狭义上讲，指专门从事院前急救的医疗机构医护人员为急、危、重症伤病员进行的现场急救、转运和途中的医疗救护。

急诊医疗服务体系（EMSS）是集院前急救、院内急诊科诊治、重症监护病房（ICU）救治和各专科的“生命绿色通道”为一体的急救网络。完整的 EMSS 应包括完善的通讯指挥系统、现场急救组织、有监护和急救装置的运输工具、高水平的医院内急救服务机构和重症监护单元。而院前急救是急诊医疗服务体系的首要环节，主要任务是维持伤病员生命、防止再损伤、减轻患者痛苦，提高抢救成功率，减少伤残率。

一、院前急救的重要性

在突发疾病、意外事故或灾难时，危重伤病员须在最佳抢救时间（即黄金时间）内获得及时有效的急救，才有存活的希望。因此，只有及时进行有效的院前急救，才能提供危重伤病员生存的机会。急诊医疗服务体系反应迅速，其快速、有效的应急能力，能够缩短反应时间，提供及时的医疗救护，而降低急、危、重症伤病员的病死率和致残率。院前急救是否完善和健全，是衡量一个城市，乃至一个国家的急救医疗反应能力和急救医学水平的重要标准。

二、院前急救的特点

（一）突发性

需要院前急救的伤病员，其发病突然，如突发疾病、突然受伤或受灾等，随机性大，呼叫无时间限制。因此，参与院前急救的人员必须时刻在岗，随时待命。

（二）紧急性

伤病员病情急、时间急，因此紧急呼救就是命令，急救人员必须紧急出动、紧急处理、紧急转运。

（三）复杂性

需要院前急救的伤病员疾病谱广，病情严重程度各异，服务对象具有多学科性、复杂性特点。因此，急救人员必须掌握救命技术和临床各科的急救知识与技能，做到一专多能。

（四）艰难性

现场急救的交通环境、现场环境、气候条件对急救过程造成明显限制。因此，急救人员必须熟练掌握急救技术与技能，才能及时救命与治疗。

（五）社会性

院前急救以社会效益为主，需要社会成员参与，体现公益性和政府的职能。

（六）流动性

院前急救一般在本地区域进行，但其流动性很大，救护地点可以分散在本地区域内每个角落，伤病员流向也不固定，既可以是区域内每个综合性医院，也可能会超越行政区域分管的范围，如到邻近省、市、县进行救护等。

（七）救命为主

院前急救因时间紧迫和医疗条件简陋，故要明确诊断、进行病因治疗非常困难，只能以救命和对症治疗为主，如针对危及生命的心、肺与脑功能衰竭等进行复苏，其他则以对症治疗为主。

➤ 考点提示：院前急救的特点。

三、院前急救的任务

院前急救的总任务是针对所有呼救者采取及时有效的急救措施和技术，最大限度地减轻伤病员的痛苦，降低致残率，减少病死率，为下一步的医院内救治打好基础。院前急救主要有以下五方面的工作。

（一）日常呼救者的急救

这是院前急救的主要任务。负责院前急救的工作人员接到伤病员的紧急呼救后应立即通知有关医护人员，并立即携带必需的医疗器械和药品，以最快的速度赶赴现场，迅速检查、果断处理伤病员，并尽快转运到医院，在转运途中还要不间断地监护与救治。一般情况下呼救的伤病员有以下三类：

1．为短时间内有生命危险的伤病员，如猝死、窒息、急性心肌梗死、淹溺、大出血及严重创伤等。此类伤病员占呼救者总数的 10% ~ 15%，其中需要采取就地心肺复苏措施的特别危重伤病员所占比例低于 5%。对此类伤病员必须立即赶赴现场进行抢救，直至生命体征趋向稳定才能转运至医院。

2．为病情紧急、但短时间内尚无生命危险的急诊患者，如癫痫大发作、急腹症、支气管哮喘发作及烧伤等，占 70% ~ 80%，对此类患者采取现场处理有助于稳定病情、减轻患者在转运过程中的痛苦和避免并发症的发生。

3．是不需要医务人员现场处理，仅需要救护车及担架的患者，如一些慢性病患者、腿部骨折患者等，仅需转运，此类患者占 10% ~ 15%。

（二）突发灾害的急救

当遇到特大灾害，如自然和人为灾害，包括洪水、火灾、地震、山体滑坡、泥石流、台风、塌方、特大交通事故，以及恐怖袭击、战争等，现场拥有大批伤员，由于伤情重、情况复杂，除了应该做到平时急救的要求外，在现场还要注意与其他救灾队伍如消防、公安、交通等部门密切配合，同时也要做到注意自身的安全，并结合实际情况执行有关抢救预案。无预案时，需要根据不同情况进行伤员分类、指挥现场抢救及分流转送到预定医院，不能转运的危重伤员可就地搭建手术棚，待手术后再安全转送。

（三）特殊情况下的急救

主要指大型集会、游行、重要会议、国际比赛、外国元首来访等所致的突发事件所施行的急救。可设立临时急救站，执行此任务时要求责任心要强，严禁擅离职守。对有意外伤害者应及时给予救护。

（四）通信网络的枢纽任务

院前急救的通信网络在整个急救过程中，不仅承担着急救信息的接收任务，还承担着传递信息、指挥调度，以及与上级领导、急救指挥中心、急救现场、急救车、医院急诊科等联络任务，起着承上启下、沟通信息的枢纽作用。

（五）急救技能的普及任务

急救知识与技能的普及教育可提高广大社会成员的急救水平，使目击者具备救命的技能，能使现场急救的成功率提高。可通过广播、电视、报刊、黑板报等，以及对公众进行培训以普及急救知识与技能，从而提高民众的急救技术和技能。

四、院前急救的原则

院前急救的原则是“一个中心、六项基本原则”。一个中心就是院前急救工作始终以救命为中心，采取一切措施严密监护和维护伤病员的生命体征，尽早采取急救措施，保证伤病员生命体征平稳地转运至医院。六项基本原则如下。

（一）先排险后施救

急救人员到达现场后，首先应评估现场环境安全性，排除危险因素后再行施救。如煤气中毒事件，应先关闭气源、开窗通气，再行施救；触电事故应关闭电源或用绝缘物挑开电线，再行施救。若现场环境还有危险，应脱离危险区，到达安全区后再行施救。急救应首先保证施救者与伤病员的安全。

（二）先救命后治伤或病

针对各种危重症，急救人员应快速评估其危重程度，当生命体征不稳定时，应先救命，待其生命体征平稳后，再转运至医院治疗创伤或疾病。

（三）先重伤后轻伤

当面对大批伤病员时，急救人员应分轻重缓急，优先抢救急、危、重症伤病员，后抢救伤势较轻的伤病员。

（四）先急救后转送

在遇到生命危急的伤病员时，应立即抢救，待生命危险降到最低时，才考虑在严密监护下运送至医院进一步抢救。

（五）急救与呼救并重

当遇到大批伤病员时，在抢救的同时，应及时呼救，争取外援；做到忙而不乱、紧张有序地分工合作进行抢救。

（六）转运与急救相结合

在转送途中，不能停止对伤病员的监护与抢救，要继续观察病情变化，一旦病情恶化应及时停车进行抢救，待病情稳定后再行转运；途中应尽可能减少颠簸，必要时注意保暖，确保安全抵达目的地。

➢ 考点提示：院前急救的原则。

五、院前急救的模式

在我国，各地院前急救的模式有所不同。常见的有以下几种类型：

（一）独立自主型

以上海、杭州、北京（2004 年后）急救中心为代表，有独立的院前急救网络系统（急救中心、分中心与急救站），具有完善的急救通信系统、急救交通运输工具、院前急救人员和急救设备与药品，能独立自主地完成急救通信联络与指挥、现场急救、转运及途中监护等一系列院前急救医疗活动，还可完成院前急救技术普及培训、宣传教育及科学研究等急救中心的工作，但不设医院，不负责院内急救。经过院前急救的伤病员，就近转送相应医院诊治。由市卫健委进行管理。这种独立自主型急救模式具有专业化程度较高、组织完善、管理较成熟及应急能力强等特点，是我国目前院前急救的主要模式。

（二）综合自立型

以沈阳、北京（2004 年前）急救中心为代表，急救中心除了有完整的院前急救系统外，还设置院内急救和 ICU。这种集院前急救与院内急救为一体的急救中心，规模较大，能解决急危重症的绝大多数问题，除了有一般急救中心的功能外，还有院内急救的功能，功能全面，适合特大城市。

（三）指挥中心型

以广州急救中心为代表，仅有急救指挥系统，仅需投入急救通信资源，无需投入急救运输、急救医疗设备及急救人力资源，无急救中心与急救站，把院前急救任务根据就近原则分派到各区的中心医院急诊科院前急救组。

（四）依附医院型

以重庆急救中心为代表，其急救中心的院前急救与院内急救依托于某大医院。其特点是投资少，对院前急救处理能力较强，缺点是急救半径过大。还有一些其他的依附医院型的急救中心，如一些地区的急救中心设在医院，为医院的二级机构，归属医院领导；还有些急救中心设在医院急诊科，即医院急诊科既负责院内急救，也负责院前急救。这样既可减少投入，又能完成当地的院前急救与院内急救任务，还有利于医护人员的交流。主要适用于院前急救任务不重的地区。

（五）急救联动型

以北京、青岛急救中心为代表，建立了完整的三级急救网络系统（急救中心、分中心与急救站），而且急救电话 120 与 110、119 及 122 进行联动，互通信息，整合资源，可有效提高院前急救的抢救效率。

（六）附属消防型

以香港为代表，其院前急救组织隶属于消防机构，由消防队兼管，并与警察系统联动，共用一个电话“999”。日常院前急救由消防署负责，消防署从就近的救护站派出救护车赶赴现场急救，然后把伤病员送入医院。遇到重大事故时，还会有志愿团体如医疗辅助队、救伤队等参加抢救，能较好地完成院前急救任务。

第二节 院前急救系统

一个健全而完善的院前急救系统应具备以下条件：

1．灵敏可靠的通信系统（即 120 电话系统）与指挥系统。

2．急救半径合理、分布合理的急救网络系统，如急救中心、急救分中心与急救站。

3．培训足够数量与水平的院前急救人员。

4．具有性能良好、安全而高效的转运工具，如救护车、救护船、水上快艇或直升机等。

5．必备的急救仪器、设备、器械与药品。

一、急救通信系统与指挥系统

急救通信系统指用于院前急救的通信设备系统，急救通信尽量做到现代化，有条件的急救中心配备卫星地面定位系统。急救电话要统一，要有足够数量的接听电话人员，便于伤病员呼救。还可充分利用各种有线或无线通信器材进行联络、调度与指挥。急救通信系统人员必须执行 24 h 坐班制，便于及时收集、储存呼救信息与急救资料，做到反应迅速而敏捷。

急诊指挥系统一般与急救通信系统紧密联系在一起，往往在一起办公。指挥系统人员必须具备较强的沟通能力、判断能力、组织能力与指挥能力，能及时果断地做出正确的决策。特大灾害事故由于人员伤亡较多，一般由省卫健委、医药总公司及省军区后勤部卫生部组成救灾医疗防疫工作领导小组，下设救灾医疗防疫指挥部，负责组织与指挥医疗救护、疾病防疫、社会救援及后勤保障。

二、院前急救网络系统

健全的院前急救网络系统应当是三级急救网络系统，即急救中心、急救分中心与急救站。配备灵敏可靠的通信系统，指挥系统设置于急救中心内。各地应根据当地实际情况设置院前急救网络系统与选择急救模式。在城市，应设立一个急救中心、数个分中心，若干个急救站，急救站的设置应当考虑：急救半径为 3 ～ 5 km，急救反应时间为 5 ～ 10 min，最佳反应时间为 3 ～ 5 min。根据当地实际情况决定急救网络系统单独设置或设立于各级医院急诊科内。在农村，急救中心与急救站可考虑分别设置于县、镇及乡各级医院内；适当投入，也可节省人力、物力，方便伤病员急救与转运。

急救中心的功能是组织、指挥与协调整个急救网络系统，急救分中心应在急救中心的统一领导下协助工作。急救中心应负责院前急救人员上岗前培训，还应负责民众初级急救知识与急救技术的普及培训；急救站负责具体的院前急救。

三、院前急救人员

专业急救人员是院前急救的主要力量。大多以各级医院急诊科（室）的急诊医师与护士为主体，经正规急救技术培训人员（医疗救护员）也可参与。目前我国各地院前急救人员组成略有不同，有医师、护士、驾驶员、担架员四类人员的不同组合。大多数为医师、护士与驾驶员的组合。医师和护士均接受过正规医学院校学习，有系统的医学专业基础理论知识与技能。而驾驶员和担架员未经过医学院校学习，有的甚至还未经过上岗培训。因此，院前急救人员的培训也是急救中心的重要任务之一。

知识链接

医疗救护员

医疗救护员是指在临床医师指导下，运用紧急医疗救护知识和技能，对各种急症、意外事故、创伤和突发公共卫生事件等施行现场紧急医疗救护的人员。主要工作内容：①对常见急症进行现场初步处理；②对伤员进行通气、止血、包扎、骨折固定等初步救治；③搬运、护送伤病员；④现场心肺复苏；⑤在现场指导群众自救、互救；⑥开展群众性现场救护知识普及培训。

2013 年，国家卫生计生委颁布了《院前医疗急救管理办法》，其中第十九条明确指出："从事院前医疗急救的专业人员包括医师、护士和医疗救护员。医疗救护员应当按照国家有关规定经培训考试合格取得国家职业资格证书；上岗前，应当经设区的市级急救中心培训考核合格。"

2014 年，国家卫生部职业技能鉴定指导中心在全国设立了四个医疗救护员培训考核试点中心，分别是北京、上海、天津和海口，在每年的 4 月、8 月和 11 月进行全国医疗救护员统考。

院前急救培训可分初级班与高级班两种培训。急救医师应参加高级培训班，其内容为基础生命支持（basic life support，BLS）及进一步生命支持（advanced life support，ALS），护士、驾驶员与担架员应参加初级培训班，其内容为基础生命支持。各种培训均要有正规的院前急救培训教材，应包含理论知识的授课与操作技术的训练与考核。

1．初级培训班培训内容　①理论知识：初级人体解剖、生理与病理知识，基础生命支持理论知识，外伤急救技术如止血、包扎、固定与搬运四项技术等理论知识。②操作技术：吸氧、负压吸引、气道异物排除法、开放气道、口对口人工呼吸、胸外按压、电击除颤、外伤急救现场止血、包扎、固定、搬运，心电图机或心电监护、除颤器的导联连接等。

2．高级培训班培训内容　①理论知识：系统的人体解剖学、生理学、病理学、药理学、急诊医学、内科学、外科学、妇产科学、儿科学、五官科学、精神病学、传染病学、医学心理学等各临床课程知识，若为正规医学院校学习毕业生可以省略；还包括进一步生命支持理论知识、院前急救医疗规范、现场检伤分类等。②操作技术：包括气道异物处理、气管插管、吸氧、负压吸引、简易呼吸器使用和呼吸机应用、开放气道、口对口人工呼吸、胸外按压、电击除颤，外伤现场止血、包扎、固定、搬运，环甲膜穿刺、胸腔穿刺与胸腔闭式引流、开通静脉通道、各种注射、自动及非自动除颤、起搏、心电图机应用及心电图图形识别、催吐、接生等。

院前急救人员应经过正规的院前急救上岗前培训，并经考核合格，发给相应合格证书。要求院前急救人员都要持证上岗。一般院前急救医师应具备“执业医师资格证书”或“助理执业医师资格证书（农村）”与“医疗救护员合格证书”方可上岗；院前急救护士应具备“执业护士资格证书”与“医疗救护员合格证书”才可上岗；驾驶员和担架员也须获得“医疗救护员合格证书”方可上岗。

四、急救转运与物资装备

院前急救网络系统应根据当地情况配备一定数量的装备齐全和完好的运输工具，如救护车、救护船或直升机等。条件较差的地方，至少配备足够数量的专业救护车。

救护车上的配备，可根据当地条件考虑配备以下用品：普通或折叠式担架与运送保护用品，急救箱，能监护呼吸、脉搏、心率、血压及脉搏血氧饱和度的多功能监护仪，抢救设备：简易呼吸器、吸引器、开口器、冰袋、除颤器，氧气袋或小氧气瓶及给氧用品如鼻塞、鼻导管或面罩等；止血、包扎、固定用品：如止血带、绷带、三角巾、纱布、敷料、夹板等，急救用的救生带、安全帽、救生器具、伤病员标记卡片等，手术器械如手术刀、剪刀、止血钳、缝针与线等，消毒用品如碘酊、乙醇、红汞、过氧化氢溶液、消毒棉球、棉签等；以及常用诊断用品如心电图机、血压计、体温计、听诊器与手电筒等。急救箱内配备一定数量的常用药品，常用药物应包括治疗心搏骤停、心律失常、超敏反应、高热、高血压、低血压、常见中毒、抽搐与惊厥、精神异常等药物。

第三节　现场急救与转运

现场急救的目的是抢救生命、降低致残率。急救人员必须掌握现场急救的基本程序和救命技术，才能使现场急救做到快捷、准确、有效和安全。

一、现场安全性评估

无论现场是家庭、野外，还是灾害事故现场，急救人员到达现场后的首要任务是对现场环境安全性进行快速评估。因为只有在保证急救人员与伤病员的安全情况下，抢救才能实施。

二、伤病员分检

（一）伤病员分检的重要性

当遇有多人同时受伤或中毒时，为使危重伤病员能得到及时抢救，提高救护效率，必须进行伤病员分检。伤病员分检是现场救护工作的重要组成部分，做好伤病员分检工作，可以充分发挥人力、物力的作用，使需要急救的危重伤病员得到及时救治，可提高伤病员的存活率，有效降低致残率。若是单个的伤病员，分检可省略。

（二）伤病员的检伤分类

当大批伤病员出现在现场时，根据病情紧迫性和救活的可能性等决定哪些人优先治疗的方法，称为检伤分类，又称治疗类选法，最早用于战场上伤兵的检伤分类。一般可见于现场分检及急诊分检。检伤时要尽量少移动或不移动伤病员身体。通过全身系统性检查与受伤局部重点检查相结合的方法进行。全身检查分别对头部、颈部、胸部、腹部、骨盆、脊柱与四肢进行检查。

1．检伤分类原则　边检伤、边分类、边抢救，三者同时并举。

2．检伤分类方法　根据伤情分类标准进行识别。根据伤情可以分4类，即危、重、轻与死亡，分别用红色、黄色、绿色与黑色分类标记，以便分类抢救。

（1）危：一般指随时有生命危险，如窒息、心搏骤停、呼吸道阻塞、张力性或开放性气胸，休克、大出血、肝脾破裂及有意识障碍的脑外伤等。标记为红色。

（2）重：伤情较重，但短时间内无生命危险。如各种长骨骨折、眼与耳损伤、无意识障碍的颅脑外伤等。标记为黄色。

（3）轻：神志清楚，能配合检查，血压、脉搏、呼吸等生命体征正常。如软组织挫伤，擦伤，各种短骨骨折等。标记为绿色。

（4）死亡：指心搏骤停或呼吸停止 30 min 以上，或经心肺复苏 30 min 以上抢救无效者。标记为黑色。

➢ 考点提示：伤病员的检伤分类。

（三）院前急救场地

一般选择安全、宽敞场地，用帐篷构建收容区，即临时急救场地，按照急救需要进行分区。将检伤分类的伤病员分别置于收容区的不同区域，即分红卡、黄卡、绿卡与黑卡四区，红卡区集中优先抢救的危重症伤病员，黄卡区集中无生命危险的重症伤病员，轻症者集中到绿卡区，黑卡区存放死者遗体。

三、伤情或病情判断

对收容区红卡区进行快速判断危重症，若现场只有单个伤病员也应先判断是否为危重症。一般通过对意识、气道、呼吸、脉搏检查进行判断。

1．意识　首先检查意识是否清醒。方法：对成人呼唤伤病员姓名或轻拍其肩部，观察伤病员能否睁眼、说话；针对婴幼儿用手轻拍足跟或掐捏上臂，观察有无哭泣。若都无反应，说明意识丧失，即为危重症。

2．气道　主要检查气道是否通畅，如伤病员虽有反应，但有呼吸困难、不能说话或咳嗽，说明存在气道阻塞，示危重症。应立即检查，迅速通畅气道。

3．呼吸　首先检查有无呼吸。方法：检查者将自己面颊部靠近伤病员口鼻，一听（有无鼻息）、二看（看胸廓有无起伏）、三感觉（面颊部感觉有无气流感），若都有，说明有自主呼吸，此时，应进一步检查呼吸频率、节律与深度，注意有无呼吸困难、吸气三凹征、发绀。若无呼吸、呼吸＜ 10 次 / 分，或＞ 30 次 / 分、节律紊乱、呼吸困难、三凹征、口唇发绀均提示危重症。

4．脉搏　主要检查桡动脉脉率与脉律，若桡动脉、股动脉及颈动脉搏动消失，说明血压分别＜ 80 mmHg、＜ 70 mmHg、＜ 60 mmHg，示低血压、休克，为危重症；若脉率＞ 180 次 / 分或＜ 40 次 / 分，脉律极不规则，均提示危重症。

四、现场急救

急救人员做出初步判断后，应立即对伤病员实施急救措施，包括人工呼吸、心脏按压、心脏电击除颤、心电监护、气管内插管、气胸减压、止血、包扎及骨折固定等。急救的目的是挽救生命。在处理复杂伤情时，应优先解除危及伤员生命的情况，使伤情得到初步控制，然后再进行后续处理，并尽可能稳定伤情，为转送和后续确定治疗创造条件。抢救顺序：先危，后重，最后轻。死亡者无需抢救与治疗。

（一）现场急救要点

1．保持呼吸道通畅　若有气道阻塞，首先清理呼吸道、开放气道、负压吸引清除气道分泌物，若无效，可行气道异物排除法。

2．维持呼吸功能

（1）无呼吸：予以口对口人工呼吸，或行面罩 - 球囊挤压通气。

（2）发绀、呼吸困难或呼吸较弱：予吸氧。

（3）气胸：张力性气胸应立即排气治疗，开放性气胸可先封闭创口包扎，再转运至医院进一步治疗。

3．维持循环功能

（1）心搏骤停者：予立即心肺复苏；休克者予扩容快速补充血容量、抗休克。

（2）大出血：予指压法或止血带止血法止血，配合抗休克治疗。

知识链接

急性创伤性休克液体复苏治疗

选择合适的扩容液，明确滴速，建立多发伤的急诊院前救治体系，才是降低院前死亡率的重要手段。选择合理的复苏液体是容量复苏成功的关键。一个理想的复苏溶液应满足以下几个要素：①能快速恢复血浆容量，改善微循环灌流和氧供；②有携氧功能；③无明显的副作用，如免疫反应等；④易储存、运输，且价格便宜。高渗晶胶复合液之代表霍姆复合溶液，即高渗氯化钠羟乙基淀粉 40 注射液，其组成为 4.2% 氯化钠 /7.6% 羟乙基淀粉注射液，渗透压相当于等渗晶体液的 45 倍；胶体为平均分子量 4 万的羟乙基淀粉，属于小分子量范围，作用是提高胶体渗透压。其中的高渗氯化钠可通过渗透压梯度将肿胀细胞的细胞内液和组织间液转移至血管内，以自体输液的形式快速主动扩充血容量；羟乙基淀粉利用胶体渗透压的作用，维持血管内水分，增强扩容的效果，长时间稳定有效循环血容量。霍姆复合液的渗透压是 1400 mOsm/L，生理盐水的渗透压是 308 mOsm/L；等渗液的扩容效果不佳（最多 1 ml 扩容 1 ml），高渗液扩容效果较好（1 ml 霍姆复合溶液可以扩容 3 ~ 4 ml），有较高的扩容比，利用霍姆复合溶液的临床特点对急诊急救中常见的急性创伤性休克患者进行院前紧急液体复苏，为急性创伤性休克液体复苏治疗提供新方法。

（3）严重心律失常：根据心电图改变选择相应药物，必要时予同步心脏电复律。急性左心衰竭予强心、利尿、扩血管，限制输液速度。

4．其他　根据伤情做出相应处理：如止血、包扎、固定、搬运，输氧、输液及对症治疗等。对疑有脊柱损伤者应予制动，以免造成脊髓损伤。

（二）现场急救注意事项

1．大型交通事故、灾害等现场急救必须分秒必争，抢救、检伤均需迅速果断，每个伤病员的急救一般要求 10 min 左右完成。

2．抢救体位

（1）无意识、无呼吸、无心脏搏动者：宜将伤病员置于仰卧位（即复苏体位），并置于硬质地板或木板上。

（2）意识丧失，但有呼吸与心脏搏动者：宜将伤病员置于侧卧位或仰卧位头偏向一侧（即恢复体位），以防止误吸导致窒息。

（3）若意识、呼吸与心脏搏动均存在者，应根据受伤、病变部位不同，采取不同的体位，如咯血者宜向患侧卧位，以防止血液流入健侧；腹痛者可屈双膝于腹前，以放松腹肌；足扭伤导致肿胀与发紫者宜抬高患肢，以利于血液回流；毒蛇咬伤肢体宜放低，以减慢毒液的回流与扩散。

3．危重症检伤应及时除去伤病员的衣、裤、鞋和头盔等。一般脱上衣，应先健侧后患侧；紧急时可用剪刀直接剪开衣袖，以赢得时间、减少意外伤害。脱长裤应将伤病员呈平卧位，解开腰带与纽扣，从腰部将长裤推至髋下，保持双下肢平直，将长裤平拉下脱出，只有确认下肢无骨折，才可屈曲或抬高小腿拉下长裤。脱鞋袜：托起并固定踝部，解开鞋带，向下再向前顺足型方向脱下鞋袜。脱头盔：用力将头盔的边向外侧扳开，再将头盔向后上方托起即可脱去(图 3-1)。

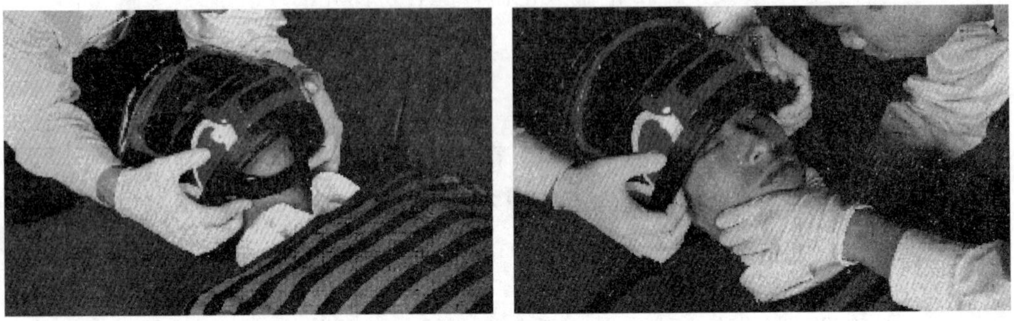

图 3-1　脱头盔

4．脊椎损伤患者搬动时，注意整体搬运、平起平放，以避免脊髓损伤。

➢ 考点提示：抢救体位。

五、院前转运

院前转运是对已做了初步急救的伤病员在急救人员的监护下运用专业的运输工具转运至医院的过程，转运方式包括搬运与运输。快速、安全的转运可使伤病员尽快得到进一步救治，对提高抢救成功率，降低病死率与致残率有重要意义。

（一）转运对象

若为灾害急救现场，有大批伤员需要转运时，优先转运有生命危险或容易致残的重伤员称为紧急转运。紧急转运的对象如下。

1．优先转运　在 1 h 内可能有生命危险的伤病员：①急性心功能障碍或休克；②急性呼吸功能障碍或开放性气胸及张力性气胸；③多发伤或严重复合伤；④严重内出血，如肝、脾、肾破裂等；⑤伴昏迷的脑外伤；⑥严重胸部外伤；⑦严重颈部或上颌部损伤；⑧大面积烧伤。

2．次优先转运　可在数小时后实施手术或抢救的伤病员：①肠损伤性破裂；②严重闭合性损伤；③不伴昏迷的脑外伤；④开放性骨、关节损伤；⑤眼外伤。

（二）转运工具

根据运输工具的不同，可分为陆地转运、水路转运和空中转运。陆地转运最常见，最常用的转运工具是专业救护车，也有担架转运，担架转运较平稳舒适，不受道路、地形限制，但速度太慢，人力消耗大，只适合短途转运或救护车不能到达的地方。因此，它是专业救护车的辅助工具，一般救护车均需配备。禁用非专业运输车辆进行院前转运，因为使用非专业车辆容易造成伤病员死亡或致残。水路转运多用救护船，也有轮船、汽艇。空中转运多用直升机。

（三）转运方法

1．救护车运送法　救护车转运伤员具有快速、机动、方便等特点，是院前转运的主要工具。但应注意以下问题：

（1）体位：根据病情选择合适的体位。一般重伤员均可采取仰卧位，颅脑损伤和呕吐伤员头应偏向一侧，以免呕吐物引起窒息。

（2）观察伤情：严密监测生命体征，并注意伤员面色、表情、脉搏、呼吸频率节律与幅度、呕吐物和分泌物、伤口敷料污染等问题。

（3）对于生命体征不稳定、转送途中有生命危险者，应暂缓转运。

2．担架搬运法　担架是最常用的搬运工具，因其结构简单、轻便耐用，是一种极为常用的转送工具。但只适合短途转运。

（1）担架的种类：常用的有帆布担架、绳索担架、被服担架、板式担架、四轮担架等。

（2）担架搬运法：担架平放在伤病员伤侧，救护人员 3 ～ 4 人合成一组，平托起伤病员的头、肩、腰和下肢等处，将伤病员轻移到担架上。担架行进时，伤病员头部朝后，以便于后面抬担架的人随时观察伤病员的病情变化。抬担架的人脚步行动要一致、平稳，向高处抬时（如上台阶、爬坡等），前面的人要放低，后面的人要抬高，使伤病员保持水平状态；向低处走时则相反。

3．徒手搬运法　当现场找不到搬运工具，而转运路程又较近，病情较轻时，可以采用徒手搬运法。常用的徒手搬运法有单人搬运法、双人搬运法等。

（1）单人徒手搬运法：常用方法有背负法、扶持法、抱持法等。

（2）双人徒手搬运法：常用方法有坐椅法、平托法、拉车法等。

4．飞机转运法

（1）飞机转运伤员的特点：飞机转运伤员具有速度快、效率高、平稳舒适、不受道路及地形的影响、可将危重伤员迅速转运到医院等优点。但是飞机转运也有不足之处，例如随着飞机高度的上升，空气中氧含量减少，氧分压下降，对心肺功能不全患者会加重病情；飞机上升和下降时气压的变化，会使开放性气胸的伤员纵隔摆动，加重呼吸困难；腹部手术的伤员可加重腹部胀气、疼痛，甚至导致伤口裂开；飞机的噪声、震动、颠簸均可引起伤员晕机、恶心、呕吐等。

（2）飞机转运的注意事项：①合理安置体位：大型运输机，伤员可横放两排，中间为过道，便于医护人员巡视及治疗。休克伤员因血容量少，血压低，头部应朝向机尾，以免飞行中加重脑缺氧。②高空中温度、湿度较低，气管切开、插管的患者应配合雾化器、加湿器等治疗，使其保持空气湿润，防止气管内分泌物黏稠结痂，阻塞气道。应定时在气管内滴入 1 ～ 2 ml 等渗盐水，以保持清洁湿润。对气管插管的气囊，在空运时为避免气压降低引起膨胀，压迫气管黏膜而造成缺血性坏死，气囊内空气注入量应适当减少，等飞机着陆后再适当补充。③颅底骨折导致的脑脊液漏患者，因空中气压低会增加漏出量，要用多层无菌纱布加以保护，严防逆行感染。④头颅面部外伤波及中耳及鼻旁窦时，空气可能由此进入颅腔，引起颅内压增高。可在鼻道内滴入麻黄素或肾上腺素等血管收缩药，以保持中耳腔、鼻旁窦与外界畅通。⑤昏迷患者因眼球易外露，导致角膜干燥，要定时使用滴眼液、眼膏，并在眼球上覆盖无菌纱布加以保护。⑥注意保护伤员身上的各种导管。

（四）运输途中的监护与急救

1．连续监测生命体征。主要监测呼吸、脉搏、血压、体温与意识。呼吸注意呼吸频率、节律与深度的变化，若呼吸 < 10 次 / 分，或 > 25 次 / 分，呼吸节律不规则，应立即停车检查，并做出相应处置；若桡动脉触不到，示低血压、休克，应立即停车处理，出现脉搏极不规则，示心律失常，需做心电图。意识障碍加重，应立即查明原因，做出处理。

2．多参数监护仪监护可连续监测血压、呼吸、脉搏与心率、心电图、脉搏血氧饱和度（SpO_2）。动态了解患者生命体征变化及病情变化，若出现明显异常，应立即停车查明原因，做出相应处理。心电图示波可随时判断心律失常类型，做出相应处理。SpO_2 正常参考值：成人＞95%，新生儿＞91%，若低于90%应停车查明原因，做出处理。

（五）转运注意事项

1．对伤病员应先做初步处理，待生命体征平稳后再搬动伤病员，并向医院转送。除非急救人员无法在短时间内赶到现场。

2．在人员、器材准备妥当时再搬运伤病员，尤其是对于体重过重和神志不清者。否则，途中可能因疲劳而发生坠落、摔伤等意外。

3．搬运过程中，动作要敏捷、轻巧、平稳，尽量避免震动，减少伤病员痛苦。要随时观察伤病员的表现，呼唤伤病员以检查其神志是否清楚；注意保暖，但也不可将头面部包盖太严，以免影响呼吸，一旦情况恶化，立即停车急救。

4．在火灾现场的浓烟中搬运伤病员，应在离地面30 cm以内匍匐前进，这个高度处烟雾稀薄，不容易被浓烟呛到。

5．搬运脊柱损伤伤员应用硬板担架转送，并保持脊柱相对稳定。

6．转送途中的输液伤病员，要注意妥善固定，防止滑脱，保持输液通畅，并根据病情调节输液速度。

7．注意加强对伤病员的保护，如保暖、遮阳、避风、挡雨等。

8．当大批伤员转运时，危重伤员必须重点监护，应注意以下几点：①对特殊或重伤员应做出明显标志，便于作为重点观察监护对象；②要做到四勤（勤查体、勤询问、勤处理、勤巡回），才能及时发现病情变化并给予处理；③全面观察、重点监护；④确保各种管道通畅；⑤保持伤员合理体位，减少伤员痛苦；⑥做好危重伤员的生活护理。

（陈兴强）

自测题

一、选择题

1．院前急救是指
A．急危重患者的现场救护
B．专业救护人员到来之前的抢救
C．急、危、重症伤病员进入医院前的医疗救护
D．途中救护
E．现场自救、互救

2．关于伤员的转送，下列哪项是错误的
A．对昏迷伤员应将头偏向一侧
B．生命体征尚不稳定的伤员应暂缓汽车长途转送
C．途中严密观察病情
D．若有导管脱出应立即插入
E．途中不能中断抢救

3．院前急救原则中，下列哪项做法不妥
A．先施救后排险
B．急救与呼救并重
C．先重伤后轻伤
D．先施救后运送、转送与监护急救相结合
E．转运与监护急救相结合

4．大批伤员中，对于大出血的伤员应用何种颜色进行标记
A．黄色
B．绿色
C．棕色
D．红色
E．黑色

5．现场急救区的划分，红卡区主要接收的是
A．所有伤病员
B．危重伤病员
C．无生命危险的重症伤病员
D．能行走、病情较轻者

E．死亡者

6．疑有颈椎或脊椎骨折的伤病员在搬运时，下列哪项错误

A．尽可能用颈托固定颈部

B．搬运时应固定头部避免摇摆

C．可用海绵垫抬起

D．保持脊椎的轴线稳定

E．将伤病员固定在硬板担架上搬运

7．对急危重症伤病员进行现场快速评估判断，以下哪项不对

A．对婴儿轻拍面颊观察其有无哭泣等反应来判断意识

B．通过一看、二听、三感觉方法来判断伤病员自主呼吸是否存在

C．触摸桡动脉脉搏了解伤病员脉率、脉律及动脉搏动是否存在

D．如神志清醒肢体不能活动要警惕脊髓损伤，注意制动保护

E．重点检查有无呼吸功能障碍、循环障碍与大出血

8．下列伤员中优先处理的是

A．前臂骨折

B．开放性气胸

C．头皮挫伤

D．尿道损伤

E．肩关节脱位

9．有关伤员转运，以下哪项不妥

A．担架转运时，伤员头部应朝后

B．飞机转运休克伤员，头部应朝向机尾

C．空中转运气管插管伤员应将气囊量适当增加

D．昏迷伤员应将头偏向一侧

E．根据不同的运输工具和伤情摆好伤员体位

10．我国《院前医疗急救管理办法》已经国家卫生计生委委务会议讨论通过，自哪一年起施行

A．2011

B．2012

C．2013

D．2014

E．2015

二、填空题

1．现场评估危重病情，包括对__________、__________、__________、__________等几方面进行评估。

2．在检伤与分类中必须遵循__________、__________、__________三者同时并举的原则。

3．根据现场伤员症状和体征可将其分类为__________、__________、__________和__________四类，分别用__________、__________、__________、__________不同颜色标上分类。

4．院前急救原则：__________、__________、__________、__________、__________、__________。

三、问答题

1．院前急救的任务有哪些？

2．院前急救的模式有哪些？

3．现场检伤与分类的原则是什么？

第四章

急危重症监护

第四章数字资源

学习目标

1. 掌握ICU的监护级别，掌握体温监护、循环系统监护、呼吸系统监护、肾功能监护、脑功能监护等监护技术。
2. 解释ICU适应证、收治流程。
3. 学会运用各种监护技术为急危重患者制订监护计划。

第一节 概 述

案例4-1

患者黄某，男，75岁。因“突发意识障碍1 h”入院。1 h前患者在与家人争吵中突然倒地，伴有意识障碍，大小便失禁。由120接入急诊抢救室。患者既往有高血压病史。入院查体：T 39.2℃，P 110次/分，R 25次/分，BP 200/130 mmHg，深昏迷，双侧瞳孔不等大，左侧0.4 cm，右侧0.3 cm，对光反射均迟钝。头颅CT提示：左侧基底节脑出血。

问题：

1. 该患者下一步应收治到哪个科室？
2. 如何实施该流程？
3. 该患者需要采用哪些监护技术？

急危重症监护是以“抢救生命、稳定生命体征、支持器官功能”为核心的急危重病医疗环节。可通过各种技术方法和应用不同医疗设备，对患者的危重情况及器官功能进行评估、检测和监护，快速有效地开展生命支持。为危重病患者原发病的治疗创造条件与机会，使一些原本难以治疗的疾病或难以进行的手术取得成功成为可能。

一、重症监护病房

（一）重症监护病房的概念

重症监护病房（intensive care unit，ICU）是重症医学科的临床基地，它对因各种原因导致一个或多个器官与系统功能障碍危及生命或具有潜在高危因素的患者，及时提供系统的、高质量的医学监护和救治技术，是医院集中监护和救治重症患者的专业科室。ICU应用先进的诊断、监护和治疗设备与技术，对病情进行连续、动态的定性和定量观察，并通过有效的干预措施，为重症患者提供规范的、高质量的生命支持，改善生存质量。重症患者的生命支持技术水平直接反映医院的综合救治能力，体现医院整体医疗实力，是现代化医院的重要标志。

知识链接

ICU 分类

随着危重病医学的发展，各个专科也成立了相应的重症监护病房。

急诊重症监护室（EICU）、呼吸监护病房（RICU）、冠心病监护病房（CCU）、肾病重症监护病房（UICU）、外科监护病房（SICU）、产科重症监护病房（OICU）、新生儿重症监护病房（NICU）、儿科重症监护病房（PICU）、麻醉重症监护病房（AICU）、移植重症监护病房（TICU）等专科 ICU。

（二）重症监护病房的基本设置

1．结构　ICU 应该有特殊的地理位置，设置于方便患者转运、检查和治疗的区域。应具备良好的通风、采光条件，有条件者最好装配气流方向从上到下的空气净化系统，能独立控制室内的温度和湿度。医疗区域内的温度应维持在（24±1.5）℃左右。每个单间的空气调节系统应该独立控制。ICU 整体布局应该使放置病床的医疗区域、医疗辅助用房区域、污物处理区域和医务人员生活辅助用房区域等有相对的独立性，以减少彼此之间的互相干扰并有利于感染的控制。ICU 的基本辅助用房包括医师办公室、主任办公室、工作人员休息室、中央工作站、治疗室、配药室、仪器室、更衣室、清洁室、污废物处理室、值班室、盥洗室等。有条件的 ICU 可配置其他辅助用房，包括示教室、家属接待室、实验室、营养准备室等。辅助用房面积与病房面积之比应达到 1.5∶1 以上。

2．设备　ICU 的设备可分为监测和治疗两类。常用的监测设备有各种监护仪、心电图机、连续性血流动力学与氧代谢监测设备。综合医院还应配备便携式超声仪和床旁 X 线机，还可以配备快速床旁检验设备。常用治疗设备有负压吸引器、输液泵、注射泵、呼吸机、除颤器、洗胃机、抢救车、简易呼吸器（复苏呼吸气囊）、纤维支气管镜和各种护理用具等。

3．功能　ICU 主要收治各种危重的急性或慢性的可逆性疾病。主要包括急性、可逆、危及生命的器官功能不全，经过 ICU 的严密监护和加强治疗短期内能得到康复的患者。存在各种高危因素，具有潜在生命危险，经过 ICU 严密的监护和有效治疗可能减少死亡风险的患者。在慢性器官功能不全的基础上，出现急性加重且危及生命，经过 ICU 的严密监护和加强治疗可能恢复到原来状态的患者。

4．人员　ICU 医师应经过严格的专业理论和技术培训，必须具备重症医学相关理论知识。掌握重要脏器和系统的相关生理、病理及病理生理学知识、ICU 相关的临床药理学知识和伦理学概念。能胜任对重症患者进行各项监测与治疗的要求。ICU 护士必须经过严格的专业培训，熟练掌握重症护理基本理论和技能，经过专科考核合格后，才能独立上岗。医护人员一般按床位数配备，医师定编人数与床位数之比为（0.8～1）∶1；护士定编人数与床位数之比为（2.5～3）∶1 以上。

5．管理　ICU 必须建立健全各项规章制度，制定各类人员的工作职责，规范诊疗常规。除执行政府和医院临床医疗的各种制度外，应该制订符合 ICU 相关工作特征的制度，以保证 ICU 的工作质量。ICU 的医护人员应学习掌握各种危重症的救治指南，尽可能制定以国际国内指南为基础，和所在 ICU 的实际情况结合的救治方案和流程，以提高医护人员对急危重症病情变化的应急处理能力，提高患者在 ICU 救治过程中的安全性，确保 ICU 标准化和规范化的治疗水准，从技术层面规避医疗风险。

（三）重症监护病房的适应证

ICU 收治对象原则上为各种危重的急性或慢性的可逆性疾病。

1．大手术后　各种复杂大手术后患者，尤其术前有合并症（如合并心脏疾病、高血压、糖尿病等）或术中生命体征不稳定者（如循环呼吸不稳定、大出血以及手术创伤比较大可能出现并发症的患者），器官移植术后。

2．呼吸衰竭　各种原因所致急性呼吸衰竭或慢性呼吸衰竭急性发作或其他需要呼吸管理和呼吸支持的。

3．休克　各种类型的休克，如低血容量性休克、感染性休克、过敏性休克、神经源性休克、心源性休克。

4．严重心血管疾病　急性心肌梗死、主动脉夹层、严重心力衰竭、恶性心律失常、肺动脉栓塞等。

5．多器官功能障碍综合征　各种原因导致的可逆性多器官功能障碍者。

6．某些意外灾害性疾病　如各种中毒、溺水、触电等。

7．心跳呼吸骤停，心肺复苏后需进一步生命支持。

8．各种严重代谢性疾病　糖尿病酮症酸中毒、糖尿病高渗性昏迷、甲亢危象、严重水电解质紊乱等。

9．急性脑功能障碍危重期　脑出血、大面积脑梗死、癫痫重症等。

知识链接

非 ICU 适应证

下列情况不属于 ICU 的收治范围：精神病、急性重症传染病、脑死亡、临终状态、中枢神经系统永久性伤残（高位截瘫、植物状态等）、无急性症状的慢性病患者、恶性肿瘤晚期、老龄自然死亡过程、无望或因某种原因家属放弃抢救患者、其他不需要 ICU 监测治疗的疾病。

（四）重症监护病房的收治流程

患者所在科室提出会诊（紧急情况下可以电话通知会诊）——由 ICU 医生会诊患者——会诊医生了解病情，认为患者适合转 ICU 进一步治疗——患者及家属同意转 ICU——签“入住 ICU 知情同意书”——通知 ICU 做好收治患者的准备工作——相关科室做好转科准备——转运患者（医护陪同）——患者进入 ICU 病房（图 4-1）。

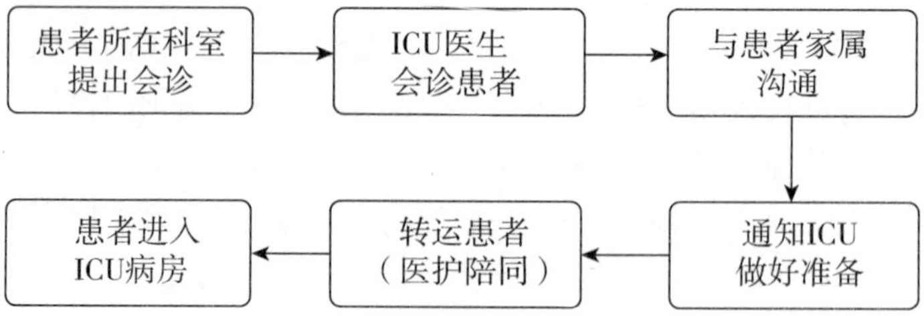

图 4-1　ICU 收治流程图

（五）重症监护病房的患者处置原则

ICU 通过各种监测设备对患者全身状态进行监护，包括体温监护、呼吸系统功能监护、循环系统功能监护、脑功能监护、肾功能监护、消化系统功能监护等多器官功能的监护。同时通过药物及各种设备维持生命体征稳定、维护重要脏器功能、纠正水电解质平衡失调、营养支持、感染防治等。ICU 医师对患者的治疗负主要责任。患者的相关专科情况，ICU 医师应该与专科医生共同协商处理。经 ICU 救治患者病情稳定后，由 ICU 医师通知相关专科接回患者。任何科室均不得以任何理由拒绝。

二、ICU 的监护内容及监护级别

（一）ICU 的监护内容

ICU 中的监测一般按脏器分系统进行，即呼吸系统、循环系统、中枢神经系统、泌尿系统、消化系统、血液系统、水、电解质和酸碱平衡、代谢和营养方面。监护项目的选择要有针对性，根据患者病情特点选择各项生命指征与脏器功能监测指标。

1．呼吸系统监护　潮气量、每分钟通气量、呼吸频率、呼吸幅度、平均气道压力、平均气道阻力、吸气力、呼气力、气道峰值压力、肺的动态或静态顺应性、肺通气与血流比例、肺泡动脉氧分压差、末梢血氧饱和度、呼气末二氧化碳分压，以及血气分析指标（如 pH、氧分压、二氧化碳分压等）。

2．心血管系统　心率、节律、心排量（CO）或心脏指数（CI）、心脏搏出量、左室做功指标、右室做功指标、中心静脉压（CVP）、肺动脉压、肺毛细血管楔压（PCWP）、全身血管阻力指数、肺血管阻力指数等。

3．中枢神经系统　意识状态、瞳孔大小及对光反应、肢体肌力及肌腱反射、皮肤感觉等临床观察，有条件的可做颅内压力、脑电图、脑血流图监测及头颅影像学检查。

4．泌尿系统　24 h 或每小时尿量，尿比重、尿 pH、尿蛋白定量，血、尿肌酐和尿素氮的测定，内生肌酐清除率，血、尿渗透压比值，24 h 代谢产物（如尿素氮、肌酐、总氮及电解质成分等）在尿中排出量。

5．消化系统　血清总胆红素、结合胆红素、白蛋白、球蛋白、丙氨酸氨基转移酶，胃液 pH、呕吐物或粪便潜血试验，监测患者有无腹胀、腹水、腹痛、肠鸣音变化等。

6．血液系统　血红蛋白、红细胞压积、白细胞计数和分类、血小板计数、出血时间、凝血时间、凝血酶原时间、部分凝血活酶时间、纤维蛋白原定量、纤维蛋白原降解产物定量、3P 试验，必要时做骨髓穿刺检查。

7．水、电解质和酸碱平衡　血液钾、钠、氯、钙离子测定，微量元素的测定，24 h 尿电解质成分的排出量，血液 pH、PCO_2、实际碳酸氢根、标准碳酸氢根、剩余碱和缓冲碱等。

8．代谢和营养　血清白蛋白、转铁蛋白含量、血葡萄糖、肌酐测定、24 h 肌酐排出量，总氮平衡，基础代谢率、呼吸商测定、体重、皮肤皱褶厚度、中臂肌肉周长测定。

（二）ICU 的监护级别

在 ICU 里，根据患者全身脏器的功能状况及对监测水平的不同需求，从重到轻一般分为三级监测（表 4-1）。

表 4-1　ICU 的监护级别

监护内容	监护分级		
	一级监护	二级监护	三级监护
体温	每 4 h 监测一次	每 8 h 监测一次	每 8 h 监测一次
呼吸系统	持续监测血氧饱和度（SPO_2）；每小时监测呼吸频率；每 4 ~ 6 h 监测一次血气分析；若使用呼吸机应监测潮气量、肺活量、吸入氧浓度与导管内压力等	每小时监测呼吸频率；每 8 h 监测一次血气分析；若使用呼吸机应监测潮气量、肺活量、吸入氧浓度与导管内压力等	每 1 ~ 2 h 监测呼吸频率；每天监测一次血气分析

续表

监护内容	监护分级		
	一级监护	二级监护	三级监护
循环系统	持续监测心电图、监测无创血压与有创血压，每 2 h 监测一次中心静脉压和（或）肺毛细血管楔压，每 8 h 监测一次输出量	持续监测心电图、每 1 ～ 2 h 监测无创血压，每 2 ～ 4 h 监测一次中心静脉压	持续监测心电图、每 1 ～ 2 h 监测无创血压
中枢神经系统	每 1 h 监测一次意识、瞳孔、反射，必要时行颅内压力监测	每 3 h 监测一次意识、瞳孔、反射	每 8 h 监测一次意识、瞳孔、反射
泌尿系统	监测每小时尿量、尿比重，每 4 h 总结一次体液出入平衡状态。每天监测一次尿生化检查、肌酐、尿素氮	每 2 h 监测一次尿量、尿比重，每 8 h 总结一次体液出入平衡状态。每天监测一次尿生化检查、肌酐、尿素氮	每 24 h 监测一次尿量、尿比重，每天监测一次尿生化检查、肌酐、尿素氮
消化系统	每天监测一次血丙氨酸氨基转移酶、黄疸指数、白蛋白与球蛋白比值	每天监测一次血丙氨酸氨基转移酶、黄疸指数、白蛋白与球蛋白比值	每 24 h 监测一次尿量、尿比重，每天监测一次尿生化检查、肌酐、尿素氮
血液系统	每天监测一次血常规、凝血象	每天监测一次血常规、凝血象	每天监测一次血常规、凝血象
水电解质平衡	每 12 h 监测一次电解质、血糖；每 4 ～ 8 h 监测水出入平衡	每 12 h 监测一次电解质、血糖；每 4 ～ 8 h 监测水出入平衡	每天监测一次电解质、血糖；每天监测水出入平衡
代谢和营养	计算 12 ～ 24 h 监测一次代谢平衡：热卡、氮平衡	每天监测一次代谢平衡：热卡、氮平衡	每天监测一次代谢平衡：热卡、氮平衡

➢ 考点提示：ICU 的监护级别。

第二节　监护技术

一、体温监护

体温监测又称体温测量，是指对人体内部温度进行测试、测量，从而为疾病诊治提供依据。体温是反映病情变化的综合指标，能引起体温异常改变的原因很多。体温的变化往往与患者的病情有直接关系，甚至可以直接反映患者病变的严重程度和预后。体温监测目前最常用的方法是应用体温计做腋温的间断测试。腋温监测实施较为方便，但容易受外界因素的干扰，准确性较差。另外一种方法是用温度传感器持续监测体温的变化，主要包括皮温和内脏温（肛温、食管温）两种。内脏温能较好地反映体内真实温度，准确性也较皮温要高，有条件时应尽量采用这种方法，尤其是对危重和接受低温疗法的患者。

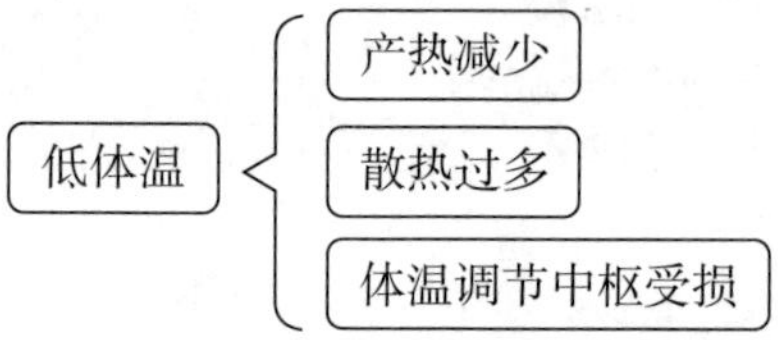

图 4-2　低体温病因图

正常成人腋下温度波动于 36 ～ 37 ℃之间。体温 < 35℃，称为体温过低（低体温），其病因见图 4-2。其临床表现：体温不升、皮肤苍白冰冷、血压下降、脉搏细弱、心率慢、呼吸减慢、反应迟钝、意识障碍，甚至昏迷。体温 > 37.0℃，称为发热。体温按发热的高低可分为：①低热：37.3 ～ 38.0℃；②中等度热：38.1 ～ 39℃；③高热：

39.1 ～ 41℃；④超高热：41℃以上。其病因见图 4-3。其临床表现为：头痛、面色潮红、灼热、全身酸痛、呼吸加深加快、脉搏增快。严重者可出现抽搐、惊厥、谵妄、昏迷，以及各系统器官功能不全或衰竭，甚至导致死亡。

- 体温升高（发热）
  - 感染性发热
    - 细菌感染：各种急慢性全身感染或局灶性感染
    - 病毒感染：新冠肺炎、SARS、禽流感等
    - 其他病原体：支原体、衣原体、立克次体、螺旋体、真菌、原虫、蠕虫等
  - 非感染性发热
    - 超敏反应性疾病：输血或输血反应、药物热、血清病等
    - 结缔组织疾病：风湿热、类风湿关节炎、系统性红斑狼疮等
    - 内分泌疾病：甲状腺功能亢进、糖尿病酮症酸中毒等
    - 体温调节中枢功能异常：中暑、脑出血、重度脑外伤等
    - 恶性肿瘤：急性白血病、恶性淋巴瘤、骨肉瘤等
    - 无菌组织损伤或坏死：大面积烧伤或烫伤、严重创伤或挤压伤、各种内出血、急性溶血、急性心肌梗死等
    - 产热与散热平衡失调：癫痫持续状态、鱼鳞病、广泛性皮炎等

图 4-3　发热病因图

二、呼吸系统监护

呼吸功能监测是急危重症患者的重要监测内容，不仅可以及时观察病情变化、了解呼吸功能状况、指导呼吸机参数调节和撤机，还对临床预后的评估有指导意义。呼吸功能监测主要包括：呼吸频率、呼吸幅度及节律，经皮脉搏氧饱和度（SpO_2）监测，血气分析，呼气末二氧化碳测定，肺功能监测，呼吸力学监测，呼吸机波形监测，影像学检查。

（一）呼吸频率、呼吸幅度及节律

呼吸频率、幅度及节律是肺通气功能的重要参数。呼吸频率：最基本的监测项目，反映患者通气功能和呼吸中枢的兴奋性。呼吸幅度及节律监测主要用来了解患者的通气量，可通过查体了解肺通气、肺舒张以及气道分泌物的情况。

1．呼吸频率　正常成人呼吸频率为 12 ～ 20 次 / 分。当呼吸频率＞ 24 次 / 分或＜ 12 次 / 分，提示呼吸增快或减慢。若＞ 30 次 / 分，提示心功能或肺功能不全；若＜ 8 次 / 分，有可能发生呼吸骤停。在临床上，呼吸过速的患者突然出现减慢，要警惕即将出现呼吸停止。

2．呼吸幅度和节律　严重的呼吸幅度和节律的变化，表明患者的呼吸代偿功能严重不足。如浅速呼吸常见于碱中毒，深而大的呼吸则提示代谢性酸中毒。

在床旁监测中，若碰到以下情况需要紧急处理：

（1）呼吸频率＞ 30 次 / 分或＜ 8 次 / 分。

（2）呼吸频率与心率进行性增快，发绀明显加重。

（3）躁动不安，意识模糊或昏迷。

（4）不能连续讲完一句话。

知识链接

影响经皮脉搏氧饱和度的因素

1. 低血压或局部末梢灌注不足：低血压或四肢远端的灌注不足，引起甲缘局部动脉搏动异常，影响监测部位的血流，影响计算血氧饱和度的搏动曲线和吸收光密度，此时脉搏血氧饱和度会出现误差，尤其是严重缺氧时，动脉血氧饱和度（SaO_2）< 75% 时，误差较大，与动脉血气测量值相差 5% ~ 12%。

2. 异常血红蛋白：当存在碳氧血红蛋白和高铁血红蛋白时，脉搏血氧饱和度检测仪不能准确测量血红蛋白的含量，只能显示总血红蛋白和去氧血红蛋白的差值，此时，脉搏血氧饱和度可能是正常或稍低，往往不能正确反映机体的情况。

3. 外来光线、皮温降低或指甲颜色异常均可导致脉搏血氧饱和度的异常。

（二）经皮脉搏血氧饱和度（SpO_2）监测

经皮血氧饱和度监测是一种无创连续的动脉氧饱和度监测方法。SpO_2 监测具有无创性、操作简便等优势，持续监测能够减少有创动脉血气分析的次数。SpO_2 的监测既能及时发现急危重患者的低氧血症，也是反映氧合功能的重要指标。正常参考值 SpO_2 > 95%。

临床意义：SpO_2 < 90%，在排除干扰因素后提示机体缺氧。脉搏血氧饱和度正常，并不能说明患者无缺氧，往往机体存在组织缺氧的时候，会表现为意识障碍、呼吸加快、心率增快、尿量减少、肢端发绀及血乳酸增加等。所以脉搏血氧饱和度应结合临床表现综合判断。

（三）血气分析

血气分析是通过对动、静脉血中不同类型气体和酸碱物质进行分析的过程。临床上常选用动脉血。动脉血气分析是判断机体氧合和酸碱失衡的重要方法与依据。能客观评价患者的通气、氧合、酸碱状况以及其他脏器的功能状况，是急危重症患者抢救的重要监测指标。

1．血液酸碱度（pH） 是 [H^+] 的负对数。正常参考值：7.35 ~ 7.45。受 $PaCO_2$ 和 HCO_3^- 浓度两方面的影响。动脉血 pH 用于判断酸碱失衡，其超出正常范围表示失代偿性酸碱失衡。然而其处于正常范围内时并不代表不存在酸碱失衡，可能发生代偿性酸碱失衡或者复合型酸碱失衡。临床上不能单凭 pH 区别代谢性与呼吸性酸碱失衡，尚需结合其他指标进行判断。

知识链接

血液酸碱度（pH）的临床意义

1. pH < 7.35 为失代偿性酸中毒或酸血症。

2. pH > 7.45 为失代偿性碱中毒或碱血症。

3. pH 为 7.3 ~ 7.45 属正常范围，可有三种情况：①无酸碱失衡；②代偿性酸碱失衡；③复合型酸碱失衡。

2．动脉血氧分压（PaO_2） 是指物理溶解在动脉血中 O_2 所产生的压力。正常参考值：90 ~ 100 mmHg，但老年人可为 80 ~ 100 mmHg。PaO_2 与吸入氧浓度密切相关，分析时应综合考虑。PaO_2 降低的原因包括通气功能障碍、肺部气体弥散功能障碍、通气血流比异常及肺内分流等。PaO_2 升高主要见于氧疗患者或过度通气患者。

氧合指数是指 PaO_2 与吸入氧气浓度（FiO_2）的比值（正常范围为 400 ~ 500），用来判断动脉血的摄氧功能状况。氧合指数明显降低主要发生在通气 / 血流（V/Q）比例失调和肺内动静脉分流的患者。急性肺损伤时氧合指数小于 300，ARDS 时氧合指数小于 200。

针对呼吸衰竭的低氧血症患者，氧疗时通常把 PaO_2 提高到 60 mmHg 以上，而对严重低氧血症者（PaO_2 < 45 mmHg），且氧疗无效时应考虑机械通气治疗。

知识链接

吸氧浓度（FiO_2）的计算（%）：21 + 4× 氧流量（L/min）。

PaO_2 的临床意义：

1. 判断缺氧的程度：PaO_2 为 80 ～ 60 mmHg 属轻度缺氧，PaO_2 为 60 ～ 40 mmHg 属中度缺氧，PaO_2 为 40 ～ 20 mmHg 属重度缺氧。

2. 判断呼吸衰竭：标准为海平面大气压下、吸室内空气、休息状态下测得的 PaO_2 < 60 mmHg，伴有或不伴有 $PaCO_2$ 升高即可诊断呼吸衰竭。

3．动脉血二氧化碳分压（$PaCO_2$） 是指物理溶解在动脉血中 CO_2 所产生的压力，与 CO_2 的产量和肺泡通气量相关，作为肺通气功能评估和酸碱失衡判断性指标。正常参考值：35 ～ 45 mmHg，$PaCO_2$ 升高表示通气功能不足，提示呼吸性酸中毒或代谢性碱中毒的呼吸代偿；$PaCO_2$ 降低表示通气过度，提示呼吸性碱中毒或代谢性酸中毒的呼吸代偿。

知识链接

$PaCO_2$ 的临床意义

诊断呼吸衰竭：即 PaO_2 < 60 mmHg，不伴 $PaCO_2$ > 50 mmHg 为Ⅰ型呼吸衰竭；PaO_2 < 60 mmHg，伴 $PaCO_2$ > 50 mmHg 为Ⅱ型呼吸衰竭。

判断肺泡通气量：$PaCO_2$ < 35 mmHg，表示肺泡通气过度，$PaCO_2$ > 45 mmHg，表示肺泡通气不足。

判断呼吸性酸碱失衡：$PaCO_2$ 原发性升高提示呼吸性酸中毒，$PaCO_2$ 原发性降低提示呼吸性碱中毒。

判断代谢性酸碱平衡失调的代偿反应，代谢性酸中毒代偿后 $PaCO_2$ 降低，代谢性碱中毒代偿后 $PaCO_2$ 升高。

4．动脉血氧饱和度（SaO_2） 是指血液 Hb 与 O_2 结合程度的百分比，SaO_2 与 Hb 的多少无关，主要受 PaO_2 及血红蛋白与氧的亲和力的影响。$SaO_2 = [HbO_2 / (HbO_2+Hb)] \times 100\%$。正常参考值：96% ～ 100%。

5．碳酸氢根（HCO_3^-） 是反映机体酸碱代谢状况的指标，实际碳酸氢盐（AB）、标准碳酸氢盐（SB）、缓冲碱（BB）、碱剩余（BE）、阴离子间隙（AG）均为反映血中 HCO_3^- 水平的指标。其中 SB 指在标准条件下测得的血中的 HCO_3^- 水平，因此不受呼吸因素的影响，是提示代谢性因素对酸碱平衡影响的重要指标。AG 升高（AG > 16 mmol/L）用于 AG 增高型代谢性酸中毒的判断和代谢性酸中毒的病因判断。AB 正常参考值：25 mmol/L ± 3 mmol/L。BE 正常参考值：± 3 mmol/L，平均为 0。临床意义：BE 的正值增大，表示代谢性碱中毒；BE 负值增大，表示代谢性酸中毒。血气分析的主要参数及临床意义见表 4-2。

知识链接

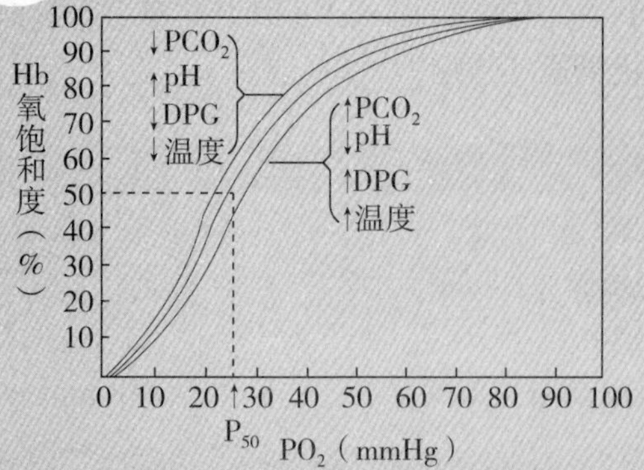

影响氧解离曲线位置的主要因素

1. 上段：60 ~ 100 mmHg 相当于动脉血 O_2 分压，Hb 与 O_2 结合状态，氧分压的变化对氧饱和度的影响不大。

2. 中段：40 ~ 60 mmHg 相当于混合静脉血 O_2 分压，HbO_2 释放 O_2 的部分，O_2 分压下降，氧饱和度相应下降。

3. 下段：15 ~ 40 mmHg HbO_2 解离 O_2 的部分，O_2 分压稍有下降，氧饱和度大大下降。

表 4-2　血气分析的主要参数及临床意义

项目	定义	正常值	临床意义
pH	pH 为 H^+ 浓度的负对数	7.35 ~ 7.45	pH < 7.35：失代偿性酸中毒（失代偿性代谢性酸中毒或失代偿性呼吸性酸中毒）；pH > 7.45：失代偿性碱中毒（失代偿性代谢性碱中毒或失代偿性呼吸性碱中毒）；pH 正常：无酸碱失衡或代偿范围内的酸碱紊乱；人体能耐受的最低 pH 为 6.90，最高为 7.70
PaO_2	动脉血氧分（PaO_2）是指物理溶解在动脉血中的 O_2 所产生的压力	90 ~ 100 mmHg	轻度缺氧：90 ~ 60 mmHg 中度缺氧：40 ~ 60 mmHg 重度缺氧：20 ~ 40 mmHg
$PaCO_2$	动脉血二氧化碳分压（$PaCO_2$）是指物理溶解在动脉血中的 CO_2 所产生的压力	35 ~ 45 mmHg	判断肺泡通气量； 判断呼吸性酸碱失衡； 判断代谢性酸碱失衡有否代偿及复合性酸碱失衡
SaO_2	SaO_2 是指 Hb 氧含量（即实际结合的氧量）与氧容量（Hb 所能结合的最大氧量）之比值（%）	96% ~ 100%	与 PaO_2 高低、Hb 与氧的亲合力有关； 与 Hb 的多少无关
AB	AB 是人体血浆中 HCO_3^- 的实际含量	25 mmol/L ± 3 mmol/L	动脉、静脉血 HCO_3^- 大致相等； 呼吸性酸中毒时，AB > SB； 呼吸性碱中毒时，AB < SB； HCO_3^-（AB）增高为代谢性碱中毒（此时 pH 增高），或为呼吸性酸中毒的代偿反应（此时，pH 降低），其代偿极限 HCO_3^- 为 45 mmol/L； HCO_3^- 降低为代谢性酸中毒（此时 pH 降低），或呼吸性碱中毒的代偿反应（此时 pH 增高），其代偿极限 HCO_3^- 为 12 mmol/L； 由于判断酸碱失衡所用预计代偿公式均使用 AB，故 AB（HCO_3^-）在临床应用上更为重要
SB	SB 是指在温度 37 ℃，$PaCO_2$ 40 mmHg，SaO_2 100% 情况下所测得的血浆碳酸氢盐含量	25 mmol/L ± 3 mmol/L	一般认为 SB 不受呼吸因素影响，是判断代谢性酸碱失衡的指标。实际上，在呼吸性酸中毒和呼吸性碱中毒时，由于肾的代偿调节作用，SB 也发生继发性增高或降低

续表

项目	定义	正常值	临床意义
BE	碱剩余（BE）是指在标准条件下（温度为37℃、$PaCO_2$ 为40 mmHg、SaO_2 为100%），用酸或碱滴定全血标本pH 7.40时所需的酸或碱的量（mmol/L）	±3 mmol/L	一般认为BE不受呼吸因素的影响，是判定代谢性酸碱失衡的指标。代谢性酸中毒时，BE负值增加；代谢性碱中毒时，BE正值增加。实际上在呼吸性酸中毒时，由于肾的代偿调节作用 HCO_3^- 代偿性增高，BE正值亦增大；呼吸性碱中毒时，则因 HCO_3^- 代偿性降低，BE负值亦增大
BB	缓冲碱（BB）是血浆中具有缓冲能力的负离子总量	45 ～ 55 mmol/L	BB升高为代谢性碱中毒，或呼吸性酸中毒代偿；BB下降为代谢性酸中毒，或呼吸性碱中毒代偿
AG	AG是指血清中可测定的阳离子与阴离子总量之差，通常使用的计算公式为 $AG = Na^+ -（Cl^- + HCO_3^-）$	7 ～ 16 mmol/L	AG > 16 mmol/L时，反映（$Cl^- + HCO_3^-$）以外的其他阴离子间隙如乳酸、丙酮酸堆积，即高AG酸中毒。AG增高还见于与代谢性酸中毒无关的因素，如脱水、使用大量含钠盐药物、骨髓瘤患者稀释出大量本周蛋白。AG增高通常见于低蛋白血症

6．动脉血气分析用于酸碱平衡失调的判断　酸碱失衡的判断方法：在血气分析的众多指标中，最重要的是pH、$PaCO_2$ 和 HCO_3^- 三项，这三个指标称为酸碱失衡分析的三要素。对于双重或多重酸碱平衡失调，需要参考 $PaCO_2$ 与 HCO_3^- 哪个是原发性变化、继发性变化（一般变化数值最大者为原发性变化，小的为继发性变化即代偿性变化），结合代偿预计值计算公式和更多的指标，如碱剩余、阴离子间隙（AG）等进行综合分析判断。对酸碱失衡的具体分析，可按以下步骤进行：

（1）结合临床表现和病史综合判断：动脉血气分析必须结合患者病史、临床特征和其他检查综合分析判断，且需要多次动脉血气分析的动态观察，才能使诊断符合患者的情况。

（2）根据pH确定有无酸血症或碱血症。

（3）判断酸碱失衡原发性因素：根据病史或找出直接引起pH变化的因素，原发性 HCO_3^- 升高或下降为代谢性因素，原发性 $PaCO_2$ 升高或下降为呼吸性因素。当无法确定时，可计算 HCO_3^- 及 $PaCO_2$ 的变化率，变化率大者为原发因素。

（4）根据代偿性改变确定是单纯性或混合性酸碱失衡：酸碱失衡代偿一般遵循下述规律：① HCO_3^- 与 $PaCO_2$ 任何一个变量的原发变化均可引起另一个变量的同向代偿变化，即原发 HCO_3^- 升高，必有代偿的 $PaCO_2$ 升高；原发 HCO_3^- 下降，必有代偿的 $PaCO_2$ 下降。②原发失衡变化必大于代偿变化。根据上述代偿规律，可以得出以下三个结论：①原发失衡决定了pH是偏酸或偏碱；② HCO_3^- 和 $PaCO_2$ 呈相反变化，必有混合性酸碱失衡存在；③ HCO_3^- 和 $PaCO_2$ 明显异常同时伴pH正常，应考虑有混合性酸碱失衡存在；④代偿性变化超过代偿极限（即单纯性酸碱失衡代偿所能达到的最大值或最小值），也应考虑有混合性酸碱失衡存在。常见酸碱失衡预计代偿公式见表4-3。

表4-3　常见酸碱失衡预计代偿公式

原发失衡	原发性变化	代偿性变化	预计代偿公式	代偿时限	代偿极限
代谢性酸中毒	$[HCO_3^-]\downarrow$	$PaCO_2\downarrow$	$\triangle PaCO_2\downarrow = 1.2\triangle[HCO_3^-] \pm 2$	12 ～ 24 h	10 mmHg
代谢性碱中毒	$[HCO_3^-]\uparrow$	$PaCO_2\uparrow$	$\triangle PaCO_2\uparrow = 0.7\triangle[HCO_3^-] \pm 5$	12 ～ 24 h	55 mmHg
呼吸性酸中毒	$PaCO_2\uparrow$	$[HCO_3^-]\uparrow$	急性呼吸性酸中毒 $\triangle[HCO_3^-]\uparrow = 0.1\triangle PaCO_2 \pm 1.5$	几分钟	30 mmol/L
			慢性呼吸性酸中毒 $\triangle[HCO_3^-]\uparrow = 0.1\triangle PaCO_2 \pm 3$	3 ～ 5 天	42 ～ 45 mmol/L

续表

原发失衡	原发性变化	代偿性变化	预计代偿公式	代偿时限	代偿极限
呼吸性碱中毒	$PaCO_2\downarrow$	$[HCO_3^-]\downarrow$	急性呼吸性碱中毒 $\triangle[HCO_3^-]\downarrow=0.2\triangle PaCO_2\pm2.5$	几分钟	18 mmol/L
			慢性呼吸性碱中毒 $\triangle[HCO_3^-]\downarrow=0.5\triangle PaCO_2\pm2.5$	3 ~ 5 天	12 ~ 15 mmol/L

注：△为变化值

（四）呼气末二氧化碳分压监测

呼气末二氧化碳分压（$P_{ET}CO_2$）监测，是一种无创性持续监测肺泡二氧化碳分压或浓度的方法。可反映肺通气功能状态、循环功能和肺血流情况，根据气体的采样方法不同，CO_2 监测仪有旁流型和主流型两种。旁流型是由置于气管导管接口的采样管抽出呼气气体，输送到机内进行分析进行监测；主流型是将红外线传感器直接连接于气管导管接头上，使呼出气体直接与传感器接触，另一端连接 CO_2 的监护仪，连续地监测 $P_{ET}CO_2$。因此，主流型仅能用于气管插管的患者，不能用于自主呼吸患者的监测。而旁流型不需要密闭的呼吸回路，因此可用于镇痛或镇静患者的呼吸监测，监测患者自主呼吸时 CO_2 浓度。

知识链接

呼气末二氧化碳分压监测的临床意义

1. 估计 $PaCO_2$ 高低，以调节肺泡通气量。

2. 结合 $PaCO_2$ 分析了解肺血流情况、气管导管的位置、人工气道的状态、及时发现呼吸机故障、指导呼吸机参数的调整和撤机。

3. 了解循环功能，休克、心搏骤停及肺梗死等患者的肺血流减少或停止，CO_2 浓度迅速为零，CO_2 波形消失，$P_{ET}CO_2$ 消失和 $P_{ET}CO_2$ 迅速下降持续 30 s 以上，提示心搏骤停。

（五）肺功能监测

肺功能监测主要指肺容量、通气功能和换气功能的监测。

1．潮气量　平静呼吸时，一次吸入或呼出的气量。正常人为 500 ml 左右。当潮气量 < 5 ml/kg，为接受机械通气的指征。

2．每分钟通气量　由潮气量与呼吸频率的乘积获得，正常成人男性为 6.6 L，女性为 5 L，若 > 10 L 示通气过度，< 3 L 为通气不足。

3．每分钟肺泡通气量　为有效通气量，等于潮气量减去无效腔量后再乘呼吸频率。肺泡通气量不足可致缺氧及二氧化碳潴留、呼吸性酸中毒，通气量过大引起呼吸性碱中毒。解剖或生理死腔的增大，皆可引起肺泡通气量降低。

4．功能残气量　平静呼吸后肺内所含气量，正常男性约为 2300 ml，女性约为 1580 ml，功能残气量在生理上起着稳定肺泡气体分压的缓冲作用。当功能残气量减少时，使呼气末部分肺泡发生萎缩，流经肺泡的血液就会因无肺泡通气而失去交换的机会，产生分流。

5．时间肺活量　深吸气后做一次快速呼气，计算最初 3 s 内的呼气量，求出每秒呼出量占肺活量的百分比。正常值：第一秒占肺活量的 83%，第二秒占 94%，第三秒占 97%。时间肺活量减低表示有阻塞性通气障碍。提前完成（如 2 s 内呼完），表示有限制性通气障碍。

（六）呼吸力学监测

自主呼吸时，呼吸肌是呼吸运动的主要动力，呼吸动力作用在于克服以下三方面的力：

①肺与胸廓的弹性回缩力；②肺与胸廓运动的非弹性阻力；③通气过程中，气体在气道内流动的阻力。此外，最大通气量、时间肺活量、最大呼气或吸气气流速率也可以间接反映呼吸动力学的变化情况。无自主呼吸患者或自主呼吸不能满足机体需要的患者需要使用呼吸机辅助呼吸（机械通气）。

1．压力　机械通气时，可监测到的压力或者通过计算得到的压力包括气道峰值压（Ppeak）、气道平台压（Pplat）、呼气末气道正压（PEEP）、平均气道压等。食管内压的监测也常用于评估呼吸力学及呼吸肌的功能。

机械通气中的容量控制通气时的气道压力（图 4-4）：①气道峰压：机械通气时应保持气道峰压低于 40 cmH_2O，过高会引起气道压的损伤。②平台压：机械通气时，平台压高于 30 ~ 35 cmH_2O，发生气道压损伤的可能性大，同时过高的平台压会引起循环影响。③呼气末压：呼气即将结束时的压力，等于大气压或呼气末正压（PEEP）。④平均气道压：单个呼吸周期中气道压的平均值，能预计平均肺泡压力的变化。

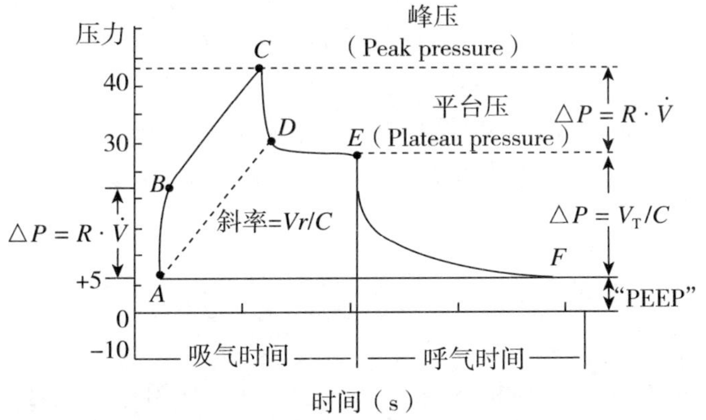

图 4-4　容量控制通气时的气道压力图

2．顺应性　呼吸系统顺应性主要包括胸壁顺应性、肺顺应性、总顺应性、静态顺应性等。呼吸系统顺应性受胸壁顺应性和肺顺应性的影响。腹压升高、胸壁水肿、肌张力增高、胸廓损伤等因素可导致胸壁顺应下降；肺充血、肺水肿、肺泡表面活性物质减少、肺纤维化等可导致肺顺应性下降。

3．阻力　气流在气道内流动时所遇到的阻力为气道阻力，其大小与气流速度，气道的管径、形态，气体的特征如密度、黏滞度等有关。

4．呼气流速　呼气流速是反映大气道阻塞程度的一项指标。呼吸过程中，压力的变化也可以导致流速和容积的变化。

（四）影像学检查

呼吸系统影像学检查对患者的早期诊断、鉴别诊断、疗效评估和预后分析等都有重要价值。

1．床旁胸部 X 线检查　床旁胸片是 ICU 最常用的影像学检查方法，能够直接观察肺部病变情况，多用于了解人工气道位置、肺内有无感染、肺不张、胸腔积液和气胸等。

2．床旁超声检查　床旁超声是 ICU 广泛应用的无创的影像学检查手段，主要用于检测胸腔积液的量及其包裹情况，还可引导胸腔穿刺、引流。

三、循环系统监护

循环系统功能监护是重症监护病房最常用的基本监护措施，包括无创性和有创性监测，如心电监护、血流动力学、尿量及肢体温度等。

（一）心电监护

常用的心电监护仪都具有连续性无创监测心电图变化的功能，急危重症患者都应进行心电监护。连续心电监护可用于监测心率、心律失常及起搏器功能，并有助于发现心肌缺血及电解质紊乱等。必要时应配合全导联心电图检查使之判断更准确。

1．心率　急危重症患者的心率需持续监测、动态观察，具有重要的临床意义。

（1）心率骤升或骤降：当患者心率在短期内（数分钟至数小时）升至 150 次 / 分以上或者降至 50 次 / 分以下时，提示患者预后不良，需进行积极干预治疗。

（2）监测平均动脉压：平均动脉压（MAP）= 心输出量（CO）× 外周阻力（SVR）= 每搏输出量（CI）× 心率（HR）× 外周阻力（SVR）。

（3）计算休克指数：休克指数 = 心率 / 收缩压。当患者休克指数＜ 0.5，提示患者无休克，为 0.5 ～ 1 时提示可能存在休克，＞ 1 时提示肯定存在休克，＞ 2.0 提示严重休克。

2．心电监测仪　常用的心电监测仪包括心电监护系统、动态心电图监测仪（Holter 心电监测仪）、遥控心电图监测仪。ICU 多采用心电监护系统进行持续的心电监护。心电监护系统由中央监护仪和床边监护仪组成。床边监护仪的心电图信号可以通过电话线、导线或遥控输入中心监护仪。

（1）心电导联的连接及选择：心电图监测是以模拟导联与患者体表连接。常用的心电监护仪有 3、4、5 个电极三种类型，每种监护设备都标有电极放置示意图。临床上多用 3 导联及 5 导联两种连接方式。

知识链接

1．动态心电图监测仪（Holter 心电监测仪）　可通过胸部皮肤电极描记患者日常活动即 24 h 1 ～ 2 个导联心电图，在动态中观察 ECG。主要用于冠心病和心律失常的诊断，也可用于监测起搏器功能，寻找晕厥原因及观察应用抗心律失常药物的效果。

2．遥控心电图监测仪　该监测仪不需用导线与心电监护仪相连，患者随身可携带一个发射仪器，中心台可同时监测 4 ～ 6 名患者，遥控半径一般为 30 m。

（2）心电监护的功能及临床意义

心电监护系统具有以下功能：①显示、打印和记录心电图波形及心率数字；②图像冻结功能；③心率上下限报警的视听装置；④数小时至 24 h 的趋向显示和记录；⑤在监测心电图的同时可获得呼吸活动曲线及呼吸频率。

心电监护的临床意义：①及时发现和识别心律失常；②及时发现心肌缺血或心肌梗死的心律失常演变；③监测电解质改变；④观察起搏器的功能。

（3）心电监护的注意事项

1）若存在规则的心房活动，则应选择 P 波显示良好的导联持续监测，QRS 振幅应＞ 0.5 mV，以能触发心率计数。

2）报警系统应始终打开，出现报警时，应及时查明原因并处理。

3）心电监护只是为了监测心率、心律变化，若需分析 ST 段异常或更详细地观察心肌梗死的变化，应做常规导联心电图。

4）经常检查电极导线是否脱落、导线受压，以免影响心电监测效果；每日检查电极贴片是否刺激皮肤，若有过敏表现，及时更换电极或改变位置。电极放置时应避开心脏听诊、电复律等位置。

5）保持监测图像的质量，尽量减少各种干扰，如交流电干扰或肌电干扰。

（二）血流动力学监测

血流动力学监测包括动脉血压监测、中心静脉压监测、肺动脉压监测、心输出量监测等。主要目的在于用各种监测手段客观反映患者的血流动力学状态。血流动力学的评估需考虑患者特有的病理生理状况，根据体检结果和其他客观数据如乳酸、尿量等指标对组织灌注进行综合判断。

1．动脉血压　动脉血压是组织器官灌注的重要决定因素。动脉血压与器官血流呈正相关，主要受心功能、外周血管阻力、有效循环血容量等因素的影响。足够的灌注压是保证器官血流灌注的基本条件，常采用平均动脉压（MAP）间接反映灌注压。血压监测根据监测途径的不同，可分为无创动脉血压和有创动脉血压监测。

知识链接

MAP=1/3 收缩压 ＋ 2/3 舒张压。平均动脉压需维持在 65 mmHg 以上。

知识链接

导致动脉血压误差的因素

1．袖带　袖带长度应该是测量部位胳膊周长的 2 倍，宽度应该是测量部位胳膊周长的 40%。袖带的宽度对无创血压的精确性影响较大，袖带过窄可能出现血压高估现象，袖带过宽可能导致低估血压的现象。

2．体位　若患者测血压时处于侧卧位，则可能出现血压高估或低估的现象。

（1）无创动脉血压监测：临床上常使用血压监护仪或手动测量。这种测量方法是测量瞬间血压，对于血压波动较大者，有可能导致较大的动脉血压误差。因此，不适用于血流动力学不稳定的患者。

（2）有创动脉血压监测：通过动脉穿刺、置管后，连接压力传感器后进行测量的动脉血压称为有创动脉血压。穿刺的部位有桡动脉、足背动脉、肱动脉、股动脉等，常以桡动脉为首选。动脉内导管监测不仅是最准确的血压监测方法，还可用于动脉采血。与无创血压监测相比，有创血压监测更准确。其适应证：①血流动力学不稳定，有创血压监测可以提高准确性；②血压短时间波动大或需要严格控制血压，需要对血压进行持续监测时；③各类休克；④需频繁动脉采血。

无论采用无创血压监测，还是有创血压监测，均应注意：①在监测无创血压和有创血压的同时，首先要观察对比两者之间的差值；②动脉血压是否能满足组织器官灌注压取决于该患者平时的血压水平；③对于任何收缩压＜ 90 mmHg 的患者，均需将其视为危重患者，密切观察病情变化。

2．中心静脉压监测　中心静脉压（central venous pressure，CVP）是指血液流经右心房及上下腔静脉胸腔段压力，是右室前负荷和右心功能状态的指标，可以反映体循环静脉回流与心输出量的关系。正常值为 5 ～ 12 cmH_2O。同时监测血压值或心输出量，综合分析能更好地判断血压降低原因。中心静脉压与血压之间的关系见表 4-4。

表 4-4 中心静脉压与血压之间的关系

中心静脉压	血压	提示意义
降低	降低	有效血容量不足
升高	降低	心功能不全
升高	正常	容量负荷过重
进行性升高	进行性降低	严重心功能不全或心脏压塞
正常	降低	心功能不全或血容量不足，可予以补液试验

3．肺动脉压监测　肺动脉压监测是通过中心静脉穿刺、置管，将漂浮导管通过右心房、右心室、肺动脉瓣口送到肺动脉直至肺动脉嵌顿位进行测压，可测中心静脉压（CVP）、右心房压（RAP）、肺动脉压（PAP）、肺动脉楔压（pulmonary artery wedge pressure，PAWP）与肺毛细血管楔压（PCWP）等，同时可测量心输出量（CO）、混合静脉血氧饱和度（SvO_2）、每搏量（SV）、右心室舒张末容量（RVEDV）与右心室收缩末容量（RVESV）等。主要适用于血流动力学不稳定或存在相关潜在危险的患者。由于人体的 PAWP、PCWP 与左心室舒张末压（LVEDP）几乎相等，故而临床上常用 PAWP 来间接监测左心室功能。

（1）肺动脉楔压（PAWP）：能间接反映左心舒张末期时的压力，是监测左室前负荷和左室功能的指标，正常参考值：PAWP 为 5 ～ 12 mmHg；如＜ 5 mmHg，提示血容量不足；如＞ 12 mmHg，提示肺循环阻力升高，此时即使 CVP 正常，也应限制输液量与输液速度，以防止肺水肿发生。若＞ 25 mmHg，常见于左心衰竭、肺水肿等。

（2）肺动脉压（PAP）：反映肺循环压力，根据肺动脉压能够判断肺血管的血流和血管阻力，其收缩压正常值为 15 ～ 20 mmHg，舒张压正常值为 5 ～ 12 mmHg。通过肺动脉舒张末压和肺动脉楔压的差值测定有助于肺栓塞的诊断（如两者相差＞ 6 mmHg，排除其他疾病提示肺栓塞）。

（3）心输出量（CO）：是反映心脏功能的直接指标，通过 PAC 采用热稀释法测定 CO，通过时间 - 温度曲线计算出 CO。心输出量 / 体表面积即为心脏指数（cardiac index，CI）。CO 与每搏输出量和心率直接相关，而每搏输出量又同时受心脏前负荷、心肌收缩功能等的影响。因此，测定 CO 对于低血压、休克等病理生理状态的病因判断具有重要意义。

知识链接

肺动脉导管是带有漂浮球囊的导管，由 Jeremy Swan 和 William Ganz 等人设计并引入临床应用，故称之 Swan-Ganz 导管。插管途径常用经右颈内静脉穿刺，漂浮导管依次通过右心房、右心室、肺动脉直至嵌顿部位。监护仪上能观察到导管送入不同部位时的不同血压波形，包括 CVP、右室压、PAP 和 PAWP。

4．脉搏指示连续心排血量监测（PiCCO）　PiCCO 是持续监测脉搏曲线而对心输出量、心脏前负荷和血管外肺水肿进行监测的监护方法。可更有效地监测血流动力学和容量治疗状况，使大多数患者不必使用肺动脉导管。可进行 CO、胸腔内血容量（ITBV）、血管外肺水（EVLW）、连续心输出量（PCCO）、每搏量（SV）等指标的测定。其局限性在于不能直接测定肺动脉压和肺动脉楔压，因此不能用于直接评估肺循环阻力和左右心功能。其与 Swan-Ganz 导管监测的比较见表 4-5。

表 4-5　Swan-Ganz 导管监测与 PiCCO 的性能比较

	Swan-Ganz 导管监测	PiCCO
置管操作	需经心脏置管于肺动脉，过程复杂，操作要求高、损伤大	只需中心静脉置管和动脉置管，简便、安全
血管容量和心脏前负荷的指标	PAP、PAWP 及 CVP 等，易受到多种因素的影响	ITBV 及 EVLW，稳定、准确且直观
留置时间	不宜超过 5 天	可达 10 天
并发症	较多，除中心静脉置管的并发症以外，尚有心律失常、肺及肺动脉损伤等危险	中心静脉置管和动脉置管的并发症，严重并发症少

5．超声心动图　超声心动图可判断心室收缩、舒张功能及心脏瓣膜功能异常，用于心脏压塞、主动脉夹层及肺栓塞的诊断。二维超声可观察不同轴面，心脏结构变化，心脏各房室心肌收缩活动状态，各瓣膜、大血管形态变化，同时还可测定心脏收缩 / 舒张末容积比，即射血分数（EF）；多普勒超声还能观察血流变化和测定血管内压力；三维超声心动图更直接地显示心脏的空间结构和收缩舒张情况，并能准确地对左室容积、心输出量等指标进行测定。超声心动图的优势在于能够直接观察心脏收缩情况等，但不便用于实时监测。

6．其他血流动力学监测指标

（1）尿量：是简单而有意义的临床监测指标，是评估心功能和心输出量及器官灌注状况的重要标志之一。尿量＜ 30 ml/h，提示器官灌注不良、血容量不足或心功能不全。尿量极少或无尿，提示患者平均动脉压＜ 60 mmHg。

（2）肢体温度：肢体皮肤温度和色泽反映末梢血液循环灌注情况。患者四肢温暖、皮肤干燥、甲床和口唇红润，表明器官灌注良好；四肢冰凉、皮肤苍白，表明器官灌注较差。

四、脑功能监护

临床上各种疾病的终末期都可造成中枢神经系统的严重损害。脑为机体的重要器官，与全身各系统、各脏器、各部位密切相关。脑功能的监测具有重要意义。脑功能的监测包括患者意识、瞳孔大小、对光反射、眼球运动情况、病理反射和肢体运动的变化等中枢神经系统功能，脑电图监测，颅内压监测，脑血流监测等。

1．中枢神经系统功能监测（Glasgow 昏迷评分）　Glasgow 评分（表 4-6）将患者的睁眼反应、语言反应及运动反应分别列表记分，以其总分判断病情的严重性。总分合计 15 分，一般＜ 8 分者预后不良，积分越低，脑损伤程度越重，预后越差。

表 4-6　Glasgow 评分

运动反应	计分	言语反应	计分	睁眼反应	计分
按指令活动肢体	6	回答正确	5	自动睁眼	4
刺激能定位	5	回答错误	4	呼唤睁眼	3
刺激时躲避	4	只能说单字	3	刺激睁眼	2
刺激肢体屈曲	3	只能发声	2	刺激不睁眼	1
刺激肢体伸直	2	无语言	1		
刺激无反应	1				

2．脑电图监测　脑电图（electroencephalogram，EEG）是通过脑电图记录仪将脑部产生的自发而有节律性的生物电流放大后获得的相应图形，记录后分析脑电活动的频率、振幅、波

形变化，从而了解大脑的功能和状态。脑电图监测可用于脑缺血缺氧的监测及判断意识障碍的程度。

脑电图的波形可根据振幅和频率不同而分为 α 波、β 波、θ 波和 δ 波 4 类（表 4-7）。

表 4-7　脑电图的波形及意义

波形名称	频率（H_Z）	提示的状态
δ	＜ 4	深睡眠、深度麻醉或脑缺血
θ	4 ～ 7	儿童深睡眠、成人困倦时
α	8 ～ 13	正常成人安静、清醒闭目
β	＞ 13	清醒、警觉、思考问题或浅麻醉

3．颅内压的监测　颅内压是指颅内容物（脑组织、脑血流量、脑脊液等）对颅腔内壁的压力，成人的正常颅内压为 10 ～ 15 mmHg。15 ～ 20 mmHg 为颅内压轻度增高，20 ～ 40 mmHg 为中度增高，＞ 40 mmHg 为重度增高，达到 20 mmHg（2.7 kPa）是临床必须采取降压措施的最高临界。

颅内压增高是许多疾病共有的特征，通过持续动态地监测颅内压有助于对患者进行诊断，并根据压力变化及时判断病情、指导治疗。有创颅内压监测是颅脑疾病处理的重要监护内容。

（1）有创颅内压监测的适应证

1）进行性颅内压升高患者，如脑水肿、脑脊液循环通路受阻，脑脊液分泌增多或吸收障碍，以及颅内感染、脑出血、颅脑外伤等。

2）颅脑术后可出现不同程度的脑水肿，进行颅内压监测，可根据压力变化波形，判断病情变化、治疗效果及预后。

3）使用呼吸末正压（PEEP）的机械通气患者，可根据颅内压改变及血气分析数据进行调整呼吸机参数。

4）亚低温治疗患者。

（2）有创颅内压监测的方法

1）脑室内测压：经颅骨钻孔后，将硅胶导管插入侧脑室，可连续监测脑室内压，同时还能监测脑脊液，或进行脑室造影、脑室引流和药物治疗，是目前临床上最常用的方法。

2）光导纤维颅内压监测：是一种比较先进的监测仪器。颅骨钻孔后，将传感器探头以水平位插入 2 cm，放入硬脑膜外，此法操作简单，可连续监测，活动时对压力影响不大，较常使用。

3）腰部蛛网膜下腔测压：即腰椎穿刺法，此法操作简单，但有一定的危险，颅内高压时不能应用此法，因颅内高压时，脑室与蛛网膜下腔间可有阻塞，测出的压力不能代表颅内压，且同时有引起枕骨大孔疝的危险。

知识链接

影响颅内压的因素

1. $PaCO_2$：$PaCO_2$ 下降时，pH 升高，脑血流量减少，颅内压下降。$PaCO_2$ 增高时，pH 下降，脑血流和脑容量增加，颅内压增高。

2. PaO_2：PaO_2 ＜ 50 mmHg（6.65 kPa）时，脑血流量明显增加，颅内压增高。PaO_2 增高时，脑血流及颅内压均下降。

3. 血压：平均动脉压在 50 ~ 150 mmHg 波动时，依靠脑血管的自动调节机制，颅内压基本波动不大。超出这一范围，颅内压将随血压的升高而升高。

4．脑血流监测 脑是机体代谢最旺盛的器官之一。脑的重量仅为体重的 2%，血流量却占心输出量的 15%，耗氧量占全身耗氧量的 20% ~ 25%，大脑所需的氧全部由血液供给，若脑血流供应减少或中断，将严重影响脑功能。监测脑血流的方法有正电子发射断层扫描、经颅多普勒、近红外光光谱法、磁共振灌注成像等。其中正电子发射断层扫描是评价脑血流的“金标准”，而经颅多普勒在危重症患者监测中应用最为广泛。

脑血流量与脑灌注压和脑血管阻力两方面相关。脑血流量 = 脑灌注压 / 脑血管阻力。

脑血管阻力受 $PaCO_2$ 影响最为明显，PaO_2、NO、神经递质及交感副交感神经也对脑血管张力具有一定的调节作用。

脑灌注压取决于平均颅内动脉压和平均颅内压的差值。因为平均颅内动脉压不易测定，通常采用平均动脉压估计颅内动脉压。由于脑血管的自身调节机制，当动脉血压在 50 ~ 150 mmHg 范围内变化时，脑血流量可维持在较为稳定的水平。动脉血压＜ 50 mmHg 可引起脑灌注不良。另一方面，颅内压的调控在脑血流的调控中也具有重要意义，并且两者相互影响。

五、肾功能监护

危重症患者中常出现肾功能性或器质性变化，继而出现尿量减少、水电解质平衡紊乱、酸碱失衡等急性肾损伤（acute kidney injury，AKI）表现。肾功能监测的主要指标包括尿量、尿液常规和尿生化检查、肾小球滤过功能监测及肾小管功能监测。

1．肾小球滤过功能监测

（1）血肌酐测定：血肌酐（serum creatinine，Scr）在体内每日产生的量比较稳定，与肌肉量成正比。且血中肌酐主要由肾小球滤过排出，肾小管基本不吸收，分泌很少，所以血清肌酐测定能比较准确反映肾小球滤过功能。但研究证实，只有当肾小球滤过率下降到正常的 1/3 以下时，血肌酐才明显上升，所以血肌酐并非是反映肾小球滤过功能的敏感指标，只有在肾功能完全失代偿时，血肌酐值才升高。正常参考值为 88.4 ~ 176.8 μmol/L。

临床意义：①血肌酐升高见于各种原因引起的肾小球功能减退，血肌酐明显的进行性升高为器质性损害的指标。②鉴别肾前性和肾实质性少尿：器质性肾功能损害血肌酐常超过 200 μmol/L，肾前性少尿，血肌酐一般不超过 200 μmol/L。③若尿素氮和血肌酐同时升高，提示肾功能损害较重；若血肌酐正常，仅有尿素氮升高，多为肾外因素所致（如消化道出血和高蛋白饮食等）。

（2）血尿素氮测定：血尿素氮（blood usea nitrogen，BUN）是人体蛋白质代谢的终产物，尿素的生成量取决于饮食中蛋白质的摄入量、组织蛋白质的分解代谢及肝功能的情况。血尿素氮的测定也不是反映肾小球滤过功能的敏感指标。肾小球滤过率降至正常的 1/2 以下时，血尿素氮才会升高。正常参考值为 3.2 ~ 7.1 mmol/L，若超过 8.9 mmol/L 即可诊断为氮质血症。

临床意义：血中尿素氮升高常见于：①肾病：如慢性肾炎、慢性肾盂肾炎、肾动脉硬化症等。②肾前性疾病：如上消化道大出血、休克、严重脱水等。③肾后性疾病：如尿路梗阻等。

（3）内生肌酐清除率测定：内生肌酐为体内肌酐代谢产生，每天生成量相对稳定，肌酐通过血流经肾小球滤过后基本不被肾小管吸收，随尿液排出体外。肾单位时间内把若干毫升血液中的内生肌酐全部加以清除称为内生肌酐清除率（endogenous creatinine clearance rate，Ccr）。参考值为 80 ~ 120 ml/min。

临床意义：① Ccr 是判断肾小球损害的敏感指标，其敏感性高于血肌酐及血尿素氮。②评估肾功能损害的程度：根据 Ccr 将肾功能不全分为 4 期。1 期（代偿期肾功能）：51 ～ 80 ml/min。2 期（肾衰竭失代偿期）：50 ～ 20 ml/min；3 期（肾衰竭期）：19 ～ 10 ml/min；4 期（尿毒症期或终末期肾衰竭）＜ 10 ml/min。

知识链接

24 h 内生肌酐清除率 = 尿肌酐（mg/L）× 24 h 尿量 / 血肌酐（mg/L）。

监测方法（24 h 法）：要求患者低蛋白饮食 3 d，蛋白质＜ 40 g/d，禁肉食，第 4 天早晨 8 时把尿排尽，然后收集 24 h 尿液，并加甲苯 4 ～ 5 ml 防腐，于第 4 天任何时候采取血凝血 5 ～ 7 ml，与 24 h 尿同时送检，做尿与血肌酐检查，准确记录 24 h 尿量，然后通过公式计算。

（4）血尿素氮 / 肌酐比值：肾功能正常时血尿素氮 / 肌酐比值通常为 10。发生氮质血症时，若尿素氮 / 肌酐比值增高，说明此氮质血症是由肾前性因素引起的（即各种原因引起的肾血流量下降）；若尿素氮 / 肌酐比值下降，多为肾的实质性疾病所致。这一比值有助于鉴别氮质血症的原因。

（5）血 β2- 微球蛋白测定：血 β2- 微球蛋白（β2-microglobulin，β2-MG）是一种内源性低分子量血清蛋白质，血 β2-MG 可自由通过肾小球滤过膜，滤过的 β2-MG 99.9% 被近曲小管细胞重吸收和降解，不再返流入血。参考值为 1 ～ 2 mg/L。

临床意义：①反映肾小球滤过功能，血 β2-MG 比血肌酐更灵敏，在 Ccr 低于 80 ml/min 时即可出现 β2-MG 升高。②肾小球和肾小管功能均受损时，血和尿 β2-MG 均升高。

2．肾小管功能测定

（1）尿量：尿量是肾功能监测最基本和最直接的指标。正常成人 24 h 尿量为 1000 ～ 2000 ml，尿量＜ 400 ml/24 h 或＜ 17 ml/1h 为少尿，尿量＜ 100 ml/24 h 为无尿。尿量＞ 2500 ml/24 h 为多尿。少尿的分类见表 4-8。

表 4-8　少尿的分类

类别	原因
肾前性少尿	各种原因引起肾血流减少及肾小球滤过率下降
肾性少尿	各种原因引起的肾器质性损害
肾后性少尿	尿路梗阻或损伤

（2）尿比重：正常人尿比重为 1.015 ～ 1.025，最高与最低尿比重之差应大于 0.009，而且至少有一次尿比重应大于 1.020。若尿比重固定在 1.010 ～ 1.012，称固定低比重尿，提示肾小管浓缩功能严重损害。

（3）尿渗透压测定：尿渗透压也称尿渗量，是反映肾浓缩稀释功能的常用指标，指单位容积尿液中溶质分子的总颗粒数，以 mOsm / L 为单位。正常成人尿渗透压为 600 ～ 1000 mOsm / L，平均为 800 mOsm/L，高于血浆渗透压。

尿比重或渗透压过低，反映远曲肾小管浓缩功能减退，见于慢性肾盂肾炎、间质性肾炎、高血压动脉硬化等。尿比重或渗透压过高，反映尿液高度浓缩，见于急性肾小球肾炎、心力衰竭、高热、脱水、糖尿病、糖尿病酮症、妊娠中毒症等，也可见于尿中含葡萄糖和碘造影剂时。

（4）尿 β2- 微球蛋白测定：尿 β2- 微球蛋白增多较敏感地反映近端肾小管重吸收功能受损，如肾小管 - 间质性疾病、药物或毒物所致早期肾小管损伤，以及肾移植后急性排斥反应早期。

六、其他器官、系统功能监护

（一）肝功能监护

危重症患者因各种原因如肝缺血缺氧、感染、中毒、严重创伤等都可引起肝原发性或继发性损伤。

1．丙氨酸氨基转移酶（ALT）或天门冬氨酸氨基转移酶（AST）　正常参考值：ALT 为 0 ～ 40 国际单位（U），AST 为 0 ～ 40 U。临床上多将 ALT 和 AST 作为反映肝细胞损伤的指标，发生时常明显升高，尤以后者升高明显，其中 ALT 较为敏感。这两种酶在肝细胞内的分布是不同的。ALT 主要分布在肝细胞胞质，AST 主要分布在肝细胞胞质和肝细胞的线粒体中。因此，不同类型的肝炎患者的 ALT 和 AST 升高的程度及其 AST/ALT 的比值是不一样的。急性肝炎和慢性肝炎（轻型），虽有肝细胞的损伤，但肝细胞的线粒体仍保持完整，故释放入血的只有存在于肝细胞胞质内的 ALT，所以主要表现为 ALT 的升高，则 AST/ALT 的比值＜ 1。重型肝炎和慢性肝炎（中、重型），肝细胞的线粒体也遭到了严重的破坏，AST 从线粒体和胞质内释出，因而表现出 AST/ALT ≥ 1。肝硬化和肝癌患者，肝细胞的破坏程度更加严重，线粒体也受到了严重的破坏。因此，AST 升高明显，AST/ALT ＞ 1，甚至＞ 2。酒精性肝病的患者，AST 的升高也常大于 ALT。

血清中转氨酶的水平可反映肝细胞损伤的程度和范围，但当肝细胞大量坏死时，黄疸升高明显而酶活性仅轻度升高或进行性下降，呈“胆酶分离”现象，多为肝坏死的征兆，提示预后不良。

> ➢ 考点提示：什么是“胆酶分离”现象？

2．碱性磷酸酶（ALP）和 γ- 谷氨酰转肽酶（GGT 或 γ-GT）　ALP 和 GGT 是诊断胆道系统疾病时常用的指标。淤胆型肝炎和肝外梗阻时这些酶明显升高。GGT 在体内分布很广，血清中的 GGT 主要来自肝，因此具有较强的特异性。肝胆系统疾病时，此酶升高。当肝炎恢复期时，ALT 和 AST 已经恢复正常后，GGT 仍未降到正常。因此，此酶可作为患者是否可恢复正常的标志。

3．血清胆碱酯酶活力　胆碱酯酶分为乙酰胆碱酯酶和丁酰胆碱酯酶，后者主要在肝细胞内合成，暴发性肝衰竭时，此酶的活力明显下降。

4．血清胆红素　血清中的胆红素分为总胆红素（TB）、结合胆红素（CB）和非结合胆红素（UCB）三种。总胆红素的正常值为 1.71 ～ 17.1 μmol/L（1 ～ 10 mg/ L），直接胆红素的正常值为 1.71 ～ 7 μmol/L（1 ～ 4 mg/L）。胆红素的升高可提示肝损伤的程度和病因。同时根据结合胆红素和总胆红素的比值可大致判断黄疸的类型（表 4-9）。

表 4-9　黄疸类型与胆红素变化

黄疸类型	结合胆红素（CB）	非结合胆红素（UCB）	CB/TB
溶血性黄疸	不变	升高	下降
梗阻性黄疸	升高	不变	升高
肝细胞性黄疸	升高	升高	不变

5．血清蛋白质　包括血清总蛋白、血清白蛋白、球蛋白及白球比例的测定。血清白蛋白的正常值为 35 ～ 50 g/L，球蛋白为 20 ～ 30 g/L，A/G 比值为 1.3 ～ 2.5。发生肝损伤时，最初可能在正常范围内，如逐渐下降则提示预后不良，白蛋白和总蛋白水平降低以及白球比例下降多提示慢性肝损害和肝储备功能损害，通常其降低程度与肝损伤的严重程度相平行。

6．血清胆固醇　两者主要在肝细胞合成，合成过程中需要多次酶促反应。正常情况下，胆固醇浓度为 2.83 ～ 6.00 mmol/L，当小于 2.6 mmol/L 时，提示预后不良。

（二）胃肠功能监护

胃肠功能与危重症患者的病情严重程度和预后密切相关。胃肠功能包括腹腔内压的监测、胃肠黏膜内 pH 监测、肠道蠕动功能、吸收功能、肠黏膜屏障功能的监测等。危重症患者大多由于感染、创伤、出血、中毒等原因引起胃肠功能障碍。

1．腹腔内压的监测　研究发现腹腔内压的升高与危重症患者的预后密切相关。正常人腹腔内压力为负值至 6.5 mmHg；当腹腔内压力升高持续＞ 12 mmHg，称为腹腔内高压（intra-abdominal hypertension，IAH），可引起几乎所有脏器功能障碍。腹内压持续＞ 20 mmHg 伴单个或多个器官功能衰竭称为腹腔间隔室综合征（abdominal compartment syndrome，ACS）。

测量方法：可通过腹腔镜直接测量，但由于腹腔镜是一种有创检查，某些患者不肯接受。所以目前常用间接测压法：膀胱内测量法。

知识链接

膀胱内测量法

原理：当膀胱内容量＜ 100 ml 时，膀胱仅作为一个被动储存库，可以传递腹腔内压力而不附加任何来自其自身肌肉的压力。

操作方法：在膀胱内置入一根 Foley 导管，排空膀胱内尿液，注入 50 ～ 100 ml 生理盐水，通过导管与压力换能器相连。在患者完全平卧位，消除腹肌收缩影响的情况下，以腋中线为零点，取呼气末的数值，单位为毫米汞柱（mmHg）。

2．胃肠黏膜内 pH 监测　监测胃肠道黏膜内 pH（pHi）是评估胃肠黏膜缺血缺氧性损害的重要手段。当机体循环不稳定时，胃肠道灌注不足性损害发生最早而恢复最晚。胃肠黏膜缺血缺氧性损害易发生黏膜屏障功能障碍，进而造成细菌或内毒素移位，易诱发多器官功能障碍综合征（MODS）。pHi 的监测可反映内脏血流灌注情况，并可作为全身低灌注的早期和灵敏的指标。

知识链接

胃管法监测 pHi

操作方法：患者经鼻插入胃管吸尽胃内容物后，向胃内注入 30 ml 生理盐水，

夹闭胃管，定时抽取胃液，弃去前 10 ml 留取后 2 ml，所得标本立即用血气分析仪测定胃肠道二氧化碳分压（PCO_2），同时经动脉采血测定 HCO_3^- 浓度。根据下列公式计算 pHi：$pHi = 6.1 + Lg(HCO_3^- / PCO_2 \times K \times 0.03)$（K 为校正系数，60 min 时 K＝1.13）。

正常范围为 7.35 ～ 7.45，＜ 7.35 可作为全身低灌注的早期和灵敏指标；胃黏膜 pH 持续低下是死亡风险高的重要预警指标。

3．肠功能的监测 肠功能包括肠道蠕动功能、吸收功能、肠黏膜屏障功能等。临床表现应注意：有无恶心、呕吐、呕血及呕吐量；胃液的颜色、性质；大便颜色、形状和量；有无黄疸和出血倾向；腹部症状（腹痛、腹胀等）和体征（肠鸣音等）；有无肝脾大和腹水；肠鸣音的变化情况等。

（1）肠道蠕动功能：危重症患者出现胃肠蠕动功能障碍时，表现为胃肠蠕动减弱，甚至消失。

（2）吸收功能：由于肠蠕动减弱或消失，进而导致肠胀气、肠内容物积聚、肠麻痹，使消化、吸收功能障碍。

（3）肠黏膜屏障功能监测：肠黏膜监测主要包括肠黏膜通透性监测、血浆内毒素含量测定、细菌移位等。肠黏膜通透性监测是反映肠黏膜屏障功能的重要指标，临床上体现了分子物质对肠上皮的渗透性情况，具体方法有血浆二胺氧化酶（DAO）活性测定，循环D-乳酸测定、糖分子探针比值测定及同位素探针法、聚乙二醇类探针法、肠反射系数测定法等。

（三）凝血功能监护

危重患者出凝血功能障碍常见，出凝血功能障碍主要表现为易栓症和弥散性血管内凝血（disseminated intravascular coagulation，DIC），而两者均为危重症患者在ICU死亡的相关原因。在危重症患者中，感染、休克、创伤、病理产科、脓毒症、大型手术、恶性肿瘤等各种病因引起的凝血功能障碍都可能导致弥散性血管内凝血的发生。

血小板减少在ICU较常见，合并凝血时间延长也很常见，主要可能会出现下列两项以上的临床表现：①多发性出血性倾向；②原发病无法解释的微循环衰竭或休克；③多发性微血管栓塞症状、体征：如皮肤黏膜栓塞坏死及早期出现肾、肺、脑等脏器功能不全；④抗凝治疗有效。DIC监测实验室指标有血小板、血浆FIB含量、3P试验、凝血酶原时间（PT）、活化部分凝血酶原时间（APPT）、血浆纤溶酶原抗原等。不同状态的患者应选择性监测其凝血指标（表4-10）。

知识链接

弥散性血管内凝血

弥散性血管内凝血（DIC）不是一种独立的疾病，而是许多疾病在进展过程中产生凝血功能障碍的最终共同途径，是一种临床病理综合征。由于血液内凝血机制被弥散性激活，促发小血管内广泛纤维蛋白沉着，导致组织和器官损伤；另外，由于凝血因子的消耗引起全身性出血倾向。

表4-10 临床状态与凝血功能监测

患者临床状态	监测凝血指标
危重患者及手术前常规监测	凝血酶原时间（PT）、活化部分凝血酶原时间（APPT）、纤维蛋白原（FIB）
口服抗凝药物	凝血酶原时间（PT）、国际标准化比率（INR）
肝素治疗	活化部分凝血酶原时间（APPT）、凝血酶时间（TT）
溶栓治疗	凝血酶原时间（PT）、活化部分凝血酶原时间（APPT）、纤维蛋白原（FIB）
严重创伤、感染、脓毒症、重症肝炎、血友病、休克及DIC等危重症	凝血酶原时间（PT）、活化部分凝血酶原时间（APPT）、血小板（PLT）、鱼精蛋白副凝试验（3P试验）、纤维蛋白降解产物（FDP）等

（四）危重症的营养监测与支持

1．营养不良的评估　危重症患者通常表现出以代谢紊乱和分解代谢突出为特点的应激代谢状态。对危重症患者进行合理、正确的营养评估是极其关键的。营养不良的临床类型包括：成人消瘦型营养不良（能量缺乏型）：多见于慢性消耗性疾病患者如恶性肿瘤等；蛋白质缺乏性营养不良。主要表现为内脏蛋白质消耗和免疫功能降低，多见于严重应激的危重症患者。混合型营养不良，多见于严重损伤或大手术等高代谢应激状态或一些慢性疾病患者。

危重症患者营养不良的评估指标有肱三头肌皮肤褶皱厚度、上臂中点肌肉周径等。营养评估的实验室指标有血清白蛋白、转铁球蛋白及前铁蛋白水平、氨平衡测定等。其中血清白蛋白水平下降是预后不佳的一个重要指标。

2．营养支持　危重症患者营养支持治疗的目的在于减轻应激造成的代谢紊乱，减轻氧化应激损伤，以及调控炎症反应和免疫功能等方面，同时对危重症患者的病情发展和转归方面具有极为重要的意义。早期进行营养支持治疗，能够减轻病情，减少并发症的发生，缩短在重症监护病房的住院时间，并改善患者预后。

危重症患者营养支持时机的选择：在经过早期有效复苏后，血流动力学，水、电解质与酸碱严重失衡得到初步纠正后，及早开始营养支持，一般在有效复苏与初期治疗 24 ~ 48 h 后考虑开始。

营养支持方式：营养支持治疗的适应证包括任何程度的营养不良患者；继发于严重感染、创伤等各种原因的高代谢患者；或预计需要长期禁食的无营养不良的患者等。营养支持的途径包括肠内营养支持（enteral nutrition，EN）（通过胃管经胃肠道途径）与肠外营养支持（parenteral nutrition，PN）（通过外周或中心静脉途径）。具体见表 4-11，表 4-12。

表 4-11　肠内营养的适应证和禁忌证

适应证	1．对于不能进食的危重症患者可进行；需在入院后最初的 24 ~ 48 h 内早期开始使用，并应当在 48 ~ 72 h 内达到喂养目标 2．胃或小肠途径都可用于危重症患者；对于危重症患者，肠鸣音消失、无排便排气等均不影响开始肠内营养支持 3．当血流动力学不稳定时，应暂停至完全复苏或病情稳定 4．在开始前应对体重减轻、入院前营养摄入状况、病情严重程度、患病情况、胃肠道功能等进行全面评估，而不应仅局限于传统的营养评价指标如白蛋白、人体测量指标等
绝对禁忌证	主要包括肠穿孔、麻痹性小肠梗阻、完全性机械性肠梗阻、肠系膜缺血等
相对禁忌证	包括胃肠道功能障碍、胃肠道出血、肠瘘、重症坏死性胰腺炎、急性肠道炎症等

表 4-12　肠外营养的适应证和禁忌证

适应证	肠外营养选择的原则：只要胃肠道解剖与功能允许，并能安全使用，应积极采用肠内营养支持，任何原因导致肠道不能使用或应用不足，应考虑肠外营养，或联合应用肠内营养
禁忌证	1．早期复苏阶段、血流动力学尚未稳定或存在组织低灌注。严重高血糖尚未控制 2．严重水电解质与酸碱失衡 3．肝肾衰竭：严重肝衰竭、肝性脑病，急性肾衰竭存在严重氮质血症时

案例 4-2

患者李某，女，55 岁。因“恶心、呕吐 3 天，少尿伴神志模糊 1 天”由 120 急诊入院。入院前 3 天，患者无明显诱因出现频繁恶心、呕吐，呕吐物为胃内容物。伴畏寒、发热，体温最高 39.5℃，无腹痛、腹泻症状。曾至当地医院输液治疗（具体不详）。入院前 1 天，患者症状加重，呕吐频繁，尿少，并出现烦躁，神志模糊，由 120 急诊入院。

患者既往有“糖尿病”15 年。

入院查体：T 35.4℃，P 120 次 / 分，R 30 次 / 分，BP 80/50 mmHg，神志模糊，烦躁，皮肤巩膜无黄染，两侧瞳孔等大等圆，直径约 0.5cm，对光反射迟钝。腹软，未见肠型及蠕动波，全腹无明显压痛、反跳痛及肌紧张。Murphy 征阴性，移动性浊音阴性。

辅助检查：WBC 37.5×10^9/L，N 91%，HB 98 g/L，PLT 60×10^9/L；

肾功能：肌酐 395 μmol/L，尿素氮 23.06 mmol/L；

血糖：28 mmol/L；

头颅 CT：未见明显异常；

血气分析：pH ＜ 6.80，$PaCO_2$ 19 mmHg，PaO_2 148 mmHg；

凝血功能：PT 20.6 s，APTT 64.6 s；

尿常规：尿糖 ++++，尿酮体：++++，白细胞：–

问题：

1. 该患者的诊断是什么？
2. 对该患者应使用几级监护？
3. 该患者需要采用哪些监护技术？

（张冬梅）

自测题

一、名词解释

1．内生肌酐清除率　2．胆酶分离　3．腹腔内高压

二、选择题

1．中心静脉压（CVP）监测主要反映
A．左心房和右心房的压力
B．胸腔动、静脉压力
C．右心房和胸腔上、下腔静脉的压力
D．腹腔内动、静脉压力
E．右心房的压力

2．动脉血二氧化碳分压的正常值是
A．15 ～ 25 mmHg
B．25 ～ 35 mmHg
C．35 ～ 45 mmHg
D．45 ～ 55 mmHg
E．＞ 50 mmHg

3．血气分析测定结果为 $PaCO_2$ 降低，同时伴 HCO_3^- 升高，可诊断为
A．呼吸性酸中毒
B．代谢性酸中毒
C．代谢性碱中毒
D．呼吸性碱中毒
E．呼吸性碱中毒合并代谢性碱中毒

4．主要反映肾小球滤过功能的检查为
A．酚红排泄试验
B．尿液常规检查
C．尿液浓缩稀释试验
D．内生肌酐清除率检查
E．血尿素氮测定

5．ICU 收治的病种不包括
A．恶性肿瘤晚期患者
B．急性中毒、毒蛇咬伤者
C．多器官功能衰竭或各种休克
D．大面积烧伤者
E．溺水者

6．肾血流灌注不足时，每小时尿量一般少于
A．10 ml
B．25 ml
C．50 ml
D．75 ml
E．100 ml

7．关于无创血压监测，下列不正确的是
A．无创伤性，重复性好
B．自动测压，省时省力，易掌握
C．能间接判断是否有心律失常
D．自动检测血压袖带的大小，测量平均动脉压准确
E．可引起肢体神经缺血、麻木等并发症

8．ICU 护士总数与病床数之比为
A．4 ∶ 1
B．1 ~ 1.5 ∶ 1
C．2 ~ 2.5 ∶ 1
D．3 ~ 4 ∶ 1
E．1 ∶ 1

9．中心静脉穿刺时，若患者无任何相对禁忌证，临床一般首选的穿刺位置是
A．右侧锁骨下静脉
B．肘正中静脉
C．股静脉
D．右侧颈内静脉
E．颈外静脉

10．通过心率监测，不能辅助判断的指标是
A．心输出量
B．休克指数
C．心肌耗氧量
D．心脏指数
E．血压变化

三、填空题

1．动脉血气分析的成人正常值分别为：动脉血氧分压__________；动脉血二氧化碳分压__________。

2．平均动脉压 =__________收缩压 +__________舒张压。

3．中心静脉压是指右心房和胸腔内大静脉的压力。CVP 的正常值是__________cmH_2O，是反映__________和__________的常用指标。

四、问答题

1．监测肺动脉楔压的临床意义是什么？

2．请简述中心静脉压变化的临床意义。

第五章

休克与多器官功能障碍综合征

第五章数字资源

学习目标

1. 掌握休克的定义、病因分类、临床表现、诊断依据及治疗原则。
2. 熟悉休克的病理生理。
3. 掌握多器官功能障碍综合征的定义、主要防治原则。
4. 熟悉多器官功能障碍综合征的病因、临床表现及诊断方法。
5. 了解多器官功能障碍综合征的发病机制。

第一节 休克

案例 5–1

患者男性，30 岁，外伤致左上腹部疼痛伴头晕乏力 6 h。查体：P 112 次 / 分，BP 80/65 mmHg，神志清，表情痛苦，全腹压痛、反跳痛，以左上腹部为重，无腹肌紧张。移动性浊音（+），肠鸣音减弱。腹腔穿刺抽出不凝固血液。

问题：

1. 患者目前最可能的诊断是什么？
2. 患者诊断的依据是什么？
3. 如何为该患者进行急救？

一、概念

休克（shock）指的是各种致病因素作用于机体后引起有效循环血容量急剧减少、器官和组织微循环灌注不足，致使细胞缺氧、功能受损的一种危急临床综合征。血压降低是休克最常见、最重要的临床特征。缺氧是休克的本质，迅速改善组织灌注，恢复细胞氧供，维持正常的细胞功能是治疗休克的关键。休克一旦发现必须及时治疗，否则将发展为多器官功能障碍甚至衰竭导致患者死亡。

➢ 考点提示：休克的概念。

知识链接

有效循环血容量

有效循环血容量是指单位时间内通过心血管系统进行循环的血量，但不包括贮存于肝、脾、淋巴血窦中或停滞于毛血管中的血量。简单的说，就是参与心血管血液循环的血容量。维持有效循环血量的三个因素：①足够的血容量；②有效的心输出量；③正常的血管功能。以上三因素中的任何一个发生异常均可导致机体有效循环血容量下降。

微循环

微循环是指微动脉和微静脉之间的血液循环。血液循环最根本的功能是进行血液和组织之间的物质交换，这一功能就是在微循环部分实现的。人体每个器官、组织细胞均要由微循环提供氧气、营养，排出二氧化碳及代谢废物。微循环通路主要有迂回通路（营养通路）、直捷通路、动-静脉短路。微循环的调节主要通过神经和体液调节血管平滑肌的舒缩活动来影响微循环的血流量。

二、病因分类

休克的分类方法较多，目前尚无统一意见。依据病因通常将休克分为低血容量性休克、感染性休克、心源性休克、神经源性休克和过敏性休克。创伤性休克、失血性休克在外科多见，可归类为低血容量性休克。

三、病理生理

休克的致病因素不同，在病理生理方面有很大区别，但也有共同的病理生理变化特点。主要表现为微循环的障碍、代谢的变化、体液因子的释放及器官继发性损害。

（一）微循环的变化

1．微循环收缩期　在休克初期，有效循环血容量急剧减少，机体代偿性地使皮肤、肌肉、肝、胃肠道等脏器的血管收缩，循环血容量重新分配，以保证重要脏器（心脏、大脑等）的血供。此期，皮肤、肌肉及内脏微循环在儿茶酚胺作用下，小动脉、小静脉及毛细血管前括约肌收缩、动静脉短路开放，这些变化增加了外周阻力及回心血容量，但导致微循环“低灌低流，灌小于流”，组织处于缺氧状态。若在此期及时治疗，休克较容易得到纠正。

2．微循环扩张期　休克继续发展，组织的灌注不足继续加重，细胞缺氧更加严重。乳酸类代谢产物积聚，组胺等舒血管介质释放增多，使毛细血管前括约肌扩张，引起微循环广泛扩张、血液滞留、血浆外渗、血液浓缩，循环处于“只进不出”状态。此期，回心血量进一步降低，致使心输出量下降，重要脏器血流灌注出现不足。休克进入失代偿期，血压进行性下降，患者可出现意识模糊、发绀等。

3．微循环衰竭期　休克进一步发展，淤滞在微循环内的黏稠血液在酸性环境中处于高凝状态，红细胞、血小板发生聚集，在血管内形成微血栓，甚至导致全身弥漫性血管内凝血（DIC）。循环处于“灌流停止”状态，细胞破裂，溶酶体释放多种酸性水解酶，最终导致大片组织、整个器官乃至多个器官功能受损。

（二）代谢的变化

1．能量代谢异常　休克时，机体缺氧，无氧糖酵解是机体产能的主要方式。能量明显不足，蛋白质分解、糖异生增加，骨骼肌和肝糖原分解加速。

2．代谢性酸中毒　休克时机体的能量明显缺乏，无氧代谢增加，乳酸产生增加。再加上肝对乳酸的代谢障碍，使体内乳酸积聚，导致代谢性酸中毒。严重的酸中毒可引起心血管对儿茶酚胺反应降低，出现心率减慢、血管扩张、心输出量降低等。

能量产生不足、酸性代谢产物堆积，都可引起细胞膜、溶酶体膜、线粒体膜、核膜等的离子泵（如 Na^+-K^+ 泵）功能障碍，导致细胞的严重损伤和死亡。

（三）体液因子释放

机体受到严重创伤、感染或休克时，会释放体液因子，提高机体对抗损害的能力，是防御功能的重要部分。休克持续存在时，可致体液因子（如 TNF、IL-1 等）过度释放，导致全身炎症反应综合征（SIRS）。SIRS 为多器官功能障碍综合征的共同途径，随着 SIRS 进展，机体最终会出现多器官功能衰竭，如急性呼吸窘迫综合征、心力衰竭、肝衰竭、肾衰竭等。

（四）继发性器官损害

1．肺　肺微循环障碍，肺泡Ⅱ型上皮细胞功能受损，肺泡表面活性物质减少，导致肺不张。长时间缺氧，肺毛细血管微血栓形成，毛细血管内皮细胞受损，肺毛细血管通透性增加，导致肺水肿。以上均可引起无效腔通气、通气血流比值失调，导致动脉血氧分压进行性下降，出现急性呼吸窘迫综合征。

2．肾　休克早期，肾血流量减少，肾小球滤过率降低，肾素 - 血管紧张素 - 醛固酮轴兴奋，肾重吸收水、钠增加，引起功能性少尿。如休克继续发展，肾血流长时间不足可引起肾小管甚至肾皮质坏死，导致器质性肾衰竭。

3．心脏　休克早期，心脏血容量影响不大。休克中晚期，动脉血压进行性下降，冠状动脉灌流不足，心肌抑制因子释放，使心肌收缩力严重受损；心肌血管微血栓形成可使心肌严重缺血，引起心内膜下或心肌梗死，最终可导致心力衰竭。

4．脑　休克中晚期，血压持续下降，当收缩压小于 60 mmHg 时，脑血流量减少，导致脑缺氧，患者可出现躁动不安、神志淡漠、谵妄、昏迷等。当脑干出现损伤时，可导致呼吸、循环的衰竭。

5．胃肠道　休克早期，胃肠道、皮肤及肌肉的血管发生收缩，胃肠道处于缺血缺氧状态，胃肠道蠕动功能降低引起肠麻痹，黏膜缺血糜烂可导致应激性溃疡甚至肠坏死，这可进一步促进休克恶化，诱发多器官功能障碍综合征。

6．肝　休克时，肝细胞因缺血缺氧导致肝代谢功能受影响，严重者可出现肝衰竭。

➢ 考点提示：休克时机体合并的酸碱失衡类型。

四、临床表现

（一）休克早期

休克早期即休克代偿期，患者血压可维持正常或稍低水平，但脉压差减小，常小于 20 mmHg。患者可表现为烦躁不安，皮肤黏膜苍白，肢体湿冷，脉搏细速，尿量减少（常小于 30 ml/h）。

（二）休克进展期

休克进展期即休克失代偿期，由于微循环扩张，造成有效循环血量进一步降低，回心血量减少，大脑、心脏重要脏器血流受影响。患者表现为：血压进行性下降，脉压差更小，脉搏减弱甚至消失，神志淡漠、嗜睡甚至昏迷，皮肤黏膜变得更加苍白和湿冷，尿量进行性减少甚至无尿。

（三）休克晚期

休克晚期即休克不可逆期，全身组织长时间的缺血缺氧致使器官功能严重受损。机体出现多器官功能障碍综合征，最终导致患者死亡（动脉血乳酸值可反映全身无氧代谢和低灌注的程度，如果其值大于 8.0 mmol/L，患者死亡率几乎达 100%）。

➢ 考点提示：休克在不同阶段的主要临床表现。

五、诊断

（一）休克的诊断依据

1．有明显引起休克的病因。

2．意识异常，早期精神亢进，烦躁不安；中晚期精神差，表现为神志淡漠、嗜睡甚至昏迷。

3．脉搏细速，大于 100 次 / 分。

4．肢体湿冷，皮肤黏膜苍白或发绀，尿量少于 30 ml/h 或无尿，毛细血管再充盈时间大于 2 秒。

5．收缩压低于 90 mmHg

6．脉压低于 20 mmHg。

7．原有高血压的患者收缩压较原来水平降低 30% 以上。

如果患者符合 1，2，3，4 条件中的两项以上，同时又具有 5，6，7 条件中的 1 项，即可诊断休克（表 5-1）。

表 5-1　休克的诊断

诊断思路	体征	具体表现
一看	意识状态，皮肤、甲床色泽	烦躁不安或神志淡漠、昏迷，皮肤黏膜、甲床苍白或发绀
二摸	脉搏，肢体温度、湿度	脉搏细速，肢体湿冷
三测	脉率，血压	P ＞ 100 次 / 分，收缩压＜ 90 mmHg 或较基础收缩压下降 30%，脉压＜ 20 mmHg
四记	尿量	尿量＜ 30 ml/h

（二）病因诊断

1．低血容量休克　患者多有液体急性丢失病史，如各种严重创伤，大面积烧伤、消化道溃疡穿孔、门脉高压所致曲张静脉破裂等导致的失血、失液。

2．过敏性休克　常见于过敏体质的患者，可有喉头水肿、哮喘史，患者多在用药、蚊虫叮咬、过敏食物摄入后发生。

3．感染性休克　可有发热或者低体温。患者多有严重感染病史，特别是革兰氏阴性菌感染。

4．心源性休克　患者可有胸痛、胸闷、心电图改变等，多见于大面积心肌梗死、严重心肌炎、急性心脏压塞、严重心瓣膜疾病等。

5．神经源性休克　常见于严重创伤、剧烈疼痛、高位脊髓麻醉或损伤等，患者多伴有四肢瘫痪。

此外，应注意少见病因，如席汉综合征，患者表现为产后无泌乳、停经、头发或阴毛等稀少，多见于农村女性。昏迷伴低血压应考虑药物中毒。晕厥伴有低氧血症提示肺栓塞。

➢ 考点提示：休克的主要诊断依据。

六、治疗

休克虽由不同原因引起，但有共同的病理生理变化，其治疗的共同原则是：尽快恢复有效循环血量，去除引起休克的原因，纠正微循环障碍，增强心功能，恢复机体正常代谢。针对引起休克的不同原因，应采取相应的治疗。

（一）低血容量性休克

低血容量性休克主要由于血液或者体液短时间内大量丢失所致，主要包括创伤性休克、失血性休克两大类，在临床上多见。

1．临床特点　短时间内丢失大量血液或体液，机体将进行一系列代偿，首先表现为脉率增快、心肌收缩力增强，而后皮肤、肌肉、脏器血管收缩，表现为肢体湿冷、体温降低、尿量减少等。失血量达 30%，血压将下降；失血量达 50%，患者容易出现死亡。失血量的估计可参考：①休克指数，即脉率与收缩压比值，休克指数为 0.5 代表无休克或者失血量小于 10%；休克指数为 1.0 ～ 1.5，估计失血量为 20% ～ 30%；休克指数大于 2.0，估计失血量为 30% ～ 50%。②患者具有收缩压小于 80 mmHg，口渴、皮肤黏膜苍白，颈静脉塌陷，补液 1000 ml 血压不升，骨盆骨折或单侧股骨开放损伤等任何一种情况，均考虑出血量在 1500 ml 以上。

2．急救措施

（1）紧急治疗：有心搏、呼吸骤停者应立即进行心肺复苏。病情危急者可采取先抢救再诊断或者边治疗边检查诊断的方式。积极采取以下各项措施：①开放性损伤患者立即止血、包扎和固定；②摆休克体位，增加回心血容量（头、躯干抬高 20° ～ 30°，下肢抬高 15° ～ 20°)；③建立两条以上静脉通道（根据情况可行中心静脉置管），快速补液，必要时应用血管活性药物；④吸氧（必要时进行气管插管）；⑤监测生命体征、心电图等；⑥急查血常规、血型、交叉配血、凝血分析、血生化、血气分析等；⑦留置尿管，记录尿量；⑧询问病史，做好记录；⑨依据病史，完善全身检查，明确伤情（注意：多处损伤按照胸、腹、头、四肢的顺序检查，检查中不能随意搬动患者，必要时行胸穿、腹穿、超声、X 线、CT 等辅助检查）；⑩明确手术指征，完善术前检查，进行急诊手术。

（2）积极补充血容量：恢复血容量是治疗休克首要的根本措施。补充血容量可选择晶体液（首选平衡盐溶液）和胶体液（如右旋糖酐、6% 羟乙基淀粉、新鲜血浆及白蛋白等）。晶体液和胶体液常用量为 3 : 1。急性失血可先输入晶体液 1000 ml，如血压仍无改善，提示有持续出血或者出血量超过总血容量的 15% ～ 20%。输液量可根据尿量、血流动力学参数进行评估。

（3）输血：一般认为，血红蛋白浓度（Hb）大于 100 g/L，红细胞比容（HCT）大于 30%，不需要输血；如果 Hb 小于 70 g/L，则需要输血；Hb 在 70 ～ 80 g/L 之间，应根据患者病情决定。目前提倡成分输血，常用血液制剂有浓缩红细胞、新鲜冰冻血浆、血小板等，急性失血量超过总血容量的 30% 时，应输全血。

（4）血管收缩药物：此类药物对休克最终纠正不利，在紧急抢救低血压、血容量补足但血压不稳定者可小剂量、低浓度、短时间应用，常用的药物有去甲肾上腺素、多巴胺等。

（5）止血：在补充血容量的同时，应进行止血治疗，包括及时必要的手术止血、药物止血等。

（二）过敏性休克

过敏性休克是指过敏原再次进入已致敏的机体后迅速出现的以急性循环衰竭为主的全身免疫反应，属于Ⅰ型超敏反应。

1．临床特点　过敏性休克是一种非常严重的过敏反应，发生迅速，多在接触过敏原后数秒到 1 h 内发病，主要累及循环、呼吸系统，也可有皮肤及消化道的表现。

2．急救措施

（1）切断过敏原：立即停止过敏原接触或摄入，如静脉输血、用药，更换输液器，用生理盐水快速滴入。更换输液器时不要拔针，保留静脉通道。

（2）患者平卧，保持呼吸道通畅并吸氧，必要时给予气管插管。

（3）应用肾上腺素：首选 0.1% 肾上腺素 0.3 ~ 0.5 mg 肌内注射或皮下注射（因皮下注射吸收较慢，故临床应用减少），间隔 5 ~ 10 min 可重复用药。如无效或患者病情危重，可改用肾上腺素 1 mg 加入 10 ml 生理盐水中稀释，抽取 3 ~ 5 ml 缓慢静推，也可以将 1 mg 肾上腺素加入 250 ml 液体中静脉滴注，控制滴速为 1 ~ 4 μg/min。

（4）积极补充血容量：如果循环血容量不足，肾上腺素效果是不稳定的，所以在应用肾上腺素的同时，要补充血容量。可快速输入平衡盐溶液 1000 ~ 2000 ml，甚至 3000 ~ 4000 ml。

（5）应用糖皮质激素：早期宜大剂量应用糖皮质激素，可降低晚期呼吸道疾病的风险，如氢化可的松 200 ~ 400 mg 或者甲泼尼松龙 120 ~ 240 mg 静脉滴注。

（6）应用抗组胺类药物：如异丙嗪（2 岁以下禁用）、苯海拉明等。

（7）吸入 β 受体激动剂：有支气管痉挛的患者，可吸入 β 受体激动剂，如沙丁胺醇、异丙托溴铵等。

（8）胰高血糖素：严重的过敏性疾病对肾上腺素无效，尤其是应用 β 受体阻断剂的患者，静脉注射胰高血糖素可能有效。

（9）监护：经治疗病情好转者，需要监护生命体征、尿量、心电图、出入量等，具体监护时间依病情确定。病情不缓解或加重应转入 ICU 继续治疗。

（三）感染性休克

感染性休克属于分布性休克的一种，也称为脓毒症休克，是由于细菌、病毒及非典型性病原体及其毒素等侵入机体导致血流动力学紊乱，引起微循环灌注障碍、组织细胞缺血缺氧及代谢紊乱等一系列病理生理变化。过去以革兰氏阴性菌为主，近年来革兰氏阳性菌引起者增加。

1．临床特点　根据感染性休克血流动力学改变特点，可分为“高排低阻型”休克和“低排高阻型”休克（表 5-2）。

表 5-2　感染性休克的特点

体征	高排低阻型	低排高阻型
意识状态	正常	烦躁不安或神志淡漠、昏迷
皮肤黏膜色泽	潮红	苍白、发绀
肢体温度	温暖	降低
肢体湿度	干燥	有汗
脉搏	清楚	快而无力
脉压	＞ 30 mmHg	＜ 20 mmHg
尿量	＞ 30 ml/h	＜ 30 ml/h 或无尿
毛细血管再充盈时间	1 ~ 2 秒	＞ 2 秒

2．急救措施

（1）立即采取休克的一般紧急治疗。

（2）补充血容量：有效循环血容量不足是感染性休克的主要矛盾，早期补充血容量是控制感染性休克的最重要措施。具体方法：半小时内先给晶体液 500 ~ 1000 ml，然后再根据患者意识状态、血压、脉搏、尿量、肢体末梢循环情况的监测调整补液量。必要时应用升压药物或者输入血液制品。

（3）控制感染、积极治疗原发病：留取血液或者体液进行细菌培养加药敏试验，尽早静脉应用针对革兰氏阴性杆菌、革兰氏阳性球菌及厌氧菌的广谱抗生素，必要时联合应用。后依据细菌培养结果选择有效抗生素。有明确感染灶的患者应积极手术治疗，如清创、脓肿切开引流等。

（4）应用血管活性药物：血容量补足后，高排低阻型休克可应用升压药物，使血压平均水平在 70 mmHg 以上。低排高阻型休克可应用血管扩张剂（注意：应用血管扩张药物患者、老年或者有心脏病病史的补液患者，应在监护下进行）。

（5）应用糖皮质激素：糖皮质激素能抑制多种炎症介质、稳定溶酶体膜。在应用以上措施不能纠正休克时，可每天静脉应用氢化可的松，连续 3 ~ 5 天。

（6）纠正水电解质紊乱和酸碱平衡失调：根据电解质及血气分析结果纠正存在的水电解质紊乱、代谢性酸中毒。代谢性酸中毒纠正时，慎重应用碳酸氢钠，一般在碱剩余达到 –10 mmol/L 以上时才考虑应用。感染性休克常伴有低镁血症，应注意纠正。

（7）改善细胞代谢：纠正低氧血症、补充能量。

（四）心源性休克

心源性休克是指由于心脏功能极度减退，导致心输出量显著减少并引起严重的急性周围循环衰竭的一组综合征，是心泵衰竭的极期表现。患者可出现持续低血压、少尿、呼吸困难、意识障碍、肢端发绀等。本病死亡率极高，国内报道为 70% ~ 100%，及时有效的抢救可提高患者的生存率。

1．临床特点　原有高血压患者收缩压虽然大于 90 mmHg，但比基础血压下降 30% 以上并有脉压降低，应考虑心源性休克。心源性休克心功能指标：心搏指数（CI）小于 2.2 L/(min · m^2)，肺动脉楔压（PAWP）大于 18 mmHg。

2．急救措施

（1）一般紧急治疗，必要时应用吗啡。

（2）抗心律失常：一般快速性心律失常应用普罗帕酮、胺碘酮、利多卡因等药物，必要时给予电复律；缓慢性心律失常应用阿托品、拟肾上腺素药物，必要时应用心脏起搏器。

（3）血管活性药物和正性肌力药：血管活性药物主要指血管扩张药和血管收缩药两大类，两者作用截然不同，但均广泛用于治疗休克。急性心肌梗死患者 24 h 内原则上不用洋地黄类药物。如果患者出现心力衰竭、肺水肿，可给予血管扩张药物和非洋地黄类正性肌力药。

（4）适量补液：成人每日补液量应控制在 1500 ~ 2000 ml，液体输入速度宜慢。尤其 CVP 在 10 mmHg 以上或 PAWP 在 12 mmHg 以上时，应严格控制速度，以防加重心力衰竭。

（5）机械性辅助循环：急性心肌梗死合并心源性休克患者药物治疗无效时，如有条件，应行主动脉内气囊反搏术（IABP），亦可在其支持下行经皮冠状动脉介入治疗或冠状动脉搭桥术。

（6）药物治疗休克的若干进展：近年来，新型抗休克药物不断问世，随着研究的深入，对某些药物的抗休克作用有了新的认识。如纳洛酮、1, 6- 二磷酸果糖及血管紧张素转换酶抑制药（ACEI）等。

（五）神经源性休克

1．临床特点　神经源性休克是动脉阻力调节功能严重障碍，血管张力降低，引起血管扩张，导致周围血管阻力降低，有效血容量减少致病。多见于严重创伤、剧烈疼痛，以及高位脊髓麻醉或损伤等，起病急。及时诊断、治疗预后良好。

2．急救措施

（1）去除病因，立即平卧、吸氧，酌情使用止痛药物。

（2）立即肌内注射肾上腺素 0.5 ~ 1.0 mg，必要时重复。

（3）迅速补充血容量，应用右旋糖酐。
（4）应用血管活性药物，如多巴胺、间羟胺。

➢ 考点提示：各类休克的急救措施。

知识链接

主动脉内气囊反搏术

主动脉内气囊反搏术（IABP）的原理是：心脏舒张期球囊充气、主动脉舒张压升高、冠状动脉压升高，使心肌供血供氧增加；心脏收缩前，气囊排气、主动脉压力下降、心脏后负荷下降、心脏射血阻力减小、心肌耗氧量下降。1968 年，Rantrowitr 首先在临床应用 IABP 成功。经过 Bregmen 的精心研究，使 IABP 使用领域不断扩大，效果也有明显提高。IABP 为治疗低心排出量综合征的有效手段，是首选的心脏机械辅助方法之一，对衰竭心脏的疗效优于任何药物。IABP 临床应用指征：心脏指数 < 2 L/（min · m^2）；平均动脉压 < 8.0 kPa（60 mmHg）；体循环阻力 > 2100 dgne；左房压 > 2.7 kPa（20 mmHg），CVP > 15 cm H_2O；尿量 < 20 ml/h；末梢循环差，四肢发凉。以上情况经积极治疗，正性肌力药及活性药调整心脏负荷、纠正代谢紊乱后血流动力学仍不稳定的患者，尽早用 IABP 辅助。

冠状动脉旁路移植术

冠状动脉旁路移植术即冠状动脉搭桥术（coronary artery bypass grafting，CABG），简称冠脉搭桥术，是国际上公认的治疗冠心病最有效的方法。冠状动脉搭桥术始于 1964 年，是一项用于替换梗阻的冠状动脉以改善心肌血供，缓解心绞痛，提高生活质量和减少冠心病死亡风险的手术。其方法为用移植的血管即桥血管（常为大隐静脉及带蒂的乳内动脉，也有用桡动脉，带蒂胃网膜动脉和其他肢体动静脉）在升主动脉根部与病变冠状动脉梗阻以外建立一条血管通路，使心脏搏出的血从主动脉经过所架的血管桥，绕过冠状动脉病变部位，流向冠状动脉狭窄或梗阻处的远端，到达缺血的心肌，从而提高冠脉灌注，增加心肌氧供，带蒂动脉不必与升主动脉根部相接。手术可在心脏停搏下进行，需使用体外循环，也就是传统的冠状动脉搭桥术；也可在跳动的心脏上进行，即"非体外循环下"的冠状动脉搭桥术（off-pump CABG，即 OPCAB 或 OPCABG）。目前国内非体外循环下搭桥术的例数超过体外循环下搭桥术例数。

第二节　多器官功能障碍综合征

案例 5-2

患者男性，50 岁，阴囊、会阴区肿胀伴发热 3 天。有糖尿病病史 5 年余。在当地诊所给予抗感染、补液及对症治疗。1 h 前患者出现烦躁不安，高热、呼吸急促，由 120 急救入院。查体：T 39℃，P 120 次 / 分，BP 80/55 mmHg，R 36 次 / 分。意识模糊，口唇发绀，双肺可闻及湿啰音。会阴区皮肤肿胀明显，皮肤红，局部皮温高，触之有波动。24 h 尿量 410 ml。

问题：

1. 患者目前最可能的诊断是什么？
2. 请结合所学知识，为患者制订急救措施。

一、概述

（一）概念

多器官功能障碍综合征（multiple organ dysfunction syndrome，MODS）指机体在急性疾病（如严重感染、创伤、心肺复苏后等）基础上，同时或继发序贯出现两个或两个以上器官功能障碍甚至功能衰竭的临床综合征。MODS 病因复杂，病死率极高，积极的防治可以逆转已发生的器官功能障碍。

➢ 考点提示：多器官功能障碍综合征的概念。

（二）病因

1．严重感染　如脓毒血症、严重腹腔感染、创伤后的感染等。

2．严重创伤　如大面积烧伤、挤压综合征、多发性创伤。

3．各种原因导致的心搏骤停，心肺复苏延迟或者不完全。

4．各种类型的休克。

5．各类外科大手术　如颅脑手术、胰十二指肠手术、心血管手术等。

6．急性药物中毒或者毒物中毒。

7．各类原因引起的低氧血症。

8．其他　如大量输血、妊娠中毒症；有免疫功能低下、营养不良、糖尿病等基础病存在时更易发生。

➢ 考点提示：多器官功能障碍综合征的病因。

（三）发病机制

MODS 的发病机制非常复杂，虽然国内外学者做了大量研究，但至今尚未完全明确。多数观点认为，虽然 MODS 病因不同，但其发生的机制是共同的，即失控的炎症反应。当机体遭受严重打击后，会发生全身自我破坏性炎症反应，称为全身炎症反应综合征（systemic inflammatory response syndrome，SIRS）。SIRS 诊断标准：有以下两项或两项以上即可确定：①$T > 38$ ℃或 $T < 36$ ℃；②$HR > 90$ 次 / 分；③$R > 20$ 次 / 分或通气过度，$PaCO_2 < 32$ mmHg；④外周 $WBC > 12 \times 10^9/L$ 或 $< 4 \times 10^9/L$ 或幼稚杆状核细胞比例 $> 10\%$。SIRS 是机体过度炎症反应的共同特征，就本质来说，其是导致 MODS 发生的共同途径。

生理上的炎症反应是防御功能的重要部分，为自限性的良性病理过程，但如果出现超常反应，将导致病理变化。较为重视的相关发病机制包括以下几点：

1．微循环障碍　各类原因导致的血容量不足可导致组织灌注不足、微循环障碍，引起组织细胞功能障碍。恢复灌注后可产生大量氧自由基，导致缺血再灌注损伤，诱发细胞因子释放，启动 SIRS，导致 MODS 的发生。

2．严重感染　严重感染情况下，可引起肿瘤坏死因子、IL-1、细胞因子、补体片段、一氧化氮等过度释放，造成广泛的组织破坏，导致 MODS。

3．肠道菌群移位　肠道是细菌的贮存库，各种原因导致的肠黏膜屏障破坏后，细菌及毒素发生移位，引起血管内皮细胞活化，炎症介质、细胞因子大量释放，进而引起 SIRS 导致 MODS。

➢ 考点提示：MODS 发病的共同途径；SIRS 的诊断标准。

（四）防治

MODS 治疗复杂，死亡率极高，应尽早发现，积极治疗，以提高 MODS 的治愈率。

1．积极治疗原发病，消除诱发因素。控制原发病是 MODS 防治的关键，如低血容量或休克患者，要及时、充分的复苏治疗，避免进一步的器官功能损害。

2．控制感染。严重感染是引起 MODS 的重要因素，防治感染对预防 MODS 非常重要。对可能或存在感染患者，必须合理应用抗生素，必要时联合外科手术治疗。

3．改善全身情况。酸中毒可影响心血管功能，碱中毒可影响脑功能，营养不良可致免疫力低下，故应尽可能维持水电解质及酸碱平衡，提高机体的营养状态。

4．保护肠黏膜屏障作用。及时、充分复苏、改善肠黏膜的微循环，能保护肠黏膜屏障作用。尽可能采用肠内营养，可有效防治肠道细菌移位。

5．监测患者生命体征，及时发现 SIRS，及早治疗。

6．及早治疗首先发生功能障碍的器官，阻断连锁反应，以免更多的器官发生功能障碍，阻断 MODS 的发生。

二、临床表现

（一）临床分型

1．原发型 MODS　原始病因直接引起两个或两个以上器官功能障碍称为原发型 MODS。如患者在原始病因作用下，先发生单一器官功能障碍，继之在短时间内序贯发生多个器官功能障碍，病变的进程只有一个时相，故又称其为单相速发型 MODS。

2．继发型 MODS　原始病因经治疗后病情缓解并相对稳定，在短时间内再次序贯发生多个器官功能障碍。因发病过程有两个时相，故又称为双相迟发型 MODS，临床上多见。

3．反复型 MODS　在双相迟发型的基础上，反复多次发生 MODS。

（二）临床分期及表现

MODS 的自然病程一般为 14 ～ 21 天，经历休克、复苏、高分解代谢状态和器官功能衰竭 4 个阶段。每个阶段都有典型的临床特征，且发展速度快，患者可在任何一个阶段死亡，应认真观察，及早发现，及早治疗。

肺　早期可见呼吸频率加快，R ＞ 20 次 / 分，吸气时 $PaO_2 \leqslant 70$ mmHg，$PaO_2/FiO_2 > 300$，胸片可正常。中期 R ＞ 28 次 / 分，吸气时 $PaO_2 \leqslant 60$ mmHg，$PaCO_2 < 35$ mmHg，$PaO_2/FiO_2 < 300$，胸片可见实性改变，实变范围≤ 1/2 肺野。晚期 R ＞ 28 次 / 分，吸气时 $PaO_2 \leqslant 50$ mmHg，$PaCO_2 > 45$ mmHg，$PaO_2/FiO_2 < 200$，胸片实性范围≥ 1/2 肺野。

肾　功能损害早期，在无血容量不足情况下，尿量维持在 40 ml/h 以上，尿钠、血肌酐可正常。继续发展，尿量＜ 40 ml/h，利尿剂可增加尿量，血肌酐、血钠值升高。严重时患者尿量＜ 20 ml/h 或无尿，利尿剂不能增加尿量，尿钠＞ 40 mmol/L，血肌酐＞ 1768 μmol/L。非少尿型肾衰竭尿量＞ 600 ml/24 h，但尿素氮、血肌酐进行性升高，尿比重降低。

心　早期可表现为心率增快，心肌酶值正常，进展可表现为心动过速、心肌酶升高，严重者可出现室性心律失常、心室颤动甚至心搏骤停。

脑　早期兴奋或者嗜睡，患者能醒，能交谈。继续进展可表现为对疼痛刺激能醒，不能交谈、语无伦次。严重者对语言、疼痛刺激无反应。

肝　早期转氨酶、血胆红素均升高，重者出现黄疸、肝性脑病等。

胃肠道　早期表现为腹胀、肠鸣音减弱，进展可出现腹胀明显、肠鸣音消失，重者可出现应激性溃疡出血、麻痹性肠梗阻。

凝血　轻者可表现为血小板计数减少，纤维蛋白原、凝血酶原时间、凝血酶原激活时间正常，进而出现纤维蛋白原升高，凝血酶原时间、凝血酶原激活时间延长，重者可发生 DIC。

三、诊断与鉴别诊断

MODS 诊断标准目前尚未统一，依据对 MODS 病因、发病机制及临床表现的认识，应能做出早期诊断。

MODS 早期诊断依据：①存在诱因，如严重创伤、感染、休克、复苏不完全等；②存在 SIRS 的表现；③存在两个或两个以上器官系统的功能障碍。准确识别 SIRS 和器官功能障碍是早期诊断 MODS 的关键。

临床诊断 MODS 需全面分析患者病情，具体注意以下几方面：①熟悉 MODS 的病因，务必重视存在的 MODS 高危因素；②及时全面检查，在完善血常规、尿常规、心电图、胸片等常规检查基础上，还应进行血气分析、血生化、凝血功能、Swan-Ganz 导管监测等特异性检查；③危重患者应动态监测肺、心、肾功能；④当某一器官出现功能障碍时，要及时注意其他脏器的功能变化；⑤熟悉 MODS 的诊断指标。

四、急诊处理

（一）积极治疗原发病，消除存在的 MODS 病因或诱因

治疗原发病是 MODS 治疗的关键。如创伤患者应彻底清创、预防感染；严重感染者应用有效抗生素，必要时手术清除感染灶、坏死组织；休克患者应尽早、充分复苏等。

（二）改善组织缺氧

MODS 的特征之一是氧代谢障碍，治疗时应注意维持循环和呼吸功能，改善组织缺氧状态。积极进行氧疗或机械通气，补充血容量，必要时应用正性肌力药物改善心肌功能，支持呼吸和循环功能，争取使血红蛋白保持在 90 g/L 以上，心排出量大于 2.5 L/（min·m^2），血氧饱和度大于 90%。对发热、疼痛、烦躁不安、惊厥及呼吸困难等患者给予相应治疗，如降温、镇痛、镇静、机械通气等，降低机体氧耗。

（三）保护肝、肾及胃肠道等易受损器官

MODS 导致全身血流分布异常，肝、肾及胃肠道等内脏器官处于缺血状态，长时间缺血缺氧可出现肝肾及肠道功能衰竭，加重 MODS。及时纠正低血容量、应用血管活性药物是纠正内脏缺血的有效方法。避免血管收缩药物对肾的损害，避免应用对肝肾有毒的药物，为肝提供必要能量、维生素及氨基酸等。早期应用胃肠黏膜保护剂及胃酸抑制剂，尽早恢复肠内营养，给予微生态制剂恢复肠道微生态平衡等。

（四）营养支持

MODS 患者呈高代谢、高分解特征。治疗时应增加能量总供给，为普通患者的 1.5 倍，调整非蛋白热卡与氮的比例，使热 / 氮保持在 419 KJ：1 g（100 Kcal：1 g），宜选富含支链氨基酸的优质蛋白。调整非蛋白热卡中脂肪与糖的比例为 4∶6，使用中长链脂肪酸，尽可能通过胃肠道摄入营养。

（五）合理应用抗生素，力争迅速控制感染

在严重创伤、大手术、休克复苏等情况下，预防应用抗生素，但不要盲目预防应用。一旦危重患者出现发热、白细胞升高等可疑感染征象，应立即使用抗生素，其原则是初始经验性选择覆盖最可能、最常见病原菌治疗，后依细菌培养结果转为目标治疗。抗生素治疗效果欠佳或

疑有真菌感染者，应加用抗真菌药物。

（六）应用抗氧化剂、自由基清除剂

应用抗氧化剂、自由基清除剂可减轻组织缺血后的再灌注损伤，常用的有维生素 E、维生素 C、β- 胡萝卜素、超氧化物歧化酶（SOD）、过氧化氢酶（CAT）和谷胱甘肽过氧化物酶等。

（七）特异性治疗

随着对 MODS 病因及发病机制的认识，拮抗炎症介质是 MODS 治疗的重要措施。针对炎症介质导致的 SIRS，现已研制出一些特异性制剂，如内毒素单克隆抗体、TNF 抗体、白介素抗体或受体拮抗剂等。目的是阻断 SIRS，防止 MODS 发生，但目前临床上未取得理想的治疗效果。

（八）连续性肾替代治疗

连续性肾替代治疗（continuous renal replacement therapy，CRRT）有清除炎症介质的作用，是治疗 MODS 的一种有效手段。它主要通过清除血循环中的炎性介质、细胞因子等溶质来调节机体免疫，稳定内环境，避免机体器官功能进一步受损，为机体治疗争取时间。其作用由原来单纯的肾替代治疗发展成为多器官功能障碍综合征的器官功能支持治疗，成为临床上急危重症救治的重要治疗手段。

（九）中医治疗

目前 MODS 的各类中医药治疗研究颇多，大多从毒、热、瘀、虚四方面着手，针对 MODS 发病过程中的五脏转变规律，与温病的卫、气、营、血四个阶段的发展变化过程相对应，运用清热解毒法、活血化瘀法、通里攻下法及扶正固本法治疗 MODS，取得了一定成效。

➢ 考点提示：MODS 主要的防治措施。

知识链接

连续性肾替代疗法

连续性肾替代疗法（CRRT）指的是通过体外循环血液净化方式连续、缓慢清除水及溶质的一种血液净化治疗技术。相较普通血液透析而言，CRRT 延长了血液净化治疗时间而降低了单位时间的治疗效率，使血液中溶质浓度及容量变化对机体的影响降到最低，同时采用高通透性、生物相容性好的滤器为重症患者的救治提供了极其重要的内稳态平衡。由于 CRRT 对炎性介质及其他内源性毒性溶质的清除作用，其已被广泛应用于许多非肾衰竭疾病的治疗。

（庞永冰）

自测题

一、选择题

1. 休克的本质是
   A. 血容量不足
   B. 氧供不足
   C. 炎症介质释放
   D. 组织灌注不足
   E. 以上都不对
2. 休克早期动脉血压的变化特点是
   A. 升高
   B. 降低
   C. 不变

D．不变或略降低
E．以上都不对
3．创伤性休克属于
A．心源性休克
B．感染性休克
C．神经源性休克
D．过敏性休克
E．低血容量休克
4．休克容易合并哪一类酸碱平衡失调
A．代谢性碱中毒
B．代谢性酸中毒
C．呼吸性碱中毒
D．呼吸性酸中毒
E．混合性酸碱失衡
5．下列不是休克代偿期的临床表现的是
A．心率增快
B．肢体湿冷
C．无尿
D．烦躁不安
E．体温降低
6．下列不是休克失代偿期临床表现的是
A．无尿
B．意识模糊
C．皮肤紫癜
D．血压下降
E．水肿
7．下列关于休克指数的说法正确的是
A．0.5 反应血容量正常
B．大于 1.0 提示有休克
C．大于 2.0 提示严重休克
D．1.0 提示失血量为 20% ～ 30%
E．以上都正确
8．过敏性休克治疗的首选药物是
A．阿托品
B．利多卡因
C．肾上腺素
D．胺碘酮
E．速尿
9．感染性休克治疗最重要的措施是
A．控制感染
B．液体复苏
C．应用糖皮质激素
D．应用血管活性药物
E．纠正酸碱失衡
10．心源性休克发病的关键是
A．心输出量降低
B．回心血容量降低
C．心律失常
D．心率过速
E．心肌收缩力降低
11．患者男性，30 岁，外伤后左侧腰腹部疼痛 2 h 入院，入院查体：患者面色苍白、肢体湿冷、脉搏 110 次 / 分、血压 90/70 mmHg，入院后未见排尿，考虑为
A．无休克
B．有休克，处于代偿期
C．有休克，处于失代偿期
D．有休克，处于衰竭期
E．以上都不对
12．最常见的高动力型休克是
A．失血性休克
B．创伤性休克
C．感染性休克
D．过敏性休克
E．神经源性休克
13．MODS 发病机制的基础是
A．严重休克
B．严重感染
C．失控的炎症反应
D．大量失血
E．呼吸衰竭
14．下列关于 SIRS 的诊断标准正确的是
A．T ＞ 38℃或 T ＜ 36℃
B．HR ＞ 90 次 / 分
C．R ＞ 20 次 / 分或通气过度，$PaCO_2$ ＜ 32 mmHg
D．外周 WBC ＞ 12×10^9/L 或＜ 4×10^9/L 或幼稚杆状核细胞比例＞ 10%
E．以上都正确
15．下列可导致 MODS 的是
A．休克复苏不完全
B．全身大面积烧伤
C．腹腔严重感染
D．药物或毒物中毒

E．以上均是

二、名词解释

1．休克　2．MODS

三、问答题

1．简述休克的主要临床表现。

2．简述休克的诊断标准。

3．简述低血容量性休克的急救处理。

4．MODS 急诊处理的措施有哪些？

第六章

灾难医学

第六章数字资源

思政之光

学习目标

1. 说出灾难医学的定义、分类及其特殊性。
2. 解释灾难心理评估方法以及灾难后的主要心理问题及其处理。
3. 能够应用各种灾难现场急救技术及方法。

我国幅员辽阔、人口众多，地震、洪灾、干旱、台风、泥石流等自然灾害经常发生。随着社会与经济的发展，灾难谱也有所扩大。除了上述自然灾害外，日常生产生活中的特大交通事故、火灾、矿难、群体中毒、放射性物质泄漏、烈性传染病等也时有发生。我国已成为继日本和美国之后，世界上第三个自然灾害损失严重的国家。各种重大灾难都会造成大量人员伤亡和巨大经济损失。据统计，近年来，我国每年因自然灾害造成的经济损失都在2000亿元以上，如2003年的SARS，2008年雨雪冰冻灾难和汶川地震灾难，直接经济损失达1万亿元以上。受新型冠状病毒肺炎疫情影响，全世界经济都受到冲击。可见灾难离我们并不遥远，甚至可以说，各种灾难就在我们每个人的身边。因此，面对灾难，我们怎么办？如何提高灾难急救水平，降低致死率和致残率，将是灾难急救研究的重要课题。

第一节　概　述

一、灾难医学的起源与发展史

世界卫生组织（World Health Organization，WHO）关于灾难的定义是：导致破坏和人员伤亡的自然或人为事件发生后，所需的救助资源（包括医疗资源）超出了当地（或局部）所能提供的资源的能力时，我们就称这个事件是相应地区的“灾害事件”，或者说是指对人类健康和社会经济遭到巨大的破坏的自然现象或人为事件。灾难和灾害是同义词，常混用，一般来说，灾害的程度较轻，灾难的程度较严重。

“灾难医学”一词最早出现于第二次世界大战之后，用于描述大量伤病员的急救，同时也用于描述自然灾害和瘟疫疾病。灾难医学兴起于20世纪80年代，世界性的灾难问题推动了其发展。1976年德国著名麻醉医生美茵茨（Meinz）发起并成立了急救和灾害医学俱乐部，1985年更名为世界急救和灾难医学协会（World Association for Emergency and Disaster Medicine，WAEDM），标志着现代急救和灾难医学概念的开始。1984年7月，美国科学家弗兰克·普雷斯（Frank Press）提出了世界性防灾减灾的战略构想。1987年，第42届联合国大会通过第169号决议，号召国际社会开展“国际减灾十年”活动（1990-2000年），规定每年10月的第二个星期三为“国际减灾日（international day for natural disaster reduction）”。“国际减灾十年”

活动创立了灾难医学学科建设的思想和理论体系，它不仅促进了国际减灾事业的发展，也为各国研究灾难和救援提供了机遇。

我国是一个有着五千多年悠久历史的古国，在漫长的社会发展进程中，不断经历着各种各样的灾难，历朝历代都积累了丰富的应对灾难的经验。近年来，我国在突发事件应急管理工作方面奠定了一定的基础，取得了一定的成绩。但是，作为一个完整巨大的现代社会系统工程，我国应急管理体系建设时间并不长。根据第 42 届联合国大会第 169 号决议，我国成立了中国国际减灾十年委员会，专门负责组织减灾对策，开展减灾规划管理及促进国际间合作。1995 年，卫生部颁发了《灾害事故医疗救援工作管理办法》。2001 年美国“911”恐怖袭击事件、2003 年 SARS 疫情爆发后，我国相继完成了应急管理“一案三制”（即应对突发事件所制定的应急预案、管理体制、运行体制和有关法律制度）的建设。2008 年汶川大地震发生后，致力于建设发展中国灾难医学事业的专家学者发起成立我国自己的灾难医学学术组织，经过三年的筹备和不懈努力，2011 年 12 月 7 日，中华医学会第 84 个分会——灾难医学分会在上海成立，这是我国灾难医学学科及灾难医学事业发展的里程碑。

二、灾难医学的分类与特殊性

（一）灾难医学的分类

灾难可分为自然灾害、事故灾难、公共卫生灾难和社会安全事件四大类。也可简单分为自然灾难和人为灾难两大类。

1．自然灾难　包括：①地质性灾难，如地震（图 6-1）、火山爆发、海啸等；②气象性灾难，如干旱、洪水（图 6-2）、飓风等；③生物性灾难，如传染病流行、虫灾等。

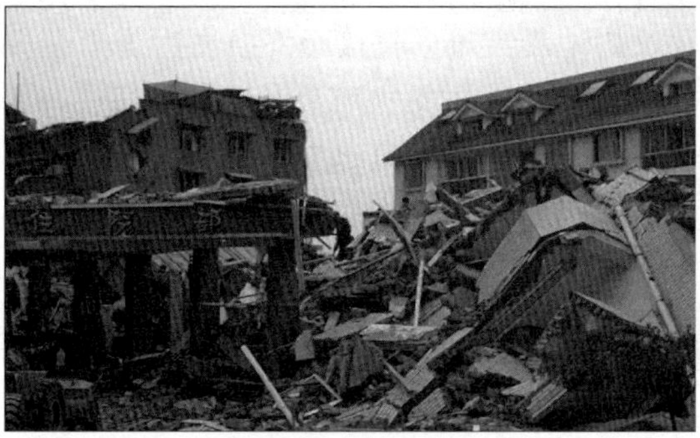

图 6-1　地震

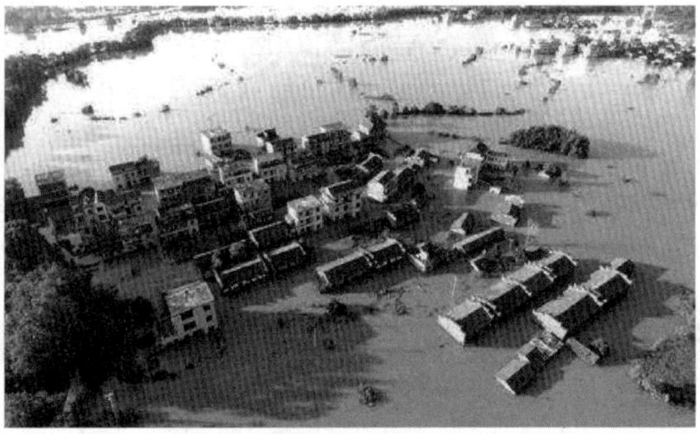

图 6-2　洪水

2．人为灾难　包括：①交通事故（图 6-3）；②社会动乱；③工矿事故；④毒气泄漏等造成的人员伤亡和经济损失；⑤爆炸；⑥恐怖袭击（图 6-4）以及战争等。

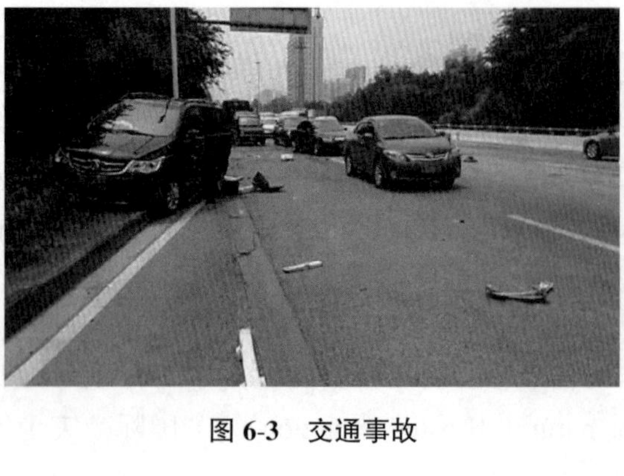

图 6-3　交通事故

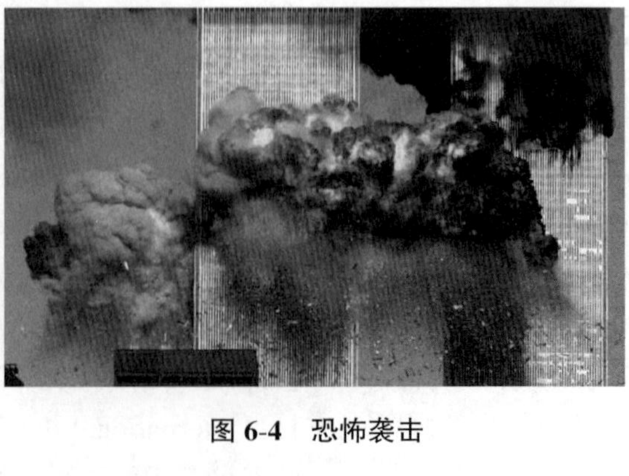

图 6-4　恐怖袭击

➢ 考点提示：灾难医学的分类。

（二）灾难医学的特殊性

灾难医学（disaster medcine）是一门研究灾难情况下实施紧急医疗救护、疾病预防和卫生保健的学科。灾难医学涉及灾难预防，现场急救、救援的组织指挥管理和灾后恢复重建等。灾难医学由于它自身的特点，正成为医学领域中一门独立的新兴学科。

1．灾难救援医学是一项系统工程　灾难救援医学是一门需要由政府主导发展、全社会参与的实践性强的新兴交叉综合性学科，以灾难学、临床医学、预防医学、护理学、心理学为基础，涉及社会学、管理学、工程学、通讯、运输、建筑和消防等多门学科。

2．灾难救援医学不同于传统的急救医学　灾难救援医学内涵较急救医学更为广泛，包括灾难伤员搜救、分类及救治、伤员转运、移动医院的建立和运作、灾区医院重建和灾区防疫等内容。

3．灾难医学救援需要依靠强有力的组织体系和多部门协作　重大灾难具有突发性、群体性、复杂性等特点，应在当地政府统一领导下开展灾难医学救援工作，依托强有力的灾难应对指挥体系和应急救援网络，动员一切可以借助的应对资源，共同实施救援任务。

4．短时间内需要大量医护人员和医疗资源进入灾区　灾后出现的大量伤员导致医疗需求急剧增加，同时，灾区卫生机构和卫生设施遭到损失和破坏，不同程度地丧失救援能力，需要大量的医护人员和医疗资源进入灾区参与灾难应急救援。

5．卫生防疫是灾难医学的重要部分　为防止灾后疫病流行，防疫工作已成为灾难救援的重要组成部分，贯穿于灾难医学救援的全过程。

6．心理救援是灾难医学不可缺少的重要部分　灾难救护中不仅要救治伤员的身体创伤，还需关注伤员的心理健康；不仅要关注伤员的心理问题，也要关注救护人员的心理健康。

➢ 考点提示：灾难医学的特殊性。

第二节　自然灾难的医学救援

案例 6-1

男性，42 岁，乡干部。因洪水暴发下乡救灾，8 天后回家，第 5 天发热、头痛、全身酸痛，随后尿少，尿黄，鼻出血住院。体检：T 39.6℃，BP 110/62 mmHg，R 19 次 / 分，巩膜明显黄染，肝肋下 2 指，有压痛，脾未及，腹股沟淋巴结肿大。实验室检查：总胆红素 214 μmol/L，ALT 200 U，HBsAg（+），尿蛋白（+++），尿 RBC 满视野，肥达反应“O”1∶40，“H”1∶320，血清凝溶试验 1∶400。

问题：

1. 该患者的诊断是什么？
2. 假如你在现场，治疗原则是怎样的？

一、地震

地震是指地球内部剧烈运动产生的震波，在一定范围内引起地面震动的现象，是一种地质性灾难。毁灭性的大地震是一种严重影响人类繁衍生息和社会发展的可怕性灾难，地震瞬间可造成建筑物崩塌，公共设施瘫痪，人民生命财产严重破坏。若发生在人口稠密地区，往往可能造成大量的人员伤亡。因此，应重视地震的现场自救和急救，降低死亡率和伤残率，提高生存质量。

（一）地震现场脱险与自救

1．地震现场脱险

（1）公共场所避难措施：要听从现场工作人员指挥，不要慌乱，不要涌向门口，要避开人流集中，防止踩踏事件发生。避免被挤到墙壁或栅栏处，要就地蹲下或趴在排椅下，注意避开吊灯、电扇、广告牌等悬挂物，用坚硬物等保护头部，等地震过后，听从指挥，有序撤离。

（2）学校避难措施：正在上课时，学生要在老师指挥下迅速抱头、闭眼，躲在各自的课桌下或课桌旁。在室外或操场时，可原地不动蹲下，双手保护头部，注意避开高大建筑物或危险物，震后有组织地撤离现场。

（3）汽车内避难措施：只要不在桥下或上面会有东西砸在车上，此时汽车里是一个非常安全的地方。如地震发生时车辆正在行驶，就要小心地减速并躲开电线、路灯、堤坝或高层建筑，停靠在路边。如正在桥上行驶，就要保持低速，并拉开车距，而后停车，系好安全带留在车内。

总之，平时要多学习一些地震逃生脱险的基本知识，牢记地震自救口诀，以备紧急时能迅速脱离危险现场，保护生命安全。

知识链接

地震自救口诀

1. 遇到地震不惊慌，镇静听从指挥。
2. 高层楼撤下，电梯不可搭，万一断电力，欲速则不达。
3. 平房避震有讲究，是跑是留两可求，因地制宜做决断，错过时机诸事休。
4. 强震颠簸站立难，就近躲避最常见，床下桌下小开间，伏而待定保安全。
5. 震时火灾易发生，伏在地上要镇静，沾湿毛巾口鼻捂，弯腰匍匐逆风行。
6. 震时开车太可怕，感觉有震快停下，赶紧就地来躲避，千万别在高桥下。
7. 震后别急往家跑，余震发生不可少，万一赶上强余震，加重伤害受不了。

牢记“6个字”：趴下，躲好，抓牢。

2．震后自救

（1）尽可能在较安全的地方，设法避开身体正上方或侧上方的建筑物及不结实的倒塌物、悬挂物或其他可能坠落的危险物品。

（2）搬开身边可移动的碎砖瓦片等杂物，以扩大有限的活动空间。注意：搬不动时千万不要勉强，防止周围杂物进一步倒塌。

（3）不要随便动用室内设施，包括电源、水源等，也不要使用明火。

（4）设法用砖石、木棍等支撑残垣断壁，以防止余震时再次被埋压。

（5）闻到煤气及有毒异味或灰尘太大时，要设法用湿衣物捂住口鼻，减少吸入。

（6）保持心情平静，不要乱喊乱叫，保存体力，可用敲击声向外求救。

（二）地震伤员的现场救护

对于地震伤员现场急救来说，时间就是生命！救护人员要尽可能达到“快速反应、有效救治”的目的。应先救命，后治伤，先抢后救，抢中有救，这是地震现场救护原则。特别要注意清除伤者口鼻中的泥土，保持呼吸道通畅。遵循“先救后找、先救后治、先重后轻、先多后少”的现场救护顺序。先救治已发现的伤员，后寻找可能存活的伤员；先寻找人口众多的地方，如学校、生活区、居民楼，后寻找人员较少的地方。

发现伤员后一定要先移动埋压物体，然后把伤员解脱出来，千万不能用死拉硬拖的办法把伤员从埋压物体的废墟里拖出来，以免加重伤员的损伤。

救出伤员后，应迅速进行伤情评估、做好检伤及分类，并立即进行紧急救治，具体措施包括：

1．及时处理呼吸道梗阻和窒息，确保呼吸道通畅　地震伤员可因掩埋、呛咳等造成呼吸道梗阻和窒息，此刻应设法清除伤员呼吸道内的异物、分泌物、呕吐物等，可用背击法、指抠咽喉法或腹部冲击挤压法等解除。舌后坠者，可用舌钳牵出或用口咽通气管。解开衣领纽扣和腰带，取半俯卧位或侧卧位，头部转向一侧，以防止呕吐后误吸引起窒息危及生命。严重伤员需紧急行环甲膜穿刺或气管插管术。

2．立即止血包扎，建立静脉通道，纠正休克　对创伤性休克的伤员，应根据不同的致病原因和环境因素，采取不同的急救措施。有创伤、出血者应立即止血、包扎、固定、镇静、止痛，若条件允许，应迅速建立静脉通道，最好是一条浅静脉一条深静脉穿刺以快速补充血容量，最好选用平衡盐溶液。失血严重者，应立即输血和使用血管活性药，必要时应用抗休克裤辅助治疗。

3．早期防止感染治疗　地震灾害中伤员的伤口暴露、污染严重，易受各种细菌污染。对伤口早期进行清创术、合理使用抗生素，对防止感染非常重要。在伤后 2 h 内使用抗生素效果最好，如现场有条件者应及早使用。破伤风抗毒素或类毒素也应早期使用，防止破伤风的发生。

4．合理搬运，快速安全转送　脊柱损伤的患者，应采取三人平托法或滚动法搬运伤员，同时置伤员于硬质担架上，取仰卧位，用约束带固定好。可用汽车、火车、轮船或飞机等工具转运伤员，要求“及时、迅速、安全、平稳”转送，以期挽救伤员生命，减少后期并发症的发生。

➢ *考点提示：地震后现场紧急救治的具体抢救措施。*

二、水灾

水灾又称洪涝灾害，泛指洪水泛滥、暴雨积水导致河流、海洋、湖泊等水体上涨超过一定水位，威胁有关地区的安全，对人类社会造成的灾害。水灾多发生在夏季雨多的时候。水灾威胁人民生命安全，造成巨大的财产损失，并对社会经济发展产生深远的不良影响。

洪水分类一：洪水按出现地区的不同，大体上可分为河流洪水、海岸洪水和湖泊洪水等。洪水分类二：洪水按照成因可以分为雨洪水、山洪、融雪洪水、冰凌洪水和海啸等。

洪水可分为一般洪水、较大洪水、大洪水和特大灌水四个级别。

（一）水灾现场脱险与自救

1．迅速转移、发出求救信号　洪水到来时，不要心慌意乱，要保持清醒镇静，迅速离开危险区域，来不及转移的人员要就近迅速向山坡、高地、楼房等地转移，或者立即爬上屋顶、楼房高层、大树、高墙等高的地方。寻找逃生可用的漂浮物，利用随身携带的一切可用来发送求救信号的物品，如手电筒、哨子、旗帜、鲜艳的床单、布缎，沾油破布（用以焚烧）等，及时发送求救信号，以争取外来救援。

2．做好逃生准备　如果洪水继续上涨，暂避的地方已难自保，要设法尽快与当地政府防汛部门取得联系，报告自己的方位和险情，积极寻求外来救援。充分利用身边的救生器材逃生，扎制木排、竹排，搜集木盆、木材、大件泡沫塑料等适合漂浮的材料，加工成救生装置以备急需时逃生使用。

3．做好互救　被洪水围困或落水后，尽可能保存自身能量，在水中被救护时，不要紧紧抓住或抱住施救者，以免影响施救。水中漂浮是专门用于水中求生的一种方法，要求所有的动作必须是自主的、松散的，以减少体力消耗，而不是尽快游离现场。千万不要游泳逃生，不可攀爬带电的电线杆、铁塔，也不要爬到泥坯房的屋顶，以防止倒塌。

4．保存体力，防止体温过低　寒冷是人在水中遇到的最大的威胁之一，若体温迅速下降，会导致冻僵或冻死。在水中，穿衣物比不穿衣物体温下降的要慢，静止比游泳体温下降的要慢得多。为此，在水中除接近高处、船只、救生人员或其他可抓牢的物体外，一般不要游泳，另外尽可能减少活动都对预防体温过低非常重要。

5．团结互助，战胜困难　在等待救护过程中，围困人员应尽可能地靠拢在一起，一方面易于发现，便于互救和被救，另一方面也有积极的心理安慰和鼓励作用，从而更好地应对灾难，最终战胜困难。

6．防止触电　发现高压线铁塔倾斜或者电线断头下垂时，一定要迅速远离避开，防止直接触电或因地面“跨步电压”触电而造成伤亡。

7．预防灾后传染病　洪水过后，要积极打扫好环境卫生，做好各项卫生防疫工作，预防疫病的流行，如伤寒、霍乱、痢疾、流行性出血热、钩端螺旋体病。

（二）水灾现场救护

溺水在洪灾中十分常见，人在水中被淹死的主要原因是由于水进入呼吸道使人窒息而死；另外是被淹者昏迷或因冷水刺激而引起喉头痉挛、声带关闭，从而导致呼吸、心搏停止。抢救溺水者的方法如下：

1．水中救人方法　溺水者头部仍浮在水面时，抢救者可向水中抛竹竿、木板、木棍、绳子等救生器材，让溺水者迅速抓住这些器具游上岸或附近的船。若溺水者已下沉，具有良好水性的抢救者应迅速潜入水中抢救落水者。若溺水者仍在挣扎，最好不要从正面接近，以免被溺水者死死抱住而无法施救，甚至一同沉入水底，抢救者可以从侧面托住溺水者的腋窝或者下颌部，然后将溺水者拖出水面，并采用仰泳姿势将溺水者拖上船或岸边。

2．上岸后的急救措施

(1) 溺水者上岸后，无论其清醒与否，应迅速解开衣领，松开腰带，并立即清除口鼻中的泥沙、杂草等，取出义齿，以免影响呼吸而导致窒息死亡。

(2) 立即排出呼吸道内的水，其方法是抢救者用两手把溺水者的腰部提高，让其头部下垂，这样能把吞入呼吸道及胃内的水从口中倾倒出来，以保持呼吸道通畅。

(3) 溺水者如果是小孩、体重较轻者，可提起双腿，使其肩部、头部、双上肢下垂，可将小孩呼吸道内的水顺利倒出。

(4) 如果溺水者肺、胃的水经上述方法不能顺利倒出，救护者可采用一腿跪地，另一腿屈膝的方法，让溺水者趴在救护者的膝部上，使其头部下垂，然后再拍打或按其胸背部，使呼吸道内的水排出。

(5) 如果溺水者的呼吸、心搏微弱或者已经停止，应立即进行心肺复苏。

(6) 有外伤者，进行对症处理，如止血、包扎、固定等。

(7) 给打捞上岸的溺水者更换湿衣服，让其穿上干燥衣物，盖上被褥以保暖等。

(8) 病情稳定后，及时送医院进一步治疗。

第三节　人为灾难的医学救援

一、火灾

火灾是指在时间或空间上失去控制的灾害性燃烧现象。人类在使用火的同时出现可能引发的火灾，为了防范火灾，人在用火的同时，不断总结火灾发生的原因、发生的规律、预防的方法，尽可能地减少火灾及其对人类造成的危害。当遇到火灾时，人们需要安全、尽快逃生。

火灾的类型有以下几种：

A 类火灾：指固体物质火灾。这种物质通常具有有机物质性质，一般在燃烧时能产生灼热的余烬，如木材、干草和纸张等。

B 类火灾：指液体或可熔化的固体物质火灾，如煤油、柴油、乙醇、沥青和塑料等。

C 类火灾：指气体火灾，如煤气、天然气、甲烷和乙烷等。

D 类火灾：指金属火灾，如钾、钠和镁等。

E 类火灾：指带电火灾，如物体带电燃烧的火灾。

F 类火灾：指烹饪器具内的烹饪物，如动植物油脂等。

根据 2007 年 6 月 26 日公安部下发的《关于调整火灾等级标准的通知》，新的火灾等级标准为：特别重大火灾、重大火灾、较大火灾和一般火灾四个等级。

（一）火灾现场脱险与自救

平时多学习和掌握一些火场自救的的知识，当处于危险困境时，也许就能获得新的生命。一旦火灾降临，在浓烟毒气和烈焰包围下，不少人葬身火海，也有人死里逃生幸免遇难。只要冷静机智运用火场自救与逃生知识，就有极大可能挽救自己的生命，死里逃生，因此要熟记火灾逃生方法：

1．熟悉环境，暗记出口　当身处陌生的环境时，为了自身安全，务必留心疏散通道、安全出口及楼梯方位等，以便关键时候能尽快、迅速逃离现场。

2．通道出口，畅通无阻　楼梯、通道、安全出口等是火灾发生时最重要的逃生之路，应保证畅通无阻，切不可堆放杂物或设闸上锁，以便紧急时能安全迅速地通过。

3．扑灭小火，惠及他人　当发生火灾时，如果发现火势并不大，且尚未对人造成很大威胁时，当周围有足够的消防器材，如灭火器、消防栓等，应奋力将小火控制、扑灭；千万不要惊慌失措地乱叫乱跑，置小火于不顾而酿成大灾。

4．保持镇静，明辨方向，迅速撤离　突遇火灾，面对浓烟和烈火，首先要保持镇静不慌张，迅速判断危险地点和安全出口，决定逃生的办法，尽快撤离危险地。千万不要盲目地跟从人流和相互拥挤、乱冲乱跑、造成踩踏事件。撤离时要注意，朝明亮处或外面空旷地方跑，要尽量往楼层下面跑，若通道已被烟火封阻，则应背向烟火方向离开，通过阳台、气窗、天台等往室外逃生。

5．不入险地，不贪财物　身处险境，应尽快撤离，不要因害羞或顾及贵重物品，而把逃生时间浪费在寻找、搬离贵重物品上。已经逃离险境的人员切莫重返险地。

6．简易防护，蒙鼻匍匐　逃生时经过充满烟雾的路线，要防止烟雾中毒、预防窒息。为了防止火场浓烟吸入，可采用湿毛巾、口罩蒙鼻，匍匐撤离的办法。烟气较空气轻而飘于上部，贴近地面撤离是避免烟雾毒气吸入、滤去毒气的最佳方法。穿过烟火封锁区，应配戴防毒面具、头盔、阻燃隔热服等护具，如果没有这些护具，也可向头部、身上浇冷水或用湿毛巾、湿棉被、湿毯子等将头部、身体裹好，再冲出去。

7．善用通道，莫入电梯　按规范标准设计建造的建筑物，都会有两条以上逃生楼梯、通道或安全出口。发生火灾时，要根据情况选择进入相对较为安全的楼梯通道。除可以利用楼梯外，还可以利用建筑物的阳台、窗台、天面屋顶等攀到周围的安全地点，沿着落水管、避雷线等建筑结构中突出物滑下楼也可脱险。在高层建筑中，电梯的供电系统在火灾时随时会断电或因热的作用电梯变形而使人被困在电梯内，同时由于电梯井犹如贯通的烟囱般直通各楼层，有毒的烟雾直接威胁被困人员的生命。

8．缓降逃生，滑绳自救　高层、多层公共建筑内一般都设有高空缓降器或救生绳，人员可以通过这些设施安全地离开危险的楼层。如果没有这些专门设施，而安全通道又已被堵，救援人员不能及时赶到的情况下，可迅速利用身边的绳索或床单、窗帘、衣服等自制简易救生绳，并用水打湿从窗台或阳台沿绳缓滑到下面楼层或地面安全逃生。

9．避难场所，固守待援　假如用手摸房门已感到烫手，此时一旦开门火焰与浓烟势必迎面扑来。逃生通道被切断且短时间内无人救援。这时候可采取创造避难场所、固守待援的办法。首先应关紧迎火的门窗，打开背火的门窗，用湿毛巾湿布堵塞门缝或用水浸湿棉被蒙上门窗，然后不停用水淋透房间，防止烟火渗入，固守在房内，直到救援人员到达。

10．缓晃轻抛，寻求援助　被烟火围困暂时无法逃离的人员，应尽量待在阳台、窗口等易于被人发现和能避免烟火近身的地方。在白天，可以向窗外晃动鲜艳衣物，或外抛轻型晃眼的东西；在晚上，可以用手电筒不停地在窗口闪动或者敲击东西，及时发出有效的求救信号，引起救援者的注意。

11．火已及身，切勿惊跑　如果发现身上已着火，千万不可惊慌乱跑或用手拍打。当身上衣服着火时，应赶紧设法脱掉衣服或就地打滚，压灭火苗，及时跳进水中或让人向身上浇水、喷灭火剂就更有效了。

12．跳楼有术，虽损求生　跳楼逃生也是一个逃生办法，但应该注意的是：只有消防队员准备好救生气垫并指挥跳楼时或楼层不高（一般4层以下），非跳楼即烧死的情况下，才可采取跳楼的方法。跳楼的技巧，跳楼时应尽量往救生气垫中部跳或选择有水池、软雨篷、草地等方向跳。如有可能，要尽量抱些棉被、沙发垫等松软物品或打开大雨伞跳下，以减缓下降速度，着地前要双手抱紧头部身体弯曲蜷成一团，以减少伤害。

13．身处险境，自救莫忘救他人　任何人发现火灾，都应尽快拨打“119”电话呼救，及时向消防队报警。火场中的儿童和老弱病残者，其本身不具备或者丧失了自救能力，在场的其他人除自救外，还应当积极救助他们尽快逃离险境。

知识链接

火灾四种疏散逃生方法

①利用疏散通道逃生，利用室内楼梯、室外楼梯，自动扶梯、消防电梯等，发生火灾后，尤其是在火灾初期阶段，这都是逃生的良好通道；②自制器材逃生，如将毛巾、口罩浸湿后捂住口、鼻，可制成防烟工具；利用绳索、布匹、床单、地毯、窗帘来开辟逃生通道；③利用建筑物逃生，如落水管、房屋内外的突出部位、各种门窗以及建筑物的避雷网线进行逃生或转移到安全区域再寻找机会逃生；④寻找避难处所逃生，在无路可逃的情况下，应积极寻找避难处所。

（二）火灾伤员的现场急救

出现火灾时要正确应对，沉着冷静，迅速扑灭火源。火灾扑救原则：先控制后灭火，救人第一，分清主次。先控制，后灭火；先重点，后一般；防中毒，防窒息；听指挥，莫惊慌。对于初起火灾，可采用较少的人力和应急灭火器材，容易将火控制或扑灭。必须保证消防车道的通畅无阻。身上着火最好脱下着火的衣服或就地卧倒，或用手覆盖脸部并翻滚压熄火焰，或跳入就近的水池。家用电器或线路着火，要先切断电源，再用干粉或气体灭火器灭火，不可直接泼水灭火，以防触电或电器爆炸伤人。

知识链接

怎样应对火灾

出现火灾时应采取以下三方面措施：①采用正确的灭火方法并选用适当的灭火工具积极扑救，当密闭的房间内起火，未准备好充足的灭火器材前，不要打开门窗；②拨打“119”报警，说清地点、火势、报警人姓名及电话号码；③报警后派人去街道路口迎接消防车。

火灾造成人类死亡的原因是火焰烟雾中毒所致的窒息。因为大火烟雾中含有大量的一氧化碳及塑料化纤燃烧产生的氯、苯等有害气体，火焰可造成呼吸道灼伤及喉头水肿，这些因素可使患者在 3 ~ 5 min 内中毒窒息身亡。现场的急救处理一般遵循“一灭、二查、三防、四包、五送”的救护原则。

1．“一灭”　就是采取各种有效方法迅速灭火，使伤员尽快脱离热源，缩短烧伤时间。最简单的办法是就地滚动，脱去或剪去已着火的衣服，也可跳入水池等，切忌一边奔跑一边呼喊救命。

2．“二查”　就是检查伤员全身情况和有无合并损伤，重点检查有无合并颅脑损伤、胸部损伤、腹部损伤、呼吸道烧伤及骨折，观察有无合并中毒，如有中毒，及时采取相应的解救措施。

3．“三防”　就是防窒息、防休克、防感染。烧伤人员往往因为烧伤疼痛、烧伤创面失液等造成休克，轻者可口服淡盐水，给予镇静止痛类药物，但对于伴有呼吸道烧伤和颅脑外伤的伤员，禁止使用吗啡类镇痛药。现场检查及搬运伤员要注意保护创面，尽量避免污染和二次损伤。如有呼吸道烧伤，一般应尽早行气管切开术，畅通气道，防止窒息死亡。

4．“四包”　就是用干净的毛巾、衣物、纱布、床单等将烧伤处包裹起来，防止污染。在现场，除化学性烧伤外，对创面一般不做处理，尽量保护好烧伤创面，不要弄破水疱，保护表皮。

5．“五送”　就是经现场急救处理，病情稍微稳定后，迅速将伤员送至医院进一步抢救。

二、矿难

矿难指在采矿过程中发生的事故，通常造成伤亡的危险性非常大。矿难发生的频率在中国等发展中国家尤为突出。引发矿难的原因可能有多种，包括硫化氢有毒气体泄漏或者甲烷等天然气爆炸，煤炭粉尘爆炸，地震活动、水灾或者机械故障及指挥失误等。

在我国，煤矿安全是一个主要社会问题，盗采煤矿、生产失误、器械老化及故障等人为原因是矿难的主要原因。

中国煤炭产量约占世界总量的 35%，但在煤矿事故死亡人数上却占约 70%，因此做好煤矿事故的预防十分重要。

（一）矿难事故的脱险与自救

当井下发生瓦斯、煤尘爆炸事故时，脱险与自救方法是：

1．迅速背向空气震动的地方，脸向下卧倒，头要尽量低些，用湿毛巾捂住口鼻，用衣服等盖住身体，使肉体的外露部分尽量减少。

2．要迅速藏好自救器，辨清逃生线路方向，沿避灾路线尽快进入新鲜风流区。撤离中，要由有经验的工人领路，若巷道破坏严重，又不知道撤退路线是否安全，就要设法找到永久避难硐室或自己构造临时硐室暂时躲避，安静而耐心地等待外来救护。

3．积极消除灾害，利用现场条件，在保证自身安全的前提下，采取积极有效的措施和方法，及时投入现场互救，将事故消灭在初始阶段或控制在最小范围内，最大限度减少事故造成的损失。

4．避灾难中，大家都要听从指挥，自觉遵守纪律，不要大喊大叫、惊惶失措，并严格控制矿灯的使用，要积极主动照顾、关心受伤人员，时常敲击金属铁管、金属脸盆或对外光照，发出求救信号，并派出有经验的矿工侦察求救。经过探险确认安全后，大家就可以向井口退出，并在沿途做好信号标记，以便救护队跟踪寻找，如可能，要寻找电话与外界取得联系，争取外来支援。

5．发现烟雾或明火，要立即汇报，请求救援，处于火源进风侧人员，应迎着新风流撤退。处于火源回风侧人员，如果距离火源较近，且火势不大时，应迅速冲过火源撤到回风侧，然后迎风撤退；如果无法冲过火区，则沿回风撤退一段距离，尽快找到捷径绕到新鲜风流中再撤退。

6．如果巷道已经充满烟雾，绝对不要惊慌失措，要迅速辨认出发生火灾的地方和风流方向，然后俯身摸着铁道或铁管有秩序地外撤。

7．矿难时出现电击伤，要迅速脱离（切断）电源，注意现场急救，实行心肺复苏。

（二）矿难事故的现场救护

矿难现场急救的基本原则和方法是：

1．先看后抢　进行评估现场，了解伤情。

2．先抢后救　使处于危险境地的伤员尽快脱离险境，移至安全、通风、平整地带后再实施救治。

3．先重后轻　对大出血、呼吸异常、脉搏细弱或心搏骤停、神志不清的伤员，应立即采取急救措施，挽救生命。昏迷伤员应注意维持呼吸道通畅，伤口处理一般先止血，后包扎，再固定，并迅速安全地转送至附近医院。

4．先救后送　现场所有的伤员须经过急救处理后，方可转送至医院。尤其是对窒息、心搏呼吸骤停、大出血、开放性气胸、张力性气胸等，应先解除窒息，进行心肺复苏术，包扎止血，堵塞胸壁上的伤口和穿刺排气减压等急救措施。

（三）对井下有害气体中毒人员的急救措施

对于有害气体中毒遇难人员，应立即将遇难者抬到新鲜通风的巷道或地面，根据不同的中毒情况，分别采取不同的急救措施。

1．一氧化碳中毒　呼吸浅而急促，失去知觉时面颊及身上有红斑，嘴唇呈桃红色。对中毒伤员可采用人工呼吸或用苏生器输氧。输氧时可掺入5%～7%的二氧化碳，以兴奋呼吸中枢，促进恢复呼吸功能。

2．硫化氢中毒　硫化氢中毒除施行人工呼吸或苏生器输氧外，可将浸以氯水溶液的棉花团、手帕等放入口腔内，氯是硫化氢的良好解毒物。

3．二氧化硫中毒　由于二氧化硫遇水生成硫酸，对呼吸系统有强烈的刺激作用，严重时可能造成灼伤，所以除了施行人工呼吸或苏生器输氧外，应给中毒伤员服牛奶、蜂蜜或用苏打溶液漱口，以减轻刺激。

4．二氧化氮中毒　最突出的特征是指尖、头发变黄，还有咳嗽、恶心、呕吐等症状。因为二氧化氮中毒时会使伤员发生肺水肿，因而不能采用人工呼吸，若必须用苏生器苏生时，在纯氧中不能掺二氧化碳，避免刺激伤员的肺。最好是在苏生器供氧的情况下，使伤员能进行自主呼吸。

5．二氧化碳及瓦斯窒息　二氧化碳及瓦斯窒息造成假死的伤员，除了进行人工呼吸和苏生输氧外，还要摩擦其皮肤或使之闻氨水，以促进呼吸。

知识链接

矿难应急管理机制

快速反应，协同应对，包括：①统一指挥，政府主导、单位参与；②反应灵敏，专业队伍，兼职队伍；③功能齐全，联动协调，不同部门互助；④协调有序，公众参与演练；⑤运转高效，渠道畅通。

三、危险化学品事故

危险化学品是指具有毒害、腐蚀、爆炸、燃烧、助燃等性质，对人体、设施、环境具有危害的剧毒化学品和其他化学品。可分为物理危险、健康危险和环境危险 3 大类。高校实验室应十分重视预防危险化学品事故的发生，出现事故要有应急预案，制定切实可行的危险化学品管理和使用制度，并狠抓落实工作。

（一）危险化学品事故的自救与互救

危险化学品事故具有突发性，因此现场人员要具有自救、互救的能力。自救是危险化学品事故现场急救工作最基本、最有效、最广泛的救援形式。自救行为的主体是现场员工，由于他们对危险化学品的了解、现场情况的知情、反应速度的迅速，发挥救援的作用最大，危险化学品事故现场急救工作往往通过自救行为应能有效控制或解决问题。

互救是指发生危险化学品事故时，事故现场的受害人员相互之间的救护以及他人或企业救护队伍或社会救援力量组织实施的一切救援措施与行动。互救是救死扶伤的人道主义和互帮互助的高尚社会主义精神文明的体现。在发生大的危险化学品事故，特别是灾害性危险化学品事故时，在本身救援力量有限的情况下，争取他人救助和社会力量的救援相当重要。化工系统职工医院、职防院所，特别是危险化学品事故应急救援中心在危险化学品事故医疗救援中，要充分发挥急救、指导、技术咨询、培训的重要作用，为救援工作的顺利进行做出应有贡献。

救援人员，特别是医务人员必须掌握自救与互救方面的一些基础知识和基本技能，如心肺复苏术、防护用品的正确使用，事故状态下的紧急逃生、撤离、烧伤或触电现场的紧急处置，外伤急救四大技术（包扎、止血、固定、搬运）等，可使现场急救工作成效显著。

（二）危险化学品事故的现场救护

危险化学品事故应急救援的基本原则是：①统一指挥的原则；②充分准备、快速反应、高效救援的原则；③生命至上的原则，应急救援的首要任务是不惜一切代价，维护人员生命安全；④单位自救和社会救援相结合的原则；⑤分级负责、协同作战的原则；⑥科学分析、规范运行、措施果断的原则；⑦安全抢险的原则。

具体方法是：

1．立即解除致伤原因，迅速脱离事故现场。

2．置神志不清的伤员于侧卧位，防止气道梗阻，缺氧者给予氧气吸入，呼吸停止者立即施行人工呼吸，心搏骤停止者立即施行胸外心脏按压。

3．皮肤烧伤应尽快清洁创面，并用清洁或已消毒的纱布保护好创面，酸、碱及其他化学物质烧伤者用大量流动清水和足够时间（一般 20 min）进行烧伤创面冲洗后再进一步处置，禁止在烧伤创面上涂敷消炎粉、油膏类，眼睛灼伤后，要立即先用清水彻底、反复冲洗。

4．严重中毒者，要立即在现场实施病因治疗及相应对症与支持治疗。一般中毒伤员要平坐或平卧休息，密切观察生命体征变化，严密监护，随时注意伤员的病情变化。

5．骨折，特别是脊柱骨折时，在没有正确固定的情况下，除止血包扎外，应尽量减少搬动伤员，以免加重脊髓损伤导致截瘫。

6．切勿随意给伤员进食进饮，以免神志不清时因呕吐物误吸入气管内造成窒息。

7．迅速置患者于空气流动、新鲜、安全、清静，有人观察的环境中。

8．防止休克，特别是要注意保护心、肺、脑、肝和肾等重要器官功能。

知识链接

危险化学品事故应急要点

1. 发现被遗弃的化学品，不要捡拾，应立即拨打报警电话，说清具体位置、包装标志、大致数量以及是否有异常气味等情况。

2. 立即在事发地点周围设置警告标志，不要在周围逗留。严禁吸烟，以防发生火灾或爆炸。

3. 遇到危险化学品运输车辆发生事故，应尽快离开事故现场，撤离到上风口位置，不围观，并立即拨打报警电话。其他机动车驾驶员要听从工作人员的指挥，有序地通过事故现场。

4. 居民小区施工过程中挖掘出有异味的土壤时，应立即拨打当地区（县）政府值班电话说明情况，同时在其周围拉上警戒线或竖立警示标志。在异味土壤清走之前，周围居民和单位不要开窗通风。

5. 严禁携带危险化学品乘坐火车、汽车、公交车、地铁、轮船、飞机等交通工具。

第四节　灾难心理干预

一、概述

20 世纪 90 年代，我国在处理重大公共卫生事件的救援活动中，开始增加了精神卫生及心理干预的内容。在 2003 年 SARS 疫情肆虐期间，心理救援首次大规模进入公众视野，尤其在 2008 年“5.12”四川汶川大地震以及其后发生的历次灾难中，心理救援发挥了重要作用。

（一）心理救援的必要性

1．当有人出现自伤或自杀时，心理救援可挽救他们的生命。

2．通过援助，避免病情进一步加重。

3．促进精神康复与健康。

4．向精神障碍患者提供安抚和支持。

（二）心理救援的基本宗旨

提升民众对精神健康的关注；帮助民众建立对精神 / 心理问题的正确认识并提高知晓程度，消除歧视，促进社会和谐稳定。

（三）普及心理救援的意义

流行病学调查显示，我国各种精神障碍的患病率为 17% 左右。因此，民众有很高的概率接触到精神障碍患者，而普及精神障碍的知识以及如何援助精神障碍患者的技巧很重要，因为在第一时间实施心理救援的人员通常是非精神卫生专业人员，特别是患者的社会支持网络（如家属、朋友或同事），或者是服务于公众的职业群体（如教师、警察、社区服务人员）。开展心理救援培训，可以教会非专业人员识别不同精神障碍的症状以及各种心理危机，并提供第一时间的援助，然后帮助患者获得恰当的专业治疗和其他支持性援助，这些援助有助于维护当事人和他人的安全，有利于社会的和谐稳定。

二、灾难后的主要心理问题及其处理

（一）第一阶段（急性应激阶段，即灾害后第 1 周）

急性应激障碍（acute stress disorder，ASD），又称急性心因性反应或急性应激反应，是一种创伤性事件的强烈刺激引起的一过性精神障碍，为此期的主要心理问题。

1．临床表现

（1）意识改变：可出现短暂的环境、人物定向障碍，主要表现为神志恍惚，伴随明显的行为退化、过分依恋，甚至急性应激伴发的精神症状。

（2）情绪症状：严重的焦虑、恐惧、惊恐发作、哀伤、悲痛、情感麻木、激情状态及激越等均可发生。

（3）行为改变：常见行为退行、幼稚行为。儿童行为的幼稚化及退行尤为突出，更依恋家人、生活自理能力下降。成人可出现协调或不协调的精神运动性兴奋。

（4）思维和认知改变：可出现明显的语言抑制、对新的信息记忆力下降，而对经历过的创伤性记忆，反复闪现，伴随明显的焦虑、恐惧体验，注意力集中困难，思考力及解决问题的能力显著受到影响，思维的效能明显受损，一部分患者可出现一过性幻觉、错觉等知觉障碍。

（5）生理性症状：出现显著的生理功能改变，如睡眠障碍最常见，可表现为入睡困难，早醒；许多人会经历噩梦，甚至夜惊，食欲缺乏，疲乏无力，恶心、腹泻、腹痛及其他部位慢性疼痛，可伴心悸、胸闷、呼吸不畅或尿频等，也是应激后突出的表现。

2．诊断标准

（1）症状标准：以异乎寻常的和严重的精神刺激为原因，并至少有下列一项，即：①有强烈恐惧体验的精神运动性兴奋，行为有一定盲目性。②有情感迟钝的精神运动性抑制（如反应性木僵），可有轻度意识模糊。

（2）严重标准：社会功能严重受损。

（3）病程标准：在受到刺激后若干分钟至若干小时发病，病程短暂，一般持续数小时到 1 周，通常在 1 个月内缓解。

（4）排除标准：须排除癔症、器质性精神障碍、非成瘾物质所致精神障碍及抑郁症。

3．心理干预

（1）心理干预原则：①正常化原则：尽管可能是很痛苦的，但应强调应激干预活动中的任何想法和情感都是正常的。②协同化原则：强调干预者与当事人双方的积极参与和协调。③个性化原则：强调心理干预应个性化。

（2）常用的干预方法

1）认知干预：改变个体的思维方式，尤其是改变其认知中的非理性与自我否定，就有可能改变个体对自己生活中危机的控制。

2）社会支持：包括物质上和心理上的支持，来自家庭、社区、干预者的自助群体等，其中家庭支持最有效。干预者应准确评估当事人的家庭支持能力，并帮助其强化这些能力，以减轻个体缺乏理性的恐惧。

3）药物治疗：对有明显紧张、焦虑、恐惧、抑郁反应和失眠、心悸、出汗等躯体症状者，应适当使用药物，以缓解症状，可有助于心理干预的开展和起效。但应注意：药物使用剂量要小，疗程要短。值得注意的是，药物治疗对较严重的心理危机状态也是重要的措施。但灾民可能对此不理解，对此专业人员要耐心进行健康教育。可鼓励那些通过治疗好转的灾民成为最有效的健康教育者，利用他们的经验去影响和说服有治疗指征的患者进行治疗。

（二）第二阶段（灾后 1 周至半年）

创伤后应激障碍（post-traumatic stress disorder，PTSD）又称为延迟性心因性反应，为此期的主要心理问题，指由于异乎寻常的威胁性或灾难性心理创伤引起的延迟出现的且长期持续的精神障碍。

1．临床表现与诊断　PTSD 的诊断标准如下：

（1）症状标准：遭受到异乎寻常的创伤性事件或处境（如灾难）后出现下列表现。

1）病理性重现：反复出现的创伤性体验，并至少有下列 1 项：①不由自主地回想受打击的经历。②反复出现有创伤性内容的噩梦。③反复发生错觉、幻觉。④反复发生触景生情的精神痛苦，如目睹死者遗物、旧地重游，或周年日等情况下会感到异常痛苦和产生明显的生理反应，如心悸、出汗、面色苍白等。

2）持续的警觉性增高：至少有下列 1 项：①入睡困难或睡眠不深。②易激惹。③集中注意困难。④过分地担惊受怕。

3）对与刺激相似或有关情境的回避：至少有下列 2 项：①极力不想有关创伤经历的人与事。②避免参加能引起痛苦回忆的活动，或避免到引起痛苦的地方。③不愿与人交往，对亲人变得冷淡。④兴趣爱好范围变窄，但对与创伤经历无关的某些活动仍有兴趣。⑤选择性遗忘。⑥对未来失去希望和信心。

（2）严重标准：社会功能受损。

（3）病程标准：精神障碍延迟发生（即在遭受创伤后数日或数月后，罕见延迟半年以上才发生），符合症状标准至少已有 3 个月。

（4）排除标准：排除情感性精神障碍、其他应激障碍、神经症、躯体形式障碍等。

2．心理干预

（1）干预原则：帮助患者提高应对技巧和应对能力，发现和认识其应对资源，尽快摆脱应激状态，恢复心理和生理健康，避免造成更大损害。

（2）干预焦点：帮助危机中的个体认识和矫正因创伤性事件引发的暂时认识、情绪和行为扭曲。

（3）干预重点：预防疾病和缓解症状，以心理干预为主，药物治疗为辅。

（4）配合由专业心理咨询师实施的常用心理干预技术：认知技术、创伤稳定技术、认知暴露技术、应激接种训练或自我对话训练等。

（刘志欢）

自测题

一、选择题

1．在救援资源不足的情况下，现场分诊归类为需紧急救助的伤员**不包括**

A．大出血

B．小腿腓骨骨折

C．多根多处肋骨骨折

D．心搏骤停

E．开放性气胸

2．地震现场的救护原则是

A．先远后近、先挖后救、先易后难

B．先近后远、先挖后救、先易后难

C．先远后近、先挖后救、先难后易

D．先近后远、先挖后救、先难后易

E．先救后找、先救后治、先重后轻、先多后少

3．洪水来临时，在校老师不应该

A．坚持上课

B．联系家长

C．疏散同学

D．避开危险区

E．叫学生往高处转移

4．企业消防工作应贯彻以下哪项方针

A．安全第一，预防为主

B．预防为主，防消结合

C．安全生产，人人有责

D．管生产，必须管安全

E．领导负责，安全第一

5．地震后燃气泄漏该怎么办

A．切断总气源，迅速离开现场

B．打开抽油烟机

C．光线较暗且照明电路被地震破坏时，点燃蜡烛找到燃气泄漏口，用湿毛巾堵塞

D．用湿毛巾捂住口、鼻，找机会尽快逃离

E．打开排风扇排气

6．发生火灾时，正确的应对措施为

A．呼救命，四处奔走

B．坐电梯逃走

C．待在原地不动

D．发出警报，疏散人员，在安全情况下设法扑救

E．可用手拍打着火的衣服

7．高楼着火时，如果不是万不得已，不能

A．报警

B．向下疏散

C．向上疏散

D．逃生

E．对外发出求救信号

8．火灾中对人员威胁最大的是以下哪项，因此首先应该做好防护再逃生

A．火

B．可燃物

C．烟气

D．火花

E．火势

二、填空题

1．灾难可分为__________、__________、__________和__________四大类。

2．地震的现场救护应该遵循“__________、__________、__________、__________”的现场救护顺序。

三、问答题

1．简述救灾时医务人员的主要任务。

2．如何在火灾浓烟中逃生自救？

第七章

几种常见急诊症状的救治

第七章数字资源

思政之光

学习目标

1. 复述发热、晕厥、昏迷、呼吸困难、咯血、呕血与便血、急性头痛、急性胸痛、急性腹痛等的病因、发病机制、临床表现与诊断思路。
2. 解释这些症状的诊断思路。
3. 能够运用这些症状的救治原则与方法为患者制订急救方案。

第一节　发　热

案例 7-1

患儿男，4 岁，腹泻、发热 2 d 就诊。因受凉后腹泻、发热，测肛温 38.7℃，医嘱予抗病毒、输液治疗，不用退热药。但输液过程中出现寒战、发热加重，测肛温 41.4℃，医嘱紧急降温处理。

问题：本病例前后同样是发热，为什么对发热的处理却不同？

发热（fever）是指各种原因引起的体温超过正常范围。临床上腋下温度＞ 37℃、口腔温度＞ 37.2℃或肛温＞ 37.7℃即为发热，若昼夜体温波动在 1℃以上，也称为发热。

一、病因与发病机制

（一）病因

发热的病因一般概括为两大类：感染性发热和非感染性发热。

1．感染性发热　是发热的最常见原因。多为细菌和病毒，其他病原体如支原体、衣原体、立克次体、螺旋体、真菌、原虫与蠕虫等也可引起发热。临床上以细菌感染最常见。多见于各种急、慢性全身感染或局灶性感染，急、慢性传染病。

2．非感染性发热　包括超敏反应、结缔组织疾病、内分泌代谢疾病、体温调节中枢功能异常、恶性肿瘤、无菌组织损伤或坏死、产热 - 散热平稳失调等。常见类型有：

（1）超敏反应性疾病：输血或输液反应、药物热、血清病等。

（2）结缔组织疾病：风湿热、儿童类风湿关节炎、系统性红斑狼疮等。

（3）内分泌疾病：如甲状腺功能亢进或甲状腺危象等。

（4）体温调节中枢功能异常：如中暑、脑出血、重度脑外伤等。

（5）恶性肿瘤：如急性白血病、恶性淋巴瘤、恶性组织细胞病、骨肉瘤等。

（6）无菌组织损伤或坏死：如组织损伤或坏死，分解的组织蛋白及组织坏死物质被吸收所致无菌性炎症。例如：①物理、化学因素所致损伤，如大面积烧伤或烫伤、严重创伤或挤压伤、大手术的组织损伤以及各种内出血；②细胞破坏或组织坏死，如急性溶血、急性心肌梗死或急性肺梗死等。

（7）产热与散热平衡失调：如癫痫持续状态、甲状腺功能亢进或甲状腺危象、肾上腺皮质功能亢进症等；鱼鳞病、广泛性皮炎、先天性外胚叶发育不全、重度脱水、大失血、慢性心功能不全等导致散热减少，引起发热。

（二）发病机制

1．感染性发热　主要是致热原的作用。一般可将致热原分为外源性致热原和内源性致热原。外源性致热原多为各种病原微生物或寄生虫，如细菌、病毒、真菌、疟原虫等及其毒素或代谢产物，以及抗原 - 抗体复合物等。外源性致热原通过刺激和诱导机体粒细胞、单核巨噬细胞系统产生和释放内源性致热原如白细胞介素（IL-1、IL-2）、肿瘤坏死因子（TNF）和干扰素等。内源性致热原可通过血脑屏障，作用于下丘脑的体温调节中枢，导致体温调定点上移而引起发热。

2．非感染性发热　主要是体温调节中枢功能失调。如急性脑血管疾病、中暑、重度脑损伤等可直接或间接作用于下丘脑体温调节中枢，引起体温调节功能受损导致发热，称为中枢性发热。

二、临床表现

发热程度的判断，以口腔温度为标准：正常参考值为 36.3 ～ 37.2℃，＞ 37.2℃称为发热，37.3 ～ 38℃称为低热，38.1 ～ 39℃称为中热，39.1 ～ 41℃称为高热，＞ 41℃称为超高热。其中高热与超高热对机体有危害。高热与超高热可导致水分丧失过多、代谢产物增多，使能量大量消耗，而影响患者各脏器的生理活动，最易引起中枢神经系统损害。可表现为头痛、面色潮红、灼热、全身酸痛、呼吸加深加快、脉搏增快。超高热可出现抽搐、惊厥、谵妄、昏迷，各系统器官功能不全或衰竭，甚至死亡。呼吸和心率会随体温改变而变化：一般体温升高 1℃，呼吸增加 3 ～ 4 次 / 分，心率增加 12 ～ 15 次 / 分。

（一）热型

不同的疾病可出现不同的热型。伤寒、副伤寒及肺炎链球菌肺炎等可出现稽留热；败血症、脓毒症、重症结核病、感染性心内膜炎、风湿热等可出现弛张热；疟疾、急性肾盂肾炎等可出现间歇热；回归热螺旋体感染、霍奇金病等可出现回归热；布鲁菌病可出现波状热；结核病、结缔组织疾病、风湿热、感染性心内膜炎、癌性发热等可出现不规则热。

（二）病程

发热依其出现时间的长短分为短期发热和长期发热。小于半个月的发热为短期发热，大于半个月的发热为长期发热，而低热则以 1 个月为界，即大于 1 个月才为长期发热。临床以短期发热多见，短期发热见于各种急性感染、输液或输血反应、中暑、甲状腺危象等；长期发热多见于伤寒、重症肺结核、肝脓肿、败血症、亚急性感染性心内膜炎、疟疾等感染性疾病，亦可见于系统性红斑狼疮、风湿热、结节性多动脉炎等风湿免疫疾病，恶性肿瘤等非感染性疾病及急性白血病、多发性骨髓瘤等血液系统疾病。

➢ 考点提示：发热的热程、热型及其临床意义。

（三）伴随症状

1．寒战　多见于细菌感染性疾病，临床上多先出现寒战，后出现发热，如肺炎链球菌肺炎、急性肾盂肾炎、急性胆道感染等疾病。也可见于疟疾、钩端螺旋体病、回归热等其他病原体所致疾病。但肺结核、伤寒或副伤寒、病毒感染性疾病一般无寒战。非感染性疾病如输血及输液反应、急性溶血等也可出现寒战，而风湿热、系统性红斑狼疮一般无寒战。

2．皮疹　多见于麻疹、水痘、伤寒、猩红热等感染性疾病。

3．肝脾大　多见于病毒性肝炎、伤寒、疟疾、脓毒症、白血病、淋巴瘤、恶性组织细胞病等。

4．淋巴结肿大　多见于急性淋巴细胞白血病、淋巴瘤、急性传染性单核细胞增多症等。

5．昏迷　先发热后昏迷多见于全身感染中毒性脑病、颅内感染等；先昏迷后发热多见于脑出血、中暑、重度脑外伤或严重脑损伤等所致的中枢性发热。

6．休克　多见于肾综合征出血热（流行性出血热）、中毒性细菌性痢疾、肺炎链球菌肺炎及革兰氏阴性杆菌败血症等。

三、辅助检查

1．实验室检查　可根据病因选择相关的实验室检查。如血常规、尿常规、尿白细胞计数、血细菌培养及肥达反应等。

2．特殊检查　根据病情需要选择特殊检查。如 B 超、胸部 X 线检查，以及骨髓穿刺、骨髓细菌培养等。

四、诊断与鉴别诊断

1．病史　结合起病急缓、主要症状特点如热型和病程，以及伴随症状和既往史等进行分析，确定发热的类型，即感染性发热与非感染性发热。

2．体格检查　收集病变累及的主要系统与器官的阳性与重要阴性体征。注意发热与呼吸频率和心率的关系。如果体温升高 1℃，呼吸次数增加＞ 4 次 / 分，多见于呼吸系统感染性疾病，如大叶性肺炎或其他下呼吸道感染。当体温升高 1℃，心率增加＞ 15 次 / 分时，常见于发热伴心力衰竭、休克，以及风湿热、败血症、甲状腺功能亢进等；如体温升高 1℃，心率增加＜ 12 次 / 分或不增加称为相对缓脉，常见于伤寒或副伤寒，也可见于发热合并颅内压增高、病态窦房结综合征或房室传导阻滞等。结合病史与体征分析，确定病变累及部位和可能性最大的疾病，然后提出进一步检查计划，以明确诊断。

3．辅助检查　结合病史与临床表现对血常规、尿常规、肝功能及相关检验、血或尿细菌培养、相关血液或体液检查等实验室检查，以及相应影像学检查等结果进行综合分析，以确定发热病因。

➢ 考点提示：发热的诊断。

五、急救与治疗

（一）急救原则

1．低热、中热　一般不必降温处理，因为发热是机体的防御反应，应积极寻找病因，加强病因治疗。但对于原有抽搐病史者或发热伴有烦躁者，应予退热处理。

2．高热、超高热　应予紧急降温处理，高热伴惊厥、谵妄、昏迷、休克，或伴有严重心、肝、脑、肾疾病者，也应紧急降温。

➢ 考点提示：发热的急救原则。

（二）救治措施

1．降温

（1）物理降温：紧急降温以物理降温为主，配合药物降温，以头部降温为重点。迅速将体温（肛温）降至 38.5℃以下是治疗超高热的关键。一般性高热给予物理降温即可。物理降温措施：

1）冷敷法：一般给予头部冰帽或冰袋加冰枕，还可在颈部、腋窝、腹股沟、肘窝等大血管处放置冰袋，但要避免冻伤。顽固性高热还可配合降温毯进行降温，但应同时使用氯丙嗪和异丙嗪每次各 0.5 ～ 1 mg/kg 肌内注射，每 4 ～ 6 h 一次，以防寒冷反应，待病情稳定后，逐渐延长给药间隔直到停药，不能突然停药。

2）冷盐水灌肠：可用 20℃的冷盐水灌肠，用量：婴幼儿 150 ～ 300 ml，＞ 3 岁儿童 300 ～ 500 ml，成人 500 ～ 1000 ml。

3）冷盐水静脉滴注：紧急情况下可行 4℃生理盐水（成人 500 ～ 1000 ml）静脉滴注。

4）乙醇擦浴：可用 30% ～ 50% 乙醇在颈部、腋窝、腹股沟、肘窝等大血管部位和四肢进行擦浴，重点擦各大血管处，忌擦胸腹部，还应避免乙醇对眼的刺激。但较小儿童不宜用，以防乙醇吸收中毒。

5）高热伴四肢冰冷者宜行全身温水浴，一般水温宜在 37 ～ 38℃，将患者置身于温水中 15 ～ 20 min 后起身擦干全身。在进行物理降温时，应注意调整室温至合适，以配合降温。并注意每半小时监测一次体温、脉搏、呼吸、血压的变化。

（2）药物降温：根据病情可酌情选用安乃近、复方氨基比林或柴胡等注射剂肌内注射，也可选用布洛芬、阿司匹林、萘普生等药口服降温。应注意，使用药物降温可使患者大量出汗，丧失体液，应注意监测血压、心率与尿量的变化。

2．病因治疗　根据病因采取相应治疗，感染性发热采用有效抗生素治疗，非感染性高热也应做出针对性治疗。

3．其他治疗

（1）对症治疗：如高热惊厥应用止惊药，如地西泮或苯巴比妥钠等肌内注射。如伴脑水肿，可应用 20% 甘露醇和地塞米松等药物进行治疗。

（2）综合治疗与护理：对高热、超高热患者，应严密监测意识、瞳孔与生命体征变化；给予氧疗，并注意保持呼吸道通畅；及时处理合并症，加强护理。患者应卧床休息，给予高热量、高维生素、易消化饮食，补充液体，维持水、电解质及酸碱平衡。

（陈方军）

第二节　晕　厥

案例 7-2

男，75 岁，退休干部，既往身体健康。近 3 个月来常感头晕，发生 3 次晕倒在地，每次历时短暂，无抽搐及大小便失禁，无明显出汗及饥饿感，发作后无肢体活动障碍、语言障碍等异常。曾于某医院住院，做血液检查、心电图、颅脑 CT 等，均无明显异常。治疗 10 天出院，出院后因再次晕厥而住院。入院时查体：生命体征正常，神清；P 58 次 / 分，R 20 次 / 分。心、肺、腹部及神经系统检查均无异常发现；心电图示窦性心动过缓。

问题：晕厥考虑什么原因？目前应采取哪些治疗措施？

晕厥（fainting）是指突发性、短暂性意识丧失伴肌张力丧失而倒地，并能在短时间内自行苏醒的一种临床综合征，也称为昏厥。多由一过性、广泛性脑缺血、缺氧引起。是一种常见急诊，多数就诊时已经苏醒，但对患者心身影响较大，应查明原因，积极治疗。

一、病因与发病机制

（一）病因

1．血管舒缩障碍性晕厥　包括血管迷走神经性晕厥、体位性晕厥、颈动脉窦性晕厥、排尿性晕厥、咳嗽性晕厥、情境性晕厥等。其中以血管迷走神经性晕厥最常见，多由于恐惧、疼痛、情绪紧张、精神创伤、心理障碍、过度疲劳、空气污浊、空腹等诱发；颈动脉窦性晕厥多由于颈动脉窦受到刺激时发生；体位性晕厥多由于药物、体质衰弱引起的直立性低血压所致；排尿性晕厥、咳嗽性晕厥分别与排尿、咳嗽有关。情境性晕厥与恐惧有关，如晕针。

2．心源性晕厥

（1）心律失常性晕厥：多见于病态窦房结综合征、二度Ⅱ型以上房室传导阻滞、阵发性室上性心动过速和室性心动过速等；也可见于遗传性心律失常（如长 Q-T 综合征、儿茶酚胺依赖性室性心动过速、致心律失常性右室心肌病等）、植入抗心律失常器械（如心脏起搏器）功能障碍、药物诱发的心律失常。

（2）心肺疾患所致晕厥：多见于梗阻性心脏瓣膜病、急性心肌梗死或严重心肌缺血、肥厚型梗阻性心肌病等；也可见于左房黏液瘤、主动脉夹层、心包疾病所致的心脏压塞及肺栓塞等。

3．脑源性晕厥　多见于脑动脉弥漫性硬化引起的短暂性脑缺血发作、脑血管痉挛、大动脉炎、锁骨下动脉窃血以及延髓背外侧综合征。

4．血液性（血液成分异常所致）晕厥　常见于低血糖综合征、严重贫血、过度换气综合征，以及高原性或缺氧性晕厥。

➢ 考点提示：晕厥的病因。

（二）发病机制

晕厥的发生虽有不同的表现，但发病机制是相同的，即各种病因导致脑血流灌注和氧供障碍，使大脑一时性、广泛性供血不足而发生意识丧失。各种晕厥类型中的意识丧失，均是由于与意识有关的脑组织血流量降低或脑组织氧利用率下降所致。心输出量降低、脑组织灌注压降低或脑血管床阻力增高，均可引起脑血流量减少而发生晕厥。脑血管的自我调节功能能保证脑血流量不依赖系统血压，维持在一个较小的范围内。当这种调节能力发生障碍时，脑血流量就会显著下降，当下降 40% 即可发生晕厥。临床上见于各种原因引起的暂时性心输出量减少一半或一半以上，直立动脉收缩压下降至 50 mmHg。如缺血只持续几秒或几十秒，对脑组织不产生持久影响，如缺血时间过长则使脑部各大动脉供血范围间的灌注边缘带发生脑组织坏死。当各种原因刺激迷走神经，可反射性引起血管扩张和心动过缓，心输出量减少及容量血管扩张，结果导致脑血流量锐减而引起晕厥，这是血管迷走性晕厥的发生机制。

当人站立时，人体的纵轴与地心引力的方向一致，由于引力对人体液体静水压的作用，有 300 ～ 800 ml 血液淤滞在下肢，静脉回流减少，使心输出量下降、血压降低、脑血流量减少。此时，通过颈动脉窦和主动脉弓压力感受器的反射等作用，使血管运动中枢抑制冲动减少，交感神经张力增加，引起加压反射，使周围血管收缩，心率加速，心脏收缩增加，心输出量增加，使血压回升以维持正常的脑血流供应。上述自动调节的任一环节发生一时性障碍，即有可能引起晕厥，故晕厥也多在直立位时发生。这是直立性低血压所致晕厥的发生机制。

二、临床表现

晕厥可能因心输出量的明显减少或心脏瞬时停搏，周围血管扩张、阻力下降，或由于局部脑供血不足所致。当人站立时，心搏暂停 1 ～ 2 s，就会有头晕无力感，3 ～ 4 s 即可发生意识丧失。

（一）血管舒缩障碍性晕厥

血管舒缩障碍性晕厥大多由各种原因引起的神经反射性一过性全身血管扩张、血压下降、脑缺血而引起的晕厥，共同特点是晕厥发作时意识障碍持续时间较短，平卧位休息很快能自动苏醒，常伴面色苍白、出汗、恶心等自主神经功能障碍的表现。常见的类型有：

1．血管迷走神经性晕厥　是临床最常见的类型，多见于年轻体弱女性。临床表现特点：

（1）发作前有明显诱因，如情绪激动、恐惧、疼痛、疲劳、饥饿、出血、手术、天气闷热、空气污浊、睡眠障碍及持续站立等。

（2）前驱症状：多表现为头晕、眩晕、心悸、胸闷、恶心、肢体乏力等。

（3）发作表现：常于站立位发病，发作时突然意识丧失而倒地，伴面色苍白、出汗、血压下降、心率减慢、脉搏细弱等，晕厥持续数秒至数分钟，可自行恢复，无后遗症。

2．体位性晕厥　晕厥发作特点：身体位置突然改变时（由平卧位转为站立位时）发作，发作时血压急剧下降、脑供血不足，即可发生晕厥，当平卧位时晕厥持续时间短，常能自行苏醒。可伴面色苍白、四肢发冷、脉搏细速、尿量减少。特发性直立性低血压：多见于中年以上的男性，常伴有锥体束征、锥体外系及小脑的症状与体征。

3．颈动脉窦性晕厥　即颈动脉窦综合征，包括Ⅰ型和Ⅱ型。主要表现为晕厥，心率减慢。一般由颈动脉窦受到刺激所诱发，如按压双侧颈动脉窦（医源性），或突然转头、衣领过紧、局部肿大的淋巴结、肿瘤、瘢痕等对颈动脉窦的挤压或压迫等诱发。

4．排尿性晕厥　好发于青年男性，多发生在夜间排尿或排尿结束时。发作前多无不适，发作时突然倒地，意识丧失持续 1 ～ 5 min，自行苏醒，醒后多无后遗症。可反复发作。

5．咳嗽性晕厥　常见于慢性肺部疾病，如慢性支气管炎合并肺气肿、百日咳等。患者在剧烈咳嗽后突然意识丧失，剧烈咳嗽导致瞬间胸膜腔内压过高，导致胸腔内上、下腔静脉血液回流短暂受阻，导致回心血量 - 心输出量 - 脑血流量锐减而发生晕厥，可持续数秒至数分钟，多自行苏醒，醒后多无后遗症。

（二）心源性晕厥

心源性晕厥是最严重的类型。多为各种心脏疾病引起心输出量锐减、急性脑缺血发作而产生的晕厥。发作特点：

1．发病前数秒钟可有心悸、头晕、目眩、上腹部不适等症状。

2．发作时常伴呼吸困难、发绀。

3．严重者可引起阿 - 斯综合征：表现为晕厥和全身性抽搐，可伴有大小便失禁。

4．如出现颈动脉搏动消失，提示心搏骤停，如颈动脉搏动存在，可自行苏醒。

（三）脑源性晕厥

脑源性晕厥是由于脑血管调节机制障碍、脑干疾病或血管运动中枢受累所致，故晕厥发作时的意识障碍持续时间较长，可出现抽搐，发作前后常伴中枢神经系统症状与体征，如头晕、头痛、偏瘫、语言障碍、肢体麻木、高血压、视力改变等表现。应与癫痫小发作、癔症、发作性睡病鉴别。

（四）血液性晕厥

血液成分异常所致的晕厥称为血液性晕厥，常见的有低血糖晕厥、过度换气综合征、贫血性晕厥和高原性晕厥等。

1．低血糖晕厥　多见于严重低血糖症，常表现为晕厥伴饥饿、震颤、心悸、出汗、乏力、头晕，严重者可发生低血糖昏迷。

2．贫血性晕厥　多见于重度贫血患者在用力运动时，常表现为晕厥伴头晕、目眩、心悸、乏力等症状，查体可见重度贫血貌。

3．过度换气综合征　常有呼吸性碱中毒，表现为晕厥伴四肢末端麻木、针刺感等异常感觉，可伴头晕、无力、手足搐搦。常见于情绪紧张、癔症发作时。女性发病多见。

4．高原性晕厥　多见于内地人到达高海拔地区时出现的晕厥，常伴高原性缺氧、高原性肺水肿、肺心病，故常有呼吸困难与发绀等症状。

➢ 考点提示：晕厥的临床表现。

三、辅助检查

1．根据病史特点选择相关特殊检查　心电图、超声心动图、心脏电生理检查适用于心源性晕厥；头颅 CT、脑电图检查、脑血管造影、脑脊液检查、颈部 X 线片及颈动脉和椎动脉血管 B 超检查等适用于脑源性晕厥。

2．根据病情特征选择实验室检查　血液检查，如血常规、血清电解质、血糖、心肌酶等检查适用于血容量不足、低血糖或心肌梗死等所致的晕厥。

四、诊断与鉴别诊断

（一）诊断

1．根据病史与晕厥特点，考虑其类型，问清发病的诱因，有无先兆，晕厥的程度、持续时间及伴随症状，以推测晕厥的类型。

2．主要检查心脏、血管与神经系统有无异常体征。根据体格检查初步诊断晕厥类型。心脏检查如发现有器质性心脏杂音和心律失常等则提示为心源性晕厥。一侧颈动脉搏动减弱或消失，并有血管杂音，转颈、仰头试验时出现晕厥发作，提示为颈、椎动脉供血不足所致的晕厥。若有交叉瘫、交叉或分离性感觉障碍等脑干体征提示为脑源性晕厥。

3．结合相关的辅助检查结果分析，以判断晕厥的疾病本质与病因。

（二）鉴别诊断

1．晕厥与昏迷、眩晕、脑震荡的鉴别

（1）晕厥与昏迷：昏迷的意识障碍通常持续时间较长，恢复较难，而晕厥意识障碍持续时间短暂，且很快自行恢复意识。

（2）晕厥与眩晕：晕厥的患者在意识丧失前多数伴有短暂的眩晕，故应加以鉴别。眩晕无意识丧失或障碍；而晕厥则有突然而短暂的意识丧失。

（3）晕厥与脑震荡：脑震荡也可有短暂意识丧失，但有外伤史及近期记忆障碍，而晕厥则无外伤史与近期记忆障碍。

2．晕厥与休克的鉴别　休克也有晕厥发作，应加以区别，主要根据血压下降持续时间进行区别。晕厥只有短暂性血压下降，而休克的血压下降多呈持续性。

➢ 考点提示：晕厥的鉴别诊断。

知识链接

晕厥初步评估与危险分层

一、初步评估

初步评估的目的是：①明确是否是晕厥；②是否能确定晕厥的病因；③是否是高危患者。评估内容包括详细询问病史、体格检查和心电图检查。

1. 病史和体格检查 大多数反射性晕厥通过典型病史和症状即可诊断。发现诱发因素，了解药物的使用情况及并发症，帮助判断预后。询问发作时的情境，前驱症状，患者的自述和旁观者对晕厥事件及生命体征的观察及晕厥后症状。鼓励录制发作时视频，有助于判断病情。晕厥与进餐和体力活动的关系、前驱症状持续的时间，有助于鉴别神经介导性与心源性晕厥。老年患者特别需要了解并发症和药物使用情况。心血管疾病患者要注意既往用药史，有无晕厥或猝死家族史。

体格检查包括卧位和直立 3 min 的血压和心率变化，注意心率和节律、心脏杂音、奔马律、心包摩擦音等提示器质性心脏病的证据；通过基本的神经系统检查寻找局灶性功能缺损，必要时进一步行神经系统的检查。

2. 心电图检查 应用广、价格低，可发现具体或潜在的晕厥原因（如缓慢性心律失常、室性心律失常等），以及可能引起心脏性猝死（sudden cardiac death，SCD）的疾病，如预激综合征、Brugada 综合征、长 QT 综合征或致心律失常性右心室心肌病等。

二、危险分层

因病因不同，晕厥可能预后良好，也可能危及生命，危险分层对指导治疗和减少复发与死亡都非常重要。短期预后主要取决于晕厥的病因和潜在疾病急性期的可逆性；心源性和终末期疾病的长期预后则取决于治疗的有效性和潜在疾病的严重程度和进展速度。当初步评估后仍无法明确晕厥原因时，应立即对患者的主要心血管事件及 SCD 的风险进行评估。

——晕厥诊断与治疗中国专家共识（2018）

五、急救与治疗

晕厥发作可迅速好转，但可因突然倒地而致外伤，防治重点在于病因治疗和预防发作。

（一）发作时处理

晕厥患者立即予去枕平卧位，解开衣领和裤带，片刻后常可自行清醒。如意识恢复较慢，血压过低，心动过缓者可试行针刺人中穴，一次性肌内注射苯甲酸钠咖啡因 0.25 g 或阿托品 0.5 mg，必要时吸氧等。如无效，应注意排除其他各类严重器质性晕厥，如急性心肌梗死等。

➢ 考点提示：晕厥发作时的处理。

（二）病因治疗

1. 心源性晕厥

（1）心律失常所致晕厥：有显著心动过缓者，可静脉注射阿托品，必要时可行人工起搏器植入术。若有室性快速性心律失常者，可静脉注射利多卡因或胺碘酮；阵发性室上性心动过速可选用物理方法（按摩颈动脉窦）或升压药治疗，无效时再选择洋地黄类、维拉帕米或腺苷三磷酸（ATP）等药治疗。

（2）器质性心源性晕厥：若发生心搏骤停应立即行心肺复苏。对年龄＞40岁，每年发作＞5次的器质性心源性晕厥，或发生过身体损害者应安装起搏器和进行倾斜训练。肥厚型梗阻性心肌病者应避免使用血管扩张药，应用β受体阻滞剂或钙离子阻滞剂治疗。

2．血管迷走神经性晕厥

（1）一般治疗：可增加盐和电解质的摄入，适当进行运动训练和强迫直立训练。

（2）药物治疗：可用麻黄碱、茶碱及氟氢可的松等。

3．颈动脉窦综合征　目前尚缺乏有效药物治疗，对于部分患者可建议安装心脏起搏器。注意避免使用血管扩张药物。嘱其衣领勿过紧、过高。

4．直立性低血压　主要采用对症治疗。直立性低血压治疗应升高收缩压。治疗应针对每个人的情况采用相应的治疗措施。如服用哌甲酯10 mg或麻黄碱12.5～25 mg，2～3次/天，注意避免转换体位过快；盐摄入可适当多一点，增加液体摄入，低剂量氟氢可的松每天0.1～0.2 mg，睡眠时抬高床头＞10°，避免仰卧和夜间高血压；减少重力作用，穿腹带、腰带、长筒袜或紧身衣；利用便携椅；可做下蹲或双腿交叉锻炼，腹肌和腿部肌肉锻炼；进食应少量多餐，适当减少碳水化合物摄入。

5．情境性晕厥　尽可能减少触发原因，对患者给予心理安慰和健康指导。

6．排尿性晕厥　嘱睡前少饮水和勿潴尿过多，避免站立排尿。

（陈方军）

第三节　昏　迷

案例 7-3

男，65岁，某公司门卫，平时性格开朗，家庭和睦。寒冷季节，同事早上上班时发现门卫室门窗紧闭，叫门不应，破门而入发现其昏迷不醒，床上有呕吐物，患者房间有一煤球炉仍有火焰，估计为夜间寒冷患者取暖使用，呼叫120后救护车接至医院。既往有高血压病史。体检：中度昏迷，BP 160/95 mmHg，P 110次/分，R 20次/分，呼出气体无异味；面色发红，口唇樱桃红色，皮肤干燥；双瞳孔直径为2 mm，对光反射迟钝，四肢肌张力稍高，双侧巴宾斯基征（+）；心、肺、腹检查无异常发现。急查COHb为50%。

问题：本例昏迷你考虑为哪种疾病？

昏迷（coma）是指意识完全丧失，对外界刺激无反应，随意运动消失的一种病理状态，是最严重的意识障碍，为临床常见危重症。

一、病因与发病机制

（一）病因

引起昏迷的原因较多，通常分为颅内疾病与颅外疾病两大类。

1．颅内疾病

（1）颅内感染性疾病：常见的有各种原因所致的脑炎、脑膜炎、脑脓肿等。

（2）颅内非感染性疾病：①脑血管疾病，常见的有脑出血、大面积脑梗死、蛛网膜下腔出血、小脑梗死、脑干梗死等；②颅脑外伤，如脑挫裂伤、颅内血肿等；③颅内占位性疾病，脑肿瘤、脑囊肿等；④癫痫，常见于癫痫持续状态。

2．颅外疾病

（1）全身性感染性疾病：常见于全身性严重感染，如中毒性细菌性痢疾、中毒性肺炎、急性胆管炎及重症伤寒等引起的中毒性脑病，也可见于脓毒血症及急性血行播散型肺结核等。

（2）全身性非感染性疾病：①各种中毒，如一氧化碳中毒、农药中毒、酒精中毒，药物如镇静催眠药中毒、毒品中毒、灭鼠药中毒、金属中毒，以及动物及植物毒素中毒等；②代谢性脑病，如肝性脑病、肺性脑病、尿毒症脑病、胰性脑病、糖尿病相关性昏迷、低血糖昏迷等；③严重内分泌疾病，如甲状腺危象、垂体性昏迷、黏液水肿性昏迷；④水、电解质紊乱及酸碱平衡失调，如高渗性脱水、低渗性脱水、严重稀释性低钠血症、低氯性碱中毒、高氯性酸中毒等；⑤某些心血管性疾病，如心搏骤停、心源性休克、高血压危象、高血压脑病等；⑥物理因素，中暑、淹溺及电击伤等。

（二）发病机制

意识由觉醒状态和意识内容两部分组成。后者包括记忆、思维、定向力、情感等精神活动，以及通过视听、语言和复杂的运动等与外界环境保持紧密联系的能力。觉醒状态功能障碍即意识水平障碍，人的意识之所以呈清醒状态，是由于脑干网状结构的非特异性上行投射系统的“开关”作用呈“开”的状态，以及机体接受各种感觉器官传来的冲动，通过特异性上行投射系统而到达大脑皮质之前，在脑干处向脑干网状结构发出侧支，而刺激非特殊性上行投射系统，以维持大脑皮质的兴奋性，而呈醒觉状态。任何影响脑干网状结构非特异性上行投射系统及其路径（如脑干、丘脑与间脑等处）的疾病均可引起意识水平障碍。

二、临床表现

（一）昏迷程度

1．浅昏迷　患者意识丧失，无自主运动，对声、光刺激无反应，对疼痛刺激尚可，出现痛苦表情或肢体退缩等防御反应，角膜反射、瞳孔对光反射、眼球运动、吞咽反射等脑干反射均可存在，可出现病理反射征，呼吸、脉搏、血压等尚无显著改变。

2．中度昏迷　对重度疼痛刺激可有反应，防御反射、角膜反射减弱，瞳孔对光反射迟钝，眼球无转动，呼吸、脉搏、血压等生命体征可出现轻度变化。

3．深昏迷　患者对任何刺激均无反应，各种反射均消失，生命体征有显著变化，如血压下降、脉搏与呼吸不规则。

（二）起病方式

1．起病急骤的昏迷　多见于急性中毒、脑外伤、急性脑血管疾病、心搏骤停、高血压脑病及阿 - 斯综合征等。

2．逐渐加重的昏迷　多见于代谢性脑病，患者在意识障碍之前多伴有原发病的症状，如慢性肝病、慢性肺心病、慢性肾衰竭、糖尿病相关昏迷等。

（三）伴随症状与体征

1．体温　昏迷伴高热多见于重症感染，如肺炎、中毒性细菌性痢疾、败血症、脑膜炎等；但也见于脑出血、中暑等非感染性疾病。昏迷伴体温过低常见于镇静催眠药中毒。

2．脉搏　昏迷伴脉搏显著减慢常见于Ⅲ度房室传导阻滞或病态窦房结综合征引起的阿 -

斯综合征。脉搏增快常见于重症感染，也可见于甲状腺危象以及颠茄类和吩噻嗪类等药物中毒等。

3. 呼吸　昏迷伴呼吸明显减慢见于阿片类毒品中毒、巴比妥类等药物中毒；呼吸缓慢而有鼾声见于脑出血等急性脑血管疾病。伴呼吸增快常见于感染中毒性脑病及呼吸系统疾病。伴呼吸深大者常见于糖尿病酮症酸中毒与尿毒症脑病。昏迷患者呼气带氨气味见于尿毒症，带烂苹果味见于糖尿病酮症酸中毒，带酒味见于酒精中毒，带大蒜气味见于有机磷农药中毒。

4. 血压　昏迷伴严重高血压常见于高血压脑病、脑出血等；伴低血压可见于阿片类毒品中毒、镇静催眠药中毒、休克、内脏出血、革兰氏阴性杆菌败血症、慢性肾上腺皮质功能减退症等疾病。

5. 皮肤颜色　昏迷伴面色苍白见于休克、尿毒症；伴面色潮红见于酒精中毒、颠茄类中毒、中暑等；伴口唇樱桃红色见于一氧化碳中毒。

6. 脑膜刺激征　昏迷伴脑膜刺激征常见于脑膜炎与蛛网膜下腔出血。但蛛网膜下腔出血患者有时需经 24 ~ 48 h 颈强直才明显，而深昏迷时脑膜刺激征一般不出现，应特别注意。

7. 瞳孔　昏迷伴双侧瞳孔扩大常见于深昏迷及颠茄类中毒等；伴一侧瞳孔扩大常见于脑疝形成。伴双侧瞳孔缩小常见于阿片类中毒、有机磷中毒、镇静安眠药中毒及脑桥出血等。脑桥出血时双侧瞳孔缩小如针尖，但对光反射存在。

8. 瘫痪　昏迷伴偏瘫常见于急性脑血管疾病。

三、辅助检查

1. 检查血常规，尿常规，粪便常规，动脉血气分析，血电解质，肝、肾功能，血糖，心电图检查等。

2. 根据病情选择头颅 CT，MRI，脑电图，腰穿测压，脑脊液（常规、生化、细菌培养），血细菌培养，胸部 X 线等检查。

3. 疑为急性中毒者，应对呕吐物、血、尿等进行毒物鉴定。

4. 根据病情选择做甲状腺功能、肾上腺皮质功能及垂体功能等检查。

四、诊断与鉴别诊断

（一）确定有无昏迷

意识完全丧失，任何刺激均不能唤醒，无自主运动，则为昏迷。但应与晕厥、癫痫与脑震荡等进行鉴别，主要鉴别依据：这些疾病的意识丧失都为短暂性，而昏迷则相反。比较可靠的判断昏迷的方法是根据 Glasgow 昏迷评分表，一般正常人 15 分，＜ 8 分为昏迷，8 ~ 12 分为轻度意识障碍，13 ~ 14 分为轻微意识障碍。详见第四章表 4-6 Glasgow 评分。

知识链接

脑功能修复治疗疗效评价

1. 神经功能量表评估：①格拉斯哥昏迷量表（Glasgow coma scale，GCS）：评估包括睁眼反应、语言反应和肢体运动，三个方面的分数总和即为昏迷指数。轻度昏迷：13 ~ 14 分；中度昏迷：9 ~ 12 分；重度昏迷：3 ~ 8 分。3 分提示脑死亡或预后极差。②格拉斯哥预后分级：5 级为恢复良好，恢复正常生活；4 级为轻度残疾，但可独立生活，能在保护下工作；3 级为重度残疾，清醒、残疾，日常生活需要照料；2 级为植物生存；1 级为死亡。③ Fugl-Meyer 评分：运动功能评分满分 100 分，得分低代表运动功能损害；关节功能评分满分100分，得分低代表关节功能损害；感觉功能评分满分26分，得分低代表感觉功能损害。④改良Rankin量表评分：评价神经功能恢复情况，0分为完全恢复正常；1分为尽管有症状，但无明显残障；2分为轻度残障，不能完成所有以前所从事的活动；3分为中度残障，需要一些协助，但行走不需要协助；4分为重度残障，离开他人协助不能行走；5分为严重残障，卧床不起，大小便失禁，须持续护理和照顾；6分为死亡。

2. 神经电生理评估：①脑电图：是评价脑功能正常与否的一种检测方法。当大脑皮质损伤时，可在脑损伤部位记录到低平脑电波，或出现不正常的θ波或δ波。脑损伤伴发癫痫者，可出现棘波、尖波或棘慢综合波等"癫痫放电"波形。②肌电图：测定运动单位电位的时限、波幅，安静情况下有无自发的电活动，以及肌肉大力收缩的波型及波幅，以区别神经原性损害或肌原性损害。③脑干诱发电位：亦称为听性脑干反应。外界给以短声刺激，在头部可以记录到声刺激到达听神经后传导到桥脑、丘脑的一系列生物电生理波形，通过对波形各项参数的改变，以判断脑干及听觉通路是否受损及受损程度。④体感诱发电位：给予皮肤或末梢神经电刺激，神经冲动沿传入神经，经脊髓、脑干、丘脑传入大脑皮质中央后回感觉区，在刺激的对侧头皮相应部位记录到的电活动，协助判断是否为周围神经、脊髓或脑干的损害。

3. 功能性磁共振成像评估：利用MRI造影来测定神经元活动所引发的血液动力学改变，常用功能性磁共振成像（functional magnetic resonance imaging，fMRI）评估：①脑血流测定技术，包括注射造影剂、灌注加权和BOLD效应成像；②脑代谢测定技术，包括1H和31P的化学位移成像；③神经纤维示踪技术，包括扩散张量和磁化学转移成像。MR弥散成像：通过观察水分子扩散运动受限制的情况，用于脑白质成像或脑梗死超急性期水肿的发现等。MR灌注成像：反映脑组织微循环情况，方法有2种。一种是注射对比剂，另一种是利用特殊的脉冲将目标组织之前的动脉血中质子进行标记，以观察脑组织中的血运情况。脑功能皮质定位成像：反映氧合血红蛋白及去氧血红蛋白的变化。MR波谱分析：常用的氢质子波谱，记录不同频率下代谢物的共振信号（振幅），通过不同的共振来识别不同的代谢物，以检测脑损伤患者脑内某些神经递质、某些能量物质的分布和变化，反映脑的特定代谢功能改变。fMRI具有无创、分辨率高和精准性高的特点，是神经功能修复的可靠评价指标之一。

4. PET-CT评估：PET利用正电子发射体的核素标记一些生理需要的化合物或代谢底物，如葡萄糖、脂肪酸、氨基酸、受体的配体及水等，注入体内后，应用PET扫描获得的体内化学影像。常用的PET显像剂为18F标记的氟化脱氧葡萄糖，可以显示脑组织的代谢活性及受体的功能与分布。PET提供脑创伤病灶的功能与代谢改变等分子信息，CT提供病灶的精确解剖定位，一次显像可获得全脑的断层图像，具有灵敏、特异及定位精确的特点，可显示脑损伤后神经功能损害与脑代谢改变的关系，是神经功能修复的又一重要判定指标。

（二）确定昏迷程度

根据疼痛刺激反应、脑干反射与深浅反射及生命体征的变化特点，判断昏迷的轻、中、重度（见本节临床表现）。

（三）确定病因诊断

1．起病方式　起病急骤的昏迷多见于颅脑损伤、急性脑血管疾病、高血压脑病、急性中毒、中暑等。起病缓慢的昏迷多见于代谢性疾病或脑肿瘤等。

2. 相关病史　注意有无毒物接触史，尤其对平素健康突然出现昏迷或是发病前受到强烈精神刺激者、儿童及阿尔茨海默病患者更要警惕。注意有无脑外伤史，若脑外伤后出现昏迷而持续不醒，要考虑重型脑挫裂伤，若短暂昏迷后清醒，再逐渐出现昏迷，要考虑急性硬膜外血肿。注意既往有无高血压病、糖尿病、冠心病、肝病、慢性肾炎、慢性呼吸衰竭等病史。这些疾病均可引起昏迷，如高血压脑出血、高血压脑病、糖尿病酮症酸中毒昏迷、高渗性昏迷、低血糖昏迷、心搏骤停、肝性脑病、尿毒症脑病及肺性脑病等。注意有无化脓性中耳炎等病史，这类疾病往往可以侵犯颅内，造成颅内感染而引起昏迷。

3. 注意伴随症状　昏迷伴发热，且发热在先，首先考虑严重颅内感染或全身性感染，如化脓性脑膜炎、结核性脑膜炎、病毒性脑炎等，以及中毒性细菌性痢疾、重症肺炎等引起的中毒性脑病。其次考虑高温环境下发病的中暑为热射病的原因。昏迷后出现发热，考虑脑出血、脑外伤及严重脑损伤等疾病引起的中枢性发热。昏迷伴抽搐常见于癫痫、子痫、高血压脑病、尿毒症、中毒性脑病、脑缺氧及脑水肿等。

4. 注意皮肤、黏膜有无黄疸、发绀、出血点、色素沉着及口唇樱桃红。有黄疸者考虑肝性脑病；发绀见于肺性脑病；有出血点，要考虑流行性出血热、流行性脑脊髓膜炎等急性传染病、弥散性血管内凝血及血液病等；有色素沉着要考虑慢性肾上腺皮质功能减退；口唇樱桃红色考虑一氧化碳中毒。

（四）鉴别诊断

1. 癔病　常见于强烈的精神刺激后发病，患者对外界刺激无反应，双目紧闭，用力拨开眼睑时眼球有躲避现象，瞳孔大小正常、对光反射灵敏，无神经系统阳性体征，且暗示治疗有效。

2. 晕厥　晕厥指各种原因引起的大脑一过性供血不足所致的短暂意识障碍，往往数秒或数分钟恢复，以血管性晕厥多见，也可见于心源性因素。

3. 闭锁综合征（1ocked-in syndrome）　由于皮质脑干束和皮质脊髓束双侧受损，引起患者几乎全部运动功能丧失，患者不能言语，不能吞咽，不能活动，但意识清楚并能以睁眼、闭眼或眼球的上、下活动与周围建立联系，多见于脑血管病引起的脑桥基底部病变。

4. 木僵　多见于精神分裂症患者，患者不言、不食、不动，对刺激无反应，极似昏迷。这类患者多有蜡样屈曲、执拗症和空气枕头等体征，有精神病病史。

五、急救与治疗

（一）急救原则

积极治疗原发病，处理脑水肿，保护脑细胞，防治并发症。

（二）救治措施

1. 维护脑功能　有颅内压增高者，给予 20% 甘露醇 250 ml，快速静脉滴注，治疗脑水肿。合并抽搐、惊厥、癫痫持续状态者，可给予地西泮 10 ~ 20 mg 静脉注射或苯巴比妥钠 0.1 ~ 0.2 g 肌内注射，以控制抽搐、惊厥和癫痫持续状态。单纯昏迷者可给予纳洛酮 0.4 ~ 0.8 mg 稀释后静脉注射，以促进意识恢复。

2. 维持呼吸功能　及时清除呼吸道分泌物、异物和呕吐物，保持呼吸道通畅，防止误吸；予吸氧，必要时行气管插管、机械通气。

3. 维护循环功能　迅速建立静脉通道，有循环衰竭者，应快速补充血容量，纠正酸中毒。若合并心力衰竭者可用呋塞米 20 mg 静脉注射。

4. 快速测定血糖（BS）　BS $<$ 4 mmol/L，给予静脉注射 50% 葡萄糖 40 ~ 60 ml；BS $>$ 10 mmol/L，可酌情静滴普通胰岛素。

5．高热者　应物理降温。

6．创伤患者　要注意保护颈椎，防止颈椎损伤。

（三）病因治疗

病因明确者给予针对性处理，必要时转入专科病房治疗。在转送时注意保持呼吸道通畅，头偏向一侧，吸氧，严密监测生命体征，维持呼吸及循环功能稳定，防止各种管道脱落。

（陈方军）

第四节　呼吸困难

案例 7–4

男，33 岁，建筑工人，外伤后呼吸困难 1 天。1 天前于工作中从 10 m 高脚手架上摔下来，出现呼吸困难并进行性加重，由 120 急救车送来医院。当时神志清楚，面色苍白，痛苦面容，四肢凉，P 130 次 / 分，BP 60/30 mmHg，腹胀，有压痛，腹穿抽出不凝固血性液体。诊断腹部外伤、内脏破裂、失血性休克。急诊外科手术：术中发现脾破裂，行脾切除术，由于失血较多，术中输同型血 2500 ml，术中经过顺利，术后血压逐渐回升。次日清晨，患者出现呼吸困难进行性加重。查体：口唇颜面发绀，呼吸频率 45 次 / 分，双肺闻及广泛湿啰音。辅助检查：血气分析 pH 7.35，PaO_2 41 mmHg，$PaCO_2$ 28 mmHg，HCO_3^- 27 mmol/L，氧合指数 < 200 mmHg，X 线胸片显示以肺门为中心双肺弥漫斑片状阴影。

问题：本例为脾破裂、失血性休克，手术后呼吸困难，你考虑出现了什么情况？

呼吸困难是指主观感觉不能吸入足够的气体，呼吸费力，客观上有呼吸频率、节律与深度变化的临床症状。由于有客观上的异常，所以既是症状又是体征。由于“主观”因素受到生理、心理、社会环境多方面的影响，同样程度的呼吸困难个体感觉的差异却很大。剧烈运动时感到呼吸困难属于正常生理现象；而正常活动即出现呼吸困难、持续性呼吸困难、突发性呼吸困难等都属于急诊症状，严重者可危及生命。

一、病因与发病机制

（一）肺源性呼吸困难

1．呼吸道疾病　常见的病因有喉部、气管、支气管的局限性异物、炎症、水肿、肿瘤，以及双侧广泛性狭窄或痉挛（如慢性支气管炎合并阻塞性肺气肿、支气管哮喘）等。产生机制是这些原因引起呼吸道狭窄或阻塞，呼吸时气体进出肺发生障碍，导致肺泡通气量下降，引起机体缺氧和二氧化碳潴留，反射性引起呼吸加深、加快而出现呼吸困难。昏迷患者一方面是由于意识丧失后肌张力下降而导致仰卧位时舌后坠，另一方面由于吸气时气道内呈负压，而将后坠的舌体或会厌吸附到咽后壁，共同导致咽喉部阻塞而引起呼吸困难。

2．肺部疾病　常见的有各种肺炎、血行播散型肺结核、刺激性有害气体吸入性损害、各种肺水肿、重症肺栓塞、大叶肺不张、弥漫性肺间质纤维化、重症硅沉着病（矽肺）及急性呼吸窘迫综合征（ARDS）等。这些肺部疾病由于大片肺组织病变，阻碍了肺的通气和换气功能，引起机体缺氧，结果导致呼吸困难。

3．胸廓、胸壁疾病　常见的有胸廓外伤、多发性肋骨骨折、严重胸廓畸形，胸廓、胸壁疾病可限制呼吸运动功能而出现呼吸困难。

4．胸膜疾病 常见的病因有气胸、胸腔积液或广泛性胸膜增厚粘连等。

5．神经 - 肌肉疾病 常见的有急性炎症性脱髓鞘性多发性神经病、重症肌无力、重症低钾血症、膈神经麻痹，以及腹腔内压力增高（如大量腹水、高度胃肠胀气、急性胃扩张、腹腔巨大肿瘤、晚期妊娠）等。这些原因都可引起呼吸肌功能障碍，而出现呼吸运动减弱，导致肺的通气功能显著下降，而产生缺氧和二氧化碳潴留，引起呼吸困难。

（二）心源性呼吸困难

1．左心衰竭 左心衰竭出现肺循环淤血、肺水肿，引起氧气的弥散功能障碍，肺泡表面张力增加、肺泡扩张受限而妨碍肺的通气功能，引起肺活量减少，结果导致机体缺氧而引起呼吸困难。此外，肺循环压力升高通过牵张感受器或直接刺激呼吸中枢引起呼吸困难。

2．右心衰竭 右心衰竭出现体循环淤血，由于右心房、上腔静脉压力、肺动脉高压等可刺激压力感受器兴奋，反射性兴奋呼吸中枢而引起呼吸困难。一般右心衰竭引起的呼吸困难不重。

3．心包积液 心包积液时引起心脏舒张受限，肺循环和体循环血液回心障碍，导致肺循环和体循环均淤血、压力升高，引起肺淤血、心输出量锐减，全身组织低灌注而引起呼吸困难。

4．重症心律失常和休克 它们有一个共同特点：血流动力学障碍、心输出量锐减，全身组织缺血、缺氧，尤其是心、脑等重要器官缺血、缺氧，体内酸性代谢产物增加，均可刺激呼吸中枢兴奋而引起呼吸困难。

知识链接

慢性心力衰竭基层转诊建议

1. 基层医疗卫生机构初诊或怀疑心力衰竭需明确病因和治疗方案的心衰患者。

2. 基层医疗卫生机构就诊的慢性稳定性心力衰竭患者病情加重，经常规治疗不能缓解，出现以下情况之一，应及时转诊：

（1）心力衰竭症状、体征加重，如呼吸困难、水肿加重、生命体征不稳定。

（2）BNP 等心力衰竭生物标志物水平明显增高。

（3）原有心脏疾病加重。

（4）出现新的疾病，如肺部感染、电解质紊乱、心律失常、肾功能恶化、血栓栓塞等。

（5）需进一步调整治疗方案；需要有创检查及治疗，包括血运重建、心脏手术、植入心脏复律除颤器（ICD）、心脏再同步化治疗（CRT）等。

3. 诊断明确、病情平稳的心力衰竭患者每半年应由专科医师进行一次全面评估，对治疗方案进行评估和优化。

引自：中华医学会，中华医学会杂志社，中华医学会全科医学分会，等. 慢性心力衰竭基层诊疗指南（2019 年）［J］. 中华全科医师杂志，2019，18（10）：936-947.

（三）中毒性呼吸困难

常见有机磷农药中毒、氨基甲酸酯类中毒、镇静催眠药中毒、阿片类中毒等外因性中毒和尿毒症、糖尿病酮症酸中毒、肾小管性酸中毒等内因性中毒。

1．农药中毒 有机磷类与氨基甲酸酯类中毒通常一方面通过促使呼吸道分泌物增加，妨碍肺的通气和换气功能而引起缺氧与二氧化碳潴留；另一方面直接抑制呼吸中枢，导致间停呼吸或呼吸暂停等呼吸节律不规则。两方面均可引起呼吸困难。

2．药物中毒　镇静催眠药中毒和阿片类中毒主要是直接抑制呼吸中枢而导致呼吸困难。

3．内源性中毒　尿毒症、糖尿病酮症酸中毒、肾小管性酸中毒的共同特点是出现代谢性酸中毒，酸中毒可直接刺激呼吸中枢兴奋而引起呼吸困难。

（四）神经性呼吸困难

1．中枢神经系统疾病　如重症脑外伤、脑出血、颅内占位性病变、脑部的炎症或肿瘤等引起的颅内高压症可使脑供血减少，致使呼吸中枢缺血、缺氧或病变直接引起呼吸中枢的损害，导致呼吸中枢功能受损而出现呼吸不规则的呼吸困难表现。此外，颅内高压症还可引起呼吸道分泌物增加，阻塞气道引起呼吸困难。

2．精神性呼吸困难　常见于癔症，是由于受精神创伤后或某种暗示后，出现主动性呼吸增快，类似呼吸困难的表现，一般无缺氧。

（五）血源性呼吸困难

常见的有急性一氧化碳中毒、重度贫血、高铁血红蛋白血症和硫化血红蛋白血症等。

1．中毒性血源性呼吸困难　急性一氧化碳中毒是通过与血红蛋白结合，使血红蛋白失去运氧功能，导致全身组织缺氧，尤其是心、脑等重要器官缺氧而引起呼吸困难。高铁血红蛋白血症和硫化血红蛋白血症是由于运输血氧的血红蛋白出现数量和质量改变，而引起呼吸困难。

2．重度贫血　主要是运输氧的血红蛋白数量显著减少，可导致全身组织得不到足够的氧气而出现呼吸困难。

二、临床表现

（一）肺源性呼吸困难

肺源性呼吸困难可分为以下三种类型：

1．吸气性呼吸困难　主要表现为吸气时显著困难，重者呼吸肌极度用力，吸气时呈“三凹征”。伴干咳及高调喘鸣音，多见于上呼吸道有机械性阻塞，如肿瘤、异物、水肿、白喉、喉痉挛或周围肿块压迫气管时。

2．呼气性呼吸困难　主要表现为呼气时费力，呼气时间延长，多伴哮鸣音。常见于支气管哮喘或慢性阻塞性肺疾病等引起的中小气道阻塞。

3．混合性呼吸困难　伴高热者常为肺部感染性疾病；伴胸痛者考虑肺癌、肺炎、肺梗死、自发性气胸或胸膜炎等；发作性呼吸困难有哮鸣音时见于支气管哮喘或心源性哮喘；伴昏迷时为肺性脑病。

（二）心源性呼吸困难

临床特点为有心脏病史，呼吸困难在活动后或卧位时加重，肺底部有中小湿啰音，X 线胸片显示心影异常，肺门及其附近充血或肺水肿征，可能伴心脏器质性杂音或心律失常。左心衰竭时可咳粉红色泡沫痰；右心衰竭时可见体循环淤血导致下肢水肿、肝大与肝颈静脉回流征阳性。

（三）中毒性疾病

有毒物接触史、药物过量史，急性感染性疾病或代谢性酸中毒等病史及中毒临床表现。

（四）血源性疾病

常有贫血或出血性临床表现，血液学检查有助于鉴别，但应排除其他疾病引起的血液学变化。

（五）神经精神疾病

颅脑疾病严重时常损及呼吸中枢，呼吸变深而慢，可伴节律异常，如双吸气呼吸等。癔症患者呼吸频数常达 60 ～ 100 次 / 分，但无口唇发绀表现，可伴口周、四肢麻木和手足抽搐，有情绪变化及反复发作史；间歇期无任何器质性疾病。神经症患者自述呼吸困难，常在叹息后自感轻快，肺功能检查正常。

（六）伴随症状

1．发作性呼吸困难伴有哮鸣音　见于心源性哮喘、支气管哮喘等。

2．骤然发生的严重呼吸困难　常见于急性喉头水肿、气管异物、大块肺栓塞、自发性气胸等。

3．伴一侧胸痛　见于大叶性肺炎、急性渗出性胸膜炎、肺梗死、自发性气胸、急性心肌梗死等。

4．伴发热　见于肺炎、肺脓肿、胸膜炎、急性心包炎或咽喉壁脓肿等。

5．伴咳嗽、咳脓痰　多见于慢性支气管炎、阻塞性肺气肿并发感染、化脓性肺炎、肺脓肿、支气管扩张症，但后两者脓痰较多；若伴大量浆液性泡沫样痰，见于急性左心衰竭和有机磷农药中毒。

6．伴昏迷　见于脑出血、脑膜炎、尿毒症、糖尿病酮症酸中毒、肺性脑病及急性中毒等。

三、辅助检查

1．实验室检查　一般根据病情选择相关检查，如血气分析、血常规、尿常规及肾功能检查等，以及药物浓度检查。

2．特殊检查　可选择肺功能、支气管镜、胸部X线片、肺CT、肺血管造影、心电图、心脏超声、颅脑CT等。

四、诊断与鉴别诊断

（一）诊断

注意询问呼吸困难的发生情况、特征和变化情况，加重或减轻的因素及伴随症状，结合详细病史和体格检查及辅助检查综合分析，判断呼吸困难的类型、严重程度及病因。

（二）鉴别诊断

注意心源性与肺源性呼吸困难鉴别，心源性呼吸困难的特点：①有心脏病史，如冠心病、高血压及相应心电图和心脏超声表现。②心功能不全的呼吸困难与活动有关，卧位加重、坐位减轻。③急性心功能不全发生急骤，有夜间阵发性呼吸困难和端坐呼吸。急性肺水肿者极度呼吸困难、发绀、两肺弥漫哮鸣音与湿啰音、咳粉红色泡沫痰等。强心、利尿后，症状能较快缓解。④测定肺毛细血管楔压＜10 mmHg者，可排除心源性呼吸困难。

五、急救与治疗

（一）病因治疗

根据病因，选择相关治疗。如重症肺炎以抗感染为主；如为左心衰竭，给予强心、利尿、扩血管等治疗，选择的药物有利尿剂、血管紧张素转化酶抑制剂（ACEI）、地高辛、β受体阻滞剂等。支气管哮喘或慢性阻塞性肺疾病（COPD）治疗的关键在于减轻气道炎症、控制感染、化痰、解痉、吸氧等。

（二）保持呼吸道通畅

紧急情况下可行环甲膜穿刺或切开，以解除气道梗阻，必要时气管插管、气管切开等方法开放呼吸道；气管异物给予异物排除法；昏迷患者给予清理口咽部分泌物，吸引痰液使气道通畅，必要时插入口咽通气管。

（三）氧疗

酌情给予鼻导管或鼻塞吸氧、面罩吸氧或气管插管机械通气给氧。

（四）综合治疗

呼吸困难者多为危重症，病情变化快，并发症多，因此应采取综合治疗，同时注意并发症的防治。

（陈方军）

第五节　咯　血

案例 7-5

女，25 岁。反复咳嗽 5 年，痰中带血 2 个月，消瘦。1 h 前突然咯血不止，一次咯血量为 350 ml，急诊入院。

问题：

1. 本例咯血是什么原因？
2. 目前有危险吗？

咯血（hemoptysis）指喉以下的呼吸道出血经咳嗽而出，是呼吸系统疾病的常见急症，咯血量从痰中带血至大咯血程度不等，大咯血时血液从口、鼻涌出，易引起呼吸道阻塞窒息死亡。因此，大咯血是紧急抢救指征。

一、病因与发病机制

（一）病因

咯血原因较多，以呼吸系统疾病最多见，一些心血管疾病以及全身性疾病也可引起咯血。临床上最常见的原因是肺结核，占咯血的 60% ～ 92.4%，其他依次为支气管扩张、支气管肺癌及二尖瓣狭窄等。

1．呼吸系统疾病

（1）肺部疾病：咯血最常见于肺结核，其次为原发性支气管肺癌，可见于肺脓肿、肺炎、肺真菌病、肺吸虫病及转移性肺癌等。

（2）支气管疾病：常见于支气管扩张症、支气管肺癌，也可见于慢性支气管炎、支气管结石、支气管内膜结核及支气管内异物等。

2．心血管疾病　常见的原因有风湿性心脏病二尖瓣狭窄、肺栓塞、左心衰竭；也可见于某些先天性心脏病，如房间隔缺损、室间隔缺损或动脉导管未闭等。

3．全身性疾病

（1）血液系统疾病：咯血可见于特发性血小板减少性紫癜、弥散性血管内凝血、白血病、再生障碍性贫血等，也可见于抗凝药物使用不当。

（2）急性传染病：咯血常见的有钩端螺旋体病、肾综合征出血热，也可见于肺型鼠疫等。

（3）其他疾病：如子宫内膜异位症、播散性红斑狼疮、肺出血 - 肾炎综合征及白塞病等。

（二）发病机制

1．肺源性咯血　肺动脉压力低，仅为主动脉压力的 1/6，但肺血管丰富而容量大，约 97% 的全身血液流经肺动脉进行气体交换。因而当肺动脉高压时，易引起肺内的出血。而支气管动脉来自体循环系统，压力较高，因而破裂后可引起大量出血。

咯血产生机制：肺血管通透性增加，肺部感染、肺结核、肺梗死，以及支气管扩张、肺癌等累及支气管黏膜或肺泡毛细血管，可使相应小血管通透性增加而引起渗血，此时临床表现为痰中带血或小量咯血。当肺结核、肺癌、支气管扩张及支气管结石等病变直接侵犯肺小血管，造成血管破溃或破裂，可引起咯血量增多。当病变造成肺小血管瘤（支气管扩张时多见）破裂，则可出现较大量的咯血，甚至大咯血而窒息。

2．心源性咯血　风湿性心脏病二尖瓣狭窄可造成肺静脉压力增高导致肺淤血，而引起咯血；室间隔缺损、房间隔缺损、动脉导管未闭等先天性心脏病引起左向右分流，增加右心房、右心室负荷，造成肺动脉压力增高而引起咯血。肺动脉与肺静脉压力增高均可导致肺毛细血管压力增高而渗血，甚至引起肺小血管破裂而出血，导致咯血。

3．其他　凝血机制障碍如特发性血小板减少性紫癜、血友病、弥散性血管内凝血、白血病、再生障碍性贫血、抗凝药物应用不当，均可造成止血、凝血机制障碍，引起出血倾向而导致咯血。

二、临床表现

（一）咯血表现与咯血量

1．症状　咯血量小仅表现为痰中带血，常伴咳嗽、咳痰；咯血量增多，可出现咯血凝块；咯血量特大可表现为口鼻涌血，常伴突然胸闷、喉头发痒、刺激性咳嗽、挣扎坐起、烦躁不安；咯血的颜色多为鲜红色血液，多呈流体状，也可呈血块状，而血块易阻塞呼吸道，若出现呼吸困难、发绀、大汗淋漓、意识不清等，提示窒息，可危及生命。

2．咯血量　咯血量的界定目前尚无统一的标准，比较公认的判断：24 h 咯血量＜ 100 ml 为小量咯血；24 h 咯血量 100 ～ 500 ml 为中等量咯血；24 h 咯血量＞ 500 ml 或一次咯血量＞ 100 m1 或无论咯血量多少，只要伴窒息均称为大咯血。大咯血多见于肺结核、支气管扩张等。

3．体征　两肺可闻及散在、局限性干湿性啰音。并有原发病的体征，如风湿性心脏病二尖瓣狭窄出现心尖区舒张期隆隆样杂音，室间隔缺损可有胸骨左缘 3、4 肋间收缩期震颤和粗糙性收缩期吹风样杂音等。

（二）伴随症状

1．伴发热　常见于肺结核、肺脓肿、肺部炎症等呼吸系统感染性疾病，以及钩端螺旋体病或肾综合征出血热等传染病。若痰中带血很快转为铁锈色痰为肺炎链球菌肺炎，如咳砖红色胶冻样血痰多为克雷伯杆菌肺炎。

2．伴胸痛　常见于肺梗死、肺炎与肺癌等。

3．伴脓痰　常见于支气管扩张、肺脓肿等。

4．伴皮肤、黏膜出血　常见于再生障碍性贫血、特发性血小板减少性紫癜、白血病、弥散性血管内凝血等血液系统疾病，也可见于抗凝药物使用不当及肾综合征出血热等。

5．伴杵状指　常见于支气管肺癌、支气管扩张或慢性肺脓肿等。

6．伴黄疸　多见于钩端螺旋体病等。

7．伴消瘦　多见于肺结核或支气管肺癌等。

三、辅助检查

1．呼吸系统疾病　一般应根据具体病情选择做血常规、痰细胞学检查、痰革兰氏染色涂片找细菌、抗酸染色涂片找结核分枝杆菌，痰细菌培养加药物敏感试验等（在做痰细菌学检查时注意要在应用抗生素之前留痰，注意防止痰污染，留痰前用消毒液漱口）；可做红细胞沉降率检查，必要时做动脉血气分析、胸部 X 线、肺部 CT、纤维支气管镜及支气管造影等检查。

2．心血管系统疾病　根据病情选择做血常规、红细胞沉降率、ASO（抗链“O”），心电图、心脏超声或彩超检查、心脏 X 线等检查。

3．全身性疾病　根据病情选择做血常规、血小板、血细胞学形态学检查、尿常规、尿液分析、出凝血时间、凝血酶原时间、纤维蛋白原测定、3P 试验、纤维蛋白降解产物（FDP），骨髓穿刺涂片检查，血清学检查及肝肾功能检查等。

四、诊断

1．咯血与呕血进行鉴别，见表 7-1。

表 7-1　咯血与呕血的鉴别要点

鉴别要点	咯血	呕血
病因	肺结核、支气管扩张、肺癌、肺炎、脓肿等	消化性溃疡、急性或慢性胃炎、肝硬化、胃癌、食管疾病等
出血前表现	咳嗽、胸闷、喉部痒感	上腹部不适、恶心、呕吐
出血方式	咯出	呕出
颜色	鲜红	暗红色、咖啡色，量大时可呈鲜红色
血中内容物	痰或泡沫	食物残渣或胃液
出血酸碱度	碱性	酸性
黑便	多无，如咽下血液较多时可有	常有，多呈柏油样便，出血量大、排出较快时可呈暗红色
止血后痰状态	血痰数天	无痰

➢ 考点提示：咯血与呕血的鉴别。

2．根据病史、主要症状特征、伴随症状、阳性体征与重要阴性体征和辅助检查结果，综合分析做出病因诊断，并做出咯血程度以及有无窒息的判断。

知识链接

咯血临床诊断思维及路径

确定咯血的病因和过程涉及许多复杂的因素，在这个过程中始终要贯彻“系统、有序、快捷、准确”这八字方针。系统性不难理解，前面在阐述咯血的病因、发病机制时已经详细介绍过。在确诊咯血原因的过程中，务必通盘考虑，不可主观盲目，更不能丢三落四。有序和快捷是比较难做到的，尤其是在选择实验室检查和特殊检查项目时，对于经治医生是一种严峻的考验，建议可以从以下几个方面着手：

1. 首先确定是咯血而不是口腔鼻腔出血，也不是上消化出血（呕血），通常这一点并不难做到。

2. 确定咯血量及生命体征。要尽快确定是否为大咯血和需要立即进行抢救，长时间累积出血量较大固然需要引起重视，而短时间内快速、大量咯血危及生命时需要紧急处理，需要警惕的是外观无明显咯血，肺内却持续出血且蓄积于肺泡内，即所谓弥漫性肺泡出血，则危害更大。

3. 之后需要进一步确定是肺源性出血还是肺外或全身性疾病引起的咯血。

4. 肺源性出血中特别要注意的是容易发生大咯血的可以导致死亡的情况，包括支气管扩张、空洞型肺结核、癌性空洞内血管破裂、肺动静脉瘘、肺动脉高压、肺梗死。

5. 肺外的病因中要特别注意风湿性心脏病二尖瓣狭窄引起的大咯血；全身性疾病中要特别注意钩端螺旋体病、流行性出血热引起的咯血，血液系统疾病中特别要注意白血病、血小板减少性紫癜、再生障碍性贫血引起的咯血。此外，还应特别注意潜在的原因主要是弥漫性肺泡出血，其病因常有韦格纳肉芽肿、肺变应性肉芽肿性血管炎、肺出血肾炎综合征、系统性红斑狼疮和结节性多动脉炎等。

6. 注意询问有无应用抗凝药物及灭鼠药物，是否为药物和毒物引起的咯血。

7. 鉴别诊断中的重点和要点是务必尽快确定或除外以下几种情况：

（1）可以造成大咯血危及生命的疾病：支气管扩张、空洞型肺结核、肺癌性空洞、风湿性心脏病二尖瓣狭窄等。

（2）具有传染性的疾病：痰菌阳性的肺结核等。流行性出血热、钩端螺旋体病等。

（3）预后不良的恶性肿瘤，如支气管肺癌、白血病。

引自：中国呼吸与危重监护杂志2020年1月第19卷第1期，《咯血诊治专家共识》

五、急救与治疗

（一）急救原则

保持呼吸道通畅，防治窒息，积极止血，病因治疗。

（二）救治措施

1．中等量及大咯血救治

（1）一般治疗：密切观察生命体征的变化，尤其注意有无呼吸困难、发绀、意识障碍等窒息表现。让患者卧床休息，病变在一侧的宜患侧卧位，以免血液吸入健侧肺；如两肺均受累，应取半坐卧位。尽量减少搬动或活动，以免咯血加重。烦躁不安或有恐惧心理者可给予地西泮10 mg肌内注射，注意保持环境安静，避免任何刺激。剧烈咳嗽者可给予止咳药，以防咯血加重，常用药有：口服复方甘草口服溶液（复方甘草合剂）10 ml，3次/日，或枸橼酸喷托维林片（咳必清）25 mg，3次/日，无效者可给予可待因15 mg口服；但老年体弱及病灶广泛者禁用安眠药和镇咳药，以免抑制咳嗽反射导致窒息。

（2）止血治疗

1）垂体后叶素：该药能直接作用于血管平滑肌，引起肺小血管收缩，肺内血流量锐减，使肺循环压力降低，促进肺血管破裂处血凝块形成而止血。适用于肺小血管或小动脉瘤破裂出血所致的大咯血的急救。用法：垂体后叶素5～10 U加入10%葡萄糖40 ml中，缓慢（>10 min）静脉注射，然后将15～20 U加入10%葡萄糖500 ml中，缓慢静脉滴注维持。但高血压病、冠心病、妊娠患者禁用。该药止血效果好且迅速，如无禁忌证可首选。也可应用高渗氯化钠刺激机体释放内源性垂体后叶素止血：10%氯化钠20 ml静脉注射，1～2次/天。

2）酚妥拉明：可扩张血管，降低肺循环阻力。用法：10～20 mg加入10%葡萄糖250～500 ml中缓慢静脉滴注，1次/日。应注意：用时监测血压，并根据血压调节输入速度，以免产生低血压。

3）普鲁卡因：可扩张血管，降低肺循环阻力。用法：150～300 mg加入10%葡萄糖40 ml中静脉注射，1～2次/日，也可与小剂量垂体后叶素交替使用，效果更好。但应注意：注射前必须做皮肤过敏试验，皮试阳性者禁用。

4）鱼精蛋白：可与体内肝素结合，使肝素迅速丧失抗凝作用，并使组织中凝血活酶形成凝血酶，加速血凝块形成而止血。用法：50 mg 肌内注射，2 ~ 3 次 / 日，或 100 mg 加入 10% 葡萄糖 40 ml 中缓慢静脉注射，2 次 / 日，连用 3 天。

5）氨甲苯酸（止血芳酸）或 6- 氨基己酸：通过抑制纤维蛋白溶解而达到止血目的。用法：氨甲苯酸 100 ~ 200 mg 加入 10% 葡萄糖 40 ml 中静脉注射，2 次 / 日。也可用 6- 氨基己酸 4 ~ 6 g 加入 5% 葡萄糖 250 ml 中 30 min 滴完，维持量：1 g/h，一般持续 12 ~ 24 h。

6）其他止血药：酚磺乙胺注射液（止血敏）0.25 ~ 0.5 g 加入 10% 葡萄糖 40 ml 静脉注射，3 次 / 日，或 1 ~ 4 g 加入 500 ml 液体中静脉滴注；注射用血凝酶（立芷雪，立止血）1000 U 肌内注射或静脉注射，1 ~ 2 次 / 日；卡巴克洛（安络血）10 mg 或维生素 K_1 10 mg 肌内注射，2 次 / 日；也可应用三七片 3 片 / 次，3 次 / 日，口服；云南白药 0.5 克 / 次，3 次 / 日，口服。

7）其他止血方法：有条件的医院可选择纤维支气管镜止血、支气管动脉栓塞术、人工气腹及手术治疗等方法止血。

（3）病因治疗：支气管扩张往往合并细菌感染，应联合应用有效抗生素治疗。如肺结核咯血，应抗结核治疗。风湿性心脏病二尖瓣狭窄患者应配合抗感染、抗风湿、对症治疗等。

2．小量咯血治疗　以对症治疗为主，配合休息、镇静、止咳，口服或肌内注射 1 ~ 2 种止血药物，方法同上，但不必使用垂体后叶素。也应密切观察病情变化，给予病因治疗。

3．窒息救治

（1）窒息高危状态

1）反复喷射性大咯血不止，短时间内不能将血全部咯出。

2）大咯血合并支气管狭窄或引流不畅。

3）沉睡中突然大咯血。

4）大咯血合并肺部广泛病变、心肺功能不全，咯血排出不畅。

5）患者体质虚弱、无力咳嗽或用镇静剂、镇咳药过量的大咯血。

6）大咯血患者精神过度紧张，血块刺激喉、支气管引起痉挛。

（2）窒息诊断依据

1）患者突然胸闷、烦躁不安、端坐呼吸、大汗淋漓、咯血不畅等。

2）突然呼吸困难，喉部痰鸣音，口唇、甲床青紫，神志不清，大小便失禁。

3）咯血突然终止，并出现吸气三凹征、目瞪口呆、呼吸减弱或停止。

（3）窒息急救措施

1）体位引流：采取头低脚高 45° 的俯卧位，头偏向一侧，或头低胸高位，同时叩击患者背部，以促进积血迅速排出。将舌用纱布包住拉出，在上下牙之间放置压舌板或纱布卷，防止舌咬伤。

2）清除气道积血：在咽喉镜引导下行气管插管，通过气管插管用吸引器吸出气管内的积血，负压吸引时注意 < 15 秒 / 次，以免加重缺氧；必要时气管切开清除气道内的积血。

3）及时给予高浓度吸氧，如呼吸停止应立即进行人工呼吸。

4）专人监护，随时注意生命体征的变化；留置气管插管，以防再次窒息。

5）综合治疗：治疗酸中毒、呼吸衰竭与心力衰竭等并发症，预防感染等。

➢ 考点提示：窒息的急救措施。

知识链接

咯血的后续针对性处理

大咯血的患者经病因诊断、急诊处理后还需进行后续针对性治疗。目前常用方法有以下几种。①支气管动脉栓塞术（bronchial artery embolization，BAE）：BAE是最常用的非手术治疗方法。在咯血初步稳定和内镜治疗无效或失败后，应首先考虑BAE。成功的栓塞有赖于通过血管造影显示出血血管的解剖结构。在栓塞后仍持续反复咯血的患者（6～12个月，10%～20%），可尝试再次栓塞止血。晚期再出血（超过1年）通常由新生血管形成或血管再通所致。一般而言，BAE较为安全，并发症极少，但如果术中血管造影不好，未发现交通支，误栓脊髓动脉，会出现支气管壁坏死及缺血性脊髓病变。②外科手术治疗：对于肺部病灶比较局限的单侧出血，经以上各种治疗方法均不能控制出血的患者，应尽早评估病情及心肺功能是否适合外科手术干预，因为此类患者在暂时性止血或BAE治疗后极易再发大咯血。③病因治疗：当因一些非解剖结构性病因而出现大咯血和/或低氧呼吸衰竭，如DAH引起的大咯血，在开始针对相关病因进行治疗的同时，应确保通过机械通气或其他辅助治疗措施提供充足的氧供。若疑诊DAH，应积极使用大剂量甲泼尼龙冲击治疗，连用3 d后每天口服甲泼尼龙1 mg/kg，同时应给予环磷酰胺1～2 mg/kg。若疑诊Goodpasture综合征，应及时进行血浆置换，避免因等待血清学检验结果而错过治疗时机。

引自：金发光. 大咯血诊疗规范. 中华肺部疾病杂志（电子版），2019.

（陈方军）

第六节　呕血与黑便

案例 7-6

男，35岁，反复间歇性上腹痛2年，多为饥饿痛，进食后疼痛减轻，有嗳气、反酸。入院前4 h突然呕血500 ml，为暗红色血块，继而解黑便200 ml，呕血后上腹痛减轻。

问题：结合本例资料，你考虑出血的病因是什么？

消化道出血经口腔呕吐而出称为呕血（hematemesis）。经肛门排出称为便血（hematochezia）。消化道出血以屈氏韧带为界分上消化道出血与下消化道出血。呕血一般为上消化道出血的表现，而便血既可见于上消化道出血，也可见于下消化道出血。

一、病因与发病机制

（一）呕血

临床上常见的病因有消化性溃疡、急性胃黏膜病变、食管胃底静脉曲张破裂出血及胃癌。此外，也可见于以下原因。

1. 食管疾病　可见于食管炎、食管黏膜撕裂症、食管癌等出血。
2. 胃及十二肠疾病　可见于慢性胃炎及胃黏膜脱垂症等出血。

3．肝、胆、胰腺疾病　可见于胰头癌破入十二指肠、肝癌或肝脓肿破入胆道、胆石症等引起出血。

4．血液病　再生障碍性贫血、白血病及特发性血小板减少性紫癜等出血。

5．其他　如重症肺性脑病、重症尿毒症及某些传染病如肾综合征出血热、钩端螺旋体病等也可引起呕血。

（二）便血

便血可见于上述原因，还可见于下列疾病。

1．小肠疾病　如局限性肠炎、小肠肿瘤、小肠血管瘤、Meckel 憩室炎或急性出血性坏死性小肠炎等。

2．结肠疾病　如溃疡性结肠炎、结肠癌、结肠息肉等。

3．直肠疾病　如直肠损伤、直肠炎、直肠癌等。

4．肛门疾病　如痔、肛裂、肛瘘等。

5．其他疾病　可见于急性细菌性痢疾、阿米巴痢疾、肾综合征出血热、重症肝炎、伤寒与副伤寒、钩端螺旋体病、钩虫病等传染病与寄生虫病。还可见于维生素 C 缺乏症和维生素 K 缺乏症。

二、临床表现

（一）呕血

见于上消化道出血，一般幽门以上的出血多为呕血与便血，而幽门以下的出血多为便血。当胃内积血达 250 ml 以上时极易呕血。呕血的颜色取决于出血量的多少、出血速度快慢及血液在胃内停留时间的长短。食管病变出血即呕出，其出血呈鲜红色；胃出血或其他部位出血进入胃再呕血者，多为棕褐色或咖啡色液体。若出血量大、速度快，未经胃酸充分混合即呕出，可为鲜红色或暗红色含血块；出血量少并在胃内停留时间较长，则血液内血红蛋白经胃酸作用，形成正铁血红蛋白，故呈咖啡色或黑褐色。

（二）便血

上消化道出血达到 50 ml 以上可呈黑便，多为柏油样，黏稠而发亮；如出血量大、速度快，血液在肠内停留时间短，可呈暗红色，可伴有呕血。下消化道出血多为暗红色，越靠近肛门的出血颜色越鲜红，如肛管、直肠出血时可为鲜红色；距离肛门越远越呈黑便，如空肠出血可呈黑便。

（三）失血表现

出血量＜ 400 ml，多无失血表现；＞ 400 ml，可有头晕、乏力、目眩、耳鸣等症状；短时间内失血量＞ 1000 ml，则可出现面色苍白、四肢不温、口渴、心悸、脉搏细速、血压下降及少尿，突然起立时晕厥等失血性休克表现；当失血量＞ 1500 ml 时，失血反应严重，表现为烦躁不安、四肢湿冷、呼吸急促、脉搏细速、血压显著下降、无尿，甚至意识不清等严重休克表现，常危及生命。临床上一般认为短时间内失血量＞ 1000 ml 并休克为消化道大出血。

（四）发热

大量出血后多有低热，一般不超过 38.5℃，持续 3 ～ 5 d。

（五）氮质血症

大量血液进入肠道，其蛋白质分解产物被吸收，导致血中尿素氮浓度升高称为肠源性氮质血症。

（六）血象变化

出血早期血象可无变化，出血 2 ～ 4 h 后，组织液回流入血管内，血液被稀释可出现失血性贫血。

三、辅助检查

1．内镜检查　胃镜检查是首选方法，可在直视下顺序观察食管、胃、十二指肠，可判断出血部位、出血原因及出血程度，可以同时进行内镜止血治疗，还可做活检，以便做出病理诊断。下消化道出血可做直肠镜、纤维结肠镜检查，在直视下顺序观察结肠、乙状结肠、直肠等，既可明确诊断，还可进行治疗。

2．X 线钡餐检查　主要用于胃镜检查有禁忌证者或胃镜检查出血原因未明、怀疑病变在十二指肠降段以下小肠者。呕血急性期不宜做钡餐检查，应在出血停止、病情稳定数天后进行检查，气钡双重造影可提高检出率。钡灌肠检查对结肠的恶性肿瘤、息肉、憩室及溃疡性结肠炎等有一定的诊断价值。

3．B 超检查　可检查肝、胆、胰、脾，有助于鉴别诊断。

4．大便隐血试验　凡有便血者均需做大便隐血试验。若有消化道疾病，大便颜色无异常改变，而大便隐血试验阳性称为隐血，失血量＞ 5 ml 即可出现隐血。

5．其他检查　出血原因无法查明时可行选择性动脉造影、放射性核素锝 ^{99m} 标记红细胞扫描、小肠镜检查等。

知识链接

小肠出血的内镜检查流程及推荐等级

1. 对于反复呕血、黑便或既往检查不完善的患者，可以考虑行第二次胃镜检查（推荐级别：强，证据水平：低）。

2. 对于反复便血或者临床证据提示下消化道出血的患者，可以考虑行第二次结肠镜检查（推荐级别：有条件推荐，证据水平：极低）。

3. 如果两次检查都正常，下一步应该行小肠检查（推荐级别：强，证据水平：中等）。

4. 可以考虑推进式小肠镜作为怀疑小肠出血患者的二线检查方案（推荐级别：有条件推荐，证据水平：中等）。

5. 胶囊内镜（CE）应视为上下消化道检查阴性、怀疑小肠出血患者的首选检查方式（推荐级别：强，证据水平：中等）。

6. 由于胶囊内镜在十二指肠和近端空肠处病变的检出率较低，因此当怀疑此处有病变时，推荐行推进式小肠镜检查（推荐级别：强，证据水平：极低）。

7. 如果临床证据提示小肠病变，推荐行对接小肠镜检查全小肠（推荐级别：强，证据水平：中等）。

8. 多种器械辅助式小肠镜（包括双气囊内镜、单气囊内镜及螺旋外套管式小肠镜，下文统称"小肠镜"）检查的诊断率类似，均可用于小肠疾病的诊断（推荐级别：强，证据水平：高）。

9. 术中小肠镜检出率高，但属有创诊治方法，应限制在无法行小肠镜检查的患者中使用，例如患者有手术史及肠道粘连（推荐级别：强，证据水平：低）。

10. 胶囊内镜检查应先于小肠镜进行，以提高诊断率。优先行小肠镜检查一般用于大量出血或存在胶囊内镜检查禁忌的患者（推荐级别：强，证据水平：高）

引自：陈慧敏，戈之铮．解读 2015ACG 小肠出血诊治指南．浙江医学，2015，037（022）：1804，1815.

四、诊断与鉴别诊断

（一）判断上、下消化道出血

若为呕血提示为上消化道出血，宜选择急诊胃镜检查以明确诊断。下消化道出血一般根据便血特点、伴随症状、相关病史与直肠指诊及腹部体征等综合分析加以确定。

（二）病因诊断

结合病史、临床症状特点、体征与相关检查包括胃镜、B 超检查综合分析，进行病因诊断。如呕血伴慢性、周期性、节律性上腹痛史考虑消化性溃疡。若有服非甾体类抗炎药物、酗酒史，或处于昏迷、烧伤等各种危重症等应激状态者，要考虑急性胃黏膜病变。若有病毒性肝炎、血吸虫病或慢性酒精中毒病史，出现肝掌、蜘蛛痣、门静脉高压的临床表现者，考虑食管胃底静脉曲张破裂出血。再结合内镜检查确定诊断。

（三）估计失血量

根据失血反应，确定失血量多少。

（四）判断继续出血

过去有多次大出血史，本次出血量大，24 h 内反复大出血者；食管胃底静脉曲张破裂出血者；原有高血压或明显动脉硬化者，继续出血可能性较大。若有以下迹象可考虑继续出血或再出血：

1．呕血频繁，颜色较为鲜红。

2．周围循环衰竭的表现经积极补液、输血等治疗未见明显改善，或暂时好转又有恶化。

3．红细胞计数、血红蛋白浓度、血细胞比容继续下降，网织红细胞计数持续增多。

4．在充分补液、尿量足够的情况下，血尿素氮持续增高。

（五）鉴别诊断

呕血应与口、鼻、咽部出血及咯血相鉴别；呕血引起的休克应与其他原因引起的休克相鉴别。

五、急救与治疗

（一）急救原则

根据失血反应指导补充血容量，针对失血性休克，应快速补充血容量，尽快纠正休克。内科治疗无效的休克，应考虑急诊手术治疗。

（二）救治措施

1．积极补充血容量　休克者立即建立两条静脉输液通道，必要时静脉切开。尽快配血、输血，在配血期间，可先输平衡液、生理盐水、葡萄糖氯化钠注射液、低分子右旋糖酐或血浆代用品等。输全血既可补充血容量，又利于止血，还可改善细胞组织缺氧。输足量全血是改善急性周围循环衰竭的关键，紧急输血指征为：①体位改变出现晕厥，脉搏加快，血压下降；②收缩压＜ 90 mmHg；③血红蛋白＜ 70 g/L。输液、输血开始速度宜快，尽快使收缩压升至 90 ～ 100 mmHg，尿量＞ 30 ml/h。应注意休克纠正后输液、输血速度过快或量过多，可引起急性肺水肿，尤其是老年人或有心脏病者易发生。必要时在中心静脉压指导下调节输液、输血量及速度。若为食管胃底静脉破裂出血者，还要提防因输血增加门静脉压力而诱发再出血。

2．一般措施　休克患者绝对卧床休息，抬高下肢；保持呼吸道通畅，头偏向一侧，防止误吸；呼吸急促者吸氧；烦躁不安者给予镇静剂，肝硬化者禁用吗啡、巴比妥类，以免引起肝性脑病。活动性出血期间应禁食，食管胃底静脉曲张破裂出血者，应严格禁食 5 ～ 7 天。密切观察神志、脉搏、血压、呼吸的变化；记录呕血、黑便及尿量，休克患者应留置导尿管，记录每小时尿量；定期复查血红蛋白浓度、红细胞计数、血细胞比容、网织红细胞及血尿素氮。

3．止血

（1）食管胃底静脉曲张破裂大出血：患者出血量大，易再出血，病死率高，应积极止血。止血措施有：

1）血管加压素：可使内脏小血管收缩，减少门静脉血流量，降低门静脉及其侧支循环的压力，从而达到止血效果。初始用 20 U 加入 5% 葡萄糖液中静脉滴注，速度为 0.2 U/min，可逐渐增至 0.4 U/min；止血后渐减至 0.1 U/min。

2）奥曲肽：为生长抑素，能直接作用于内脏血管平滑肌，明显减少内脏血流量，降低门静脉压力，还能抑制胃酸分泌。止血效果优于血管加压素，且不良反应少见，但价格昂贵。首剂用 100μg 静脉缓注，继以 25 ～ 50 μg/h 持续静脉滴注。

3）三腔二囊管气囊压迫止血：经鼻将三腔二囊管插入胃内，先抽出胃内积血，然后将胃囊充气扩张，向外牵拉，压迫胃底曲张静脉；再注气入食管囊，压迫食管曲张静脉，外端用 1 kg 拉力持续牵引。置管后每隔 12 h 放气 1 次，休息半小时。如无出血，先口服液状石蜡 20 ml，再拔管。

4）内镜治疗：内镜直视下注射硬化剂（油酸乙醇胺、鱼肝油酸钠、乙氧硬化醇、无水乙醇等）至曲张静脉内，或同时使用皮圈套扎曲张静脉，可达到止血效果，还可防止再出血。并发症主要有局部溃疡、出血、穿孔、瘢痕狭窄等。

5）手术治疗：大出血经上述方法治疗无效时可选择分流术或断流术，但急症外科手术并发症多、病死率高。

（2）非曲张静脉急性上消化道出血：即食管胃底静脉曲张破裂以外的上消化道出血，其中最常见的为消化性溃疡。消化性溃疡出血者约 80% 不经特殊处理可自行止血，部分患者会继续出血或再出血。止血措施有：

1）抑制胃酸分泌药：用质子泵抑制剂或 H_2 受体拮抗剂，能抑制胃酸分泌，提高胃内 pH，须使胃内 pH ＞ 6.0 才有利于血小板与血浆凝血功能发挥止血作用，促进溃疡愈合，利于凝血块形成。可用奥美拉唑 40 mg，静脉注射或滴注，每 12 h 一次；或西咪替丁 400 mg 或雷尼替丁 50 mg 或法莫替丁 20 mg 静脉滴注，每 6 ～ 8 h 一次。

2）注射用血凝酶（立止血）：可促使出血部位血小板聚集及凝血酶形成，缩短出血时间，减少出血量。一般用 1000 ～ 2000 U，静脉注射，2 次 / 日。若血小板、纤维蛋白明显降低，应补充后再用立止血。

3）局部用药：通过口服、胃管注入药物至出血局部而止血。如去甲肾上腺素 8 mg 加冷生理盐水 100 ml，分次口服或胃管注入，可使胃黏膜出血的小动脉收缩，但老年人不宜用，可致内脏血流量减少；凝血酶 2000 ～ 4000 U，加生理盐水 100 ml 口服，每 2 ～ 4 h 一次，口服后缓慢变换体位，使药物充分接触创面而止血；云南白药、三七粉等均可口服。

4）内镜治疗：内镜直视下对活动性出血或暴露血管的溃疡进行止血。可行局部注射法：常用 1∶10000 肾上腺素 5 ～ 10 ml，注射于出血部位血管周围黏膜下，亦可用无水乙醇、1% 乙氧硬化醇、5% 鱼肝油酸钠做点状注射；注射量过多、过深可致穿孔。也可药物喷洒：通过塑料管将 8% 去甲肾上腺素、5% 孟氏液（碱式硫酸亚铁溶液）、凝血酶喷洒于出血处，使出血面周围血管收缩，促进血液凝固。激光照射：激光光凝使出血血管质凝固而止血。还可用热探头凝固：高温使出血灶组织蛋白质凝固而止血。或用高频电凝：使组织蛋白质变性、血液凝固而止血；也可行微波凝固：使出血部位组织蛋白质凝固而止血。

5）手术治疗：适应证为短期内即出现休克者，表明出血量大，出血来自大血管，难以止血；8 h 内输血 800 ml 配合抗休克，血压仍不稳定者，可能为持续大出血；有多次出血史者，近期又反复大出血者；大出血伴有幽门梗阻、急性穿孔或疑有恶变者；年龄超过 50 岁或伴有明显动脉硬化，经积极治疗 24 h 出血仍不止者；内镜发现有动脉活动性出血者。

6）介入治疗：消化道严重大出血无法进行内镜治疗，又不能耐受手术时，可采用选择性肠系膜动脉造影，找到出血灶后行血管栓塞治疗。

（陈方军）

第七节　急性头痛

案例 7-7

男，65 岁，既往有高血压病史数年，否认其他病史。1 h 前在打麻将过程中突然出现头痛欲裂，继之出现右侧肢体无力，坐立不稳，需他人搀扶，随后喷射状呕吐胃内容物数次。朋友拨打 120 接入医院就诊。

问题：

1. 患者头痛考虑哪些原因可能性大？
2. 为进一步明确头痛原因可以行哪些辅助检查？

头痛（headache）是指额、顶、颞及枕部范围的疼痛，是临床常见的急诊症状。头痛可以是一种独立的疾病，也可以是某些疾病的症状或并发症。大多数是功能性的，也可以是某些严重器质性疾病的早期征兆或表现。

一、病因与发病机制

（一）头痛的常见病因

头痛常见的病因见表 7-2。

表 7-2　头痛的常见病因

病因性质	病因
颅内病变	
感染	脑膜炎、脑膜脑炎、脑炎、脑脓肿
血管病变	蛛网膜下腔出血、脑出血、脑血栓形成、脑栓塞、高血压脑病、脑供血不足、脑血管畸形、风湿性脑脉管炎和血栓闭塞性脑脉管炎
占位性病变	脑肿瘤、颅内转移瘤、颅内囊虫病或棘球蚴病
颅脑外伤	脑震荡、脑挫伤、硬膜下血肿、颅内血肿、脑外伤后遗症
其他	偏头痛、丛集性头痛、紧张性头痛、头痛型癫痫、腰椎穿刺后及腰椎麻醉后头痛
颅外病变	
颅骨病	颅底凹入症、颅骨肿瘤
颈部疾病	颈椎病及其他颈部疾病
神经痛	三叉神经、舌咽神经及枕神经痛
其他	眼、耳、鼻和牙齿疾病所致的头痛
全身性疾病	
急性感染	上感、流感、伤寒、肺炎等发热性疾病
心血管疾病	高血压、心力衰竭
中毒	铅、酒精、一氧化碳、有机磷、药物（如颠茄、水杨酸类）等中毒
其他	尿毒症、低血糖、贫血、肺性脑病、系统性红斑狼疮、月经及绝经期头痛、中暑等
神经症、精神疾病	神经衰弱及癔症性头痛

（二）头痛的发病机制

1．血管性头痛　颅内外动脉的扩张或收缩。

2．牵引性头痛　颅内痛觉敏感组织牵引或移位。

3．脑膜刺激性头痛　颅内外感觉敏感组织发生炎症。

4．紧张性或肌收缩性头痛　颅外肌肉的收缩。

5．神经炎性头痛　传导痛觉的脑神经和颈神经直接受损或发生炎症。

6．牵涉性头痛　耳鼻喉科疾病所致疼痛的扩散。

二、临床特点

（一）发病特征

包括：①急性起病伴发热常见于感染疾病所致，如急性脑膜炎；②急剧的持续头痛，伴有不同程度的意识障碍而无发热者，常见于蛛网膜下腔出血、脑出血、脑外伤等；③长期间歇性发作头痛多见于偏头痛、丛集性头痛、癫痫、高血压等；④长期反复发作的搏动性头痛，多见于血管病性头痛或神经症；⑤慢性进行性头痛伴颅内高压者，见于颅内占位性病变。

（二）疼痛部位

①偏头痛多位于一侧；②颅内病变的头痛常为深在性，且较弥散；③颅内深部病变的头痛多向病灶同侧放射；④全身性或颅内感染性疾病的头痛多为全头痛，呈弥漫性；⑤浅在性头痛常见于眼源性、鼻源性与牙源性，往往与病变部位一致或接近；⑥深在性头痛则多见于脑脓肿、脑肿瘤、脑膜炎、脑炎等，疼痛多向病灶同侧的外面放射。

（三）程度与性质

头痛程度一般分为轻、中、重，但与病情的轻重并无平行关系，三叉神经痛、偏头痛、脑膜刺激所致头痛最剧烈。常见于：①原发性三叉神经痛常呈面部的阵发性电击样剧痛，沿三叉神经的分布区放射；②脑肿瘤疼痛在一个相当长的时期内可能为轻度或中等度，而有时神经功能性头痛也可相当剧烈；③眼源性、鼻源性及牙源性头痛，一般为中等度；④搏动性头痛可见于高血压、血管性头痛、急性发热性疾病、脑肿瘤、神经症性头痛等；⑤蛛网膜下腔出血所致的头痛为炸裂样；⑥偏头痛多为胀痛、跳痛和搏动性痛；⑦神经痛多呈发作性电击样、针刺样或烧灼样；⑧肌紧张性头痛多为头部的紧箍感、重压感或钳夹感；⑨精神性头痛则性质多变、部位不定。

（四）发生持续时间

某些头痛可发生在特定时间，如：①颅内占位病变时往往清晨加剧；②鼻炎的头痛经常发作于清晨和上午；③女性偏头痛常与月经有关；④夜间发作的常为丛集性头痛；⑤长时间阅读后发生的头痛常为眼源性；⑥神经症性头痛以病程长、明显的波动性与易变性为特点。

（五）诱发和缓解因素

包括：①如咳嗽、打喷嚏、摇头、俯身可使颅内高压性头痛、血管性头痛、颅内感染性头痛及脑肿瘤性头痛加剧；②腰椎穿刺后的头痛常于直立位加重，而丛集性头痛则于直立位减轻；③颈肌急性炎症所致的头痛常于颈部运动后加重，而与职业有关的颈肌过度紧张所致的头痛则于颈部活动后减轻；④偏头痛患者服用麦角胺后头痛常迅速缓解。

（六）伴随症状

有以下10点：①头痛伴剧烈呕吐者提示为颅内高压；②头痛在呕吐后减轻者可见于偏头痛；③头痛伴眩晕者见于小脑肿瘤、椎-基动脉供血不足；④头痛伴发热者见于感染性疾病；⑤慢性进行性头痛伴精神症状者见于颅内肿瘤；⑥慢性头痛突然加剧并有意识障碍者提示可能发生脑疝；⑦头痛伴视力障碍者可见于青光眼或脑瘤；⑧头痛伴脑膜刺激征者提示脑膜炎或蛛网膜下腔出血；⑨头痛伴癫痫发作者可见于脑血管畸形、脑内寄生虫或脑肿瘤；⑩头痛伴自主神经功能紊乱者可能是神经功能性头痛。

（七）查体

包括：①生命体征检查；②心、肺、腹部检查；③重点检查头颅有无外伤、颅骨有无凹陷或隆起、鼻窦有无压痛、颞动脉有无怒张或压痛；④有无颈强直、颈背部肌肉痉挛等。

（八）神经系统检查

该项检查对头痛的病因诊断至关重要，除了常规检查外，还应重点检查有无脑膜刺激征、视盘水肿、视网膜出血及提示神经系统或局灶性损害的定位体征。

（九）实验室及其他检查

1．实验室检查

（1）常规行血、尿常规、肝肾功能、血电解质检查及其他必要的生化检查。

（2）腰穿、颅内压力监测及脑脊液常规、生化及细胞学、病理学检查是非常重要的诊断手段。

2．其他检查　包括：①脑电图检查对头痛型癫痫、脑炎及脑膜炎的诊断有一定帮助；②头颅 CT 及 MRI 对颅内肿瘤、脑血管病、脑寄生虫病、脑脓肿等疾病可帮助明确病变部位和性质；③经颅多普勒（TCD）对血管性头痛诊断有一定的辅助作用。

三、诊断与鉴别诊断

头痛的病因多种多样，诊断中必须详细询问病史，了解患者的职业、情绪和睡眠、用药、中毒史及家族病史，进行全面仔细的体格检查和必要的辅助检查，同时要注意患者年龄、头痛出现的时间、持续时间、部位及性质、有无先兆、伴随症状及如何缓解等情况（表 7-3）。

表 7-3　常见头痛的鉴别诊断

常见疾病	起病方式	原因或诱因	头痛特征	伴随症状	意识障碍	神经定位体征	脑膜刺激征	其他特征
脑膜脑炎	急骤	近期有感染史	弥漫性深部胀痛、可波及颈项部	发热、呕吐、抽搐	有	少见	有	脑脊液检查示炎性改变
蛛网膜下腔出血	急骤	用力或情绪激动	弥漫性、炸裂样痛，波及颈项部	呕吐	有	无或有	有	腰穿为出血性脑脊液
高血压脑病	急骤	血压骤升	全头搏动性	呕吐，抽搐，视物模糊，心悸，出汗	少有	无	无	眼底检查可见视网膜火焰状出血、渗出、视盘水肿
脑肿瘤	亚急性或慢性	不明确	局部钝痛并进行性加重	呕吐、抽搐、精神障碍	发生于中晚期	有	多无	眼底检查可见视盘水肿
一氧化碳中毒	急性	一氧化碳中毒	全头搏动性痛	头晕、呕吐、胸闷、乏力	有或无	无	无	血液检查碳氧血红蛋白阳性
偏头痛	急性，可有闪光，雾视先兆	劳累、情绪紧张、经期	单侧搏动性痛	面色苍白、肢冷、嗜睡、恶心、呕吐	无	偶有	无	常在青春期发病，部分患者有家族史
紧张性头痛	慢性或持续性	头颈部肌肉持续收缩	多为双侧枕颈部钝痛，可伴有紧箍感	头晕、失眠、健忘、烦躁	无	无	无	颈部压痛、青年女性多见
功能性头痛	慢性或持续性	情绪紧张或劳累	部位不定、性质多变	焦虑或抑郁症状及癔症表现	无	无	无	有明确的神经衰弱表现，暗示治疗有效

➢ 考点提示：急诊头痛的诊断与鉴别诊断。

四、急诊治疗原则及治疗方法

（一）治疗原则

疼痛剧烈无法忍受或危急生命者应紧急处理，同时积极寻找并治疗原发病。

（二）常见急症头痛的治疗方法

1．颅内压增高　治疗保持患者安静，密切观察生命体征、瞳孔及神志变化，保持呼吸道及大便通畅，频繁呕吐者，应禁饮禁食。

（1）病因治疗：通过适当的辅助检查尽快明确引起颅内压增高的原因，针对病因进行治疗，如手术切除颅内肿瘤、清除颅内血肿、控制颅内感染等。

（2）药物治疗：主要应用高渗脱水剂、利尿剂、肾上腺皮质激素等。①高渗性脱水剂，如20% 甘露醇、甘油果糖、高渗盐水等；②利尿性脱水剂，常用呋塞米 20 ～ 40 mg 静脉注射；③肾上腺皮质激素，地塞米松或泼尼松等。

（3）手术治疗：对内科治疗无效或出现颅内压危象者，可使用脑室引流术、脑室 - 腹腔分流术及去骨瓣减压术等。

（4）亚低温治疗：通过物理或药物降低患者体温，从而达到防止脑水肿及降低颅内压的目的。

（5）其他：包括增加二氧化碳的排出，以及减少输液量，适当负平衡，减少脑血流量，从而降低颅内压。

2．高血压危象　最佳的治疗是既能将血压迅速降低到安全水平，从而减少靶器官的损伤，又不因为血压下降过快而导致脏器或组织灌注不足。

（1）高血压急症：应使用静脉滴注降压药物迅速降低血压，（数分钟至 1 h 内）以平均动脉压降幅不超过治疗前的 25% 为宜，随后在 24 h 内将血压降至正常水平。

（2）高血压亚急症：可口服速效降压药物，如钙离子通道阻滞剂、ACEI、β 受体阻滞剂等。

（3）高血压急症的特殊治疗

1）防治脑水肿：高血压脑病时可加用甘露醇、呋塞米治疗脑水肿。

2）保护心功能：严重高血压可能导致心脏后负荷增加而导致急性左心衰竭、肺水肿发生，及时降低血压为治疗的关键。药物首选硝普钠静滴，降压效果迅速确切。

3）嗜铬细胞瘤：首选 α 受体阻滞剂或联合 β 受体阻滞剂控制血压，待血压控制稳定后尽早手术治疗。

4）妊娠高血压：早期通过限制活动及盐摄入控制血压，如胎儿已成熟，应在子痫发生前终止妊娠，若发生子痫应静滴硫酸镁降压，同时绝对卧床休息及镇静治疗。

5）恶性高血压：舒张压＞ 130 mmHg，需在数小时之内控制血压，同时注意保护心、脑、肾等靶器官功能。

（4）在病情及血压稳定后逐步过渡至常规抗高血压药物的治疗及原发病治疗。

➢ 考点提示：常见急诊头痛的治疗措施。

（三）一般急性头痛治疗

1．因感冒所致，给予解热止痛剂，如非甾体类抗炎药（NSAID）。

2．感染性头痛　针对感染源（灶）或病原菌进行积极抗感染治疗。低颅压者，静脉补充低渗液的同时查找低颅压原因，并予针对性治疗。

3．耳鼻喉科疾病所致头痛　应针对原发病做相应的积极治疗。

4．高血压性头痛　应积极降压治疗。

5．对焦虑烦躁者可酌情用镇静剂，对抑郁表现者加用抗抑郁药物。

6．血管扩张性头痛给予麦角胺；松弛收缩的肌肉给予按摩、热疗、痛点普鲁卡因封闭等；表浅神经痛可采用封闭治疗。颅内肿瘤、脑脓肿、硬膜下血肿应手术治疗。

（程　壕）

第八节　急性胸痛

案例 7-8

男，65 岁，活动后胸闷、气促 1 年。既往有高血压及冠心病病史。2 h 前午餐饱食后出现胸闷、胸骨后压榨样疼痛并伴有气促及心悸。家属急诊送来我院就诊。

问题：

1. 目前患者胸痛的原因首先考虑何种疾病？
2. 需要同哪些疾病相鉴别？

一、概述

急性胸痛（acute chest pain）是急诊常见的主诉症状，是一些致命性疾病的主要临床表现，如急性冠脉综合征（acute coronary syndrome，ACS）、主动脉夹层（aortic dissection，AD）、肺栓塞、张力性气胸、心包炎致心脏压塞以及食管损伤等。急诊关键问题是要能快速识别出可能导致生命危险的病例，给予及时正确的处理。

（一）病因及鉴别诊断

心、肺、大血管及食管的传入神经进入同一个胸背神经节，通过这些内脏神经纤维，不同脏器疼痛会产生类似的特征及相近的部位，通常都被描述为烧灼感、针刺样、刀割样或压榨性疼痛。由于背神经节重叠了自上而下 3 个节段的神经纤维，因此源自胸部的疾病可表现为范围较广泛的疼痛，可上自颌部，下至腹部。疼痛可放射到颌面部、上肢、上腹以及肩背等部位。胸痛的主要原因多来自胸部疾病。常涉及有：①胸壁疾病，如带状疱疹、肋间神经炎、肋软骨炎、多发性骨髓瘤等；②胸、肺疾病，如肺栓塞、张力性气胸、肺炎、胸膜炎、肺癌等；③心血管疾病，如急性心肌梗死、主动脉夹层、心脏压塞、肥厚型心肌病等；④纵隔疾病，如纵隔炎、纵隔肿瘤等；⑤食管疾病，如食管撕裂、食管裂孔疝、食管癌等；⑥其他，如过度通气等。

根据病情的危重程度分为危重症、急症或非急症，经临床判断来确定胸痛可能由何种疾病所致，着重考虑是否需要紧急处理。如果患者生命指征不稳定，须立即给予急诊处理，以稳定生命体征为首要目标，同时查找可能致病的直接原因。鉴别诊断对进一步的针对性治疗有指导作用（表 7-4）。

（二）快速评估及急诊处理

胸痛患者（除外有明确良性原因者）都应尽快送往医院。医生接诊后立即行心电图检查，并进行呼吸、血压、脉搏、氧饱和度监测，给予吸氧，并建立静脉通道。如果患者出现明显呼吸困难，表现为张力性气胸的症状和体征，则立即给予胸腔穿刺排气。确定生命体征平稳后，简要询问发病情况、既往病史，针对胸痛进行相关查体。同时胸痛应做 18 导联心电图检查，如未发现异常表现，1 ～ 2 h 后重复检查。多数患者应做胸部 X 线或 CT 扫描检查，特别对肺栓塞、主动脉夹层、张力性气胸、心脏压塞等可迅速致命的疾病有重要的鉴别诊断价值。当怀疑为冠状动脉原因所致时，如生命体征平稳，可使用硝酸甘油来缓解疼痛，首次 0.5 mg，舌下含服，3 ～ 5 min 可重复使用。如果患者无凝血功能障碍且无明确过敏史，可给予阿司匹林 150 ～ 300 mg 嚼服，对阿司匹林过敏者可应用氯吡格雷（负荷剂量为 300 mg）。

表 7-4　几种常见的危及生命的急诊胸痛

病因	疼痛特点	诱发因素或缓解因素	危险因素	伴随症状
心绞痛	胸骨后压迫感、烧灼样疼痛，向颈、颌、肩、手臂放射，持续 3 ～ 15 min	运动、寒冷、情绪变化、餐后诱发，休息、使用硝酸甘油缓解	男性 > 35 岁，女性 > 45 岁，绝经后妇女，高胆固醇血症、高血压、糖尿病、吸烟、家族史	焦虑气短、心动过缓或过速、恶心、呕吐、大汗
心肌梗死	胸骨后压榨样、窒息感，向颈、颌、肩、手臂放射，疼痛时间 > 15 min	休息、硝酸甘油不能缓解疼痛	同上	同上
主动脉夹层	突发胸骨后、肩胛间剧烈疼痛，撕裂样，持续性	－	高血压、结缔组织疾病、妊娠、主动脉缩窄、高龄、瓣膜疾病、家族史	恶心，呼吸困难、大汗、相关神经病学改变
肺栓塞	胸骨下、病变局部胸膜炎性疼痛，持续性	呼吸时加剧	癌症、妊娠 / 产后、创伤、手术后、长期卧床、高龄	焦虑、喘息、气短、咳嗽、咯血、心动过速、晕厥
气胸	患侧胸膜炎疼痛，向颈、背部放射，持续性	呼吸时疼痛	慢性肺病史、吸烟、月经期、既往发作史	气短、唇发绀
食管破裂	胸骨后或上腹部烧灼样痛，向后胸放射，持续性	颈部弯曲时疼痛加剧	剧烈呕吐、食管的机械操作后	恶心、剧烈呕吐、大汗、呼吸和吞咽困难

二、急性冠脉综合征

急性冠脉综合征（acute coronary syndrome，ACS）是由于冠状动脉粥样斑块表面出现破溃，血小板黏附并聚积在破溃斑块表面，与纤维蛋白原相互结合产生纤维蛋白，进而激活了凝血系统。根据冠状动脉血栓堵塞程度的不同，临床表现为 ST 段抬高心肌梗死（ST elevated myocardiac infarction，STEMI）和非 ST 段抬高 ACS（non-ST elevated-ACS，NSTE-ACS），后者包括不稳定型心绞痛（unstable angina，UA）和非 ST 段抬高心肌梗死（non-ST elevated myocardiac infarction，NSTEMI）的临床综合征。在大多数成人中，ACS 是心脏性猝死的最主要原因。

（一）临床表现

1．症状　ACS 患者主要表现为胸痛或胸部不适，其特点包括：①胸痛表现为憋闷、压迫感、紧缩感和针刺样感等；②疼痛变化可逐渐加重，有间歇却不能完全缓解；③疼痛可向肩背、左上肢或下颌等部位放射；④疼痛可反复发作，并较前发作频繁，与原有的缓解方式不同，或持续不缓解。

2．体征　①注意神志变化，皮肤灌注状况，动脉血压变化；②检查肺部湿性啰音，颈静脉是否怒张，心率和节律的改变。

➢ 考点提示：ACS 的特征性临床表现。

（二）实验室及辅助检查

1．心电图　是心肌缺血损伤严重程度的重要评估手段，尤其是心电图的动态波形演变对于心肌损伤或心肌梗死的评估具有重要意义；同时也是决定溶栓、经皮冠状动脉介入治疗（PCI）或药物干预治疗的一项重要标准。心电图（ECG）表现 ST 段抬高为 STEM，而 ST 段下降的大多数患者最终诊断为 NSTE-ACS。注意有 ST 段抬高的患者中，82% ~ 94% 为 STEMI。

2．心肌损伤标志物　包括：①磷酸肌酸同工酶（CK-MB）：CK-MB 升高提示有心肌坏死，对 AMI 诊断灵敏性可达 98%，CK-MB 一般在症状出现后 6 h 开始升高，18 ~ 24 h 达峰值。②心肌肌钙蛋白：肌钙蛋白 T（cTnT）和肌钙蛋白 I（cTnI）比 CK-MB 具有更高的特异性和敏感性，特别在心肌损害后 2 ~ 4 h 即在外周血中升高，并可维持较高水平 2 ~ 3 周（表 7-5）。cTnT 或 cTnI 升高提示心肌损伤坏死，并提供危险分层信息，对 ACS 患者预后判断有指导意义。

表 7-5　心肌损伤标志物变化的特点

心肌标志物	开始升高时间	峰值时间	持续时间
CK-MB	6 h	10 ~ 24 h	3 ~ 4 天
cTnT	2 ~ 4 h	10 ~ 24 h	10 ~ 21 天
cTnI	2 ~ 4 h	10 ~ 24 h	7 ~ 14 天

3．超声心动图　急诊超声心动图检测可发现心肌缺血时节段性运动减弱，甚至消失；亦可观察到受损心肌收缩功能减退而导致左室射血分数下降，心肌受损亦可导致心室舒张功能障碍。超声心动图对主动脉夹层、肺栓塞、肥厚型心肌病以及心包积液等有重要的鉴别诊断价值。

➢ 考点提示：ACS 的常用检查方法。

（三）诊断及危险分层

STEMI 的 WHO 诊断标准：①胸痛持续 > 20 min，处理后不缓解；② ECG 特征性演变；③心肌损伤标志物升高。而 NSTE-ACS 表现 ST 特征性变化不明显，心肌损伤标志物检测意义更大：UA 心肌标志物不升高或轻微升高。这两种属于 ACS 中严重程度不同的临床类型。不同的临床指标也可用于评估冠状动脉病变的可能性和由不稳定型心绞痛恶化为严重心脏事件的危险性。

➢ 考点提示：STEMI 的诊断标准。

（四）急诊处理

1．院前或转运中处理　为预防 ACS 患者发生心搏骤停，院前急救应注重“生存链”的概念，包括早期识别求救、早期心肺复苏（CPR）、早期除颤和早期高级心血管生命支持（ACLS），为后期院内综合治疗奠定基础。院前急救人员须给怀疑患 STEMI 的患者嚼服 150 ~ 300 mg 阿司匹林，常规做 12 导联 ECG 检查和判断，转运 ACS 患者途中，ECG 检查可以发现并监测病情变化，如有条件院前急救人员可与所送医院联系，通报病情，传输心电图。

2．早期一般治疗　对 ACS 胸痛患者，嘱其静卧，立即进行心电、血压、呼吸、血氧饱和度（SpO_2）监测，建立静脉通路，吸入氧浓度 4 L/min，使 SpO_2 ＞ 93%，做好电除颤和 CPR 的准备，来诊后快速明确诊断，及早行再灌注治疗和必需的辅助治疗。

（1）止痛剂：静脉注射吗啡 2 ～ 4 mg，如效果不佳，可以重复使用。

（2）硝酸甘油：开始剂量为 5 μg/min，在监测血流动力学情况下，逐渐增加剂量，每 5 ～ 10 min 增加 5 ～ 10 μg，治疗终点是临床症状缓解或得到控制同时血压维持在相对稳定的状态，当收缩压＜ 90 mmg 时，应减慢滴速或暂停使用。

（3）β 受体阻滞剂及抗心律失常药物根据患者实际情况给予。

（4）抗凝治疗：使用依诺肝素 1 mg/kg，皮下注射 2 次 / 日，或普通肝素使部分活化凝血酶时间（APTT）维持在 50 ～ 70 s。

3．确定再灌注治疗　应快速评估所有 STEMI 患者是否可行再灌注治疗，并对有适应证的患者立即实施再灌注治疗。再灌注治疗包括静脉溶栓、经皮冠状动脉介入术（PCI）、冠状动脉旁路移植术（CABG）等。

（1）溶栓适应证：①无溶栓禁忌证；②两个或两个以上相邻导联 ST 段抬高（胸导联≥ 0.2 mV，肢导联≥ 0.1 mV），或病史提示急性心肌梗死（AMI）伴左束支传导阻滞，起病时间＜ 12 h，患者年龄＜ 75 岁；③ ST 段显著抬高的心肌梗死（MI）患者年龄＞ 75 岁，经慎重权衡利弊仍可考虑；④ STEMI，发病时间已达 12 ～ 24 h，但仍有进行性缺血性胸痛、广泛 ST 段抬高者也可考虑。

（2）溶栓禁忌证：①既往发生过出血性脑卒中，6 个月内发生过缺血性脑卒中或脑血管事件；②中枢神经系统受损、颅内肿瘤或畸形；③近期（2 ～ 4 周）有活动性内脏出血；④未排除主动脉夹层；⑤入院时严重且未控制的高血压（＞ 180/110 mmHg）或慢性严重高血压病史；⑥目前正在使用治疗剂量的抗凝药或已知有出血倾向；⑦近期（2 ～ 4 周）有创伤史，包括头部外伤、创伤性心肺复苏或较长时间（＞ 10 min）的心肺复苏；⑧近期（＜ 3 周）有外科大手术；⑨近期（＜ 2 周）曾有在不能压迫部位的大血管行穿刺术。

4．再灌注治疗

（1）溶栓治疗：①目标要求急诊到开始溶栓时间＜ 30 min，可选择不同种类型溶栓剂；②常用方法：重组组织纤溶酶原激活剂（rt-PA），50 ～ 100 mg，30 min 内静脉滴注；链激酶 150 万～ 200 万 IU，30 min 内静脉滴注；尿激酶 150 万～ 200 万 IU，30 min 内静脉滴注。溶栓后应用普通肝素 800 ～ 1000 IU/h，使 APTT 延长 1.5 ～ 2 倍。

（2）溶栓再通的间接评价：①心电图抬高的 ST 段于 2 h 内回降＞ 50%；②胸痛 2 h 内基本消失；③ 2 h 内出现再灌注性心律失常（短暂的加速性室性自主节律，房室或束支传导阻滞突然消失，或下后壁心肌梗死的患者出现一过性窦性心动过缓、窦房传导阻滞或低血压状态；④血清 CK-MB 酶峰值提前出现（14 h 内）等间接判断血栓是否溶解。

（3）介入治疗：目标应为急诊至球囊扩张时间＜ 90 min。介入治疗时间的选择依据胸痛持续时间而定：①胸痛＜ 1 h，行直接 PCI；②胸痛＞ 1 h，而＜ 3 h，先行溶栓治疗；③胸痛＞ 3 h，可行直接 PCI 术。

（4）外科手术：急诊冠状动脉旁路移植手术。

➢ 考点提示：ACS 的急诊处理原则及常见再灌注方式。

三、主动脉夹层

动脉夹层（aortic dissection，AD）是血液进入主动脉中层形成夹层血肿，并沿着主动脉壁延展剥离的危重心血管急症。

（一）病因与临床分型

1．病因　AD的病因较多，主要有：①高血压与动脉粥样硬化，80%的患者有高血压，除血压绝对值增高外，血压变化率也是引发AD的重要因素；②特发性主动脉中层退变，是主动脉中层弹力纤维和胶原进行性退变，并出现黏液样物质，称为中层囊性坏死；③遗传性疾病，常见有马凡综合征（Marfan syndrome）、Ehlers-Danlos综合征、Tuner综合征，常在年轻时发病；④先天性主动脉畸形；⑤创伤相关；⑥主动脉壁炎症反应。

2．临床分型　临床上应用最为广泛的是Debakey分型，将AD分为三型：Ⅰ型，起源于升主动脉并累及腹主动脉；Ⅱ型，局限于升主动脉；Ⅲ型，起源于胸部降主动脉，未累及腹主动脉者称为ⅢA型，累及腹主动脉者称为ⅢB型。Stanford分型将AD分为：无论夹层起源于哪一部位，只要累及升主动脉者称为A型；夹层起源于胸部降主动脉且未累及升主动脉者称为B型。

➢ 考点提示：主动脉夹层临床最常用的分型。

（二）临床特点及诊断

1．临床表现　多见于中老年患者，突发撕裂样胸、背部剧烈疼痛，90%有高血压病史。AD常可表现为主动脉夹层累及分支动脉闭塞，导致脑、肢体、肾、腹腔脏器缺血症状：①累及主动脉瓣产生严重反流可出现急性心力衰竭、心脏压塞、低血压和晕厥；②累及冠状动脉可出现心绞痛或心肌梗死；③夹层血肿沿着无名动脉或颈总动脉向上扩展或累及肋间动脉、椎动脉，可出现头晕、神志模糊、肢体麻木、偏瘫、截瘫及昏迷；④累及腹主动脉及其分支，可出现剧烈腹痛、恶心、呕吐等类似急腹症的表现；⑤夹层血肿压迫食管，出现吞咽障碍，破入食管可引起大呕血；⑥血肿压迫肠系膜上动脉可致小肠缺血性坏死，出现便血；⑦累及肾动脉可引起腰痛及血尿，导致急性肾衰竭或肾性高血压；⑧血肿破入胸腔可引起血胸，出现胸痛、呼吸困难或咯血，严重时出现出血性休克。

2．辅助检查　心电图可与心肌梗死鉴别，但约20%的急性A型AD心电图检查可出现心肌缺血或心肌梗死的表现，60%的患者胸部X线检查可发现纵隔或主动脉影增宽，CT扫描可发现主动脉双管征，主动脉多普勒检查可定位内膜裂口，显示真、假腔的状态及血流情况，并可显示并发主动脉瓣关闭不全，心包积液及主动脉弓分支动脉的阻塞，主动脉MRA可显示夹层真、假腔和累及范围，其诊断准确性和特异性都非常高。

➢ 考点提示：主动脉夹层的临床特点。

（三）急诊处理

一旦明确诊断主动脉夹层后，应积极进行处理，避免夹层假腔继续剥离扩大、破裂等导致严重并发症甚至死亡。

1．急诊处理　对呼吸，循环状态不稳的患者应立即行气管插管、机械通气，如果发生心脏压塞应急诊行开胸手术，对血流动力学稳定的患者，初步治疗措施主要是控制疼痛和血压，常用吗啡止痛，将血压控制在120/70 mmg左右。

2．内科治疗　发病48 h内多采用静脉给药：①硝普钠：为首选用药，静脉用起效快，降压效果肯定；②乌拉地尔：外周和中枢双重作用的抗高血压药，起效虽不如硝普钠快，但降压效果肯定，无抑制心率的作用；③血管紧张素转换酶抑制剂（ACEI）；④β受体阻滞剂：是急性期最常用的药物，可减弱左室收缩力、降低心率；⑤钙通道阻滞剂：地尔硫䓬和维拉帕米，具有扩张血管和负性肌力作用。

3．外科治疗　包括：①人工血管置换术，适用于急性期及慢性期A型AD或有并发症的急性期及慢性期B型AD患者，但正逐渐被腔内隔绝术所取代；②介入治疗，使用支架可以覆盖内膜的撕裂口，阻止血液进入假腔，同时扩张狭窄的真腔，已越来越多地应用于临床。

➢ 考点提示：主动脉夹层的紧急救治原则和治疗措施。

（程　壕）

第九节　急性腹痛

案例 7-9

邵某，女性，25岁，平素体健，晨起后自觉脐周疼痛不适，呈阵发性发作，伴呕吐胃内容物2次，未见咖啡样胃内容物。当时未予以足够重视。5 h后患者腹痛部位转移到右下腹，且疼痛较前加重，为进一步治疗来院。查体：右下腹麦氏点处压痛明显，右下腹局限性轻度肌紧张及反跳痛。急查血常规：白细胞计数WBC 15×10^9/L，中性粒细胞百分比90%。

思考：

1. 邵某的腹痛考虑什么疾病可能性大？
2. 需要同哪些常见疾病相鉴别？

临床上一般将腹痛按起病缓急、病程长短分为急性腹痛和慢性腹痛。急性腹痛是临床常见的急症症状，多数起病急、进展迅速，多数由腹部脏器疾病引起。此外，腹腔外疾病及全身性疾病也可引起腹痛。腹痛的性质和程度既受病变性质和刺激程度的影响，也受神经和心理因素的影响。

一、病因

（一）腹腔脏器疾病

1．急性炎症　急性胃炎、急性肠炎、急性胰腺炎、急性出血坏死性肠炎、急性胆囊炎、急性阑尾炎、腹膜炎等。

2．阻塞或扩张　肠梗阻、肠套叠、胆道结石、胆道蛔虫症、泌尿系统结石梗阻等。

3．溃疡　胃、十二指肠溃疡等。

4．扭转或破裂　肠扭转、肠绞窄、肠系膜或大网膜扭转、卵巢扭转、肝破裂、脾破裂、异位妊娠破裂等。

5．穿孔　胃、肠穿孔、胆囊穿孔等。

6．血管病变　肠系膜动脉血栓形成、腹主动脉瘤、脾梗死、门静脉血栓形成等。

7．其他　腹壁挫伤、腹部带状疱疹、急性扩张性疾病、肠痉挛等。

（二）腹腔外疾病

1．胸腔疾病　肺炎、肺梗死、心绞痛、心肌梗死、急性心包炎、胸膜炎、食管裂孔疝、胸椎结核等。

2．变态反应性疾病　腹型紫癜、腹型风湿热等。

3．中毒及代谢性疾病　铅中毒、糖尿病酮症酸中毒、血卟啉病等。

4．神经精神性疾病　神经症、肋间神经炎等。

二、发病机制

根据发病机制与特点，腹痛可分为内脏痛、躯体痛和牵涉痛三种基本类型。

1．内脏痛　多由消化道平滑肌痉挛或强力收缩、管壁突然扩张、强烈化学刺激及脏器缺血等刺激信号经交感神经通路传入脊髓所致。内脏神经末梢分布较少且呈多节段性神经支配，疼痛特点为定位模糊的弥散性钝痛，常伴恶心、呕吐、出汗等自主神经兴奋症状。

2．躯体痛　来自腹膜壁层、肠系膜、系膜根部及膈肌的痛觉信号，经体神经传至脊神经根，反映到相应脊髓节段所支配的皮肤所致，其特点是定位准确、程度剧烈而持续的疼痛，常出现防御性肌紧张，反跳痛，腹痛可因呼吸、咳嗽、运动而加重。

3．牵涉痛　腹部脏器的疼痛刺激经内脏神经传入相应脊髓节段，导致该节段相对应的体表区域出现感觉过敏或疼痛，因疼痛部位远离引起疼痛的器官，故名牵涉痛。特点是疼痛部位明确，如胆绞痛牵涉到右肩背部，小肠、横结肠痛牵涉到脐周，直肠或子宫痛牵涉到腰骶部。

三、临床特征

（一）腹痛的部位

一般腹痛显著且有固定部位，多数即病变所在部位，因此根据器官的解剖位置可做出病变部位的初步判断，但有部分疾病虽然表现为急性腹痛，而病变却在腹外器官，如细菌性肺炎、急性心肌梗死、急性心包炎等都可表现为上腹部疼痛。

（二）腹痛的性质

腹痛性质通常分为持续性腹痛、阵发性腹痛和持续腹痛伴阵发性加重三类。持续性腹痛多由麻痹性肠梗阻、空腔脏器扩张如急性胃扩张所致；阵发性腹痛则由空腔脏器梗阻后平滑肌痉挛所致，如尿路结石引起的肾绞痛，而阵发钻顶样疼痛则为胆道蛔虫的临床特点；持续疼痛伴阵发性加重提示炎症与梗阻并存，如急性胰腺炎。

（三）腹痛的程度

腹痛的程度在一定意义上反映了病情的轻重。一般而言，胃十二指肠溃疡穿孔、腹主动脉瘤破裂、肝脾破裂、急性胰腺炎、绞窄性肠梗阻、胆绞痛、输尿管结石等疼痛程度多较剧烈。炎症引起的腹痛一般较轻，多可以忍受。不过疼痛的感觉因人而异，特别是老年人感觉迟钝，部分老年患者在发生急性阑尾炎时，腹痛感受程度较轻，直至穿孔时才感到明显腹痛。

（四）腹痛的转移和放射痛

由于腹部的痛觉形成和传导的不同，某些急性腹痛有特征性的转移痛与放射痛，对诊断有一定的参考价值。如急性阑尾炎的腹痛常起自上腹或脐周，逐渐转移至右下腹部；急性胰腺炎向左腰背部放射或呈束带状放射疼痛；胆囊炎、胆石症疼痛可放射至右肩背部；十二指肠溃疡穿孔因膈肌受刺激可出现肩痛；小肠疾病放射至脐周；子宫、直肠疾病引起的疼痛常放射至腰骶部；输尿管结石常引起会阴或大腿内侧的放射痛；附睾精索及前列腺疼痛可牵涉到腹股沟上方区域及会阴、阴茎；睾丸疼痛可牵涉到耻骨联合上方及阴茎；肝脓肿向横膈穿破前的症状是肩背痛；脾破裂可出现左肩放射痛等。

（五）疼痛的诱因

急性胰腺炎、胆绞痛常与暴饮暴食有关，嵌顿性疝多与腹内压力增加有关。胆道蛔虫、蛔虫性肠梗阻常有吐蛔虫史。部分机械性肠梗阻与手术史有关，腹部外伤后出现剧痛伴休克者，可能是肝、脾破裂。

（六）发展时间与体位的关系

餐后发生腹痛可能是由于胆胰疾病、胃肠疾病或消化不良所致，饥饿痛发作呈周期性、节律性者见于胃、十二指肠溃疡，子宫内膜异位者腹痛与月经周期有关。如果某些体位使腹痛减轻或加重，有可能成为诊断的线索。如胃黏膜脱垂患者在左侧卧位或臀高头低位时疼痛减轻；十二指肠淤滞症患者膝胸位或仰卧位时腹痛及呕吐症状减轻或缓解；胰腺炎患者仰卧位时疼痛明显，而前倾位或俯卧位时减轻。

（七）体征

全面体格检查，尤其是腹部体征的检查是明确诊断的重要环节，视诊应观察腹部有无膨隆或凹陷，腹式呼吸是否消失或减弱，是否有胃型、肠型或蠕动波。触诊应查明有无压痛、反跳痛、肌紧张，是全腹压痛还是局部压痛。全腹压痛提示病变弥散，如弥漫性腹膜炎。局部压痛提示病变范围局限，如麦氏点压痛为阑尾炎的体征。肌紧张提示为腹腔内炎症刺激，而反跳痛则表示病变累及腹膜。腹部叩诊如发现肝浊音界缩小或消失，提示为胃、肠穿孔的可能。此外，还应注意有无包块：触及有压痛和边界模糊的包块，多提示炎症；触及无明显压痛、边界清晰的包块，提示有肿瘤的可能。下腹部和盆腔的病变常需进行直肠指诊检查，右侧隐窝触痛或扪及包块，提示阑尾炎或盆腔炎，直肠子宫陷凹饱满、子宫颈有举痛可能提示宫外孕破裂。腹部移动性浊音说明有腹水存在。听诊肠鸣音亢进提示腹泻，金属高调样肠鸣音多提示肠梗阻，而肠鸣音消失则提示麻痹性肠梗阻。

（八）伴随症状

1．腹痛伴发热、寒战　提示有炎症存在，见于急性胆道感染、胆囊炎、肝脓肿，腹腔脓肿，也可见于腹腔外感染性疾病。

2．腹痛伴黄疸　可能与肝胆胰疾病有关，急性溶血性贫血也可出现腹痛与黄疸。

3．腹痛伴休克同时有贫血者　可能是腹腔脏器破裂（如肝、脾或异位妊娠破裂），无贫血者则见于胃肠穿孔、绞窄性肠梗阻、肠扭转、急性出血坏死性胰腺炎等。腹腔外疾病如心肌梗死、肺炎也可有腹痛与休克，应特别警惕。

4．腹痛伴呕吐、反酸、腹泻　提示食管、胃肠病变，呕吐量大提示胃肠道梗阻，伴反酸、嗳气者提示胃十二指肠溃疡或胃炎；伴腹泻者提示消化吸收障碍或肠道炎症、溃疡或肿瘤。

5．腹痛伴尿路刺激症状　常为泌尿系统结石或感染，伴血尿可能为泌尿系统疾病（如泌尿系统结石和肿瘤）所致；腹痛伴血性大便者，需考虑肠套叠、肠梗阻等；腹痛伴脓血大便者，应考虑细菌性痢疾及结肠癌，腹痛伴柏油样便多提示各种原因所致上消化道出血。

> 考点提示：急性腹痛的临床表现。

四、辅助检查

（一）实验室检查

血、尿、便的常规检查对腹痛患者原因的分析、诊断及治疗效果的判断具有重要意义。如动态测定红细胞、血红蛋白值及其变化趋势，可判断有无腹腔内脏器出血或评估出血程度。柏油样大便多提示上消化道出血，黏液脓血便多见于痢疾，血便提示绞窄性肠梗阻、肠系膜动脉血栓形成、出血性肠炎等。尿中大量红细胞提示泌尿系统感染、结石或损伤，尿中存在白细胞提示泌尿系统感染。查血糖、血酮体、血气分析可用于排除糖尿病酮症酸中毒引起的腹痛。血、尿淀粉酶及脂肪酶增高提示胰腺炎，血清胆红素增高多提示肝和胆道疾病。肝、肾功能、电解质及心肌酶学等检查也可为诊断提供线索。

（二）心电图检查

对鉴别或诊断以腹痛为主要表现的急性心肌梗死具有重要的临床价值，应作为中、老年人的常规检查。

（三）X线检查

发现横膈下游离气体提示腹腔内脏器穿孔；发现肠内液气平面提示肠道梗阻；部分泌尿系结石可发现输尿管部位出现高密度影；胸部X检查还可以辅助排除胸腔疾病引起的腹痛。CT技术发展对腹腔内多种疾病的诊断均具有十分重要的价值，腹部CT能更清晰地呈现腹腔内各脏器的情况。

（四）超声检查

对肝、胆、胰腺、泌尿系、妇产科疾病的诊断及鉴别诊断有重要作用，亦可在超声引导下进行肝、肾、胰腺等脏器的穿刺或引流，有助于诊断及治疗腹腔内多种脏器疾病。

（五）内镜检查

可用于胃肠道疾病的鉴别诊断，协助胃、十二指肠、结肠、直肠的出血或梗阻原因的判断。

（六）诊断性腹腔穿刺

做穿刺液常规、生化、淀粉酶及脱落细胞学等检查，对诊断、治疗具有重要价值，是一种简单而有价值的诊断方法，主要用于腹膜炎、腹腔感染、腹腔肿瘤和腹腔内出血的鉴别。阴道后穹窿穿刺抽出暗红色不凝血对异位妊娠的诊断具有重要意义。

（七）其他

妊娠试验或腹腔镜检查。

➤ 考点提示：急性腹痛的常见辅助检查方式及合理选择。

五、诊断与鉴别诊断

急性腹痛是一个常见而又复杂的临床症状，需要鉴别的疾病涉及内科、外科、妇产科、儿科甚至神经科、精神科。在诊断时应充分注意收集病史、症状、体征及辅助检查结果等资料，进行综合分析。外科或妇产科急腹症多需要手术治疗，因此注意鉴别，其特点常为：突然发作、急剧进展、有腹膜刺激征或失血貌。在做出具体诊断之前应充分结合病史、体征及相应的辅助检查情况综合判断。

六、急诊处理

（一）处理原则

诊断明确的内科急腹症可根据具体病因对症治疗。外科急腹症处理原则如下：①病变脏器的定位；②判断腹膜炎的范围；③判断脏器的血循环情况；④是否需要急诊手术；⑤手术方式的选择。

（二）非手术治疗

适用于原发性腹膜炎、盆腔炎及症状体征较轻、一般情况好或症状已呈局限化趋势者。治疗措施如下：①禁食禁饮、胃肠减压；②维持水、电解质及酸碱平衡，补充热量与营养支持；③使用抗生素；④适当给予镇痛药；⑤动态监测病情变化，尤其是腹痛程度、体征及相关辅助检查的变化。

（三）手术治疗

部分外科急腹症如急性腹痛伴休克者，如肝、脾破裂，腹主动脉瘤裂，异位妊娠破裂等，应在快速纠正休克，维持生命体征的基础上采用急诊手术或介入方法控制出血。其手术适应证如下：①原发病变严重的炎症性或穿孔性急腹症，应尽早手术；②梗阻性急腹症出现绞窄症状时应早期手术；③腹腔内出血应紧急手术；④经积极非手术治疗后症状与体征无好转者。

➤ 考点提示：急性腹痛的处理。

（程　壕）

自测题

一、选择题

1．超高热患者的降温目标是使肛温降至
A．37℃
B．37.5℃
C．38℃
D．38.5℃
E．39℃

2．非感染性发热不包括
A．心肌梗死后低热
B．白血病
C．甲状腺功能亢进
D．流行性出血热
E．感染后低热

3．晕厥伴发绀、呼吸困难，最可能为
A．直立性低血压
B．血管减压性晕厥
C．排尿性晕厥
D．急性左心衰竭
E．颈椎病

4．下列哪项符合心源性晕厥
A．多见于老年女性
B．发作常无明显诱因
C．常见于心动过缓与心脏停搏
D．不能自然苏醒
E．有后遗症

5．最严重的意识障碍为
A．晕厥
B．嗜睡
C．意识模糊
D．昏迷
E．谵妄

6．下列哪项不属于意识障碍
A．嗜睡
B．谵妄
C．精神萎靡
D．昏睡
E．昏迷

7．急性发作性呼吸困难的最常见原因是
A．急性酒精中毒
B．支气管哮喘
C．肺炎
D．肺癌
E．糖尿病

8．严重吸气性呼吸困难最主要的特点为
A．呼吸频率、深度、节律改变
B．发绀明显
C．鼻翼扇动
D．“三凹征”
E．以上都不是

9．患者为高血压性心脏病，在睡眠中突然憋醒，被迫坐起，并有咳嗽，出汗发绀，咳粉红色泡沫痰，两肺啰音，可认为发生了
A．肺源性呼吸困难
B．心源性哮喘
C．吸气性呼吸困难
D．呼气性呼吸困难
E．呼吸功能衰竭

10．下列哪种表现不是咯血常见的并发症
A．肺水肿
B．失血性休克
C．肺不张和窒息
D．结核病灶播散
E．肺部感染

11．大咯血是指 24 h 咯血量在
A．100 ml 以上
B．200 ml 以上

C．300 ml 以上
D．500 ml 以上
E．1000 ml 以上

12．急性上消化道出血最常见的原因是
A．胆道出血
B．过敏性紫癜
C．消化道癌
D．消化性溃疡
E．贲门黏膜撕裂综合征

13．食管胃底静脉曲张破裂出血，止血宜用
A．口服去甲肾上腺素
B．口服凝血酶
C．肌内注射立止血
D．静脉滴注西咪替丁
E．应用三腔二囊管压迫止血

14．急性胃黏膜病变患者胃内 pH 在下列哪项时有助于止血
A．＜ 3.0
B．＞ 3.0
C．＞ 6.0
D．＜ 6.0
E．＜ 5.0

15．头痛伴明显脑膜刺激征常见于
A．脑血栓形成
B．脑膜炎
C．偏头痛
D．高血压
E．脑肿瘤

16．可表现为急性突发性头痛的疾病是
A．脑血管疾病
B．脑肿瘤
C．高血压
D．败血症
E．急性中毒

17．面部阵发性电击样短促的剧痛见于
A．蛛网膜下腔出血
B．脑膜炎
C．偏头痛
D．脑栓塞
E．三叉神经痛

18．急性心肌梗死最突出的症状是
A．休克
B．心前区疼痛
C．心律失常
D．心力衰竭
E．胃肠道症状

19．急性心肌梗死早期，不宜应用
A．β 受体阻滞剂
B．抗凝药
C．ACEI
D．洋地黄
E．硝酸酯类

20．急性心肌梗死与心绞痛的主要鉴别点是
A．疼痛部位
B．疼痛性质
C．疼痛持续时间的长短
D．疼痛程度
E．以上均不是

21．下述哪项最常合并肺栓塞
A．下肢深静脉血栓形成
B．肾盂肾炎
C．房间隔缺损
D．冠状动脉造影术
E．脑栓塞

22．急性心肌梗死常用的止痛剂为
A．布洛芬
B．吗啡
C．阿司匹林
D．硝酸甘油
E．奥美拉唑

23．腹痛伴肛门停止排气常见于
A．幽门梗阻
B．肠炎
C．肠梗阻
D．胰腺炎
E．阑尾炎

24．最容易引起休克的急腹症是
A．急性胃肠炎
B．单纯性肠梗阻
C．化脓性阑尾炎
D．急性重症胆管炎
E．慢性结肠炎

25．急性胰腺炎最常见的原因是
A．酒精中毒

B．暴饮暴食

C．感染

D．胆道疾病

E．糖尿病

二、填空题

1．迅速将肛温降至__________℃是治疗超高热危象的关键。

2．减轻脑水肿常可选用以下药物：__________、__________或__________等。

3．呼吸困难按病因和机制分为以下 5 种：__________、__________、__________、________和血源性呼吸困难。

4．晕厥可分为：__________、__________、__________和 __________。

三、问答题

1．简述发热患者的急救原则。

2．简述晕厥发作时的处理措施。

3．心源性哮喘与支气管哮喘如何鉴别？

4．颅内高压的救治措施有哪些？

5．常见的 ACS 再灌注治疗包括哪些？

6．STEMI 的 WHO 诊断标准是什么？

7．病例分析

患者，女性，50 岁，溃疡病史 10 余年，近日来胃痛明显。今日中午饱餐后突感右上腹剧痛，数分钟后蔓延至全腹，呕吐两次，为胃内容物。

查体：T 38.6℃，P 100 次 / 分，R 26 次 / 分，BP 105/70 mmHg，被动体位，腹式呼吸消失，全腹肌紧张，有明显压痛、反跳痛，移动性浊音（+），肝浊音界缩小。辅助检查：血常规：WBC $\times 10^9$/L，N85%；腹透示膈下有少量游离气体。

问题：

（1）可能的疾病诊断是什么？诊断依据是什么？

（2）治疗原则是什么？

第八章

急性中毒

第八章数字资源

学习目标

1. 说出急性中毒的诊断与治疗原则，以及常见各种中毒的诊断与治疗。
2. 列举急性中毒的类型、临床特点及主要的辅助检查。
3. 分析急性中毒的机制。
4. 运用急性中毒救治原则与方法为患者制订急救方案。

第一节　概　述

案例 8-1

患儿，男，5 岁，误服农药“甲胺磷”后出现神志不清，呼之不应，伴恶心呕吐、口吐白沫、大汗淋漓、大小便失禁。查体：神志昏迷，双侧瞳孔针尖大小，面色苍白，全身大汗，呼吸急促，口唇发绀，双肺大量湿性啰音。面部及四肢肌肉震颤。

问题：

1. 该患儿出现了什么情况？
2. 如何急救？
3. 请写出诊治流程图。

中毒（poisoning）指进入人体的化学物质超过人体内组织细胞的耐受能力导致组织和器官损害的临床综合征。引起中毒的化学物质称为毒物（poison）。根据中毒发生的急缓与病情长短，中毒可分为急性中毒和慢性中毒两大类。大量毒物于短期（24 h）内进入人体，作用于机体而产生的器质性损害和功能障碍称为急性中毒（acute poisoning），其发病急、变化快、病情重，如不积极抢救常危及生命。准确而及时的诊断，迅速有效的治疗是挽救中毒者生命的关键。若毒物在较长时间内少量多次进入人体，在体内蓄积至一定剂量而引起的中毒称为慢性中毒。慢性中毒起病缓、病程长、临床表现缺乏特异性，容易误诊、漏诊。因此，疑似慢性中毒者，需详细采集病史，认真查体，并进行相关实验室检查和毒物分析。本章节只介绍急性中毒。

一、毒物分类

（一）按毒物的来源与用途分类

1．工业性毒物　指在工业生产或使用中产生的有毒化学物质。如有机化合物、窒息性化合物、刺激性气体与某些金属或非金属及其化合物等。

2．农业性毒物　指在农业生产过程中使用的各种农药。常见的有各种杀虫剂、杀菌剂与除草剂等。如有机磷杀虫剂、有机氯杀虫剂、醌类杀菌剂、酚类除草剂等。

3．生活性毒物　指在日常生活中接触或使用的有毒物质，如煤气、消毒剂、灭鼠剂、灭蚊剂、除垢剂、染发剂及细菌性毒素等。

4．药物性毒物　指原本用来防治疾病用的药物，由于用药过量或使用方式不当也可成为毒物。如催眠镇静药、麻醉药、水杨酸类止痛药、抗组胺类药、某些抗生素等。

5．有毒动植物

（1）植物性毒物：如乌头、曼陀罗与马钱子、巴豆、苦杏仁、大麻子、雷公藤、白果及毒蕈等。

（2）动物性毒物：如生鱼胆、蛇毒及毒蜘蛛等。

6．军事性毒物　指在战争中应用的有毒物质，如沙林、梭曼、光气、芥子气及亚当气等。

（二）按毒理作用分类

1．腐蚀性毒物　如强酸、强碱、酚类等，此类毒物在接触机体局部后有强烈腐蚀作用。

2．实质毒物　此类毒物吸收后可引起实质脏器病理损害，如砷、汞等重金属盐，无机氟、生鱼胆和某些毒品等。

3．酶系毒物　如抑制胆碱酯酶的有机磷农药，抑制含巯基酶的重金属，抑制细胞色素氧化酶的氰化物等，此类毒物主要抑制体内特异酶系。

4．神经毒物　如对中枢神经系统有抑制作用的麻醉药及催眠药等；对中枢神经系统有兴奋作用的士的宁、烟碱、咖啡因等。此类毒物主要引起中枢神经系统功能障碍。

5．血液毒物　如一氧化碳、亚硝酸盐、硫化氢、毒蕈及某些蛇毒等。此类毒物主要引起血液系统病理性损害。

二、中毒病因

（一）生活性中毒

由于自杀、误食、用药过量、故意投毒谋害或意外接触有毒物质等原因，使毒物大量进入体内而引起中毒。

（二）职业性中毒

由于在生产、保管、运输、使用等过程中违反安全防护制度、不注意劳动防护而接触有毒物质引起中毒。

三、中毒机制

（一）毒物的吸收、代谢和排泄

1．毒物的吸收　毒物可经皮肤、黏膜、消化道、呼吸道吸收进入机体，也可经直接注射进入机体。生活性中毒主要经口摄入，职业性中毒主要以粉尘、蒸气、烟雾等经呼吸道吸入。因肺泡表面积大、肺毛细血管丰富，经呼吸道吸入的毒物较经消化道吸收入血的速度快20倍，因此患者的中毒症状重，病情进展快。脂溶性的毒物（如苯、苯胺、硝基苯、乙酰、有机磷化合物等）及损伤皮肤的毒物（砷化物、芥子气等）可经皮肤吸收中毒，多汗或有皮损时可加速毒物吸收。毒蛇等有毒动物咬伤时，毒液可经伤口入血。毒物吸收后，多根据特殊亲和力高低进行分布，如镇静安眠药主要分布到中枢神经系统，百草枯主要分布到肺与肾等。

2．毒物在体内的生物转化　多数毒物主要在肝代谢，经过肝微粒体混合功能酶进行氧化、还原、水解、结合等代谢后毒性降低，成为低毒或无毒产物，但也有少数经肝代谢后毒性变大的，如对硫磷经肝氧化后变成毒性更大的对氧磷。

3．毒物的排泄 大多数毒物由肾排出，水溶性毒物排泄较快，利尿剂可加速毒物经肾排出；气体和易挥发的毒物可以原形经呼吸道排出，潮气量越大，毒物排出速度越快；有些重金属如铅、汞、砷、锰及生物碱由消化道排出；铅、汞、砷以及吗啡、催眠药等还可随乳汁分泌排泄；少数毒物经汗液排出时可引起皮炎。

（二）中毒机制

毒物种类繁多，中毒机制不一，有些毒物同时具有多种中毒机制。常见的中毒机制主要包括：

1．局部刺激、腐蚀作用 强酸、强碱可吸收组织中的水分，并与蛋白质或脂肪结合，使组织细胞发生变性、坏死。

2．麻醉作用 吸入性麻醉药和有机溶剂亲脂性强，而脑组织与细胞膜脂类含量高，故易通过血脑屏障进入脑组织内而抑制脑功能。

3．缺氧 氰化物、一氧化碳、硫化氢等窒息性毒物通过不同的途径阻碍氧的吸收、转运或利用，使机体的组织、器官缺氧；尤其脑和心肌对缺氧敏感，更易发生损害。

4．抑制酶的活性 许多毒物本身或其代谢产物抑制酶的活性而发生中毒。如有机磷杀虫剂抑制胆碱酯酶、重金属抑制含巯基的酶、氟乙酰胺与乌头酸酶结合而阻断三羧酸循环、氰化物抑制细胞色素氧化酶等而产生毒性作用。

5．干扰细胞或细胞器的生理功能 如四氯化碳在体内形成三氯甲烷自由基，使肝细胞膜结构中的不饱和脂肪酸过氧化，引起线粒体、内质网变性及肝细胞坏死。酚类妨碍三磷腺苷（ATP）的形成和贮存。

6．竞争相关受体 如阿托品通过竞争毒蕈碱样受体引起中毒。

（三）影响中毒的相关因素

1．毒物的量 接触毒物量越大，中毒作用越快，病情越重。

2．毒物性状 气态毒物中毒作用最快，液态毒物次之，固态毒物较慢。

3．进入机体的途径 一般毒物的毒性作用速度顺序为：血管内注射＞呼吸道吸入＞肌内注射＞口服消化道吸收＞经皮肤吸收。毒物吸收与局部温度也有关，如热溶液毒物较冷溶液吸收快。

4．毒物进入机体的次数 反复长期使用同种药物，机体可产生耐药性，可致毒性症状减轻。但反复使用某种分解缓慢的药物可在体内蓄积中毒，如洋地黄类、苯妥英钠等。

5．两种或两种以上毒物的联合作用 可表现协同作用或拮抗作用。

（1）协同作用：当两种或两种以上毒物同时或先后作用于机体，使毒性增强，称为协同作用。它又分为毒性增强与叠加作用，前者指联合使用后毒性作用超过各毒物毒性之和，例如稻瘟净与马拉硫磷；乙醇与镇静催眠药等同用也有增毒作用。后者指联合后毒性作用为各单种毒物毒性的总和，例如稻瘟净与乐果等。

（2）拮抗作用：合用两种有毒物质时，一种物质使另一种物质的毒性减弱，称为拮抗作用，如阿托品与毛果芸香碱合用。

6．年龄 婴儿、幼儿对亲神经毒物易感性较强；老年人对毒物敏感性增加，易中毒且后果严重。

7．性别 女性妊娠期、哺乳期一般对毒物的敏感性较高。

8．健康状态 机体患病时，尤其是患肝、肾等器官疾病者易发生中毒。营养不良者或人体处于饥饿、疲乏等状态下更易中毒。

9．遗传因素 某些酶缺乏如葡萄糖 -6- 磷酸脱氢酶缺乏者易发生苯胺类中毒。特异性过敏体质者易中毒。

四、临床表现

中毒的临床表现复杂，一种毒物引起的中毒可有多种症状，一种症状可在多种毒物中毒时出现。临床医师要更多地熟悉毒物中毒的主要临床表现，才能快速做出诊断。表 8-1 提供了一些急性毒物中毒的主要表现，可作为诊断的参考线索。

表 8-1 常见中毒症状与毒物的关系

常见中毒症状	引起该中毒症状的毒物
体温升高	阿托品、东莨菪碱、五氯酚钠、二硝基酚、棉酚等
皮肤干燥	阿托品、东莨菪碱、颠茄、肉毒毒素等
皮肤湿润	有机磷、拟胆碱药、氨基甲酸酯类、毒蕈等
口唇红色	一氧化碳（樱桃红）、氰化物（鲜红色）
颜面潮红	阿托品、东莨菪碱、颠茄、硝酸甘油、乙醇
黄疸	四氯化碳、蚕豆病、鱼胆、百草枯、毒蕈、蝰蛇咬伤等
皮肤、黏膜发绀	亚硝酸盐、苯胺、硝基苯、麻醉药、有机溶剂等
皮肤及口腔黏膜灼伤	强酸或强碱中毒、甲醛、苯酚、甲酚皂溶液、百草枯等
瞳孔扩大	阿托品、东莨菪碱、甲醇、苯丙胺、麻黄碱等
瞳孔缩小	有机磷、氨基甲酸酯类、阿片类、镇静催眠药、毒蕈等
眼球震颤	巴比妥类、苯妥英钠等
流涎	有机磷、氨基甲酸酯类、拟胆碱药、乌头类等
呕吐、腹痛、腹泻	有机磷、氨基甲酸酯类、毒蕈、强酸、强碱、细菌性食物中毒等
呼吸气味	有机磷杀虫药中毒有大蒜臭味；硫化氢中毒有蛋臭味；氰化物、硝基苯中毒有杏仁味；酒精中毒有酒味；硝基苯中毒有鞋油味；锌或磷化铝中毒有鱼腥味等
呼吸减慢	阿片类、麻醉药、催眠药等
呼吸加快	水杨酸、甲醇、刺激性气体（二氧化硫、氟化氢、硫化氢、氯化氢、溴化氢、磷化氢、二氧化硫）等
肺水肿	刺激性气体、有机磷杀虫药、百草枯等
心动过速	阿托品、东莨菪碱、颠茄、拟肾上腺药等
心动过缓	洋地黄类、拟胆碱药、毒蕈、钙拮抗剂等
休克	三氧化二砷、强酸、强碱、巴比妥类、锑、砷等
少尿、无尿	鱼胆、升汞、四氯化碳、氨基糖苷类抗生素、毒蕈、蛇毒、砷化氢等
尿色改变	红褐色：见于铅、汞、苯丙胺、华法林；绿蓝色：酚类、亚甲蓝
溶血性贫血	蚕豆病、砷化氢、苯胺、硝基苯等
再生障碍性贫血	氯霉素、苯及其衍生物
出血	阿司匹林、抗癌药、肝素、双香豆素、水杨酸类、敌鼠钠盐、蛇毒等
昏迷	麻醉药、催眠药、有机溶剂、一氧化碳、硫化氢、氰化物、各种农药等
谵妄	阿托品、乙醇、抗组胺药等
惊厥	窒息性毒物、有机氯或拟除虫菊酯类杀虫剂、四亚甲基亚砜四胺（毒鼠强）、植物（毒蕈、曼陀罗、苦杏仁）、药物（异烟肼、茶碱类、阿托品）、重金属（铅、铊）等
瘫痪	三氧化二砷、可溶性钡盐、磷酸三邻甲苯酯、河豚、蛇毒等
肌纤维颤动	有机磷杀虫剂、氨基甲酸酯类杀虫剂、异烟肼、丙烯酰胺、铅等
精神失常	一氧化碳、二硫化碳、酒精、阿托品、有机溶剂、抗组胺药、药物依赖戒断综合征

五、辅助检查

常规应收集遗留的毒物、呕吐物、胃内容物、血、尿、便标本进行毒物鉴定，确定诊断。但实际工作中毒物检测受许多因素的限制，且敏感性较低，故应根据中毒发病情况、临床表现及医院的实际情况，有目的、有选择地进行。临床上绝不能因等待毒物检测结果而耽误治疗。另应做与毒物引起机体组织器官损害相关的检查。

六、诊断

急性中毒的诊断主要依据毒物接触史、临床表现和相应的辅助检查，并排除有类似症状的其他疾病，方可做出诊断。有些一时不能明确病因诊断的中毒可通过诊断性治疗确定，但在治疗的同时应积极寻找中毒原因，调整治疗方案。

七、急救处理

（一）救治原则

1．立即终止接触毒物，脱离中毒现场。

2．评估生命体征，一旦发生心搏、呼吸骤停者应予心肺复苏。

3．迅速清除体内尚未吸收的毒物，如予以催吐、洗胃、导泻与灌肠。

4．促进已吸收毒物的排出。

5．尽早使用特效解毒剂。

6．综合治疗　如对症、支持治疗，以及并发症的防治。

➢ 考点提示：急性中毒的治疗原则。

（二）急救措施

1．立即终止毒物接触　经呼吸道吸入中毒者，应立即将其撤离中毒现场，移至空气新鲜处，保持呼吸道通畅。对皮肤、黏膜接触性中毒者应立即除去污染衣物，用清水洗净皮肤、毛发，如毒物遇水能发生化学反应的，应先用干布抹去沾染物，再用水冲洗。毒物溅入眼内时，应立即用生理盐水彻底清洗。对特殊毒物清洗与清除要求见表 8-2 及表 8-3。

表 8-2　特殊毒物清洗要求

毒物种类	清洗的要求
二硫化碳、苯酚、溴苯、苯胺、硝基苯	用 10% 乙醇溶液清洗
磷化锌、黄磷	用 1% 碳酸钠溶液冲洗
酸性毒物（铊、磷、有机磷、溴、溴化烷、汽油、四氯化碳、甲醛、硫酸二甲酯、氯化锌、氨基甲酸酯）	用 5% 碳酸氢钠溶液或肥皂水冲洗后，再用清水冲洗
碱性毒物（氨、氨水、氢氧化钠、碳酸钠、硅酸钠）	用 2% 醋酸或者 3% 硼酸、1% 枸橼酸溶液冲洗

表 8-3　特殊毒物清除要求

毒物种类	清除要求
黄磷	先用镊子、软毛刷清除毒物颗粒，再用温水清除干净
三氯化磷、三氯氧磷、五氯化二磷、芥子气	先用纸或布吸去毒物，再用水清洗（切勿先用水清洗）
焦油、沥青	先用二甲苯清除毒物，再用清水或肥皂水冲洗皮肤，待水干后用羊毛脂涂在皮肤

2．评估生命体征 中毒者若有心搏或呼吸骤停，应立即进行心肺复苏；若有休克、呼吸衰竭、肾衰竭，以及水、电解质和酸碱平衡紊乱时，应尽快采取相应的救治措施，稳定生命体征。

3．清除体内尚未吸收的毒物 主要采用催吐、洗胃、导泻与灌肠，对口服中毒者尤为重要。而且越早、越彻底，效果越好。

（1）催吐：对清醒、合作的经口摄入中毒者，可考虑催吐。因催吐易引起误吸、食管撕裂、胃穿孔及出血，并延迟了活性炭的使用，故临床上不常规应用。常用的方法有：物理催吐法和药物催吐法，前者用手或压舌板等刺激咽后壁或舌后根诱发呕吐；后者用阿朴吗啡皮下注射或吐根糖浆口服，以引起呕吐。为增强催吐效果，催吐前先饮用 200 ~ 300 ml 水。但昏迷、休克、惊厥或吞服强酸、强碱等腐蚀剂者、无呕吐反射、近期上消化道出血、食管胃底静脉曲张及孕妇禁忌催吐。

（2）洗胃

1）适应证：口服毒物 1 h 以内者；吸收缓慢的毒物、胃蠕动功能减弱或消失者，可延长至 4 ~ 6 h；对无特效解毒治疗的急性重度中毒，超过 6 h 仍可酌情考虑洗胃。

2）禁忌证：惊厥或昏迷患者、消化道腐蚀性毒物中毒、食管静脉曲张者禁忌洗胃。

3）洗胃方法：左侧卧位，头稍低并转向一侧。选用较大口径胃管，胃管头部经液体石蜡润滑后经口腔将胃管向下送进 50cm 左右。如能抽出胃液，证明胃管确在胃内；如不能肯定，可向胃管注入适量空气，在胃区听到“咕噜”声即可确定在胃内。首先吸出全部胃内容物，第一份胃内容物留送毒物分析。然后分次向胃内注入 30 ~ 35℃洗胃液，每次 200 ~ 300 ml，反复灌洗，直至回收液澄清、无味为止。

4）洗胃液的选择：根据毒物品种不同，选择不同的洗胃液（表 8-4）。对中毒原因不明时，一般以清水洗胃。

5）洗胃的并发症：出血、胃穿孔、窒息或吸入性肺炎、窒息等。

➢ 考点提示：洗胃的适应证及禁忌证。

表 8-4 洗胃液的选择

洗胃液	适应证	注意点
清水或生理盐水	砷、硝酸银、溴化物及不明原因中毒	儿童不能用清水
1∶5000 高锰酸钾液	安眠药、氰化物、砷化物与无机磷、阿片类、烟碱、生物碱	对硫磷中毒禁用
2% 碳酸氢钠	有机磷、氨基甲酸酯类、拟菊酯类、苯、汞、铊、硫、铬、硫酸亚铁或磷	美曲膦酯（敌百虫）及强酸禁用
0.3% 过氧化氢	阿片类、士的宁、氰化物、高锰酸钾	
1% ~ 3% 鞣酸	吗啡类、辛可芬、洋地黄类、阿托品、颠茄、毒蕈、发芽马铃薯	
0.3% 氧化镁	阿司匹林、草酸	
5% 硫酸钠	氯化钡、碳酸钡	
5% ~ 10% 硫代硫酸钠	氯化物、碘、汞、铬、砷、丙烯腈	
石灰水上清液	氟化钠、氟硅酸钠、氟乙酰胺	
10% 活性炭悬浮液	河豚或生物碱	
鸡蛋清	腐蚀性毒物、硫酸铜、铬酸盐	
液体石蜡	硫磺、煤油、汽油	口服液体石蜡后再用清水洗胃
10% 面糊	碘或碘化物	

（3）导泻：洗胃或给予活性炭后再导泻，不推荐单独使用导泻药物清除急性中毒患者的肠道毒物。常用导泻药有甘露醇、硫酸镁、硫酸钠、山梨醇、复方聚乙二醇电解质散等。昏迷、肾衰竭、呼吸衰竭、有机磷中毒晚期等禁用硫酸镁。

（4）灌肠：主要用于口服中毒大于 6 h、导泻无效、抑制肠蠕动毒物（巴比妥类、颠茄类、阿片类）中毒者，应用 1% 温肥皂水连续多次灌肠。现该法已少用，基本被全肠道灌洗取代。

（5）全肠道灌洗：口服重金属、缓释药物、肠溶药物中毒及消化道藏毒品者，可予聚乙二醇溶液全肠灌洗，以促使排便，加快毒物排出。

（6）活性炭吸附：活性炭对绝大多数毒物有吸附作用，但对乙醇、酸、碱、钾、铁、锂、碘、氰化物中毒无效。活性炭的效用呈时间依赖性，应在摄毒 1 h 内使用。主要并发症有呕吐、肠梗阻及吸入性肺炎。

（7）其他

1）溶剂：饮入脂溶性毒物如汽油，可先用液状石蜡 150 ~ 200 ml，使其溶解而不被吸收，然后进行洗胃。

2）沉淀剂：沉淀剂与毒物作用生成不溶于水的物质而减少其吸收，如生理盐水与硝酸银作用生成氯化银而沉淀；乳酸钙或葡萄糖酸钙与氟化物或草酸盐作用，生成氟化钙或草酸钙沉淀；硫酸钠（2% ~ 5%）与可溶性钡盐作用，生成不溶性硫酸钡。

3）中和剂：强酸用弱碱（如镁乳、氢氧化铝凝胶）中和，不用碳酸氢钠，避免两者反应生成大量二氧化碳，使胃肠充气膨胀甚至穿孔。强碱用弱酸（如食醋、果汁等）中和。

4）氧化剂：1∶5000 高锰酸钾液可使生物碱、蕈类毒素氧化而解毒。

5）胃黏膜保护剂：吞服腐蚀性毒物时禁忌洗胃，可用胃黏膜保护剂如牛奶、蛋清、米汤、植物油等保护胃黏膜。

4．促进已吸收毒物的排出

（1）补液利尿：主要用于以原形从肾排泄的毒物中毒如镇静安眠药中毒等。

1）利尿：输液后静脉注射呋塞米。

2）碱化尿液：口服或静脉应用碳酸氢钠有利于弱酸性毒物或药物（如苯巴比妥或水杨酸类）的排出。

3）酸化尿液：静脉应用大剂量维生素 C 等有利于弱碱性毒物（苯丙胺、士的宁、苯环己哌啶）的排出。

（2）供氧：高压氧治疗是一氧化碳中毒的特效疗法。

（3）血液净化：急诊血液净化技术是急性中毒抢救治疗的重要手段。它主要包括血液灌流、血液透析、血浆置换以及持续血液滤过等。一般用于严重中毒、血中毒物浓度过高、昏迷时间过长、有并发症、经积极支持治疗而情况日趋恶化者。常用方法：

1）血液灌流：对分子量 500 ~ 40000 的脂溶性和水溶性毒物都有清除作用，尤其对脂溶性强、分子量大、蛋白结合率高的毒物的清除力远大于血液透析，所以常作为急性中毒的首选血液净化方式。

2）血液透析：主要用于清除水溶性强、分子量小（< 500）、蛋白结合率低的毒物，如茶碱、苯巴比妥、水杨酸类、醇类等中毒，氯酸盐、重铬酸盐中毒时首选此法。中毒 12 h 内进行血液透析效果好。若中毒时间过长，毒物与血浆蛋白结合，则不易透出。

3）血浆置换：用于清除游离或与蛋白结合的毒物。对毒蕈、蛇毒等生物毒及砷化氢等溶血性中毒疗效较好。

5．特殊解毒药的应用

（1）重金属中毒：常用的有氨羧螯合剂和巯基螯合剂。

1）依地酸二钠钙：是最常用的氨羧螯合剂，可与多种金属形成稳定而可溶的金属螯合物排出体外。主要用于治疗铅中毒，用法：1.0 g/d，稀释后静脉滴注，3 天为一疗程，休息 3 ~ 4 天后可重复用药。

2）巯基螯合剂：常用的有二巯基丙醇、二巯丁二钠和二巯丙磺钠等，它们含有活性巯基 (-SH)，巯基可与某些金属形成无毒的、难解离但可溶的螯合物由尿中排出，还可恢复巯基酶的活力，从而解毒。用于治疗砷、汞、锑、铅、铜等中毒。①二巯基丙醇治疗急性砷中毒：2 ~ 3 mg/kg，肌内注射；第 1 ~ 2 d，每 4 ~ 6 h 一次，第 3 ~ 10 d，2 次 / 日；不良反应有恶心、呕吐、腹痛、头痛、心悸等。②二巯丙磺钠治疗汞中毒：125 ~ 250 mg/kg，肌内注射，每天一次，3 天为一疗程，休息 4 天后可再用药。③二巯丁二钠：用于治疗锑、铅、汞、砷、铜等中毒，用法：1.5 g/d，分 3 次服用，连服 3 d，停药 4 d 为一个疗程。

（2）有机磷农药中毒：用阿托品或盐酸戊乙奎醚（长托宁）可对抗蓄积的乙酰胆碱，用氯磷定、双复磷等药物可恢复胆碱酯酶活力。

（3）高铁血红蛋白血症：小剂量亚甲蓝（美蓝）用于治疗亚硝酸盐、苯胺、硝基苯等中毒引起的高铁血红蛋白血症，使其还原为正常血红蛋白。剂量：亚甲蓝 1 ~ 2 mg/kg 静脉注射，必要时，2 ~ 4 h 后可重复应用，24 h 总量 < 600 mg。注意：药液注射处的外渗易引起组织坏死。大剂量（10 mg/kg）亚甲蓝反而可产生高铁血红蛋白血症。

（4）氰化物中毒：采用“亚硝酸盐 - 硫代硫酸钠”疗法。亚硝酸盐促使血红蛋白氧化产生高铁血红蛋白，高铁血红蛋白与氰化物形成氰化高铁血红蛋白；后者与硫代硫酸钠作用转化为毒性低的硫氰酸盐排出体外。用法：立即亚硝酸异戊酯吸入，3% 亚硝酸钠溶液 10 ml 缓慢静脉注射；随即用 50% 硫代硫酸钠 20 ~ 50 ml 缓慢静脉注射。

（5）中枢神经抑制剂中毒：纳洛酮：对阿片类麻醉镇痛药引起的呼吸抑制有特异的拮抗解毒作用，如吗啡、海洛因、美沙酮等中毒；也用于急性酒精中毒、镇静催眠药如地西泮等中毒时催醒。剂量：0.4 ~ 0.8 mg 静脉注射。重症者可 1 h 后重复或 2 ~ 4 mg，静脉持续滴注。氟马西尼：为苯二氮䓬类药中毒特效解毒药，用于地西泮等药物中毒的解救，但三环类抗抑郁药中毒禁用。

（6）其他：

1）氟乙酰胺中毒：用乙酰胺（解氟灵）解毒。

2）双香豆素钠中毒：可用维生素 K_1 解毒。

3）肝素过量：用等量鱼精蛋白解毒。

4）抗胆碱能药物阿托品中毒：可用毒扁豆碱或毛果芸香碱解毒。

5）毒扁豆碱、新斯的明等中毒：可用阿托品解毒。

6）钙通道阻滞剂中毒：可用钙剂救治。

7）氟中毒：可用氯化钙解毒。

8）异烟肼中毒：可用维生素 B_6 解毒。

9）急性铁中毒：可用去铁胺解毒。

10）乙二醇、甲醇中毒：可用甲吡唑和乙醇解毒。

6．对症支持治疗　对发热、昏迷、惊厥、抽搐、脑水肿、肺水肿、心律失常、消化道出血等及时做出相应对症处理，输液维持水、电解质、酸碱平衡，加强营养支持。

7．防治并发症，积极防治感染，保护重要脏器功能。

第二节　急性有机磷杀虫药中毒

案例 8-2

患者，男，46 岁，田间喷洒敌敌畏过程中未佩戴口罩、手套，且有农药漏出打湿背部，4 h 后出现头晕、恶心、呕吐、腹痛、多汗、流涕、流涎，无抽搐、呼吸困难，无胸闷、心悸。查体：T 35.0℃，P 112 次 / 分，R 20 次 / 分，BP 158/83 mmHg，神清，精神欠佳，有大蒜臭味，双侧瞳孔缩小，两肺呼吸音粗，闻及少许湿啰音，心界不大，心率 112 次 / 分，可闻及期前收缩，无杂音，腹部及神经系统查体无异常。

问题：

1. 诊断为什么？
2. 如何急救处理？

有机磷农药（organophosphorus pesticides，OPs）大多为淡黄至棕色油状液体，稍有挥发性，有大蒜味，多为杀虫剂。其脂溶性强，难溶于水，在碱性或高温条件下易分解失效（敌百虫除外），是目前使用最多的一种农药，急性有机磷农药中毒（acute organophosphorus pesticide poisoning，AOPP）占我国农药中毒的 80% 以上，占急诊中毒的 20% ～ 50%，是最常见的农药中毒。

目前我国应用的有机磷农药种类繁多，其毒性的强弱可根据大鼠急性经口进入体内的半数致死量（LD_{50}）加以区分，见表 8-5。

表 8-5　有机磷农药分类

类型	半数致死量（LD_{50}）	有机磷杀虫剂
剧毒类	< 10 mg/kg	包括甲拌磷（3911）、内吸磷（1059）、对硫磷、速灭磷、特普等
高毒类	10 ～ 100 mg/kg	敌敌畏、甲胺磷、氧乐果、甲基对硫磷（1605）及水胺硫磷、磷胺、久效磷、杀扑磷、亚砜磷等
中度毒类	100 ～ 1000 mg/kg	乙硫磷、乐果、敌百虫、亚胺硫磷、倍硫磷、除线磷、乙酰甲胺磷、二嗪磷等
低毒类	1000 ～ 5000 mg/kg	马拉硫磷、辛硫磷、甲基乙酯磷、碘硫磷、氯硫磷、溴硫磷等

一、病因

（一）生产中毒

生产过程中引起中毒的主要是在杀虫药精制、出料和包装过程，手套破损或衣服和口罩污染；也可因生产设备密闭不严，有机磷杀农药跑、冒、滴、漏或污染手、皮肤及吸入中毒。

（二）使用中毒

在使用过程中，施药人员喷洒时，药液污染皮肤或湿透衣服由皮肤吸收及吸入空气中有机磷农药所致；配药时手被原液污染也可引起中毒。

（三）生活中毒

故意吞服、误服、摄入有机磷农药污染的水源或食品；滥用有机磷农药治疗皮肤病或驱虫也会发生中毒。

二、中毒机制

（一）毒物代谢

有机磷农药经皮肤、黏膜、呼吸道和消化道进入体内后经血液、淋巴液运送到全身，其中以肝含量最多，其次是骨髓、肺、肾，而脑组织及肌肉中含量最少。有机磷农药主要在肝内代谢，进行多种形式的生物转化。一般先经氧化反应使毒性增强，而后经水解降低毒性。其代谢产物主要通过肾排泄，少量经肺排出，亦可经汗液、唾液、乳汁及胃肠道排出，多数 48 h 后即完全排出体外，少数品种如剧毒类在体内存留可达数周甚至更长时间。

（二）主要机制

人畜中毒的主要机制是有机磷与胆碱酯酶结合，生成磷酰化胆碱酯酶而失活，导致体内乙酰胆碱堆积，从而出现胆碱能神经支配的组织器官先兴奋后抑制的一列毒蕈碱样症状（M 受体样症状）、烟碱样症状（N 受体样症状）及中枢神经系统症状。需要注意的是胆碱酯酶活性变化并不能完全解释急性有机磷农药中毒的所有症状，其高低也并不完全与病情严重程度相平行。

三、临床表现

急性中毒发病时间与毒物品种、剂量和侵入途径及患者当时的状态（如空腹或进餐）密切相关。经皮肤吸收中毒，一般在接触 2 ～ 6 h 后发病；口服中毒在 10 min 至 2 h 内出现症状；经呼吸道吸入中毒者一般数分钟至半小时内发病。

（一）胆碱能症候群

1．毒蕈碱样症状（M 受体样症状）　该组症状出现最早，主要是副交感神经末梢兴奋产生类似毒蕈碱中毒症状，主要表现为平滑肌痉挛和腺体分泌增加。平滑肌痉挛表现：瞳孔缩小，胸闷、气短、呼吸困难，恶心、呕吐、腹痛、腹泻。括约肌松弛表现：大小便失禁。腺体分泌增加表现：多汗、流涎、流泪。气道分泌物增多：出现咳嗽、气促，双肺有干性或湿性啰音，严重者可出现急性肺水肿。

2．烟碱样症状（N 受体样症状）　由于乙酰胆碱在横纹肌神经 - 肌肉接头处蓄积过多，主要表现为面、眼睑、舌、四肢和全身骨骼肌肌束颤动，严重者可出现全身肌肉强直性痉挛。后期可发生肌无力（肌力减退所致）和瘫痪。重症可出现呼吸肌麻痹引起呼吸衰竭。还可因交感神经节受乙酰胆碱刺激，节后交感神经纤维末梢释放儿茶酚胺，可出现血压增高和心律失常。

3．中枢神经系统症状　患者早期主要表现为头晕、头痛、全身疲乏，随之出现共济失调、烦躁不安、抽搐、谵妄等，严重者可发生昏迷、癫痫样抽搐，甚至发生呼吸中枢抑制，出现中枢性呼吸衰竭而死亡。

（二）特殊表现

1．多脏器功能损害　重度中毒者可出现心、肝、肺、肾、脑及血液系统损害。心脏损害表现为心肌酶谱升高、中毒性心肌炎、心律失常、心力衰竭，甚至猝死。肝肾功能可有不同程度损害，多为可逆性。有机磷农药尚有溶血作用，可发生急性溶血，但临床相对少见。

2．反跳　少数有机磷中毒者，尤其是乐果、敌敌畏、甲胺磷口服重度中毒后，经急救后临床症状有所好转，但在数日至 1 周后病情突然急剧加重，主要表现为重症有机磷中毒，多出现昏迷，甚至发生肺水肿或突然死亡。其原因可能与残留在皮肤、毛发、胃肠道或误吸入气道内残留的有机磷继续吸收或解毒药过早减量或停用有关。

3．中间综合征　多在急性有机磷农药中毒后 1 ～ 4 天，个别 7 天后发病，以屈颈肌、四肢近端肌肉、Ⅲ～Ⅶ和Ⅸ～Ⅻ对脑神经支配的肌肉以及呼吸肌麻痹为特征，主要表现为转颈、耸肩、抬头、咀嚼无力，睁眼、张口、四肢抬举困难，腱反射减弱或消失，不伴感觉障碍，重者出现呼吸困难，并可迅速发展为呼吸衰竭，病死率较高。

4．迟发性多发性神经损害 少数患者在急性中毒症状消失后 2 ～ 4 周出现肢体感觉障碍和（或）运动障碍，主要表现为肢体末端烧灼、麻木、疼痛，肢体无力，严重者呈足下垂、腕下垂，四肢肌萎缩。

5．局部损害 有机磷尤其是敌敌畏、对硫磷、内吸磷等接触皮肤后可引起接触性皮炎，并可出现水疱和剥脱性皮炎；消化道损害可表现为化学性炎症甚至黏膜糜烂，严重者出现消化道出血；眼部接触后可出现结膜炎等。

> 考点提示：有机磷杀虫剂的中毒症状。

四、辅助检查

（一）全血胆碱酯酶活力测定

全血胆碱酯酶活力测定是诊断有机磷农药中毒的特异性实验室指标，对判断中毒程度、指导用药、评估疗效和预后均极为重要。以正常人胆碱酯酶活力作为 100%，其活力 50% ～ 70% 为轻度中毒，30% ～ 50% 为中度中毒，30% 以下为重度中毒。

（二）毒物检测

患者血、尿、粪便或胃内容物中可检测出有机磷农药或其特异性代谢产物，如对硫磷（1605）和甲基对硫磷在体内氧化分解生成对硝基酚由尿排出，敌百虫中毒时在尿中出现三氯乙醇。

五、诊断与鉴别诊断

（一）诊断依据

1．有机磷农药接触史。

2．呕吐物或呼气气味呈大蒜气味，出现毒蕈碱样症状、烟碱样症状和中枢神经系统症状三大临床表现，如大汗淋漓、流涎、瞳孔针尖样缩小，心动过缓、呼吸困难、肌纤维颤动和意识障碍等。

3．实验室检查 全血胆碱酯酶活力明显降低，血、尿、粪便或胃内容物中可检测出有机磷农药或其特异性代谢产物。

（二）中毒程度

有机磷中毒程度以临床表现和全血胆碱酯酶活力两项指标进行综合评判，中毒程度一般分为三级。

1．轻度中毒 仅 M 受体样症状，全血胆碱酯酶活力在 50% ～ 70%。

2．中度中毒 M 受体样症状加重，出现 N 受体样症状，全血胆碱酯酶活力 30% ～ 50%。

3．重度中毒 具有 M、N 受体样症状，并出现昏迷、肺水肿、脑水肿、呼吸肌麻痹，全血胆碱酯酶活力＜ 30%。

（三）鉴别诊断

1．需与氨基甲酸酯类中毒鉴别 由于两者临床表现基本相同，且血胆碱酯酶活力均降低。但氨基甲酸酯类中毒时胆碱酯酶活力恢复快，一般中毒后 2 ～ 4 h 酶的活性自行恢复正常，而有机磷中毒时酶的活性不能自行恢复。再结合毒物接触史有利于两者的区别。但应注意的是：目前有的杀虫剂是氨基甲酸酯与有机磷的混合物，此时应按有机磷农药中毒处理。

2．其他类型杀虫剂 多数杀虫剂无典型的胆碱能危象表现，胆碱酯酶活力正常。依据毒物接触史、临床表现及实验室检查一般不难鉴别。

六、急诊处理

（一）立即终止毒物接触，脱离中毒现场

皮肤染毒者脱去污染的衣服，用肥皂水或大量清水彻底清洗污染的皮肤、毛发和指甲。眼部污染可用清水或生理盐水冲洗。

（二）评估生命体征

迅速评估生命体征，注意有无心搏、呼吸骤停，若心搏骤停予紧急心肺复苏。若呼吸骤停者，予口对口人工呼吸或口鼻面罩挤压人工通气。

（三）迅速清除体内尚未吸收的毒物

1．催吐与洗胃　催吐仅在不具备洗胃条件时进行，不主张药物催吐。口服中毒者用 2% 碳酸氢钠溶液（敌百虫中毒忌用）或 1∶5000 高锰酸钾溶液（对硫磷忌用）洗胃。当无法明确中毒药物种类时可用清水洗胃；危重中毒者必须在其生命体征稳定或在生命支持条件下实施洗胃术。

2．吸附剂　洗胃后予活性炭增强肠道毒物清除效果，每次 50 ～ 100 g。肠梗阻是给予活性炭治疗的禁忌证。

3．导泻　洗胃后可经洗胃管灌入复方聚乙二醇、20% 甘露醇 250 ml 或将硫酸镁 30 g 溶于 100 ml 水中注入导泻（但昏迷的中毒者禁用硫酸镁导泻）。

（四）促进已吸收毒物的排出

有条件的医院，对于严重中毒者宜尽早采取急诊血液灌流，清除血中的毒物。目前认为对严重的有机磷农药中毒给予急诊血液灌流对于缩短病程、减少抗胆碱能药物用量有益，尤其是同时服用其他毒物时可作为一项非特异治疗手段。输液、利尿有利于毒物及代谢产物的排泄，但需注意心肺功能及水、电解质平衡。

（五）解毒药物的应用

在清除毒物的过程中，尽早应用胆碱酯酶复能剂和胆碱能受体拮抗剂，用药原则是早期、足量、联合、重复、以复能剂为主抗胆碱药为辅。

1．胆碱酯酶复能剂　为肟类化合物，其肟基与磷原子有较强的亲和力，可使磷酰化胆碱酯酶分解，从而恢复胆碱酯酶活力，对已老化的胆碱酯酶无效。有机磷中毒形成的磷酰化胆碱酯酶 24 h 的老化率可达 97%，故复能剂的使用越早越好。

胆碱酯酶复能剂尚可作用于外周 N_2 受体，对抗外周 N 胆碱受体活性，对解除烟碱样毒作用较为明显，能迅速控制肌肉颤动，对 M 受体样症状及中枢性呼吸抑制作用无明显影响。常用药物有氯解磷定、碘解磷定、双复磷、双解磷、甲磺磷定等。

（1）氯解磷定：胆碱酯酶复活作用较强，水溶性好，可静脉注射或肌内注射，毒副作用较小，故目前为首选药物。首次剂量轻度中毒者 0.5 ～ 1.0 g，中度中毒者 1.0 ～ 2.0 g，重度中毒者 1.5 ～ 3.0 g；随后以 0.5 ～ 1.0 g 每 2 小时 1 次肌内注射，随后根据病情酌情延长给药间隔时间，疗程一般为 3 ～ 5 天，严重者可适当延长用药时间。应使中毒症状消失、全血胆碱酯酶活力达 50% ～ 60% 方可停药。

（2）碘解磷定：由于毒副作用大，已逐渐被氯解磷定取代。此药主要的不良反应有短暂的眩晕、视物模糊、血压升高、心律失常等。用量过大，可引起癫痫样发作和抑制胆碱酯酶活力。注射速度过快可导致暂时性呼吸抑制。

2．抗胆碱药　此类药物通过阻断乙酰胆碱的 M 受体样作用，能有效缓解毒蕈碱样症状、对抗呼吸中枢抑制、肺水肿及循环衰竭，对烟碱样症状和恢复胆碱酯酶活力无效。使用原则为早期、适量、反复、个体化，直至 M 受体样症状明显好转或达到“阿托品化”后维持。

（1）阿托品：是目前最常使用的抗胆碱能药物，急性有机磷农药中毒的患者应迅速给予足量的阿托品，并使其达到“阿托品化”。首剂用量轻度中毒者 2 ～ 4 mg，中度中毒者 4 ～ 10 mg，重度中毒者 10 ～ 20 mg，一般首次给药 10 min 未见症状缓解即可重复给药，严重患者每 5 min 即可重复给药。重复剂量多采用中、轻度量，达“阿托品化”后予维持剂量。维持量一般轻度中毒 0.5 mg 每 4 ～ 6 小时 1 次，中度中毒 0.5 ～ 1 mg 每 2 ～ 4 小时 1 次，重度中毒 0.5 ～ 1 mg 每 1 ～ 2 小时 1 次，中毒情况好转后逐步减量至停用。阿托品化标准：出现口干、皮肤干燥和颜面潮红、瞳孔较前扩大、肺湿啰音消失及心率加快达 90 ～ 100 次 / 分。阿托品化与有机磷农药的种类、服毒量、中毒时间、洗胃程度、毒物吸收速度、机体对阿托品敏感性等多个因素有关，主张“在观察中用药和用药中观察”及个体化原则。阿托品中毒：治疗中患者出现瞳孔明显扩大、颜面绯红、皮肤干燥、体温升高、心动过速、尿潴留、原意识清楚的患者出现神志模糊、谵妄、幻觉、狂躁不安、抽搐或昏迷等，严重者可直接呈现中枢抑制而出现中枢性呼吸、循环功能衰竭。一旦提示阿托品中毒应立即停用阿托品，症状严重者可用新斯的明或毛果芸香碱；狂躁、抽搐者可给地西泮，有条件的可给予血液净化治疗。阿托品依赖：对于重度中毒，阿托品用量较大，维持时间较长者，当阿托品减量或停药时出现面色苍白、出汗、流涎、恶心、呕吐、腹痛、腹泻等类似中毒的毒蕈碱样症状，称为阿托品依赖现象。可能与减量过快或过大有关。

➢ 考点提示：急性有机磷杀虫剂中毒的治疗。

（2）中枢抗胆碱药：对中枢 M 和 N 受体作用强，对外周 M 受体作用弱，常用药物：苯那辛、东莨菪碱等，这些药物可酌情使用。

（3）盐酸戊乙奎醚（长托宁）：对外周 M 受体和中枢 M、N 受体均有作用，但选择性作用在 M_1、M_3、M_4 受体亚型，对位于心脏的 M_2 受体作用极弱，对心率无明显影响，用药剂量小，半衰期长，无需频繁给药，临床应用效果较好，目前推荐作为急性有机磷中毒急救首选抗胆碱药。用药达标的指针为“长托宁化”：口干、皮肤干燥、肺部啰音减少或消失，心率及瞳孔不作为判断指标。用法及用量：首次用药，轻度中毒：给予 1 ～ 2 mg 肌内注射；中度中毒：给予 2 ～ 4 mg 肌内注射；重度中毒：给予 4 ～ 6 mg 肌内注射。维持剂量一般轻度中毒 1 mg 每 12 小时 1 次，中度至重度中毒 1 ～ 2 mg 每 8 ～ 12 小时 1 次。

知识链接

盐酸戊乙奎醚作为有机磷杀虫剂中毒抢救的首选抗胆碱药，较阿托品在治疗上的优势：

1. 抗腺体分泌、平滑肌痉挛等 M 受体样症状的效应更强。

2. 除拮抗 M 受体外，还有较强的拮抗 N 受体作用，可效解除乙酰胆碱在横纹肌神经肌肉接头处蓄积所致的肌纤维颤动或全身肌肉强直性痉挛。而阿托品对 N 受体样症状几乎无效。

3. 具有中枢神经和外周双周抗胆碱效应，且其中枢作用强于外周。

4. 不引起心动过速，可避免药物诱发或加重心肌缺血，这一点对合并冠心病和高血压的患者尤其重要。

5. 半衰期长，无需频繁给药。

6. 每次所用剂量较小、中毒发生率低。

3．复方制剂　是将胆碱能复能剂与胆碱受体拮抗剂组成的复方制剂。国内有解磷注射液（每支含阿托品 3 mg、苯那辛 3 mg、氯解磷定 400 mg）。一般用法：轻度中毒予 1/2 ～ 1 支肌内注射，中度中毒予 1 ～ 2 支肌内注射，重度中毒予 2 ～ 3 支肌内注射。但尚需分别另外加氯解磷定，轻度中毒 0 ～ 0.5 g，中度中毒 0.5 ～ 1.0 g，重度中毒 1.0 ～ 1.5 g。

（六）加强支持治疗、积极防治并发症

1．输液维持水、电解质、酸碱平衡，加强早期的肠外营养支持。

2．保护和维持心、肝、肾、肺等重要脏器功能。

3．防治感染。

4．有休克者，予积极抗休克治疗。

5．有脑水肿者，给予甘露醇及糖皮质激素脱水降低颅内压。

6．呼吸中枢衰竭，应确保呼吸道通畅，给氧，必要时及时应用气管插管、机械通气。

7．惊厥时，可注射地西泮控制抽搐。

（七）其他抢救治疗

1．中间综合征抢救与治疗　目前尚无特效治疗方法，早期识别，正确、及时的进一步生命支持是救治成功的关键。

2．“反跳”抢救治疗　积极寻找可能的诱因并予以去除，同时重新按照胆碱能危象处理，调整或增加解毒剂用量，同时予以对症支持治疗。

第三节　急性灭鼠剂中毒

案例 8-3

患者，女，28 岁，因恶心、呕吐、腹痛、黑便 3 天入院。3 天前患者与丈夫争吵后怒服敌鼠钠盐 3 包，后出现上腹痛、恶心、呕吐，呕吐物见咖啡色物，解黑便 4 次，伴全身乏力不适，间断牙龈、口腔黏膜出血。既往体健。查体见全身皮肤散在分布的出血点，无明显压痛。血常规检查正常，凝血检查明显异常。

问题：

1. 该患者最可能的诊断是什么？
2. 如何治疗？

灭鼠剂是指可以杀灭啮齿类动物（如鼠类）的化合物，其品种繁多，常见的灭鼠剂见表 8-6。各种灭鼠剂中毒近年来已经成为急诊中毒的常见病、多发病之一，尤其在基层医院急诊科更为常见。

灭鼠药中毒常见原因有：①误食、误用灭鼠剂制成的毒饵或灭鼠剂污染的动植物；②故意服毒或投毒；③生产加工过程中经皮肤接触或呼吸道吸入引起中毒。

表 8-6　常见灭鼠剂的种类

种类	灭鼠剂名称
中枢神经系统兴奋剂	毒鼠强与氟乙酰胺等剧毒灭鼠剂，毒鼠碱和鼠立死等高毒灭鼠剂
抗凝血类灭鼠剂	第一代：敌鼠钠、敌鼠、杀鼠灵、杀鼠迷、克灭鼠与氯敌鼠等 第二代：溴鼠隆（大隆）、溴敌隆（乐万通）、杀它仗等
无机化合物灭鼠剂	磷化锌

续表

种类	灭鼠剂名称
硫脲类衍生物	安妥（α-萘基硫脲）、抗鼠灵（吡明尼）、鼠硫脲
其他	有机磷酸酯类、氨基甲酸酯类、灭鼠优等（目前很少使用）

一、毒鼠强中毒

毒鼠强（tetramine，TET），化学名为四亚（次）甲基二砜四胺，俗名“四二四”，又名“没鼠命、三步倒”，系有机氮化合物，为白色粉末，无色、无味，微溶于水。化学性质稳定，在稀酸和碱中不被破坏，沸水中不被分解，在255～260℃时才分解，可被动、植物吸收并残留在体内，易引起二次中毒。

（一）中毒机制

1．毒物代谢　毒物通过消化道和呼吸道黏膜迅速吸收。但不易经没有破损的皮肤吸收。摄入后以原形存留体内，分布于全身各组织、器官，代谢、排泄缓慢，主要通过肾以原形从尿中排出。

2．中毒机制　拮抗γ-氨基丁酸（GABA）受体，使GABA失去对中枢系统的抑制作用，导致中枢神经系统过度兴奋而出现抽搐与惊厥。其作用呈可逆性。也可直接作用于交感神经，使肾上腺能作用增强。对人致死剂量为5～12 mg。

（二）临床表现

1．主要症状　多在中毒后30 min内发病，表现为强烈的惊厥发作，严重者呈癫痫持续状态，甚至可出现去大脑强直，角弓反张。发作时伴发绀、意识障碍。

2．各系统症状

（1）神经系统：轻者头晕、头痛、视物模糊、肌束震颤等，重者躁动不安、全身肢体抽搐，继而强直性惊厥，每次持续1～6 min不等，并反复惊厥。还可引起明显精神症状，部分中毒者恢复期出现以狂躁为主的精神症状。

（2）消化系统：主要表现为恶心、呕吐，上腹部烧灼感，可有腹泻，严重者有呕血与肝功能异常。

（3）呼吸系统：可出现肺水肿、胸腔积液、呼吸衰竭等。

（4）循环系统：可有心悸、胸闷、休克、心律失常或心力衰竭等表现。

（5）泌尿系统：可有蛋白尿、血尿等，少数可出现急性肾衰竭。

（6）其他：可有一过性血糖升高。

（三）辅助检查

1．血常规　白细胞显著升高，多数（10～20）$\times 10^9$/L，少数可达（30～50）$\times 10^9$/L。

2．尿常规　多有血尿、蛋白尿及酮体。

3．血生化检查　以骨骼肌肌酶（如肌酸激酶）升高尤为明显，肝、心肌可有不同程度的受损（表现肝酶谱与心肌酶谱升高），肾功能损害时有血尿素氮与血肌酐增高，甚至出现急性肾衰竭。

4．脑电图检查　大多出现弥漫性慢波、θ波或δ波，阵发性分布，并有高电位棘慢波发放，呈癫痫样放电改变。脑电图异常改变对判断中毒程度、指导治疗和评估预后有指导意义。

5．其他颅脑相关检查　一般脑脊液检查正常；头颅CT一般正常，但重度中毒者可有中毒缺氧性脑病改变。

6．心电图　可有窦性心动过速，心肌受损出现S-T段与T波异常。

7．毒物分析　从中毒者胃内容物、血、尿液中检出毒鼠强，是诊断本病最可靠的方法。

（四）诊断与鉴别诊断

1．定性诊断　根据有毒鼠强接触史，接触后潜伏期极短，患者以强烈的抽搐与惊厥为突出症状，毒物分析检出毒鼠强，即可明确诊断。

2．中毒程度　一般根据惊厥发作程度，意识障碍程度，脑电图检查、肌酶谱水平及血液毒鼠强浓度进行中毒程度分级，能准确、客观反映中毒程度及预后。

（1）轻度中毒：中毒者出现胃肠道症状及头晕、头痛、视物模糊、神志清楚、步态不稳、心悸和胸闷，部分有肌束震颤或肢体小抽搐。脑电图检查大多正常，肌酸激酶正常或轻度增高，血液毒鼠强浓度一般＜ 50 ng/ml，预后良好。

（2）中度中毒：中毒者出现阵发性全身性抽搐，发绀、神志不清，抽搐间歇期无昏迷。脑电图轻至中度异常伴癫痫样放电，肌酸激酶增高数倍（＜ 10 倍），血液毒鼠强浓度多为 50 ～ 199 ng/ml，经适当处理一般能完全治愈。

（3）重度中毒：中毒者长时间全身强直性惊厥，发作频繁，持续昏迷，大小便失禁，或有其他系统、器官功能衰竭，脑电图检查中至重度异常伴癫痫样放电，肌酸激酶增高数十倍，血液毒鼠强浓度多为 200 ～ 400 ng/ml。中毒者经及时有效的救治一般能治愈，否则可危及生命。

（4）极重度中毒：全身强直性惊厥频繁发作几乎无间歇，可呈角弓反张状，深度昏迷，常伴中枢性高热，甚至呼吸、心搏骤停。脑电图检查呈重度异常伴癫痫样放电，肌酸激酶增高至数十至上百倍，血液毒鼠强浓度达＞ 400 ng/ml，若救治不及时，易死亡或遗留后遗症。

3．鉴别诊断

（1）应与原发性癫痫鉴别：原发性癫痫主要表现为抽搐或惊厥，易与毒鼠强中毒混淆。因此，诊断原发性癫痫时应常规排除毒鼠强中毒。

（2）氟乙酰胺中毒：主要表现为抽搐与惊厥，易与毒鼠强中毒混淆，但氟乙酰胺中毒潜伏期相对较长（多为数小时），毒物分析检出氟乙酰胺、氟乙酸，可助鉴别。

（3）急性脑血管意外：可发生意识障碍，但多无抽搐或惊厥，再结合毒物接触史与主要症状不同及 CT 等影像学检查，可助鉴别。

（五）急救处理

1．保持呼吸道通畅　常规吸氧，严重缺氧应尽早予以气管插管、呼吸机辅助通气等，保持 SpO_2 ＞ 95%。

2．清除尚未吸收毒物　迅速用清水洗胃，洗胃后注入 50 ～ 100 g 活性炭吸附毒物。同时予 20% ～ 30% 硫酸镁导泻。

3．促进血液毒物排泄　血液净化技术如血液灌流、血液透析、血浆置换能促进血液毒物排除。特别是对重度中毒者，在综合救治的基础上，宜尽早、间歇、多次进行血液灌流治疗。

4．抗惊厥　惊厥抽搐是导致呼吸抑制甚至窒息的主要原因，同时加重脑及其他组织器官的缺血缺氧损伤，进而出现多器官功能衰竭。尽早、尽快、有效地控制抽搐与惊厥，是提高抢救成功率的关键。

（1）镇静止惊药

1）苯巴比妥钠：本品有拮抗毒鼠强阻断 γ- 氨基丁酸受体的作用。用法：苯巴比妥钠 100 ～ 200 mg，肌内注射，根据病情轻重每 1 ～ 4 h 一次，在抽搐中止后继续肌内注射 1 周，注意：及早用，减量慢，持续时间长；否则易造成病情反复，严重病例可使用长达 1 个月以上。

2）地西泮：主要增强 γ- 氨基丁酸的作用而止惊，作用快，但维持时间短。成人每次 10 ～ 20 mg，儿童 0.25 ～ 1.0 mg/kg，缓慢静脉注射（成人＜ 5 mg/min，儿童＜ 2 mg/min）。必要时 20 ～ 30 min 后可重复使用。或以 2 mg/min 速度静脉点滴，直到抽搐控制，总量＜ 200 mg。大剂量使用应警惕呼吸抑制和血压下降。

3）其他：可用氯硝西泮（氯硝安定）、咪达唑仑（咪唑安定）等。

（2）二巯丙磺钠（Na-DMPS）：其巯基和二硫键基团能影响脑内抑制性递质 GABA 受体与配体结合的反应性，增强 GABA 受体的活力，抑制强直性惊厥放电的出现，对毒鼠强引起的惊厥有明显的对抗作用，应尽早使用。用法：重度中毒者首剂 0.25 g，肌内注射，每 0.5 ~ 1 h 再次追加每次 0.25 g，直至惊厥基本控制；轻、中度中毒者：第 1 ~ 2 天可 0.125 ~ 0.25 g，每 2 ~ 4 h 一次，以后 0.125 g 每 4 ~ 6 h 一次，7 ~ 10 天后再减量为 0.125 g，每 8 h 一次，直至脑电图检查惊厥放电消失。

（3）维生素 B_6：为脱羧酶的辅酶，能促进谷氨酸生成 GABA，提高脑内抑制性递质 GABA 的含量，早期使用能起协同作用。用法：5 ~ 10 g/d，分 3 ~ 4 次静脉滴注。

（4）联用丙戊酸钠等常规抗癫痫药物：动物实验及临床疗效观察显示，对抗惊厥具有协同作用，能促进康复，缩短病程。

（5）对难以有效控制的持续惊厥者，在气管插管、机械通气的基础上，给予硫喷妥钠、异丙酚，甚至潘溴库胺等肌肉松弛剂控制惊厥。

5．防治脑水肿　常规给予 20% 甘露醇防治脑水肿，严重者也可与呋塞米、地塞米松交替使用。

6．保护脑细胞、促进脑功能的恢复　可酌情给予大剂量维生素 C、辅酶 A、细胞色素 C、1, 6- 二磷酸果糖、胞磷胆碱、脑活素等改善脑细胞代谢，也可使用还原型谷胱甘肽等氧自由基清除剂，促进脑细胞功能恢复。

7．高压氧　高压氧是目前治疗毒鼠强中毒的主要后遗症——中毒缺氧性脑病的主要治疗措施之一,一般为 1 ~ 3 个疗程，以促进脑细胞功能恢复。

8．对症治疗　维持内环境稳定，保护脏器功能，积极预防继发感染，尤其是肺部感染，但用药时要注意不能用喹诺酮类抗生素与亚胺培南，以免诱发抽搐惊厥发作。

二、氟乙酰胺中毒

氟乙酰胺（fluoroacetamide）又名敌蚜胺，纯品为白色针状结晶，无臭、无味，受热可升华。易溶于水，水溶液无色透明。化学性质稳定，但在酸性或中性水溶液中可水解成氟乙酸，在碱性溶液中水解生成氟乙酸盐。

（一）中毒机制

1．毒物代谢　氟乙酰胺可经消化道、呼吸道与皮肤吸收，氟乙酰胺在体内代谢较快，主要随尿排出，一般中毒 3 天后尿中即不能测出氟乙酰胺，但其生成的氟乙酸中毒后 20 天仍能检出。

2．中毒机制

（1）口服氟乙酰胺经胃酸作用水解脱氨生成氟乙酸，与细胞线粒体内的辅酶 A 结合生成氟乙酰辅酶 A，再与草酸乙酸缩合生成氟柠檬酸。氟柠檬酸还能与乌头酸酶不可逆结合而使酶失活，从而阻断三羧酸循环中柠檬酸（枸橼酸）的氧化，从而使能量生成减少，脑细胞能量供应不足导致脑功能障碍。

（2）氟乙酰胺及其代谢产物氟乙酸和氟柠檬酸能直接刺激神经系统引起痉挛性抽搐与惊厥，并对心肌产生明显损害。氟离子有亲钙性，可使血钙减少，易产生痉挛症状。

（3）氟化物能抑制血中胆碱酯酶，出现类似有机磷中毒症状。

（4）氟能与血红蛋白结合生成氟血红蛋白，引起缺氧、呼吸困难。

（二）临床表现

口服氟乙酰胺中毒潜伏期多为 10 ~ 15 h，但也有最快 30 min 发病的，也有长达 30 h 才产生症状者。中毒以神经系统症状为主，临床表现与毒鼠强中毒相似。严重中毒死亡者大多发生于发病后 2 ～ 4 h。

1．轻度中毒　表现为恶心、呕吐、头痛、头晕、口渴、视物模糊；上腹部有烧灼感；可有四肢乏力、麻木，轻度肌肉抽动等。

2．中度中毒　除轻度中毒加重外，可有分泌物增多、烦躁、呼吸困难、肢体痉挛、心肌损害、血压下降等。

3．重度中毒　除上述表现进一步加剧外，中毒者出现阵发性强直性惊厥，反复发作，进行性加重，伴有昏迷及大小便失禁，病理反射征阳性等；可有高热、各种心律失常、血压下降、呼吸抑制，甚至呼吸、循环衰竭。部分中毒者可有狂躁、谵妄、语无伦次等精神失常的表现。

（三）辅助检查

1．毒物检测　呕吐物检出氟乙酰胺，血液和尿中含氟量显著增高，枸橼酸（柠檬酸）过高，可作为诊断依据。

2．血液生化检查　可有肝、肾损害表现，血酮体增加，血清乳酸脱氢酶活性升高；血清电解质检查可有血钙降低。

3．尿常规检查　可有尿蛋白，红、白细胞和管型尿。

4．心电图检查　可见 ST-T 改变、Q-T 间期延长和 U 波等多种心肌损害及心律失常的表现，严重的可出现心室颤动。

（四）诊断与鉴别诊断

1．诊断　有氟乙酰胺接触史或误食由本品毒死的禽、畜病史，有反复发作的全身性阵挛性抽搐或惊厥，胃内容物以及血液、尿液中检测出氟乙酰胺或含氟量过高。同时需结合中毒症状轻重，判断中毒程度。

2．鉴别诊断

（1）与毒鼠强中毒鉴别：单凭临床症状很难与毒鼠强中毒相鉴别，主要根据毒物接触史与潜伏期的长短进行鉴别：除毒物接触史不同外，毒鼠强中毒潜伏期短，一般数分钟发病，而氟乙酰胺潜伏期长，多为数小时发生症状。但确切鉴别需进行毒物检测。

（2）与原发性癫痫鉴别：原发性癫痫主要表现为抽搐与惊厥，与氟乙酰胺中毒症状相似，但患者无毒物接触史，血氟与尿氟不会升高。

（五）急救处理

1．保持呼吸道通畅、给氧　频繁强直性惊厥，存在严重缺氧者应尽早予以气管插管、呼吸机辅助通气等措施。

2．清除尚未吸收毒物　给予 1∶5000 高锰酸钾溶液或 0.15% 石灰水洗胃，使其氧化或转化为不易溶解的氟乙酰（酸）钙而减低活性，越早洗胃效果越好。洗胃后灌入活性炭悬液吸附毒物。予 20% 甘露醇 250 ～ 500 ml 导泻，或 33% 硫酸镁 50 ml 导泻。

3．促进血液毒物排泄　重度中毒者，在综合救治的基础上，宜尽早进行血液净化治疗。

4．特殊解毒药的应用　特效解毒药为乙酰胺（解氟灵），在体内水解成醋酸（乙酸），与氟乙酸竞争活性基团干扰氟柠檬酸的形成，恢复三羧酸循环的正常能量代谢。用法：成人每次 2.5 ～ 5 g，肌内注射，2 ～ 4 次 / 日，治疗＞ 5 ～ 7 d；危重患者首次可注射 5 ～ 10 g。可与 20 ～ 40 mg 普鲁卡因混合，局部封闭以减轻局部疼痛。乙酰胺剂量过大可引起血尿，用糖皮质激素可减轻血尿。

5．镇静抗惊厥　频繁强直性惊厥者，尽早有效地控制抽搐与惊厥。可选用地西泮 10 ～ 20 mg，静脉注射；或苯巴比妥钠 100 ～ 200 mg，肌内注射；也可配合使用冬眠合剂等。部分患者可有低血钙抽搐，应用葡萄糖酸钙对症治疗。

6．其他对症和支持疗法　参考毒鼠强救治部分。

三、敌鼠钠盐中毒

敌鼠钠盐又名双苯杀鼠酮钠盐。系茚满二酮类高毒抗凝血灭鼠剂，纯品无臭、无味，难溶于水，易溶于乙醇，性质较稳定，不易分解。成人口服 0.5 ～ 2.5 g 可致死。

（一）中毒机制

敌鼠钠盐主要经消化道吸收，由于其结构与维生素 K 相似，可竞争性抑制维生素 K 的作用，干扰凝血酶原和凝血因子Ⅶ、Ⅸ、Ⅹ的合成，导致凝血功能障碍。同时，敌鼠钠盐还可直接损伤毛细血管，使毛细血管通透性和脆性增加而发生出血，其中以肺出血最为明显。

（二）临床表现

该类毒物潜伏期为 3 ～ 4 天。如空腹服用且量大时，可快至 2 ～ 3 h 出现中毒症状。

1．一般中毒表现　早期出现恶心、呕吐、精神不振、头晕、头痛。中毒剂量小者无出血倾向。达到一定剂量时，多于接触毒物 3 ～ 4 天后发生广泛性出血，首先出现全身皮肤及黏膜出血点或紫癜，紫癜为斑块状皮下出血，四肢多见，常呈对称性分布；也可出现咯血、血尿、便血等内脏出血。

2．严重中毒表现　一次摄入大量本毒物者，除上述症状加重外，尚可出现消化道、脑、肺、心等内脏出血，可出现四肢厥冷、颜面苍白、血压下降等失血性休克表现。肾损害较重者，可发生急性肾衰竭，预后较差。

（三）辅助检查

1．血常规　红细胞及血红蛋白正常或减少、血小板可减少。

2．凝血检查　出血时间、凝血时间及凝血酶原时间均延长。

3．大便隐血试验阳性。

4．胃内容物检出本毒物。

（四）诊断与鉴别诊断

1．诊断依据　有明确的毒物接触史；有上述中毒的临床表现；服毒＞ 3 d 后凝血检查异常（服毒＜ 3 d 凝血检查可能正常）；自服或误服者从胃内容物检出本毒物。对疑似中毒者给予静脉注射或肌内注射维生素 K_1 5 ～ 10 mg，用药后 24 ～ 48 h 检查凝血酶原时间显著改善，即可诊断。

2．鉴别诊断　抗凝血灭鼠剂中毒应与特发性血小板减少性紫癜或过敏性紫癜、再生障碍性贫血、白血病等有出血表现的疾病相鉴别。

（五）急救处理

1．去除毒物　及早用温清水或 1：5000 高锰酸钾溶液或生理盐水反复、彻底洗胃，洗胃禁用碳酸氢钠。洗胃后可予 20% 甘露醇 500 ml 或 50% 硫酸镁 50 ml 导泻。

2．特效解毒治疗　维生素 K_1 为特效解毒药。

（1）对少量吞服敌鼠钠盐者，可口服维生素 K_1，成人 5 ～ 10 mg，每天 3 次；儿童 1 ～ 5 mg，每天 3 次。

（2）轻度血尿或凝血酶原时间及凝血酶原活力不正常者，维生素 K_1 10 ～ 20 mg 肌内注射，每天 3 次。

（3）重度中毒时可加大维生素 K_1 用量，首日用量可达 100 mg。严重出血者，首剂 10 ～ 20 mg 静脉注射，继而 60 ～ 80 mg 静脉滴注，一日总量＜ 120 mg。出血症状好转后逐渐减量，出血停止、凝血酶原时间及凝血酶原活动度正常后停药。

3．对症支持治疗　补充维生素 C、应用糖皮质激素等。必要时可输新鲜全血、补充凝血酶原复合物等纠正凝血功能障碍。

四、磷化锌中毒

磷化锌（zinc phosphide，Zn_3P_2）纯品为深灰色粉末，为赤磷和锌粉烧制而成的化合物，亦可用黄磷和锌粉制成。有腐败鱼腥味，不溶于水及乙醇，遇酸可释放出磷化氢。成人致死量一般为 2 ～ 4 g（儿童 40 ～ 60 mg/kg）。磷化锌广泛用于农业、仓库、卫生及防疫部门杀灭鼠类及其他啮齿类动物，也作为熏蒸剂杀灭稻谷害虫，其对鼠类及人畜都有较大的毒性。

（一）中毒机制

磷化锌经胃酸作用，产生无色有剧毒的磷化氢气体与氯化锌，对胃肠黏膜有刺激腐蚀作用，可造成局部炎症、溃疡或出血；经呼吸道吸收后对呼吸道有刺激作用；作用于中枢神经系统、心血管系统和肝、肾等实质性脏器，引起多器官损害；甚至引发致死性休克和急性重度紫癜型出血。

（二）临床表现

一般在口服磷化锌后 15 min ～ 2 h 内出现中毒症状。

1．轻度中毒　以消化道症状为主，可有恶心、呕吐、上腹痛、呕血、便血等症状，呕吐物有时可见混有灰黑色的泡沫或粉末，并可嗅到大蒜臭味；经呼吸道中毒有呼吸道刺激症状，如刺激性咳嗽。

2．中度中毒　除上述症状外，还有呼吸困难、轻度心肌损害、肝损害和轻度意识障碍（如嗜睡或神志恍惚等）等症状。

3．严重中毒　除上述消化系统症状加重外，抽搐、惊厥、昏迷、呼吸困难、心律失常、低血压、休克、上消化道出血、黄疸及无尿等多脏器损害症状。危重者可死于心肌损害与循环衰竭。严重中毒抢救不及时可导致死亡，死亡时间多见于 5 ～ 12 h，一般为中毒后 2 h ～ 2 d。有时经抢救后可恢复到清醒状态，但 1 ～ 2 d 后再度昏迷而死亡。

（三）辅助检查

1．尿常规　可见蛋白尿、血尿及管型尿。

2．血生化检查　血磷可升高、血钙可降低；肝功能和肾功能有异常。

3．心电图　可有心律失常及 ST-T 波改变等。

（四）诊断与鉴别诊断

1．诊断　有明确的误服、吸入磷化锌或磷化锌接触史，有特殊的大蒜臭味及上述临床表现，实验室检查结果显示多脏器功能受损，即可诊断。

2．鉴别诊断　应与急性食物中毒、急性有机磷中毒、急性胃肠炎等相鉴别。

（五）急救处理

1．减少毒物吸收　皮肤接触中毒者立即更换污染的衣物，用清水彻底清洗污染皮肤或毛发。吸入中毒者应将患者转入空气新鲜处。口服中毒者应立即洗胃。予 0.5% ～ 1% 硫酸铜溶液洗胃，促使形成不溶性磷化铜，继而予 1 : 5000 高锰酸钾溶液彻底洗胃。洗胃完毕后立即予硫酸钠 20 ～ 30 g 或液体石蜡 100 ml 导泻，禁用硫酸镁或油类物质导泻。

2．促进已吸收的毒物排泄　予输液、利尿，严重中毒可进行连续血液滤过（CRRT）。

3．对症支持治疗　维持内环境稳定，保护脏器功能。

五、安妥中毒

安妥（antu）化学名为 α- 萘基硫脲或甲萘硫脲。纯品为白色棱状结晶，工业用为灰色或灰褐色粉末。无臭，味苦，不溶于水，可溶于碱液及有机溶剂（如丙酮），其溶液具有蓝色荧光。其灭鼠作用较慢，通常制成 1% ～ 5% 毒饵诱杀鼠类。安妥对鼠类毒性较大，对人类毒性相对较低，但大量误服后可致中毒。

（一）中毒机制

安妥对人毒性较低，口服对局部黏膜有刺激作用。经消化道碱性环境中易于溶解吸收，吸收后主要分布于肺、肝、肾及神经系统，大部分经肾排出。毒理作用主要损害毛细血管，使其通透性增加，引起肺水肿、肺出血、胸腔积液，以及肝、肾损害；也可因抑制正常的机体代谢功能而引起血糖显著升高；本品成人口服致死量为 4 ～ 6 g。

（二）临床表现

1．中毒后常在接触本品数小时后出现症状。

2．消化道症状　可有口腔、食管、胃部烧灼感和胂胀感，继之恶心、呕吐、口渴、吞咽困难。

3．呼吸道症状　轻者有刺激性咳嗽，重者出现呼吸困难、发绀、咳出粉红色泡沫状痰、肺部满布湿性啰音，可出现呼吸衰竭。

4．神经系统症状　主要表现为头痛、头晕，严重者可出现躁动、惊厥、意识模糊或昏迷。

5．其他损害　可发生肝大、黄疸、血尿与蛋白尿等，严重者可引起休克。

6．机体代谢功能紊乱　可致体温降低、血糖增高。

（三）辅助检查

1．血生化检查　肝、肾功能有异常。

2．毒物检测　胃内容物或尿液检出安妥。

（四）诊断与鉴别诊断

1．诊断　有误服或自服安妥病史，有上述中毒的临床表现，尤其出现急性肺水肿者，肝、肾功能有异常，胃内容物或尿液检出安妥，可明确诊断。

2．鉴别诊断　应与急性食物中毒、其他急性农药中毒及能引起急性肺水肿的疾病相鉴别。

（五）急救处理

1．清除尚未吸收的毒物　立即用 1∶5000 高锰酸钾溶液彻底洗胃，禁用碱性溶液洗胃。洗胃后注入活性炭悬液，用硫酸镁 30 g 导泻，昏迷者禁用硫酸镁。

2．解毒剂的应用

(1) 应用半胱氨酸降低毒性：半胱氨酸 0.1 ～ 0.15 g/kg，肌内注射。

(2) 10% 硫代硫酸钠 10 ml，静脉注射，每天 2 ～ 4 次，用 3 ～ 5 d。

3．对症治疗　积极治疗肺水肿，可应用糖皮质激素，适当限制液体入量及输液速度。使用西咪替丁等保护胃黏膜。

4．维持内环境稳定　纠正水、电解质、酸碱平衡失调，注意保护肝、肾功能。

5．其他　注意避免进食脂肪性食物及碱性食物，以免促进毒物吸收。

第四节　急性一氧化碳中毒

案例 8-4

女性，18 岁，昏迷半小时急诊入院。半小时前患者母亲发现其洗浴长时间未出来，敲门及呼喊均无反应，推门后发现患者倒地不醒。家中浴室内置煤气热水器，现场窗门紧闭。

问题：

1. 该患者昏迷的原因是什么？
2. 请写出诊治流程图。

生产和生活环境中所有含碳的物质，在不完全燃烧时均可产生一氧化碳（carbon monoxide，CO）。一氧化碳吸入过量引起的中毒称一氧化碳中毒，俗称煤气中毒。

一、病因

（一）工业性中毒

烧窑、炼钢和炼焦等生产过程中产生的一氧化碳，若通风排气条件不好，可引起一氧化碳中毒。在工厂、矿山，有时可见到一氧化碳中毒的群体事件发生。

（二）生活性中毒

家庭中煤炉取暖或煤气泄漏，环境通风不良时容易发生一氧化碳中毒；失火现场由于空气中含有的一氧化碳浓度可高达10%，可引起现场人员中毒。用一氧化碳自杀或他杀事件亦有发生。

二、中毒机制

（一）理化特性

一氧化碳是一种无色、无味、无刺激的气体，较空气略轻，比重为0.967，易扩散。在空气中，一氧化碳浓度＞30 mg/m^3 即可引起中毒，一氧化碳浓度达到致死量也可能长时间不被发现。

（二）中毒机制

急性一氧化碳中毒时，血液中90%的一氧化碳与血红蛋白（Hb）结合，形成比较稳定的碳氧血红蛋白（COHb），一氧化碳与Hb的亲和力比氧与Hb的亲和力大240倍（37℃时），而其解离速度是氧合血红蛋白的1/3600，且COHb不能携带氧，造成组织器官细胞缺氧。此外，COHb还妨碍 HbO_2 的正常解离，使氧离曲线左移，妨碍氧在组织中的释放，从而加重组织缺氧。而脑与心脏对缺氧敏感性高，易造成缺氧性损害。一氧化碳与线粒体内的细胞色素氧化酶结合而抑制其活性，影响细胞对氧的利用。

三、临床表现

（一）急性中毒

急性一氧化碳中毒的症状与血液中碳氧血红蛋白的浓度密切相关，按中毒程度可分为3级：

1．轻度中毒　血液中COHb浓度为10% ~ 29%。表现为中毒的早期症状：头痛、头晕、心悸、恶心、呕吐、四肢无力，可有轻度意识障碍，但无昏迷。脱离中毒环境后，吸入新鲜空气，症状可迅速消失，一般不留后遗症。

2．中度中毒　血液中COHb浓度为30% ~ 49%。临床表现：在轻度症状的基础上，可出现浅至中度昏迷。皮肤、黏膜呈“樱桃红色”。如抢救及时有效，可迅速清醒，数天内完全恢复，一般无后遗症状。

3．重度中毒　血液中COHb浓度≥50%，患者出现深度昏迷，各种反射消失，大小便失禁，可有抽搐或惊厥；可有下列表现之一：①脑水肿；②肺水肿；③呼吸衰竭；④休克；⑤上消化道出血；⑥脑局灶损害。该类患者昏迷时间越长，预后越差，常伴迟发性脑病，可遗留痴呆、记忆力和理解力减退、肢体瘫痪、睁眼昏迷或呈“植物人”状态等后遗症。

（二）迟发性脑病

部分重度一氧化碳中毒患者在意识障碍恢复后，经过2 ~ 60天的“假愈期”后，出现以急性痴呆为主要表现的神经精神障碍综合征，称为迟发性脑病。迟发性脑病可有下列临床表现：

1．神经精神障碍　表现出痴呆、遗忘症、谵妄状态或去大脑皮质状态。

2．锥体外系障碍　可有震颤麻痹综合征表现：静止性震颤、表情淡漠、肌张力增强及慌张步态等。

3．锥体系损害　可出现偏瘫或四肢瘫痪、病理反射征阳性或大小便失禁等。

4．大脑皮质局灶性功能障碍　可出现失语、失明、不能站立及继发性癫痫。

5．周围神经损害　可出现周围神经炎、球后视神经炎及脑神经损害等。

四、辅助检查

（一）血液 COHb 测定

监测血中 COHb 浓度，对明确诊断、判断中毒程度和估计预后有重要意义。

（二）脑电图检查

可见弥漫性低波幅慢波，与缺氧性脑病进展相平行。

（三）头部 CT 检查

脑水肿时可见病理密度减低区。主要用于重度中毒或迟发性脑病患者。

五、诊断与鉴别诊断

（一）诊断

根据较高浓度一氧化碳接触史，急性中枢神经损害的相关症状和体征，结合血中 COHb 含量测定结果，即可做出诊断。

（二）鉴别诊断

昏迷患者应与脑血管意外、脑挫裂伤、脑膜脑炎、糖尿病性昏迷以及其他中毒引起的昏迷等相鉴别。

六、急救处理

（一）撤离中毒环境

迅速将患者移至空气新鲜处。

（二）监测生命体征

保持呼吸道通畅，密切观察病情变化。

（三）氧疗

氧疗可加速 COHb 解离释放 CO，是治疗一氧化碳中毒最有效的方法。

1．吸氧　予鼻导管或面罩吸氧，氧流量 5 ～ 10 L/min，症状缓解、血液 COHb 降至 5% 可停止吸氧。

2．高压氧舱治疗　高压氧治疗可增加血液中物理溶解氧含量，COHb 解离速度较正常吸氧时快 4 ～ 5 倍，可缩短昏迷时间和病程，预防迟发性脑病。目前尚无高压氧舱统一治疗指征，多数高压氧舱中心把头痛、恶心、COHb 浓度 > 25% 作为选择高压氧舱治疗的主要参考标准。临床医师也常用下述情形作为选择高压氧治疗的重要参考标准：昏迷、短暂意识丧失、ECG 提示心肌缺血表现、局灶神经功能缺陷等；孕妇 COHb 浓度超过 20% 或出现胎儿窘迫也应考虑高压氧治疗。

（四）防治脑水肿，促进脑功能恢复

CO 严重中毒后，脑水肿可在 24 ～ 48 h 发展到高峰。应采取以下措施降低颅内压及恢复脑功能。

1．脱水治疗　20% 甘露醇 1 ～ 2 g/kg 快速静脉滴注（10 ml/min），6 ～ 8 h 一次，2 ～ 3 天后颅内压增高好转可减量；呋塞米 20 ～ 40 mg 静脉注射，8 ～ 12 h 一次。

2．糖皮质激素　多用地塞米松 10 mg，静脉滴注，1 次 / 日，连用 3 ～ 5 天。有助于缓解脑水肿。

3．自由基清除剂　可予依达拉奉、还原型谷胱甘肽以及维生素 C 等。

4．促进脑细胞代谢的药物　可用三磷腺苷（ATP）、辅酶 A 及细胞色素 C、吡拉西坦（脑复康）等，可促进脑细胞功能恢复。

5．改善脑部血液循环　可选用钙离子拮抗剂（如尼莫地平）、低分子右旋糖酐、葛根素或丹参注射液等。

6．镇静或冬眠疗法　对有频繁抽搐、极度烦躁或高热患者，可用地西泮等镇静剂，或应用亚冬眠疗法（氯丙嗪和异丙嗪）。

7．促醒剂使用　对昏迷患者可用甲氯芬酯（氯酯醒）或纳洛酮等药物，以促进患者苏醒。

➢ 考点提示：一氧化碳中毒的治疗。

（五）一氧化碳中毒迟发性脑病的治疗

主要是尽早高压氧治疗，早期短程的糖皮质激素治疗，改善脑部血液循环及促进神经细胞康复。

第五节　急性酒精中毒

乙醇别名酒精，是无色、易燃、易挥发的液体，有醇香气味，可与水及大多数有机溶剂混溶。短时间摄入大量酒精或含酒精饮料后出现中枢神经系统由兴奋转为抑制的状态，并伴有循环、呼吸、消化系统的功能紊乱为酒精中毒（alcohol poisoning），俗称“醉酒”。

一、酒精代谢

乙醇主要在胃和十二指肠吸收，当胃内无内容物时，口服 30 ～ 90 min 达血高峰，90% 在肝氧化为乙醛，再经醛脱氢酶氧化为乙酸，乙酸转化为乙酰辅酶 A 进入三羧酸循环代谢为 CO_2 和 H_2O；少量酒精由肾和肺以原形从尿液、汗液和呼气中排出。成人肝酒精清除率为 2.2 mmol/（kg · h），血浓度升高程度受个人耐受性的影响，个体差异悬殊。一般成人致死量为纯酒精 250 ～ 500 ml。但酒精与镇静安眠药、抗组胺药、吗啡及衍生品等有协同作用，促进中毒死亡。

二、中毒机制

（一）中枢神经系统

乙醇具有脂溶性，易通过血脑屏障。小剂量酒精抑制大脑 γ- 氨基丁酸（GABA）的抑制作用，出现皮质下中枢兴奋行为；随着血浓度增高，通过边缘系统作用于小脑，引起共济失调；作用于网状结构，引起昏睡和昏迷；大剂量酒精能抑制延髓呼吸和血管运动中枢，引起呼吸、循环功能衰竭。

（二）代谢异常

乙醇经肝代谢可生成大量还原型烟酰胺腺嘌呤二核苷酸，影响体内多种代谢过程，使乳酸增高、酮体蓄积导致代谢性酸中毒；还可抑制糖原异生引起低血糖。

三、临床表现

（一）急性中毒

与饮酒量和血清酒精浓度以及个人耐受性有关。临床上分为三期：

1．兴奋期　血清酒精浓度超过 11 mmol/L（500 mg/L），出现面色潮红、兴奋、多语、情绪不稳，可有粗鲁或攻击行为；也可能沉默、孤僻。

2．共济失调期　血清酒精浓度达到 33 mmol/L（1500 g/L），表现为肌肉运动不协调，如行动笨拙，步态不稳，言语含糊不清，眼球震颤、视物模糊，恶心、呕吐、思睡等。

3．昏迷期　血清酒精浓度升至 54 mmol/L（2500 mg/L），患者出现昏迷、瞳孔散大、体温降低。血清酒精超过 87 mmol/L（4000 mg/L），可出现呼吸、循环麻痹而危及生命。昏迷时间 10 h 以上者预后较差。

重症患者可发生并发症，如电解质、酸碱紊乱，急性胰腺炎、肺炎及急性肌病、颅脑外伤等。酒醉醒后可有头痛、头晕、无力、恶心、震颤等症状。

（二）假酒中毒

工业酒精兑掺而成的假酒常含有甲醇，其局部刺激较强，对血管有麻痹作用，其氧化产物甲醛对视网膜神经节细胞具有特殊的毒作用，抑制 ATP 合成，导致视神经萎缩，甚至失明；严重者导致昏迷死亡。

（三）类双硫醒反应

患者服用某些药物前后若饮酒或接触含酒精物质出现类似用戒酒药双硫醒（又名双硫仑、戒酒硫）后饮酒的反应，多在饮酒后 0.5 h 内发病，表现为面部潮红、头痛、胸闷、气短、心率增快、四肢乏力、多汗、失眠、恶心、呕吐、视物模糊、严重者血压下降及呼吸困难，可出现意识丧失及惊厥，极个别引起死亡。可能与醛脱氢酶受抑制，体内乙醛浓度升高，引起血管扩张有关。

知识链接

引起类双硫醒反应的药物

1. 头孢类抗生素：头孢哌酮钠、头孢美唑、头孢米诺、头孢孟多、拉氧头孢、头孢甲肟、头孢唑啉、头孢克洛、头孢曲松等。以头孢哌酮钠及头孢哌酮钠 - 舒巴坦钠最敏感，报道最多。

2. 咪唑衍生物：甲硝唑、替硝唑、奥硝唑、塞克硝唑等。

3. 其他抗菌药物：氯霉素、酮康唑、灰黄霉素、琥乙红霉素、异烟肼、呋喃唑酮、呋喃妥因等。

4. 降血糖药物：氯磺丙脲、甲磺丁脲、苯乙双胍、格列本脲、格列齐特、格列吡嗪、妥拉磺脲、醋酸已脲、胰岛素等。

5. 其他药物：华法林、三氟拉嗪、妥拉苏林、水合氯醛。

6. 含酒精的饮料、药物与食物：可引起戒酒硫样反应的饮用酒类包括白酒、葡萄酒、红酒、啤酒、黄酒、香槟酒等，以乙醇为溶媒的药物制剂（如氢化可的松注射液、氯霉素注射液、药酒制剂、藿香正气口服液、碘酒等），糖果（酒心巧克力）等。

（四）戒断综合征

长期酗酒者在突然停止饮酒或减少酒量后，可发生以下戒断综合征：

1．单纯性戒断反应　减少饮酒后 6 ～ 24 h 发病，表现为震颤、焦虑不安、兴奋、失眠、心动过速、血压升高、恶心、呕吐、大汗，多在 2 ～ 5 天缓解自愈。

2．酒精性幻觉反应　患者意识清晰，定向力完整，出现以幻听为主的各种幻觉，一般持续 3 ～ 4 周后缓解。

3．戒断性惊厥反应　多与单纯性戒断反应同时出现，也可在其后出现癫痫大发作，多数只发作 1 ～ 2 次，每次数分钟。

4．震颤谵妄反应　停止饮酒 24 ～ 72 h 后，也可在 7 ～ 10 h 后出现，表现为精神错乱，全身肌肉出现粗大震颤。

（五）慢性中毒

1．营养缺乏　长期酗酒可导致维生素 B_1 缺乏引起 Wernicke-Korsakoff 脑病、周围神经麻痹。叶酸缺乏可引起巨幼细胞贫血。

2．毒性作用　可引起食管炎、胃炎、胰腺炎、酒精性肝病；妊娠妇女酗酒可造成胎儿发育障碍、畸形。

四、实验室检查

（一）血清酒精浓度

呼气浓度与血清酒精浓度基本相当，可初步判断中毒程度。

（二）血生化检查

可见低血糖症、低钾血症等；血气呈代谢性酸中毒；可有肝功能异常；警惕并发胰腺炎。

五、诊断及鉴别诊断

（一）诊断

根据过量饮酒史，结合呼气有明显酒味，共济失调、谵妄、昏迷等临床表现，一般容易诊断；但需警惕混合中毒。

（二）鉴别诊断

1．急性中毒　主要与引起昏迷的疾病相鉴别，如镇静催眠药中毒、一氧化碳中毒、脑血管意外、糖尿病昏迷、颅脑外伤等。

2．戒断综合征　主要与精神病、各类癫痫、脑膜脑炎、低血糖症及灭鼠药中毒等相鉴别。

六、治疗要点

（一）急性中毒

1．轻症患者无须特殊治疗，居家观察，予保暖、侧卧位防止呕吐误吸。类双硫醒反应严重应早期对症处理。

2．清除尚未吸收的酒精　酒精吸收迅速，催吐、洗胃及活性炭不适用于单纯酒精中毒，以下情况可考虑洗胃：①饮酒后 2 h 内无呕吐，评估病情可能恶化的昏迷患者；②同时存在或高度怀疑其他药物或毒物中毒；③已留置胃管特别是昏迷伴休克患者，胃管可试用于人工洗胃。洗胃液一般用 1% 碳酸氢钠溶液或温开水，每次入量不超过 200 ml，总量多为 2000 ～ 4000 ml，胃内容物吸干净即可。

3．促进酒精代谢　美多他辛是乙醛脱氢酶激活剂，并能拮抗急、慢性酒精中毒引起的乙醇脱氢酶（ADH）活性下降；加速乙醇及其代谢产物乙醛和酮体经尿液排泄，属于促酒精代谢药。美他多辛还能改善酒精中毒引起的肝功能损害及心理行为异常，可用于中、重度中毒特别是伴有攻击行为、情绪异常的患者。每次 0.9 g 静滴。适当补充维生素 B_1、维生素 B_6、维生素 C 也可加速酒精氧化代谢。

4．催醒及保护大脑功能　最常用的是纳洛酮，建议中度中毒首剂用 0.4 ～ 0.8 mg 加生理盐水 10 ～ 20 ml，静脉推注；必要时加量重复；重度中毒时则首剂用 0.8 ～ 1.2 mg 加生理盐水 20 ml，静脉推注，用药后 30 min 神志仍未恢复可重复 1 次，或 2 mg 加入 5% 葡萄糖或生理盐水 500 ml 内，以 0.4 mg/h 速度静脉滴注或微量泵注入，直至神志清醒为止。

5．维持重要器官的功能　①维持气道通畅，供氧充足，必要时人工呼吸、气管插管；②维持循环功能，注意血压、脉搏，静脉输入 5% 葡萄糖盐水溶液；③心电监测心律失常和心肌损害；④保暖，维持正常体温；⑤维持水、电解质、酸碱平衡，血镁低时补镁。治疗 Wernicke 脑病，可肌注维生素 B_1 100 mg；⑥抑酸剂保护胃黏膜。

6．血液透析　可以直接将乙醇和乙醇代谢产物迅速从血中清除，需要时建议将血液透析作为首选，持续床旁血滤（CRRT）也是可行的选择，但费用昂贵。病情危重或经常规治疗病情恶化并具备下列之一者可行血液净化治疗：①血乙醇含量超过 87 mmol/L（400 mg/dl）；②呼吸循环严重抑制的深昏迷；③酸中毒（pH ≤ 7.2）伴休克表现；④重度中毒出现急性肾功能不全；⑤复合中毒或高度怀疑合并其他中毒并危及生命，根据毒物特点酌情选择血液净化方式。

（二）合并甲醇中毒

血液透析是目前最有效的治疗方法。

（三）慢性中毒及戒断综合征

主要是对症处理。

第六节　麻醉性镇痛药过量

麻醉性镇痛药指作用于中枢神经系统，不影响意识的情况下，特异性消除或缓解痛觉的药物。包括阿片类、可卡因类及大麻类，引起中毒最常见的是阿片类。阿片类镇痛药包括天然阿片制剂、半合成阿片制剂及人工合成阿片制剂（表 8-7）。它们作用于阿片受体，产生镇痛作用。本节主要介绍吗啡、哌替啶及海洛因中毒。

表 8-7　常见阿片类镇痛剂

毒品种类	常见毒品
天然阿片制剂	吗啡、可待因、蒂巴因
半合成阿片制剂	海洛因、羟考酮、氢可酮、二氢可待因、氢吗啡酮、丁丙诺啡、埃托啡、烟酰吗啡
人工合成阿片制剂	美沙酮、哌替啶、芬太尼、阿芬太尼、舒芬太尼、雷米芬太尼、卡芬太尼、喷他佐辛、非那佐辛、曲马多、洛哌丁胺、罗通定、布桂嗪、二氢埃托啡、阿法罗定

一、中毒原因

（一）吸毒引起的中毒

最常见，这类中毒者往往隐瞒病史，给抢救带来困难。

（二）临床应用不当

年老体弱，尤其是有严重的肺部疾病及肝、肾功能不全者容易发生中毒。

（三）其他

如误服中毒等。

二、发病机制

（一）吗啡

与阿片受体结合后可抑制或兴奋中枢神经系统，以抑制作用为主。抑制大脑高级中枢，引起意识障碍；抑制延髓中枢，引起呼吸和循环衰竭；兴奋动眼神经缩瞳核，导致瞳孔针尖样缩小。

（二）哌替啶

①与阿片受体结合，产生镇静、镇痛、呼吸抑制等中枢作用；②阻断乙酰胆碱M受体，引起口干、瞳孔扩大、心动过速；③抑制心肌收缩力，降低外周血管阻力，造成低血压或休克；④代谢产物甲哌替啶可兴奋神经肌肉而诱发惊厥。

（三）海洛因

海洛因是吗啡经乙酰氯和醋酐处理后的半合成衍生物，中毒机制与吗啡相同。镇痛作用为吗啡的4～8倍，毒性及成瘾性为吗啡的5～10倍。

知识链接

吗啡的药理作用

1. 中枢神经系统：①镇痛、镇静及欣快感；②镇咳：直接抑制咳嗽中枢而镇咳；③抑制呼吸：治疗量即可抑制呼吸；④催吐：直接刺激延髓化学感受区的阿片受体催吐；⑤缩瞳：兴奋中脑盖前核和动眼神经核，瞳孔呈针尖样缩小。

2. 心血管系统：直接抑制血管调节中枢及促组胺释放，外周血管扩张，可出现直立性低血压。脑血管亦可因呼吸抑制，CO_2潴留，而继发性舒张，致颅内压升高。

3. 内脏平滑肌：平滑肌张力升高，但推进性蠕动减少；消化液分泌减少；再加之中枢性抑制排便、排尿反射，常见便秘及尿潴留。

4. 抑制免疫系统。

三、临床表现

（一）急性中毒表现

急性中毒的临床表现与吸入或注射毒品剂量及个体耐受性有关。

1．吗啡和海洛因过量　①轻症：头痛、头晕、恶心、呕吐、兴奋或抑制、幻觉、时间和空间感消失等；②重症：常有昏迷、瞳孔针尖样缩小、呼吸抑制“三联征”，患者面色苍白、发绀、瞳孔对光反射消失、牙关紧闭、角弓反张、呼吸浅慢或叹息样呼吸，多死于呼吸衰竭。

2．哌替啶过量　主要表现为呼吸抑制和低血压。与吗啡及海洛因中毒有所不同，哌替啶中毒时瞳孔扩大，并有中枢神经系统兴奋的症状和体征如烦躁、谵妄、抽搐、惊厥、心动过速等。

（二）其他症状与体征

1．静脉药瘾者上、下肢皮肤可见注射针孔或注射痕迹，有的皮肤可有化脓感染或脓肿形成。

2．注射海洛因吸毒者少数可发生急性肌病，表现有全身肌肉疼痛、软弱，血清肌红蛋白增高，尿中有肌红蛋白，可有肾功能损害。

（三）成瘾性和戒断症状

1．成瘾性　阿片类药物可产生欣快感，改变自我感觉，但智力活动不受影响，造成精神依赖性，而产生成瘾性。

2．戒断症状　多发生于停服药后 36 ~ 72 h。常先有焦虑不安、打哈欠、流泪、流鼻涕、出汗以及兴奋症状；继之感全身乏力、寒战、恶心、呕吐、腹痛、腹泻、肌肉酸痛、心率及呼吸加快、血压升高、瞳孔散大；严重者因频繁的呕吐、腹泻而出现严重脱水、酸中毒，甚至低血压、休克而死亡。

四、辅助检查

1．毒物检测　血、尿毒物浓度检测以及尿液特殊检查可检出阿片类药物，或其体内的代谢产物，可成为中毒或毒品依赖者的诊断根据。

2．动脉血气分析　判断有无呼吸衰竭及酸碱平衡失调情况。

3．电解质检查　可协助判断水、电解质平衡失调情况的判断。

4．做肝、肾功能测定。

五、诊断与鉴别诊断

（一）诊断依据

1．有毒物或药物接触史　如有过量使用该类药品，特别是静脉注射吸毒史。

2．有中毒临床症状　如意识障碍、昏迷、低血压、呼吸微弱、心动过缓、体温过低、瞳孔缩小等。

3．诊断性治疗　疑为吗啡中毒者，静脉注射纳洛酮 0.4 ~ 0.8 mg，呼吸抑制很快解除者，可协助诊断。

4. 血、尿　此类药物浓度检测或尿吗啡定性测定可确定诊断。

（二）鉴别诊断

1．应与其他中毒相鉴别　结合毒物接触史、临床表现、毒物检测及其他实验室检查进行鉴别。

2．脑血管疾病　根据既往高血压等病史，有偏瘫等表现，结合 CT 检查等可鉴别。

六、急救处理

（一）急性中毒处理

1．清除药物　服毒者用 1：5000 高锰酸钾洗胃，活性炭混悬液灌肠，甘露醇导泻。

2．应用特效拮抗剂

（1）纳洛酮：为阿片受体拮抗剂，可特异性阻断吗啡类物质与阿片受体结合，迅速逆转阿片类药物中毒所致的昏迷和呼吸抑制。用法：首剂 0.4 ~ 0.8 mg 静脉注射，10 ~ 20 min 重复一次，直至呼吸抑制解除或总量达 10 mg。

（2）烯丙吗啡：主要拮抗吗啡作用。用法：首剂 5 ~ 10 mg 静脉注射，20 min 重复一次，总量＜ 40 mg。

3．对症支持治疗

（1）如发生心搏、呼吸骤停，立即实施心肺复苏术。

（2）确保气道通畅：防止呕吐物吸入、清除呼吸道分泌物；深昏迷患者应气管插管、呼吸机辅助呼吸。有呼吸抑制者可应用呼吸兴奋剂安钠咖、尼可刹米，吸氧。

（3）维持血压：输液扩容、适量应用血管活性药物，如多巴胺、间羟胺等。

（4）昏迷时间长的患者应注意防治脑水肿。

（5）维持水、电解质及酸碱平衡。

（二）戒断症状的治疗

1．急诊处理　紧急时应迅速建立静脉通道，地西泮 10 mg 静脉注射，必要时 30 min 后可重复使用。

2．用替代药物　给予美沙酮 20 mg，口服，若 1 h 内无效，再给 20 mg。也可试用可乐定（α_2 肾上腺素激动剂）。禁用纳洛酮，否则将加重戒断症状。

3．心理治疗　经一般处理后，将患者送戒毒中心或专门机构继续治疗，彻底戒断心理依赖。

第七节　急性食物中毒

案例 8-5

患者，女，60 岁，因食用蘑菇后恶心、呕吐、腹痛 2 h 入院。患者 2 h 前食用自行采摘的蘑菇后出现恶心、呕吐及腹痛，其丈夫也出现类似症状。查体：神清合作，全身多汗，口角流涎，双侧瞳孔约 2 mm，对光反射存在。心、肺无异常，腹平软，无压痛，肝脾未触及，肠鸣音活跃。

问题：

1. 你考虑患者目前出现什么情况？
2. 处理原则是什么？

急性食物中毒（acute food poisoning）是指食用自身含有某种毒素（毒蕈、河豚等）的食物或是食用被有毒化学物质（重金属、农药等）、致病菌及其毒素污染的食物引起的急性中毒性疾病。根据病因可将急性食物中毒分为两大类：①细菌性食物中毒，摄入含有细菌或细菌毒素的食品引起的中毒，通常有明显的区域性、季节性，一般发生于气候炎热的夏秋季节，跟饮食习惯密切相关；②非细菌性食物中毒，食物被有毒化学物质污染和食用有毒动植物。本节简述细菌性食物中毒及亚硝酸盐与毒蕈引起的急性中毒。

一、细菌性食物中毒

（一）临床表现

常见细菌性食物中毒的临床特点见表 8-8。

（二）诊断与鉴别诊断

结合进食可疑食物后短期内出现的急性胃肠炎症状及相应流行病学资料，即可做出临床诊断。对残留可疑食物、患者呕吐物和粪便进行培养，可明确致病菌。

以胃肠炎为主的细菌性食物中毒应与非细菌性食物中毒、病毒性肠炎等进行鉴别，肉毒毒素中毒则应与河豚和毒蕈中毒进行鉴别。

表 8-8　常见细菌性食物中毒临床特点

	沙门菌属食物中毒	大肠埃希菌食物中毒	副溶血弧菌食物中毒	变形杆菌食物中毒	蜡样芽胞杆菌食物中毒	金黄色葡萄球菌食物中毒	肉毒杆菌食物中毒	志贺菌
潜伏期	4 ~ 24 h，可长达 2 ~ 3 天	2 ~ 20 h，一般 4 ~ 6 h	6 ~ 20 h	胃肠型 3 ~ 20 h；过敏性 0.5 ~ 2 h	肠毒素：1 ~ 2 h；细菌：8 ~ 16 h	0.5 ~ 5 h	1 ~ 2 天，可达 8 ~ 10 天	10 ~ 24 h
污染食物	肉类、禽类、蛋类	隔夜剩饭菜、肉类、淀粉类	海产品、腌制品	隔夜剩饭菜、肉类、鱼类	隔夜剩饭菜、肉类、乳类	淀粉食物、肉类、乳及乳制品	罐头食品、豆制品、蜂蜜	含水量高的食品、熟食、冷盘、凉拌菜
发病情况	先有腹痛、呕吐，继而腹泻，多有发热	先有食欲缺乏、腹痛、腹泻、水样便或黏液便	先有腹痛、发热，后有腹泻及呕吐	胃肠型：先有腹痛、呕吐及腹泻；过敏型：皮肤潮红、头痛、酒醉貌、荨麻疹等	呕吐、腹痛、腹泻	先有恶心、头痛，迅速发生腹痛及呕吐	突然发病，主要为中枢神经系统症状：乏力、头痛、睑下垂、吞咽困难、尿潴留等	剧烈腹痛、呕吐、频繁腹泻、水样便、有黏液、脓血、里急后重、寒战、高热
发热	较常见，可高热	低热	绝大多数发热	低热	无	无	多无	高热
呕吐	多数有	少有	可有可无	较轻	部分有，较重	剧烈	无	剧烈
腹痛	轻	轻	重	轻	轻	轻	无	重
腹泻	水样便，量多，少有脓血	水样便或黏液便，臭	水样便，血样便，脓血便	黄色水样便，臭，可有黏液	水样便	黄色水样便，臭，少量	无	水样便、有黏液及脓血
脱水	轻、中度	轻度	轻、中度	轻、中度	无	轻度	无	重度
大便培养	沙门菌属	大肠埃希菌	副溶血弧菌	变形杆菌	蜡样芽胞杆菌	金黄色葡萄球菌	无	志贺菌

➤ 考点提示：细菌性食物中毒的临床表现。

（三）急诊处理

1．以急性胃肠炎为主要表现食物中毒的处理

（1）一般处理：多数急性食物中毒患者临床症状较轻，且为一过性而不需要特殊处理。对呕吐严重者应暂时禁食。对呕吐、腹痛症状严重者可给予山莨菪碱（654-2）10 mg 肌内注射。

（2）补液治疗：对呕吐、腹泻严重者，特别是年老体弱者和婴幼儿，应及时评估患者的脱水程度、有无电解质紊乱等。对有脱水症状和短期内不能进食的患者应进行补液治疗，选择乳酸林格液和 5% ~ 10% 葡萄糖，补液量视脱水情况决定，并补充必要的电解质和维生素。

（3）病原菌治疗：多数患者不需要使用抗生素，对伴有高热、呕吐与腹泻严重者可酌情使用抗生素治疗。

2．肉毒杆菌中毒的治疗

（1）减少毒物吸收：对于疑诊和确诊患者应立即洗胃，可选择清水或 1∶4000 高锰酸钾溶液，同时进行灌肠。

（2）抗毒素治疗：尽早使用肉毒抗毒血清，发病 24 h 内最有效。在皮试阴性者静脉或肌内注射 5 万～ 8 万 U，必要时 6 ～ 8 h 重复注射，儿童和成人剂量相同，重症患者应加倍。皮试阳性者可先进行脱敏注射。

（3）呼吸支持：保持呼吸道通畅，对呼吸肌麻痹造成呼吸衰竭者应及时进行气管插管和呼吸机辅助呼吸，必要时也可选择气管切开。对已经发生误吸者应及时行纤维支气管镜检查，灌洗并吸出误吸物。选择适当抗生素进行治疗。

（4）对症支持治疗。

二、亚硝酸盐中毒

亚硝酸盐（nitrites）常见的是亚硝酸钠、亚硝酸钾，为白色晶状体，外观似食盐，极易溶于水。常因误用、误食中毒，集体性中毒多见于建筑工地、工厂、学校；新腌渍的咸菜、卤肉等吃得过多也可引起急性中毒。主要由消化道吸收，口服亚硝酸盐 1 ～ 2 g 即可致死。

（一）中毒机制

亚硝酸盐吸收后能迅速使血红蛋白氧化为高铁血红蛋白，高铁血红蛋白失去携氧功能，引起组织缺氧；亚硝酸盐还可抑制心血管运动中枢，致使血压下降；另外，亚硝酸盐在胃酸的作用下生成二氧化氮，对胃肠道有明显刺激作用。

（二）临床表现

一般食后 1 ～ 3 h 起病，短者仅 10 ～ 15 min，长者可达 20 h。

1．典型症状　为高铁血红蛋白血症，皮肤黏膜发绀，症状严重程度取决于高铁血红蛋白含量、发病速度以及患者心脏、呼吸、造血系统对缺氧的代偿能力。

2．中毒的早期症状　有嗳气、恶心、呕吐、腹痛、腹泻等胃肠道刺激症状；因周围血管扩张，可有头痛、眩晕、多汗、血压下降。

3．重症者　皮肤黏膜发绀明显，出现明显的缺氧症状，如呼吸困难、躁动不安、精神错乱、抽搐、昏迷等症状；少数可死于心血管抑制所致休克或心搏骤停。

（三）实验室检查

亚硝酸盐定性阳性；血高铁血红蛋白含量增高。

（四）治疗要点

1．终止毒物接触，减少毒物吸收　立即予催吐、洗胃、导泻。

2．及早应用特效解毒剂　亚甲蓝（美蓝）1 ～ 2 mg/kg 稀释后 10 ～ 15 min 内缓慢静脉注射，必要时 1 h 后重复，24 h 总量一般不超过 600 mg。

3．高压氧舱治疗　对重症患者可有特殊效果。

4．对症支持治疗　注意保护胃肠道黏膜，防治脑水肿，控制抽搐。

三、毒蕈中毒

蕈俗称蘑菇，学名菌菇，属高等真菌，种类繁多，现已知约有 3250 种，其中无毒蕈类可食用，且营养丰富，有些蕈类有药用价值。毒蕈又称毒蘑菇，我国的毒蘑菇有 100 种左右，最常见的有白毒伞、褐鳞环柄菇、肉褐鳞环柄菇、鳞柄白毒伞、牛肝蕈、毒鹅膏菌与蛤蟆菌等，部分经高热方法可除去毒性，但有些毒蕈用一般方法不能去除其毒性。人们有食用蕈的习惯，但有毒、无毒蕈的鉴别多凭经验，无经验者易发生误食毒蕈引起的中毒。严重中毒可引起心、脑、肝与肾等重要脏器损害而危及生命。

（一）中毒机制

不同类型的毒蕈所含的有毒成分各异，其中毒机制也各不相同，目前已知的主要有以下几种：

1．胃肠毒素　最常见，产生此类毒素的蘑菇很多，如红菇、乳菇、牛肝蕈、环柄菇等，主要引起胃肠道刺激症状，出现恶心、呕吐、腹痛与腹泻等。

2．毒蕈碱　较常见，其作用类似乙酰胆碱的生物碱，有拮抗阿托品作用。主要引起外分泌腺分泌亢进与平滑肌痉挛，出现全身大汗、流涎、流泪、呼吸道分泌物增加，腹痛、腹泻、恶心、呕吐及瞳孔缩小等。

3．毒肽和毒伞肽（亦称肝毒素）　为毒伞、白毒伞、鳞柄白毒伞和褐鳞小伞等所含的毒性物质，毒肽有 6 种，毒伞肽有 5 种，以毒伞肽毒性最大。易造成肝细胞坏死，还可造成肾、心、脑与胃肠道损害，严重者可造成多器官功能障碍甚至衰竭死亡。

4．溶血毒素　此类毒素不耐热，加热至 70℃可灭毒，胃蛋白酶、胰酶等可使其破坏。主要引起溶血，还可引起心血管与肾损害。

5．精神毒素　主要为红毛秀伞、红盖伞属中含有毒蝇碱、蟾蜍素等，易引起幻觉与精神症状。

（二）临床表现

1．临床分期

（1）潜伏期：多数发病迅速，误食毒蕈后数分钟到 6 h 内出现中毒症状。但不同毒蕈中毒发病时间不一，如白蘑科、牛肝蕈科、乳菇科等潜伏期为 0.5 ～ 6 h，鹿花蕈一般为 6 ～ 12 h，而白毒伞蕈等潜伏期可达 15 ～ 30 h。极少数患者呈暴发型，在潜伏期后 1 ～ 2 天内突然死亡，可能为中毒性心肌炎所致。

（2）胃肠炎期：主要表现为恶心、呕吐、腹痛、腹泻。

（3）假愈期：此时患者并无症状，或轻微乏力，食欲缺乏。但此时可能已经有肝损害。

（4）内脏损害期：此期出现肝、脑、心、肾等脏器损害，尤其以肝损害为重，甚至发生急性重型肝炎、肝性脑病而死亡。

（5）神经精神症状期：表现为淡漠、嗜睡或烦躁不安，甚至惊厥、昏迷等。

（6）恢复期：经治疗多在 2 ～ 3 周后进入恢复期，各项症状逐渐消失而痊愈。

2．临床分型

（1）胃肠型：主要表现为恶心、呕吐、剧烈腹痛、腹泻等。

（2）毒蕈碱型：主要表现为流涎、流泪、大汗、瞳孔缩小、心率减慢、血压下降，呼吸困难、发绀、喘息，严重者可出现肺水肿等。

（3）溶血型：除有胃肠道症状外，出现溶血现象，表现为黄疸、血红蛋白尿、贫血、肝脾大及急性肾衰竭等。

（4）神经精神型：主要表现为副交感神经兴奋症状，如流涎、流泪、大汗、恶心、呕吐、腹痛、腹泻等，同时合并有幻觉、狂躁、精神错乱等表现。

（5）肝损害型：此类患者除胃肠道症状外，伴多脏器功能损害，尤其以肝损害为重。

➢ 考点提示：毒蕈中毒的类型。

（三）辅助检查

1．毒物检测　对患者吃剩食物或胃内容物做毒物鉴定，有助于诊断。

2．无毒物检测条件时，可做动物实验，以明确诊断。

3．电解质检查　可协助判断水、电解质平衡失调情况的判断。

4．做肝、肾功能测定。

（四）诊断与鉴别诊断

1．诊断依据　有进食毒蕈史；有上述中毒的临床表现，或同时进食人员相继出现相似的症状；对吃剩下食物或胃内容物进行毒物检测，检查出相关的毒物，或进行动物实验出现阳性反应，即可明确诊断。

2．鉴别诊断　应与急性食物中毒、急性胃肠炎、急性细菌性痢疾、急性重型肝炎、有机磷中毒及其他杀虫剂中毒等进行鉴别。

（五）急救处理

1．清除未吸收的毒物

(1) 催吐、洗胃：对尚未催吐者应先催吐，然后用 1∶5000 高锰酸钾溶液或清水彻底洗胃，洗胃结束后灌入活性炭，以吸附残留在胃内的毒物。

(2) 导泻：洗胃后再用 20% 甘露醇 250 ml 经胃管灌入导泻。

2．促进已吸收毒物的排泄　对危重病例、急性肾衰竭者，可采用血液灌流。对有多脏器损伤型的危重病例采用 CRRT 治疗。

3．糖皮质激素　对严重毒蕈中毒者，特别是鹿花蕈引起的溶血反应患者，或有中毒性心肌炎、中毒性脑病、肝损害和出血倾向等的患者，及早应用氢化可的松或地塞米松等，可以改善症状。

4．阿托品　对有毒蕈碱样中毒症状的毒蕈中毒者，根据中毒程度应立即皮下注射或肌内注射或静脉注射阿托品 0.5 ~ 1 mg，儿童 0.03 ~ 0.05 mg/kg。必要时 15 ~ 30 min 重复使用。注意观察缩小的瞳孔扩大、皮肤干燥、心率增快等达“阿托品化”后，维持治疗“阿托品化”，防止阿托品过量中毒。同时应注意胃肠毒素中毒应用阿托品后会加重病情。

5．巯基解毒药物应用　对于肝损害型易致多脏器损害者，可用二巯丁二钠或二巯丙磺钠等。一般成人用 5% 二巯丙磺钠 5 ml 肌内注射，或用葡萄糖溶液稀释后静脉注射，2 次 / 日，逐渐减量，连用 5 ~ 7 d。

6．对症和支持治疗　及时纠正水、电解质、酸碱失衡，碱化尿液；保护肝、肾、脑等脏器功能；有出血表现者应用维生素 C、维生素 K 等；有呼吸困难者立即给氧，有呼吸衰竭者给予呼吸兴奋剂，必要时无创机械通气；有血压下降者给予扩容，快速补充血容量，必要时加用血管活性药物；烦躁不安者给予地西泮等镇静药治疗。

知识链接

预防食物中毒，要注意以下几点：

1. 不吃变质、腐烂的食品。
2. 不吃被有害化学物质或放射性物质污染的食品。
3. 不生吃海鲜、河鲜、肉类等。
4. 生、熟食品应分开放置。
5. 切过生食的菜刀、菜板不能用来切熟食。
6. 不食用病死的禽畜肉。
7. 不吃毒蘑菇、河豚、生的四季豆、发芽土豆、霉变甘蔗等。
8. 易引起食物中毒的自然植物有侵木、毛茛、莽草、君影草、泽漆、巨乌头、石蒜、龙爪花、蜂螂花等。此外，水仙、郁金香、八仙花等也不能食用。

（陆水英　彭　丹）

自测题

一、名词解释

1．急性中毒　2. 阿托品化　3. 迟发性脑病

二、单选题

1．急性中毒洗胃时下列哪项不正确
A．原因不明时应用清水洗胃
B．洗胃时应防止呕吐物引起窒息
C．洗胃要彻底
D．配合药物治疗
E．消化道中毒均应洗胃

2．有机磷农药中毒的主要死因是
A．心功能衰竭
B．脑疝形成
C．阿托品中毒
D．迟发性神经病
E．呼吸衰竭

3．急性一氧化碳中毒急救最关键的措施是
A．护肝
B．防治脑水肿
C．催醒
D．氧疗
E．防治继发感染

4．一氧化碳中毒现场急救首选抢救措施为
A．应用脱水剂
B．应用利尿剂
C．使用高压氧舱
D．迅速离开中毒环境
E．应用呼吸中枢兴奋剂

5．患者瞳孔缩小、呼出气体中有大蒜味，应考虑
A．尿毒症
B．酮症酸中毒
C．有机磷农药中毒
D．吗啡中毒
E．脑血管异外

6．下列哪项提示阿托品中毒
A．瞳孔较前扩大、意识障碍减轻
B．皮肤干燥
C．心率增快
D．狂躁、瞳孔散大
E．面色转红

7．关于急性一氧化碳中毒的诊断，下列哪项最有意义
A．煤气接触史
B．不明原因的昏迷
C．口唇呈樱桃红色
D．血液碳氧血红蛋白试验阳性
E．全身无力

8．下列哪项检查对有机磷农药中毒及其程度有意义
A．胆碱酯酶活力测定
B．丙氨酸氨基转移酶检查
C．碱性磷酸酶检查
D．乳酸脱氢酶检查
E．COHb 浓度

9．抢救有机磷中毒时使用阿托品的目的是
A．恢复胆碱酯酶活力
B．缓解毒蕈样症状
C．缓解烟碱样症状
D．缓解中枢神经系统症状
E．防止休克

10．抢救有机磷中毒时使用解磷注射液的目的是
A．防治肺水肿
B．恢复胆碱酯酶活力
C．缓解中枢神经系统中毒症状
D．缓解消化系统症状
E．缓解毒蕈样症状

11．有机磷农药中毒昏迷时，下列哪项措施使用不当
A．催吐
B．洗胃
C．导泻
D．给予氯解磷定
E．给予阿托品

12．抢救有机磷农药中毒发生呼吸衰竭的对症措施是

A．清除分泌物保持呼吸道通畅
B．给氧
C．给予阿托品
D．气管插管或气管切开及机械通气
E．根据病情以上措施均可酌情采用

13．下列哪项不属于有机磷农药中毒的毒蕈碱样症状
A．多汗、流涎
B．肌肉颤动
C．头晕、头痛
D．尿失禁
E．腹痛、腹泻

14．对口服中毒患者，一般要求在几小时内洗胃
A．2 h
B．4 h
C．3.6 h
D．8 h
E．10 h

15．以下哪种情况不宜洗胃
A．口服有机磷中毒
B．误服催眠药中毒
C．口服氢氧化钠溶液中毒
D．自服百草枯中毒
E．口服毒鼠强中毒

16．眼部不慎溅入强碱后，下列哪种措施不正确
A．大量清水反复冲洗
B．生理盐水反复冲洗
C．用稀盐酸冲洗眼部
D．冲洗后给予可的松眼药水滴眼
E．重症者急诊处理后转眼科治疗

17．下列哪项不是“阿托品化”的指标
A．颜面潮红、皮肤干燥
B．肺部啰音消失
C．心动过速
D．瞳孔轻度扩大
E．意识模糊

18．下列哪项是诊断一氧化碳中毒的主要依据
A．血中二氧化碳分压升高
B．血中胆碱酯酶活性降低
C．碳氧血红蛋白化验阳性
D．血中还原血红蛋白升高
E．血液中氧分压下降

19．吗啡中毒的特效拮抗剂为
A．阿托品
B．氯解磷定
C．纳洛酮
D．二巯丙磺钠
E．洛贝林

20．对肉毒毒素中毒的患者
A．应尽早使用多价抗毒血清
B．应尽早使用抗生素
C．积极治疗腹痛、腹泻
D．纠正电解质平衡紊乱
E．可用硫代硫酸钠

三、问答题

1．清除患者毒物、减少毒物继续吸收都有哪些方法？
2．简述有机磷杀虫剂中毒的主要临床症状和抢救措施。
3．毒蕈中毒临床分为几型？每型都有哪些临床特点？

第九章 环境因素所致的急症

第九章数字资源

学习目标

1. 掌握中暑、淹溺、电击伤及意外低体温的概念。
2. 熟悉中暑、淹溺、电击伤及意外低体温的临床特点、诊断。
3. 了解中暑、淹溺、电击伤及意外低体温的发病机制。
4. 学会中暑、淹溺、电击伤及意外低体温的现场急救及治疗方法。

第一节 中 暑

案例 9-1

患者男，34 岁，参加马拉松比赛过程中突发晕倒，当日气温 38℃。查体：BP 88/56 mmHg，P 122 次 / 分，R 30 次 / 分，T 41.2℃。

问题：

1. 该患者发生了什么？
2. 假如你在现场，应如何施救？

中暑（heat illness）是指机体长时间处于高温、高湿的环境当中，导致体温调节中枢障碍，产热和散热失衡，汗腺功能衰竭，水、电解质丢失过多的急性热损伤疾病。

一、病因

高温（> 35℃）、高湿（> 60%）的环境以及高强度的活动是导致中暑的主要原因。随着全球气候变暖，近年来，高温覆盖地区以及高温持续时间逐渐增加，导致因中暑入院、死亡的人数也逐年上升。研究发现，凡是能导致机体产热与散热失衡的原因，都可能诱发中暑。

（一）产热增加

人从外界获得能量或人体自身产热增加。如在高温、高湿环境下时间过长，高强度体育运动；某些代谢性增强的疾病（甲状腺功能亢进症、糖尿病）患者，过度肥胖、孕妇等。

（二）散热减少

环境湿度过大、通风不良，衣物透气性较差，硬皮症、大面积皮肤瘢痕、汗腺功能缺乏，某些药物（胆碱受体阻断药：阿托品、东莨菪碱。拟交感神经药：可卡因、麻黄碱。抗精神失常药：氯丙嗪等）。

（三）热适应能力减弱

对高温环境适应不足是致病的主要原因，一些患有慢性疾病（冠心病、高血压、糖尿病）、过度劳累、长期缺乏运动、酗酒嗜好、婴幼儿、孕妇等基础情况较差的人，突然进入高温、高湿环境，易发生适应不足的情况。

二、发病机制

（一）正常的人体温度调节

正常体温是在下丘脑体温调节中枢的作用下保持动态平衡，当体内产热大于散热时，过量的热量聚集，则会引起中暑。

（二）体温调节的方式

1．产热　人体的产热主要来自于体内氧化代谢过程，在安静状态下，人体产热 210 ~ 252 kJ，运动时可增加。另外，寒战时产热亦会增加。新陈代谢率的增加已被证实是体温升高的重要因素。

2．散热　人体散热受环境温度、湿度的影响较大。不同环境，人体的散热方式可有不同。

(1) 辐射：在环境温度为 15 ~ 25℃时，此为人体的主要散热方式，约占 60%。

(2) 蒸发：环境温度为 15 ~ 25℃时，此为人体散热的次要方式，约占 25%。当温度升高 > 35℃时，蒸发则成为人体最主要的散热方式。但湿度越大，蒸发越少，当湿度达到 90% ~ 95% 时，蒸发基本停止。

(3) 对流：取决于机体所处的环境与皮肤的温度差、空气的流速（自然风、扇扇子、吹电风扇）等，约占 12%。

(4) 传导：人体直接接触温度较低物质，如冰袋、水等，约占 3%。人体在水中的热传导性是空气中的 20 ~ 30 倍。

➢ 考点提示：人体散热的方式。

（三）致病机制

机体的散热由下丘脑在皮肤、器官以及中枢神经系统之间来进行控制，并通过中央传感器对温度产生更大的冷却效应。人体核心与体表之间的温度存在一个温度梯度，当核心温度高于体表温度时会促进散热的发生。血液温度较正常升高 1℃时，即可触发下丘脑的体温调节，通过扩张的血管使更多的血液流至皮下，促使热量的散发。但在运动过程中核心温度升高的同时皮肤温度升高，或人体代谢能量超过热传递时，产热会大于散热，从而导致中暑。在这个过程中，机体高温对细胞产生了直接损害作用，表现为细胞膜稳定性丧失、酶变性、线粒体功能障碍以及有氧代谢途径中断，最终引起组织器官损害，严重者发生多器官功能障碍综合征（MODS），甚至死亡。

知识链接

人体核心温度

人体核心温度是指人体体腔（胸腔、腹腔以及中枢神经系统）内的温度，通常较体表温度高，常用测量直肠温度（36.5 ~ 37.7℃）来代表核心温度。

三、临床表现

中暑的临床表现与患者所处在高温、高湿环境的时间、机体的适应性、产热与散热之间是否失衡等有关。根据患者临床表现的轻、重程度，将中暑分为三级：

（一）先兆中暑

人体处在高温、高湿环境中一段时间后，出现头晕、头痛、多汗、口渴、乏力、目眩、耳鸣、恶心、胸闷、心悸、注意力不集中等症状，此时患者体温可正常或轻度增高。先兆中暑的患者及时脱离高温环境，转移至阴凉通风处，一般很快好转，预后较好。

（二）轻度中暑

先兆中暑处理不及时，导致加重，患者出现早期循环功能紊乱症状。表现为：面色潮红、胸闷、皮肤灼热，体温升高大于 38℃，继而出现面色苍白、四肢皮肤湿冷、心率增快、脉搏细速、血压下降，若在此时及时处理，患者一般于 3 ～ 4 h 能够恢复。

（三）重症中暑

1．热痉挛　常发生在刚接触高温环境无法适应或剧烈运动大量出汗的情况。出汗后，大量水、盐丢失，但补充时，饮用大量不含盐或低张液体，造成低钠、低氯血症。患者表现为头晕、头痛、骨骼肌痉挛性收缩引发疼痛（主要累及四肢肌肉、腹直肌、背部肌肉等)，其中以腓肠肌痉挛最为常见，发作时常呈对称性、阵发性，部分患者出现水肿。对于剧烈运动导致热痉挛的患者应注意与重复运动导致的局灶性肌肉痉挛区别。

2．热衰竭　常见于热适应能力低下的老年人、婴幼儿以及患有基础疾病的人群。多与体内水分及盐丢失，引起有效循环血量锐减有关。表现为头晕、头痛、恶心、呕吐、面色苍白、皮肤湿冷、大汗淋漓、呼吸增快、脉搏细速、心律失常、烦躁、晕厥、血压明显下降。体温可轻度升高，但核心体温不超过 40℃，无明显的中枢神经系统损害表现。

3．热射病　最严重的中暑，具有较高的病死率。其临床特点为核心体温＞ 40℃，中枢神经系统功能异常（精神状态改变、抽搐及昏迷)。发展至后期出现多器官损害。根据发病原因和易感人群的不同，分为典型性热射病和劳力性热射病。

(1) 典型性热射病（classic heat stroke，CHS)：常由于被动暴露于热环境引起机体产热与散热失衡，通常不存在剧烈活动因素，与高温、高湿、通风条件不良有关。体温调节功能较差的人群更易发生，如老年人、婴幼儿、存在基础疾病的患者。前驱症状不易发现，多表现为：皮肤干热、发红、无汗，1 ～ 2 天症状加重，出现意识模糊、谵妄、昏迷、瞳孔对称性缩小，核心温度增高＞ 40℃。常伴有大小便失禁、心力衰竭、肾衰竭等。

(2) 劳力性热射病（exertional heat stroke，EHS)：常由于高温环境下，高强度活动引起内源性产热过多，致使产热与散热失衡所致。常见于夏季剧烈活动的健康成年人（参加训练的军人、消防员、运动员以及建筑工人)。多表现为：从事剧烈活动一段时间后出现全身极度乏力、持续头痛、运动不协调、判断力受损、行为不当，面色潮红或苍白、恶心、呕吐、晕厥。体温上升至 40℃以上，脉压差增大。也有部分患者缺乏先兆表现，在运动过程中突然晕倒。此类患者还可发生横纹肌溶解、急性肾衰竭、肝衰竭、DIC、MODS 等。

➤ 考点提示：中暑的临床表现。

知识链接

横纹肌溶解

指一系列影响横纹肌细胞膜、膜通道及其能量供应的多种遗传性或获得性疾病导致的横纹肌损伤，细胞膜完整性改变，细胞内容物（如肌红蛋白、肌酸激酶、小分子物质等）漏出，多伴有急性肾衰竭及代谢紊乱。常由于过量运动、肌肉挤压伤、代谢紊乱、极端体温、自身免疫等引起。

四、辅助检查

（一）凝血功能

白细胞、中性粒细胞增高，在热射病时还会出现血栓调节蛋白、组织纤溶酶原激活物增高，合并 DIC 时，可出现血小板计数、纤维蛋白原进行性下降、D- 二聚体、纤维蛋白降解产物增高。凝血酶原时间、活化部分凝血活酶时间延长等现象。

（二）肝功能

重度肝损伤是 EHS 的重要特征。转氨酶、乳酸脱氢酶在发病后迅速升高，胆红素升高相对滞后，以非结合胆红素升高为主。

（三）肾功能

少尿、无尿、尿色加深等。25% ～ 35% EHS 和 5% CHS 患者出现急性少尿型肾衰竭。

（四）心血管系统

肌酸激酶、肌酸激酶同工酶、肌钙蛋白可有不同程度的增高。

（五）对热衰竭、热射病

还应做心电图、超声、胸部 X 线片、头颅 CT、MRI 以及脑电图检查等。

五、诊断

（一）诊断依据

在高温、高湿环境中较长时间，伴有口渴、头晕、乏力、胸闷、晕厥、体温正常或升高的患者应考虑中暑的可能性。

（二）热射病的诊断

1．病史采集　①暴露于高温高湿环境；②高强度运动。

2．临床表现　①中枢神经系统功能障碍表现（昏迷、抽搐、谵妄、行为异常等）；②核心温度＞ 40℃；③多器官（≥ 2 个）功能损害表现；④严重凝血功能障碍或 DIC。

出现病史中任意一条，加上临床表现任意一条，并不能用其他原因解释时，应考虑热射病诊断。

六、急救与治疗

（一）现场急救

1．迅速脱离高温环境　应立即脱离高温、高湿环境，将患者移至阴凉通风处或有空调的房间（建议空调温度 16 ～ 20℃）。

2．积极有效降温　病死率与体温过高及持续时间密切相关，降温速度决定着患者的预后，现场急救中建议“边降温边转运”，如降温与转运冲突时，考虑“降温第一、转运第二”的原则。对于先兆中暑患者，给予淡盐水，清凉饮料，并用冷水反复擦拭患者身体即可。对于热射病患者，降温时间为“黄金半小时”，即核心温度在 30 min 内降至 39.0℃以下。2 h 降至

38.5℃。但当核心温度降至 38.5℃时，应立即停止降温措施或减小降温强度，使核心温度维持在 37.0 ～ 38.5℃，避免体温过低。具体措施包括：①用凉水喷洒患者皮肤，同时配合持续送风，适用于 EHS 及 CHS；②将患者颈部以下浸泡在 2 ～ 20℃的冷水中，适用于 EHS；③用冰袋、冰帽等冰冻物体置于患者头部、颈部、双侧腋窝、双侧腹股沟等，并在降温的同时对患者皮肤进行按摩；④用冰袋盐水进行胃或直肠灌洗；⑤一般不建议药物降温。

3．快速液体复苏　现场立即建立外周双通道静脉输液，首选含钠液体（生理盐水或林格液），第一小时 30 ml/kg 或总量 1500 ～ 2000 ml。

4．气道保护和氧疗　将昏迷患者头偏向一侧，保持呼吸道通畅，首选鼻导管吸氧方式，目标 $SpO_2 \geqslant 90\%$，若鼻导管效果不理想，则改用面罩吸氧。

5．控制抽搐　现场控制抽搐、躁动非常关键，因其不仅干扰降温过程，同时也使产热与耗氧增加，对于躁动不安的患者给予地西泮 10 ～ 20 mg，静脉注射，抽搐控制不理想的，可在地西泮基础上加用苯巴比妥 5 ～ 8 mg/kg，肌内注射。

（二）院内急救

1．目标温度管理　持续体温检测，每 10 min 检测一次，建议测量直肠温度，插入肛门深度为 15 cm。利用控温毯、血管内热交换、药物、持续血液净化等有效控制体温，避免核心温度过高或过低。

2．气道管理和呼吸支持　在积极控制核心温度的同时，注意保持呼吸道畅通，建议早期进行气管插管，建议 SpO_2 目标值 90% ～ 99% 或动脉氧分压 60 ～ 100 mmHg，$PaCO_2$ 建议维持在 35 ～ 45 mmHg 基础水平，机械通气采用肺保护性通气策略。

3．循环检测　在现场液体复苏的基础上，进一步评估循环状态与组织灌流量问题。若患者存在循环血量不足、组织低灌注的情况，进一步评估心功能及液体反应性（补液试验），根据结果决定是否继续进行液体复苏。在复苏过程中，必须严密监控患者血压、心率、尿量、CVP 等，避免液体负荷过重。

4．凝血功能障碍的治疗　补充凝血因子、血小板、重组凝血因子 VII 以及抗凝治疗。

抗凝药物首选肠外抗凝药物，静脉用药为宜，但有活动性出血的患者慎用或禁用。建议：①首选普通肝素，根据凝血功能及器官功能状况选择 1 ～ 8 U/（kg · h）的维持剂量；②低分子肝素，在急性凝血功能障碍缓解后作为普通肝素的代替药物使用，建议 1 mg/kg，2 次 / 天；③阿曲加班，肝素过敏者使用，起始剂量为 0.2 ～ 0.5 μg/（kg · min）。

5．其他对症治疗　如甘露醇脱水保护脑细胞、胃肠功能保护及并发症的治疗。

七、预防

1．易中暑的老年人、婴幼儿、孕妇、慢性疾病患者应避免长期处于高热、高湿的环境。

2．特殊工作人群，即必须长期处于高温、高湿环境以及剧烈运动人员，应进行热习服的训练，并同时补充含钠液体，建议每小时 1 L。

3．普通人群应避开高温、高湿环境，若必须在此环境外出，应准备好遮阳伞（太阳帽）、墨镜、防暑药品、充足的水、扇子等防中暑措施。

知识链接

热习服

热习服是指个体适应某种特定环境的状态，是后天获得机体对热环境刺激的保护性生理反应，又称获得性热适应或生理性热适应，具有可产生、可加强、可脱失的特点。

第二节　淹　溺

案例 9-2

王某，12 岁，与同学在学校附近池塘边玩耍时不慎落水，10 min 后被附近居民救起，出水时，王某意识丧失、呼吸停止，但仍可触及颈动脉搏动。

问题：此时在现场应如何展开施救？

淹溺（drowning），又称溺水，是指机体淹没于水或其他液态物质中，因水或其他液态物质充塞呼吸道、肺泡，或喉部、气管、支气管痉挛而引起窒息，最终导致呼吸、心搏停止的状态。

一、病因

据不完全统计，我国每年约有 57000 人因淹溺而死亡，且在青少年意外事故致死原因中排名靠前。

（一）投水自杀

因感情、家庭、事业等变故引起，近年来抑郁症患者投水自杀者也较常见。

（二）落水后不能游泳

1．不会游泳者不慎落水。

2．会游泳者在游泳过程中因水草等杂物缠绕、头颈部损伤、游泳时间过长，潜在疾病发作等原因导致。

（三）其他

航行意外导致舰船事故。

二、发病机制与分类

主要原因为气道入口形成一道液 / 气界面，它可阻碍人体呼吸运动，在这一过程之后，无论患者存活或死亡都属于淹溺概念的范畴。

既往的分类方式有：

（一）根据有无水进入呼吸道

1．干性淹溺　由于水刺激产生喉头、气管、支气管持续痉挛，无法进行呼吸运动和气体交换，导致窒息缺氧。占淹溺者 10% ～ 20%。

2．湿性淹溺　淹溺者溺水后由于缺氧不能坚持屏气，被迫进行深呼吸，使大量水、污物吸入呼吸道和肺内，呼吸道被污物堵塞，水充填肺泡，失去通气和气体交换功能。占淹溺者 80% ～ 90%。

（二）根据液态物质的性质

1．淡水淹溺　一般为发生于江、河、湖、池中的淹溺。此类型主要与液体低渗透压有关。可引起急性心力衰竭、急性肺水肿、脑水肿、低钠血症、低氧血症、低蛋白血症、溶血、高钾血症与血红蛋白血症、急性肾衰竭、全身性低氧血症，严重时可导致急性呼吸窘迫综合征。

2．海水淹溺　与海水含钠盐、镁盐、钙盐形成高渗透压有关。可引起急性肺水肿、低氧血症（较淡水淹溺更为严重而持久），急性心力衰竭、血液浓缩、血容量减少、休克、高钠血症、高钙血症、高镁血症与低蛋白血症等。

（三）低体温

1．原发性 人体沉溺在冰水中，低体温使心跳减慢，外周血管收缩，组织氧耗减少，这样可以使更多的动脉血供应心脏和大脑，有一定的保护作用。

2．继发性 淹溺后在复苏过程中，因蒸发所致的低体温对大脑起不到保护作用。

三、临床表现

研究显示，无论肺内水量多少，亦或是吸入海水还是淡水，从临床的角度并没有实质性区别，其共同之处都是缺氧。很多淹溺患者在心搏骤停前可因低氧而出现严重的心动过缓。

患者主要为缺氧后的表现：呼吸、心搏减弱或停止，口唇、黏膜、四肢发绀冰冷、面部肿胀、可有腹部膨隆、呼吸道充满泥沙、泡沫、杂质导致呼吸道阻塞等。

轻者：暂时性窒息，尚可触及大动脉搏动，患者出现头痛、胸痛、呼吸困难、剧烈咳嗽、咳粉红色泡沫痰等。

重者：昏迷不醒、瞳孔散大、对光反射迟钝或消失、球结膜充血、呼吸、心搏减弱或停止、皮肤、四肢发绀且冰冷。

若患者通过紧急复苏存活者，称为近乎淹溺。

若患者淹溺后恢复数分钟或数日，但病情仍未得到有效控制，引起严重肺水肿或肺炎，最终导致死亡的称为继发性淹溺。继发性肺部感染较为常见，淹溺患者约有15%死于继发的并发症。

淹溺为较寒冷的水中，可引起低温综合征。

四、辅助检查

（一）血常规

外周血白细胞总数、中性粒细胞百分比增高。

（二）动脉血气分析

不同程度的低氧血症，75%患者出现酸中毒。

（三）血清电解质检查

1．淡水淹溺 其血钠、钾、氯化物都可出现轻度降低，引起低钠血症、低钾血症、低氯血症、低蛋白血症。但出现溶血的患者可出现高钾血症。

2．海水淹溺 高钠血症、高氯血症、高钙血症、高镁血症、低蛋白血症等，但复苏后血中钙、镁可回到组织中，其导致的电解质紊乱可恢复正常。

（四）尿常规

包括蛋白尿、血尿、酮体等。

（五）肾功能

淡水淹溺者出现血尿素氮与肌酐增高。

（六）心电图

窦性心动过缓、ST-T改变。

（七）胸部X线检查

肺门影扩大、加深，肺间质纹理紊乱增粗、增多，可见肺野斑片状浸润影。

五、急救与治疗

（一）淹溺生存链

欧洲复苏协会提出了淹溺生存链的概念，它包括五个关键的环节：预防、识别、提供漂浮物、脱离水面和现场急救（图9-1）。

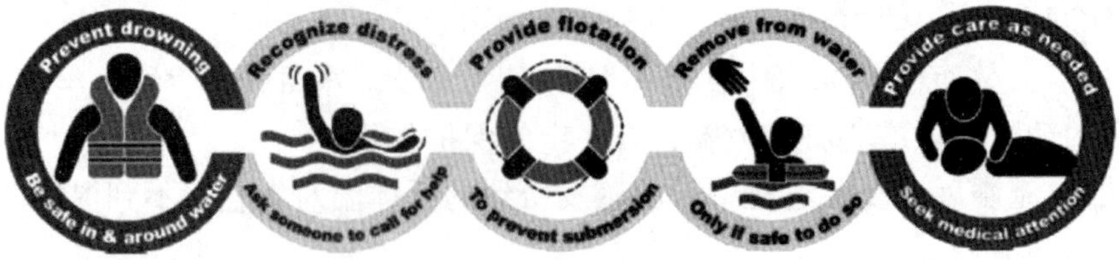
Prevent drowning
Be safe in & around water
Recognize distress
Ask someone to call for help
Provide flotation
To prevent submersion
Remove from water
Only if safe to do so
Provide care as needed
Seek medical attention

图 9-1　淹溺生存链

（二）第一目击者救援

第一目击者在早期营救和复苏中发挥关键作用，若第一目击者为非专业救生人员，则尽量不要实施下水营救。溺水事故中非专业人员的下水营救，易造成多起施救人员受伤或死亡的事故。

当发生淹溺事件时，第一目击者应立刻按照现场救援程序进行救援。首先应呼叫周围群众援助，有条件的情况，应尽快通知附近的专业水上救生人员或消防人员。同时应尽快拨打 120 急救电话。具体包括：①淹溺者离岸边较近时，努力使淹溺者尝试抓住从岸边递过去的救援物（如木棍或衣服等）；②淹溺者离岸边较远时，可抛掷绳索或提供漂浮的物品；③必须下水营救时，应借助于专用的浮力救援设备或船接近淹溺者，两人一同下水施救比单人施救更安全；④不推荐多人手拉手下水救援，不推荐跳水时将头扎进水中。

（三）专业人员水中救援

1．专业救生人员在进行水中救援时通常会先评估淹溺者存活的可能性。

2．现场营救应尽一切可能，一旦将患者救出，除非有明显的不可逆死亡证据（尸僵、腐烂、断头、尸斑等），均应立即进行心肺复苏，并在能够保持按压质量的前提下尽量转送到急诊室进一步治疗。

3．除非是浅水跳水、使用水滑道、滑水运动、风筝冲浪、赛舟等高风险情况，否则无需实施脊柱损伤防范措施。不建议救生员在水中常规固定颈椎，应立即将淹溺者移离水中。

4．一旦将患者救上岸，应在不影响心肺复苏的前提下，尽可能去除湿衣服，擦干身体，防止患者出现体温过低（低于 32℃）。

5． 冰水中发生淹没可能会提高存活时间窗，因而需要延长搜救时间。

（四）岸边基础生命支持

1．开放气道　基础生命支持应遵循 A-B-C-D 顺序（不同于心肺复苏的 C-A-B-D），即开放气道、人工通气、胸外按压、早期除颤。上岸后立即清理患者口鼻的泥沙和水草，用常规手法开放气道。既往认为此时应进行控水处理，但目前不推荐此时为患者实施各种方法的控水措施，因为即使为湿性淹溺，大多数溺死患者也仅误吸少量水，且很快被吸收入血，残留不多。此时应将患者置于平卧位，头高足低位会降低脑血流灌注，头低足高位则会导致颅内压增高。如患者存在自主有效呼吸，应置于稳定的侧卧位（恢复体位），口部朝下，以免发生气道窒息。

若淹溺者确实需要控水，可采取下列三种方法：

(1) 膝顶法：施救者一腿跪地，另一腿屈膝，将溺水者腹部横放于屈膝的大腿上，头部向下，后压并拍打其背部（图 9-2）。

(2) 抱腹法：抱住患者的腰腹部，使其背朝上，头面部向下（图 9-3）。

(3) 肩顶法：抱起患者，将溺水者置于施救者肩上，然后施救者快走或奔跑。

需特别注意：切不可因强调控水而延误人工呼吸、胸外按压等重要急救措施的时机。

2．人工通气　淹溺患者上岸后应首先开放气道，口鼻内的泥沙水草要及时清理。用 5 ～ 10 s 观察胸腹部是否有呼吸起伏，如没有呼吸或仅有濒死呼吸应尽快给予 2 ～ 5 次人工通气，每次吹气 1 s，确保能看到胸廓有效的起伏运动。

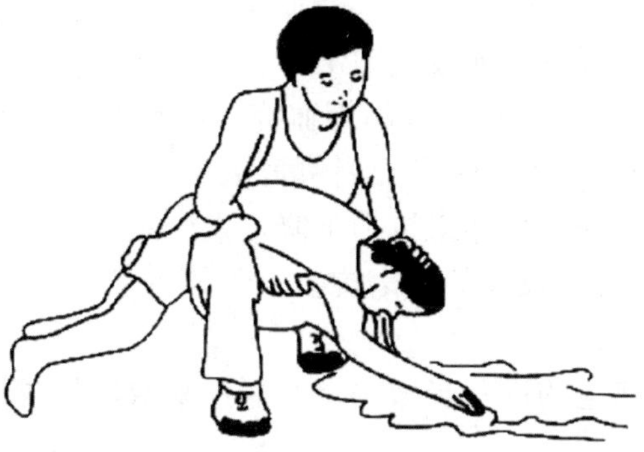

图 9-2　膝顶法

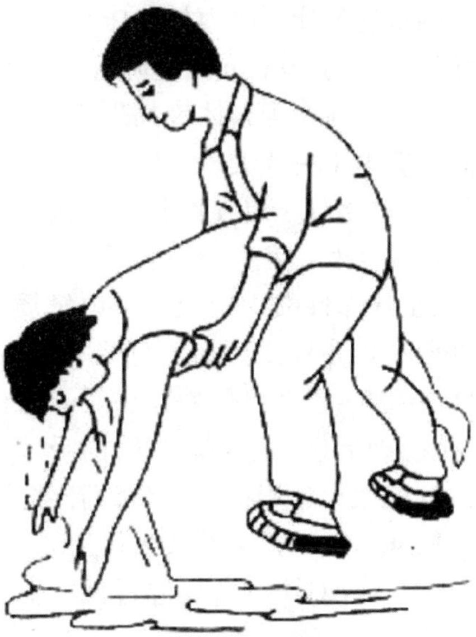

图 9-3　抱腹法

3．胸外按压　如果淹溺者对初次通气无反应，接下来应置其于硬平面上开始胸外按压，按压与通气比遵循 30：2。由于大多数淹溺者是在持续缺氧后导致心搏骤停的，因此实施单纯胸外按压的 CPR（只按压不通气）并不能达到复苏目的，应予以避免。淹溺患者接受胸外按压或人工呼吸时，可能出现呕吐。如果患者出现呕吐应立即将其翻转至一侧，用手指、吸引器等清除呕吐物防止窒息。怀疑脊椎损伤者应整体翻转。

4．早期除颤　根据美国心脏协会指南及欧洲复苏指南仍然建议尽快使用半自动体外除颤器（automated external defibrillator，AED）。目前很多水上活动及各类运动场所基本配备 AED。有研究认为淹溺患者上岸后心搏骤停的心律大多数是心室静止。一旦出现应立即除颤，可以迅速逆转病情。

（五）院内急救

1．呼吸功能支持　对尚有自主呼吸的淹溺者，最好采用带有储氧气囊的面罩通气，给予 10 ~ 15 L/min 高流量吸氧。但要求氧气要通过 40% ~ 50% 乙醇湿化后吸入。如果氧疗无效，淹溺者出现意识水平下降或发生心搏骤停，则考虑早期气管插管并给予正压通气。如气管插管放置时间超过 48 h，应考虑气管切开。

2．循环功能支持　大多数淹溺患者均出现低血压或血压不稳定情况，此时应注意患者是否出现低血容量性休克。可根据中心静脉压（CVP）与血压之间的关系，同时结合尿量来判断引起低血容量性休克的原因。根据不同原因进行不同治疗。

3．防治颅内高压和脑水肿　淹溺后缺氧、低血压、心搏停止造成的缺血、缺氧性脑损伤是溺水患者死亡的主要原因之一，防治颅内高压和脑水肿是溺水患者治疗的重要措施。

（1）昏迷或心搏、呼吸停止者，一般均有颅内高压，可使用 20% 甘露醇 125 ~ 250 ml 快速静脉滴注或呋塞米静脉注射、白蛋白静滴，不仅有脱水防治脑水肿的作用，而且也有预防及治疗淹溺中常出现的肺水肿的作用。肾上腺皮质激素，如地塞米松 10 ~ 20 mg 或琥珀酸氢化可的松静脉滴注等，对心跳停止后出现的脑水肿有较好的防治作用，并可减少血管内溶血。但应警惕甘露醇快速静滴可诱发或加重肺水肿。另外，也可用高压氧舱治疗，提高血氧张力，增加血氧弥散，使血液和组织氧含量增多，对淹溺造成的组织缺氧，尤其是脑缺氧有较好的疗效。有意识障碍者，可予促进脑组织代谢、保护脑细胞的药物，如辅酶 A、细胞色素 C、三磷酸腺苷、能量合剂、纳洛酮、FDP 等；并保持血糖在 11.1 mmol/L 以下。

(2) 脑低温治疗：国内外临床及实验均证实低温可减轻缺血后脑损伤。

在缺氧的最初 10 min 内是降温的关键时间，一般采取亚低温治疗（34℃左右），以头部为重点降温部位。冰帽配合体表物理降温，当体温低达预期温度后，可仅用头部冰帽维持低温状态。时间一般为 1 ~ 3 天。

4．防治肺水肿　迟发性肺水肿是淹溺者后期常见的死亡原因，应特别警惕。要注意控制液体输入量及速度，发生心力衰竭时要进行积极治疗，如应用西地兰、呋塞米等药物。

5．纠正代谢性酸中毒及维持电解质平衡　可给予 5% 碳酸氢钠 150 ~ 200 ml，其除治疗酸中毒外兼有纠正淹溺后血液低渗、减少溶血的作用；注意处理高钾血症，如有可用 50% 葡萄糖 20 ml + 胰岛素 8 单位静脉注射；如有低血钙可用 10% 葡萄糖酸钙静注。

6．抗感染治疗　淹溺时气管内吸入大量污物，加之机体抵抗力下降，发生感染的可能性很大，因此应及早选用抗生素防治肺部感染。一般首选较强的广谱抗生素，如头孢类抗生素。必要时可根据药敏试验结果来调整和选择抗生素。

7．复温　针对淹溺者体温过低，首先应阻止热量的进一步散失，并通过采取体外或体内复温措施来保证淹溺患者体温。

第三节　电击伤

案例 9-3

患者男，51 岁，于装修时安装电线，不慎被电流击中。当即昏迷，呼之不应，房主立即拨打 120，10 min 内被送往医院急救科。

问题：

1. 该患者发生了什么？
2. 假如你在现场，应如何施救？

电击伤（electrical injury）是指一定强度的电流直接通过人体，或在超高压的电场下由于电场或静电电荷击穿空气或其他介质而通过人体，导致人体组织不同程度的损伤或器官功能障碍，甚至死亡的临床综合征，亦称触电。

一般夏季居多，农村地区的事故发生率远高于城市，多因违规操作或误操作带电设备引起。也因我国雷电高发期集中在 6 ~ 9 月，引起雷击事故。

一、诱因

（一）主观因素

在工作中没有严格按照安全操作规程或安全用电制度，在生活中缺乏用电安全常识，疏忽大意造成触电事故。

（二）客观因素

高温、高湿环境，腐蚀性化学物质车间、夏季雷雨季节等，降低了电力设备的绝缘性，火灾、地震等自然灾害造成了电力设备的损害等。

二、发病机制

在电击伤过程中，人体是较好的导体，电流流经人体主要产生两种损伤效应：①电流的热效应可使局部组织灼伤，引起灼伤处因小血管损伤、血栓形成，造成组织缺血、局部水肿，使远端组织严重缺血、坏死。这种损伤的严重程度与电压高低有关。②电流的离子运动可引起神经组织、心肌和骨骼肌等组织强烈兴奋，使机体出现难以控制的痉挛性收缩，严重者引起呼吸抑制、心搏停止。最终可导致死亡。

（一）触电方式

1．单相触电　又称“一相触电”，指人体接触一根电线，电流流经人体，再通过人体与地面或其他导体的接触部位返回地面，形成电流回路。此种方式是日常生活中最常见的触电方式。

2．双相触电　又称“二相触电”，人体不同的两处部位接触同一电路中的两根电线，电流从电位高的一根，流经人体，再流向电位低的一根，形成环形通路而造成电击伤。

3．跨步电压触电　当发生电线断落（主要为高压线）在地时，以落地点为圆心形成 20 m 范围的同心圆带电区，电压由中心点向外周逐渐降低，当人走近 10 m 以内的区域时，两脚之间就会形成电压差，称为跨步电压，电流从电压高的一脚进入人体，再从电压低的一脚流出，可造成跨步电压电击伤，可引起肌肉痉挛称为跨步电压触电。若再跌倒，电流则会流经心脏而造成心脏损伤，甚至心搏骤停。

（二）影响电击伤严重程度的因素

1．电流　通过人体的电流量和强度是决定组织受损程度的主要因素。日常生活中的电流分为交流电与直流电，实验证明交流电比直流电对人体的损害程度更大，更易引起心室颤动，特别是 50 ～ 60 Hz 的低频交流电，可引起肌肉强直性收缩，致使屈曲部位形成抓握，导致不易与电线接触部位脱离。但当频率＞ 2000 Hz 以上时，危险性反而相对较小。一般人体接触电流 1 ～ 5 mA，即可感觉到疼痛。＞ 15 mA，即可引起肌肉强直性收缩。＞ 50 mA，即可引起心室颤动。＞ 100 mA 则可立即失去意识。＞ 2000 mA，则可引起烧伤。

2．电压　人体同一部位电阻是一定的，那么此时通过的电压越大，电流量就越大，危害也就越大。电击因此可分为低压电击（50 ～ 100 V）、中压电击（220 ～ 1000 V）、高压电击（＞ 1000 V）和超高压电击（≥几千万伏或雷击）。

3．电阻　人体可以看作由不同电阻组织组成的导体，电阻越小，流经人体的电流就会越大。其主要决定因素为含水量、电解质含量以及相对密度。人体组织的电阻由小到大排列，依次为神经、血管、肌肉、内脏、皮肤、肌腱、脂肪、骨骼。在电阻阻碍电流进入人体的过程中，有一部分电流可转换为热能，电阻越大，产生的热能越多，如核损伤现象（core injury）。

4．电流经过人体途径　包括：①电流从头部进入人体，一般流经脑部、心脏再通过下肢流出，易造成中枢神经系统损害、心室颤动或心搏骤停而死亡；②电流从上肢进入人体，一般流经心脏再通过下肢流出，也易造成心室颤动或心搏骤停而死亡；③电流从一脚进入，通过腹部由另一脚流出，则危险性较小。因此，暴露部位是头部或上肢都很危险。

5．接触时间　一般来说，人体接触电流的时间越长，损伤就越大。但在相同时间内，电压越高，损害程度越重。

知识链接

核损伤现象

是指人体某些部位因其电阻较高，产生大量热量，由于热量产生较集中，形成该部位严重损害。例如：骨组织电阻较高，因此其产生的热量较大，电流中断后，骨作为一个蓄热池，能够对骨周围组织继续产生热损伤。

三、临床表现

人体遭受电击后一般表现为三种类型：①电击伤，电流经过人体造成组织损害及功能障碍；②电热灼伤（电烧伤），电流经过人体产生热能，电阻越大，烧伤越严重；③闪电损伤，遭受闪电击中时，会出现皮肤血管收缩后的网状纹或树状纹，是电击伤的特征性表现。

（一）全身症状

轻者：瞬间接触低电压、小电流的触电。可出现痛性肌肉收缩、头痛、头晕、心悸、惊恐、面色苍白等，有部分患者可伴有心律失常。体格检查一般无阳性表现，连续听诊可闻及期前收缩。

重者：可致意识丧失、呼吸骤停、休克、心搏骤停等，常伴有严重的室性心律失常、肺水肿，可继发急性肾衰竭。如复苏不及时，常发生死亡。

（二）局部症状

患者局部多为电烧伤表现，一般可在患者身上找到一个电流入口和一个以上电流出口，入口处和出口处一般都呈现Ⅲ度烧伤，但入口处较出口处严重，入口处常出现炭化，深达肌肉、肌腱、骨周等，形成空洞，烧伤范围外小内大。烧伤累及周围血管，常出现进行性坏死和继发性血管出血，坏死范围会逐渐扩大。触电的肢体因屈肌收缩关节而处于屈曲位，肌群强直性收缩可导致骨折或关节脱位。高压电流损伤时，可导致肌肉组织损伤、水肿和坏死，使肢体肌肉筋膜下组织压力增加，出现神经、血管受压体征，脉搏减弱，痛觉减退或消失，发生前臂腔隙综合征（compartment syndrome）。

➢ 考点提示：电烧伤时的特点。

四、并发症

（一）急性肾功能不全

急性肾功能不全是电击烧伤后常见的并发症。发生的原因与电流直接通过肾、肾血管受损、释出大量毒性物质以及肌红蛋白等或是严重休克造成肾缺血损伤有关。

（二）继发性出血

继发性出血是电烧伤后最常见的并发症之一，出血多发生在伤后 1 ～ 3 周。

（三）电烧伤并发症

易并发气性坏疽和破伤风。

（四）肝损害

电流通过肝常并发肝细胞坏死，使血清转氨酶显著升高，在 24 h 内即可达高峰。

（五）神经系统

并发症有意识丧失、记忆衰退和注意力不集中，外周神经损伤，延迟的脊髓综合征，继发性癫痫；后期可能会出现长期的精神后遗症。

（六）其他

常见的有骨折、白内障、胃肠穿孔、败血症、多器官功能衰竭等。

五、辅助检查

（一）血生化检查

可出现心肌损伤标记物：肌酸激酶同工酶与肌钙蛋白 I 与 T 升高，血淀粉酶升高，高钾血症等。

（二）心电图检查

可见多种心律失常、非特异性 ST-T 改变等。

（三）X 线 /CT 检查

可有骨折、关节、颅内损伤等。

（四）动脉血气分析

可表现为代谢性酸中毒、呼吸性酸中毒与呼吸衰竭等。

（五）ECT

有助于确定肌肉的坏死范围。

六、诊断

根据患者电源接触史及现场环境即可诊断，但应注意询问患者是否有高处坠落等情况。根据患者临床表现、辅助检查可以判断电击伤的严重程度。

七、急救与治疗

（一）现场急救

1．尽快脱离电源　包括：①电源开关在附近的，立即切断电源；②用木棍、干燥橡胶制品或塑料制品将电源与患者分开。

2．脱离电源后，立即检查伤患及评估患者生命体征，若呼吸、心搏停止的，应立即进行心肺复苏。

3. 对有高处坠落伤、脊柱损伤的患者不应搬动。

（二）入院后治疗

1．心电监护　对患者进行严密的心电监护，避免发生迟发型心律失常。

2．液体复苏　尽早建立静脉通道。补液量不应按烧伤面积来计算，而是要高于一般烧伤补液量，并且还应根据患者每小时尿量、中心静脉压等进行估算。对有心肌损害的患者，应适当控制输液量。对排肌红蛋白尿患者，应考虑每升生理盐水中加入 5% 碳酸氢钠溶液 20 ml，促进肌红蛋白排出。

3．创面处理　彻底清除坏死组织，在清创时还应特别注意切开减压（包括筋膜切开减压）。

4．预防感染　尽早注射破伤风抗毒素，预防继发性感染应全身使用抗生素治疗。

5．对症支持治疗　纠正水、电解质、酸碱平衡紊乱，防治脑水肿、急性肾衰竭，胃肠穿孔等并发症。

第四节　意外低体温

案例 9-4

患者男，67 岁，于早晨 8 时在公园内被人发现晕倒在地，发现时患者身穿单薄运动服，皮肤苍白、冰冷。今晨该市气温骤降至 2℃。

问题：

1. 该患者发生了什么？
2. 假如你在现场，应如何施救？

意外低体温（accidental hypothermia）亦称冻僵，是指由于各种原因引起机体温度下降到

35℃以下，导致患者以神经系统、心血管系统损伤为主的严重的全身性疾病。

一、病因

1．因工作等原因机体长期处于寒冷环境或保暖防寒措施不当。

2．在冬日因疾病、醉酒等陷埋于积雪或浸没于冰水中。

3．在登山过程中突遇雪崩过程中的意外。

4．老人、婴幼儿、体质较差或有心血管基础疾病的患者，偶尔在室内温度过低时也可发生。

二、诱发意外低体温的因素

意外低体温的严重程度与暴露寒冷环境的温度、湿度、风速、暴露时间长短、身体暴露部位情况和机体营养状态等有关。例如：–3℃的气温下风速 73.5 m/h，相当于 –40℃气温下 1.2 m/h 风速的作用。同样，越潮湿的环境，热传导导致的散热速度越快，致使发生意外低体温的可能性越高。

三、发病机制

在寒冷环境下，寒冷刺激下丘脑前视区的皮温和深温受体，首先刺激交感神经兴奋，使皮肤血官收缩、血流量减少，体表温度降低，减少散热量；同时引起肌肉颤抖以增加产热。当寒冷环境得不到改善时，机体深部体温开始降低：

1．核心体温降至 35℃时，出现大脑思维活动、反应能力下降，糖代谢抑制。

2．核心体温为 26 ～ 33℃时，出现心肌收缩力减弱、心率减慢和各种心律失常。

3．核心体温为 17 ～ 26℃时，血红蛋白氧离曲线左移，氧释放减少、组织缺氧。

4．核心体温为 12℃时，细胞膜钠通道阻滞，神经肌肉纤维进入无反应状态，如持续数小时，则组织细胞发生变性，此时即使体温恢复正常，其功能也难以恢复。由于血管内皮细胞受损，在解冻后易形成血栓、引起组织缺血坏死。

四、病理生理

（一）生理调节阶段

在冻僵初期，机体各项生理功能处于亢进阶段，表现为心率加快、代谢增加等。若持续受寒冷刺激，机体则处于抑制阶段，此时心率减慢、代谢减慢等。

（二）组织冻结阶段

当皮肤温度下降至 –5℃时，机体开始发生冻结。

（三）复温阶段

在复温后，较表浅的皮肤冻结，局部仅呈现炎症反应，一般无严重组织坏死，多在 1 ～ 2 周后痊愈；若深部组织冻结，则存在电解质紊乱和代谢障碍，并出现局部微循环障碍。这种复温后的改变称为冻融性损伤或继发性损伤。

五、临床表现

冻僵患者在寒冷初期有头痛、不安、四肢肌肉和关节僵硬、皮肤苍白冰冷、心跳和呼吸加快、血压增高。在这个时期部分患者因“保温反应”而出现寒战，周围血管收缩，血液流向肌体的深层，减少热量的散失，引起“反常脱衣现象”。

核心体温低于 33℃时，有嗜睡、记忆丧失、心跳和呼吸减慢、脉搏细弱、感觉和反应迟钝。

核心体温低于 26℃时，出现昏迷、心输出量减少、血压下降、心律失常，甚至发生心室颤动。肝细胞缺氧，影响葡萄糖代谢使血糖降低和血钾增高。寒冷影响肾小管水和钠的再吸收，使尿量增多，血容量减少。

核心体温降至 20℃以下时，心跳停止。

低温还可引起胃黏膜糜烂和出血以及胰腺炎症。冻僵恢复后可出现血栓形成和组织缺血性坏死。

目前临床上将意外体低温分为三个等级：

轻度冻僵：患者表现疲乏、健忘和多尿，肌肉震颤、血压升高、心率和呼吸加快，逐渐出现不完全性肠梗阻。

中度冻僵：患者表情淡漠、精神错乱、语言障碍、行为异常、运动失调或昏睡。心电图示心房扑动或心房颤动、室性期前收缩和出现特征性的 J 波（位于 QRS 波与 ST 段连接处，又称 Osborn 波）。体温在 30℃时，寒颤停止、神志丧失、瞳孔扩大和心动过缓。心电图显示 PR 间期、QRS 波和 QT 间期延长。

严重冻僵：患者出现少尿、瞳孔对光反应消失、呼吸减慢和心室颤动；体温降至 24℃时，出现僵死样面容；体温≤ 20℃时，皮肤苍白或青紫，心搏和呼吸停止，瞳孔固定散大，四肢肌肉和关节僵硬，心电图或脑电图示等电位线。

六、诊断

1．根据患者具有明确的寒冷环境暴露史，机体核心温度下降（< 35℃），以及相应的症状与体征，做出诊断并不困难。但需要特别注意老年人意外低体温的发生。

2．注意意外低体温患者测量时温度计的选择，尽量选择刻度范围较大（28.9 ～ 42.2℃）的温度计。

3．特别警惕重度冻僵患者以及冻僵致死患者的鉴别，临床上常见到重症低体温患者（肛温低于 20℃），虽无生命体征，甚至其脑电活动可能已停止，但经抢救尚能完全恢复。目前公认的判断重度冻僵是否死亡的原则是：一般情况下判断死亡的体征在低体温时意义不大，只有当患者复暖而无心动节律及心输出，或经过适当的复苏及复温处理 1 ～ 2 h 后体温仍无回升迹象，才可定为死亡。

知识链接

反常脱衣现象

冻死尸体表征之一。冻死者死前反常脱去衣服、鞋袜，全身裸露，或将衣服翻起，暴露胸腹部，或仅穿内衣裤，称为反常脱衣现象。可能原因为体温调节中枢麻痹，有幻觉热感，即“反常热感觉”。

七、治疗

（一）治疗原则

包括：①迅速脱离寒冷环境；②尽早复温；③抗休克，抗感染和保暖；④局部有冻伤的涂敷冻伤膏；⑤改善微循环。

（二）复温

首先脱去湿冷衣服，注意受冻部分防冻保暖，切忌用火烤、冷敷或用雪擦。患者核心温度在 32 ～ 33℃时，可用保暖衣物裹好身体，逐渐自行复温。当核心温度低于 32℃时，应加用热风或用 44℃热水袋温暖全身。病情稍轻，不需要心肺复苏的患者，可将全身浸泡于 40 ～ 44℃或稍低温度的水浴中，使其缓慢复温。核心温度低于 12℃时，大部分患者合并局部的冻伤，复温后神经和肌肉的功能需要数周或数月后才能恢复，可通过理疗缩短恢复期。对重症患者也可采取温水灌胃或灌肠、静脉注入温热的液体，以及腹膜透析复温法、体外循环复温法。需特别注意，复温时可能发生两大危险：复温休克和心室颤动，一旦发生应立即给予抢救治疗。

（三）改善局部微循环

应用血管舒张剂、α 受体阻滞剂、局部动脉注射普鲁卡因等解除局部微循环障碍、增加组织灌注。

（四）对症支持治疗

对心跳、呼吸暂停的患者，应立即采取心肺复苏。积极纠正低氧血症、水电解质平衡紊乱、酸碱平衡紊乱，防治心律失常、血栓形成、继发感染、脑水肿和肾衰竭。补充高热量温热饮品，必要时静脉补充能量合剂。同时补充维生素 C 和维生素 B_1 等。

案例 9-5

患者男，17 岁，因“溺水后意识障碍 20 min”入院，患者在游泳过程中突然溺水，救生员救起后拨打 120，并同时实施心肺复苏。入院查体：P 55 次 / 分，R 23 次 / 分，T 35.6℃，BP 102/70 mmHg。双肺闻及少许湿啰音。患者既往体健，无药物及食物过敏史，无不良嗜好。

入院后辅助检查：心电图：窦性心动过缓；胸部 X 线检查：肺门影扩大、加深，肺间质纹理紊乱增粗、增多，可见肺野斑片状浸润影。血清电解质：钠 131 mmol/L，钾 3.2 mmol/L；动脉血气分析：SpO_2 88%，pH 7.24，$PaCO_2$ 60 mmHg，肌酐 144 μmol/L。

思考：

1. 该患者的诊断是什么？
2. 诊断依据是什么？
3. 针对该患者的情况应如何处理？

（郑人桀）

自测题

一、名词解释

1．热痉挛　2．典型性热射病　3．海水淹溺　4．电击伤　5．冻僵

二、选择题

1．用冰毯治疗中暑时，人体主要通过下列哪种方式散热

A．辐射

B．蒸发

C．对流

D．调节体温中枢

E．传导

2．促使中暑的常见原因除外

A．环境温度过高

B．产热增加

C．散热障碍

D．体质强壮

E．汗腺功能障碍

3．对轻症中暑者，应给予

A．口服含盐饮料

B．物理降温

C．药物降温
D．卧床休息
E．吸氧

4．重症中暑热衰竭的突出表现为
A．高热
B．肌肉疼痛
C．脑水肿
D．周围循环衰竭
E．急性肝衰竭

5．关于中暑患者的处理，不正确的是
A．昏迷者，口服清凉含盐饮料
B．抽搐者，静脉或肌内注射地西泮
C．肌肉痉挛时采取局部按摩
D．室内温度应控制在 20 ~ 25℃
E．高热患者可在大血管处放置冰袋

6．热痉挛出现阵发性、对称性痉挛最常见的部位为
A．腓肠肌
B．咀嚼肌
C．腹直肌
D．胸大肌
E．背阔肌

7．热射病的特点为
A．高温环境中突然发病，体温高达 40 ~ 42℃
B．早期无汗
C．不伴有皮肤干燥、灼热
D．无意识障碍
E．多发于年老体弱者

8．男，31 岁，于 35℃气温下负重跑 5 公里后突发意识不清，伴抽搐 2 h，查体：T 41℃，P 170 次 / 分，R 30 次 / 分，BP 98/40 mmHg，瞳孔正圆等大，心尖部第一心音低顿，四肢肌力高最关键的治疗措施是
A．应用抗病药物
B．甘露醇
C．降温治疗
D．升温治疗
E．应用镇静药

9．日常生活中最常见的电击方式为
A．单相触电
B．二相触电
C．跨步电压触电
D．雷击
E．以上都不是

10．关于电流种类与电损伤程度的关系，下列哪种说法是正确的
A．500 V 以下，交流电与直流电危险性相近
B．低压交流电频率越低，损伤越重
C．50 ~ 60 Hz 的交流电可造成心室颤动
D．低压交流电频率越高，损伤越重
E．以上说法都不对

11．身体各部位组织对电流的阻力由小到大排列顺序依次是
A．血管＜肌肉＜皮肤＜脂肪＜神经＜肌腱＜骨
B．神经＜血管＜肌肉＜皮肤＜脂肪＜肌腱＜骨
C．神经＜脂肪＜皮肤＜肌肉＜皮肤＜肌腱＜骨
D．血管＜脂肪＜神径＜肌肉＜皮肤＜肌腱＜骨
E．血管＜神经＜肌肉＜皮肤＜脂肪＜肌腱＜骨

12．电击伤主要损害
A．心脏
B．肺
C．肝
D．肾
E．皮肤

13．不符合电烧伤特点的是
A．皮肤的损伤轻微，而全身性损伤较重
B．主要损害心脏，引起血液动力学改变
C．可发生电休克，甚至心跳呼吸骤停
D．有“入口”和“出口”，均为Ⅲ度烧伤
E．深部损伤范围不超过皮肤“入口”处

14．与电源直接接触所致电烧伤的主要特点是

A．有明显的坏死层面
B．电流“出口”处较“入口”处损伤重
C．局部渗出较一般烧伤轻
D．伤后坏死范围一般不会再扩大
E．损伤范围通常外小内大

15．根据有无水进入呼吸道和肺泡，淹溺可分为
A．干性淹溺、湿性淹溺
B．海水淹溺、淡水淹溺
C．干性淹溺、海水淹溺
D．湿性淹溺、淡水淹溺
E．温水淹溺、冷水淹溺

16．淹溺的病理变化不包括
A．低钾血症
B．肺不张
C．阻碍气体交换
D．低体温
E．代谢性酸中毒

17．下列哪项不是中度冻僵的临床表现
A．语言障碍
B．行为异常
C．QT 间期延长
D．心房颤动
E．呼吸心跳停止

18．关于冻僵的临床表现，叙述错误的是
A．患者呼吸浅快
B．患者肾功能一般无明显改变
C．患者意识模糊，幻觉
D．冻伤早期，血压明显升高
E．患者核心体温不断下降

三、填空题

1．根据中暑的程度不同可以分为__________、__________和__________。重症中暑的类型有__________、__________和__________。

2．淹溺的生存链指__________、__________、__________、__________和__________。

3．常见的触电方式有__________、__________和__________。

四、问答题

1．简述中暑现场的急救要点。
2．简述电烧伤的特点。
3．简述淹溺第一目击者的救援要点。

第十章

损伤急症

第十章数字资源

思政之光

学习目标

1. 复述创伤的概念、分类、临床诊断、创伤评估及急救原则。
2. 解释动物咬伤、毒蛇咬伤、虫蜇伤的临床特征和急救原则。
3. 应用创伤的院前评估与急救原则为患者制订急救计划。

第一节 创 伤

案例 10-1

患者陶某，男性，43 岁，建筑工人，因“高空坠落致多处疼痛 20 min”。现场查体：T 36.4℃，P 125 次 / 分，R 27 次 / 分，BP 96/55 mmHg，SpO_2：92%。神志清，头部左颞部活动性出血，急性痛苦状，气管居中，颈静脉未见明显怒张，呼吸费力，左胸畸形，压痛，左侧呼吸音消失，右侧呼吸音清，心率 120 次 / 分，律齐，腹软，无压痛、反跳痛。左大腿中段显著肿胀、畸形、触痛，并见 4 cm 伤口。

问题：

1. 为陶某现场评估并诊断，损伤诊断的正确书写是什么？
2. 陶某现场最先处理什么急症，该患者黄金 1 小时的治疗要点是什么？

一、概述

（一）概念与分类

狭义的创伤是指机械性致伤因素作用于人体所造成的组织结构完整性的破坏或功能障碍；而广义上讲，物理、化学、心理等因素对人体造成的伤害也可称为创伤。据统计，创伤是目前全球 40 岁以下人群死亡的首要原因。在我国，是继心脑血管病、肿瘤之后第三位死因。因此，创伤已经成为急诊医学重要的研究课题。

创伤常用的分类方法有以下几种：

1．按致伤机制分类　可分为擦挫伤、刺伤、切割伤、挤压伤、撞击伤、火器伤等。

2．按受伤部位分类　一般分为头部伤、颌面部伤、颈部伤、胸（背）部伤、腹（腰）部伤、骨盆伤、脊柱脊髓伤、四肢伤和多发伤等。

3．按伤后皮肤或黏膜完整性分类　皮肤或黏膜完整无伤口者称闭合伤，如挫伤、挤压伤、扭伤、震荡伤、关节脱位和半脱位、闭合性骨折和闭合性内脏伤等。有皮肤或黏膜破损者称开放伤，如擦伤、撕裂伤、切割伤、砍伤和刺伤等。

4．按伤情轻重分类　可分为轻伤、重伤及危重伤。轻伤是指轻度的软组织损伤，组织受损轻，局部影响为主，无全身表现；重伤指广泛的软组织损伤，四肢闭合或开放性骨折，一般无生命危险；危重伤是除对局部组织及器官造成严重损伤外，且随时有生命危险的损伤，常可伴随呼吸、循环及意识方面的功能障碍，如严重的胸、腹部损伤或颅脑损伤。伴有下列体征之一的创伤即为危重伤：收缩压＜ 90 mmHg；脉搏＞ 120 次 / 分或＜ 40 次 / 分；呼吸＞ 35 次 / 分或＜ 10 次 / 分；意识障碍；头、颈、胸、腹或腹股沟部穿透伤；连枷胸；腕或踝以上创伤性断肢；有两处或两处以上长骨骨折；＞ 3 m 的高空坠落伤。

知识链接

创伤的早期评估及处理

1. 初次评估：主要目的是根据 ABCDE 法分别对气道、呼吸、循环、功能、暴露和环境控制进行评估，发现危及生命的情况时应立即进行处理。

2. 再次评估：从头到脚的评估，主要是对患者既往病史进行回顾以及发现全身各个主要系统的尚未被发现的损伤，根据再次评估结果做进一步的检查确诊和处理。

（二）病理生理

1．局部反应　组织受伤后，创口及其周围可发生炎症反应，其基本病理过程与一般炎症相同，如果继发感染或有异物进入，炎症反应会迅速而剧烈，对全身的影响也更大。创伤性炎症反应是非特异性的防御反应，有利于清除坏死组织、杀灭细菌及组织修复。

2．全身反应　是致伤因素作用于人体后引起的一系列神经内分泌活动增强并由此而引发的各种功能和代谢改变的过程，是一种非特异性应激反应，总体上处于分解代谢的状态，表现为基础代谢率增高，能量消耗增加，糖、蛋白质、脂肪分解加速，糖异生增加。因此，伤后常出现高血糖、高乳酸血症，血中游离脂肪酸和酮体增加，尿素氮排出增加。水、电解质代谢紊乱可导致水、钠潴留，钾排出增多及钙、磷代谢异常等。

3．组织修复和创伤愈合　创伤修复的基本方式是由伤后增生的细胞和细胞间质充填、连接或替代缺损组织。人体各组织细胞固有的增生能力不同，各种组织器官创伤后修复情况不一。若某些组织创伤后不能靠原来的细胞修复，则常由成纤维细胞所分泌的细胞外基质代替。

（1）组织修复的基本过程：①局部炎症反应阶段，伤后立即发生，持续 3 ～ 5 天。主要是血管和细胞反应、免疫应答、血液凝固和纤维蛋白的溶解，作用是清除损伤或坏死的组织，为组织再生和修复奠定基础；②细胞增殖分化和肉芽组织生成阶段，局部炎症开始不久即出现成纤维细胞、内皮细胞等增殖、分化、迁移，分别合成、分泌组织基质（主要为胶原）和形成新生毛细血管，并共同构成肉芽组织覆盖创面；③组织塑形阶段，创面新生组织如纤维组织并不一定能达到结构和功能的要求，需进一步改构和重建，如胶原纤维交联增加，多余的胶原纤维降解，过度的毛细血管网消退等。

（2）创伤愈合的类型：①一期愈合：局部无感染、血肿或坏死组织，组织修复以原来的细胞为主，再生修复过程迅速，功能良好；②二期愈合：以纤维组织修复为主，不同程度地影响结构和功能恢复，多见于损伤程度重、范围大、坏死组织多，且常伴有感染而未经合理的早期外科处理的伤口。

（3）影响创伤愈合的因素：局部因素中伤口感染是最常见的原因，局部血液循环障碍使组织缺血缺氧造成组织继发性损伤也不利于愈合。全身因素主要有营养不良、大量使用细胞增生抑制剂（如皮质激素等）免疫功能低下及全身性严重并发症（如多器官功能不全）等。

4．创伤并发症 严重创伤后，由于局部及全身器官功能和代谢紊乱，易发生多种并发症，影响伤情及病程的发展，甚至危及生命，必须足够重视。早观察，早诊断，积极防治。

（1）感染：开放性创伤最常见。闭合性创伤如累及消化道或呼吸道，也易发生。

（2）休克：早期常为失血性休克，晚期发展为感染性休克。

（3）其他：脂肪栓塞综合征、应激性溃疡、凝血功能障碍、器官功能障碍、创伤后应激障碍等。

二、诊断

诊断创伤主要是明确损伤的部位、性质、程度、全身性变化及并发症，特别是原发损伤部位相邻或远处内脏器官是否损伤及其程度。创伤的评估和诊断通常包括现场急救中的初次评估和院内救治的二次评估。

（一）院前评估

院前评估指在创伤事故现场或救护车上，急救人员对伤员的创伤原因、生命体征及临床特征等伤情进行的综合评估。由于院前急救情况紧急、条件有限，临床检查只能突出重点。首先是了解致伤原因，受伤的时间和地点，外力的大小、着力部位、作用方式及作用持续时间等。如刺伤，虽伤口较小，但可伤及深部血管、神经或内脏器官；坠落伤不仅可造成软组织伤，还可导致骨折和内脏损伤。还应了解伤后表现及其演变过程，如神经系统损伤，应了解是否有意识丧失、喷射性呕吐、肢体瘫痪等；胸部损伤是否有呼吸困难、咳嗽及咯血等；腹部损伤应了解最先疼痛的部位；开放性损伤者，应询问大致的失血量及口渴情况；还应了解伤后现场急救措施，所用药物等，如使用止血带者，应计算使用时间。如有条件，还应了解伤前情况，如是否饮酒、服药，有无其他相关病史等。体格检查一般根据“ABCDE”的顺序进行，即 airway（A，气道）、breathing（B，呼吸）、circulation（C，循环）、disability（D，神经系统障碍）和 exposure（E，充分暴露）。

➢ 考点提示：初次评估要点。

院前评估多用创伤指数（trauma index，TI）、CRMAS 评分法、创伤评分（trauma score，TS）及院前指数（pre-hospital index，PHI）等方法来进行评估。

1．创伤指数（TI） 是以伤员生命体征为基础的创伤评分方法（表 10-1）。是根据创伤部位、创伤类型、循环状态、呼吸状态和中枢神经状态来评估，根据异常程度分别以 1、3、5、6 数值记分，最后五项相加，根据总分多少来判断伤情轻重。一般总分越高，伤情越重。

表 10-1 创伤指数

分值	1	3	5	6
创伤部位	四肢	背部	胸腹	头、颈
创伤类型	挫伤或切割伤	刺伤	钝挫伤	弹道伤
循环状态				
血压（mmHg）	正常，有外出血	60 ~ 100	< 60	测不出
脉搏（次 / 分）		100 ~ 140	> 140	< 50
呼吸状态	胸痛	呼吸困难	发绀	呼吸停止
意识状态	倦怠	嗜睡	浅昏迷	深昏迷

评估标准：① 5 ～ 7 分为轻伤；② 8 ～ 17 分为中重度伤；③> 17 分为极重伤（预计约有 50% 的死亡率）；④ TI 的分拣标准为> 10，TI > 10 的伤员应尽快送往创伤中心或医院。

2．CRMAS 评分法　以循环（circulation）、呼吸（respiration）、腹部（abdomen）、运动（motor）和语言（speech）5 个参数来进行伤情评估的方法（表 10-2）。各项中正常者记 2 分，轻度异常者为 1 分，严重异常者为 0 分。最后把 5 项分值相加，即为总分。总分越少，伤情越重。

表 10-2　CRMAS 评分法

分值	2	1	0
循环状态			
毛细血管充盈	正常	延迟	无充盈
收缩压（mmHg）	> 100	85 ～ 99	< 85
呼吸状态	正常	气促，> 35 次 / 分	无呼吸
胸腹	无压痛	有压痛	连枷胸、板状腹或有穿通伤
运动	遵嘱运动	仅对疼痛有反应	无反应
语言	回答切题	错乱、语无伦次	听不懂或不能说

评估标准：①毛细血管充盈状态检查：按压前额或口唇黏膜后 2s 内再度充盈为正常，超过 2 s 为迟缓，不能再度充盈为无；②总分 9 ～ 10 为轻伤，7 ～ 8 为重伤，< 7 分为危重伤；③文献报道 CRAMS 的灵敏度为 83% ～ 91.7%，特异性为 49.9% ～ 89.8%；④缺点：对脑伤尚不能完善地反映出来。

3．创伤评分（TS）　修订后的创伤评分（表 10-3），根据昏迷指数评分、收缩压、呼吸次数进行评分，分值从 1 ～ 12 分，总分越少，伤情越重。

表 10-3　创伤评分

分值	0	1	2	3	4	5
呼吸频率（次 / 分）	0	< 10	> 35	25 ～ 35	20 ～ 24	
收缩压（mmHg）	0	0 ～ 49	50 ～ 69	70 ～ 89	> 90	
GCS 评分总分		3 ～ 4	5 ～ 7	8 ～ 10	11 ～ 13	14 ～ 45

判断标准：总分共 16 分，总分越少，伤情越重；总分 13 ～ 16 分，≤ 12 分，为重症。

4．院前指数（PHI）　以收缩期血压、脉率、呼吸状态、神志 4 项生理指标作为评分参数（表 10-4），每项又分为 3 或 4 个级别，伤员 4 个参数得分之和即为其 PHI；对胸或腹部有穿通伤者在其 PHI 分值上加上 4 分为其最后分值。PHI 判别重伤的灵敏度为 94.4%，特异度为 94.6%，均优于其他院前评分。

表 10-4　PHI 评分

指标	0	1	3	5	得分
收缩压（mmHg）	≥ 100	≥ 85，< 100	≥ 75，< 85	< 75	
脉搏（次 / 分）	51 ～ 119	～	> 120	< 50	
呼吸（次 / 分）	14 ～ 28	～	> 30，（费力或表浅）	< 10	

续表

指标	0	1	3	5	得分
神志	正常	~	模糊或烦躁	不可理解的言语	
附加伤部及伤型	有无胸或腹部穿透伤，无 0 分，有 4 分				
合计					

判断标准：评分 0 ～ 3 分为轻伤员；评分 4 ～ 5 分为重伤员；评分 6 分以上为危重伤员。

5．批量伤员分拣方法　当出现大批量伤员，伤员数量和严重程度超过现场和当地医疗机构救治能力时，应采用批量伤员分拣法安排救护和转运的先后顺序，以抢救尽可能多的伤员，应迅速识别有生命危险但可以救活的伤员。

我国现统一采用红、黄、绿、黑四种颜色的分类识别标签，分别表示不同的伤病情及获救轻重缓急的先后顺序。

（1）红色：危重伤，表示伤情十分严重，随时危及生命，急需进行抢救者，如呼吸、心脏骤停、气道阻塞、中毒窒息、活动性大出血、严重多发性创伤、大面积烧烫伤、重度休克等。

（2）黄色：重伤，伤情严重，应尽早得到抢救，如复杂、多处骨折、重度烧烫伤、急性中毒、昏迷等。

（3）绿色：轻伤，伤员神志清醒，身体受伤但不严重，诱发疾病已有所缓解，可容许稍后处理，等待转送。

（4）黑色：濒死伤，确认已经死亡或无法救活，不做抢救。

（二）院内评估

伤员被送往医院后仍需再次进行伤情评估。院内评估指伤员到达急诊室和（或）病房内，医护人员通过对伤员的体格检查和辅助检查，根据所得的资料如创伤原因、病理与生理改变及院前评分情况，再次对伤情进行评估，以指导后续抢救和判断预后与转归。检查不能遗漏重要伤情，一般按“CRASHPLAN”方案进行检查，即 cardiac（C，心脏），respiratory（R，呼吸），abdomen（A，腹部），spine（S，脊髓），head（H，头颅），pelvis（P，骨盆），limb（L，四肢），arteries（A，动脉），nerves（N，神经）。检查后对伤情进行精确的评估。常用的评估方法有简明创伤分级、创伤严重度评分（injury severity score，ISS）和危重创伤标准等。

1．简明创伤分级法（abbrevisted injury scale，AIS）　美国医学会与美国汽车医学学会于 1969 年专门召集各类专科医生和相关研究人员，制定了创伤分级标准。经过长期临床实践应用，不断充实和完善，形成了完善的 AIS 字典。具体分级法：每个伤员的伤情都可用一个 6 位数字表示，其中第 5、6 位数之间以小数点隔开。

第 1 位数字为创伤部位的代码，全身共分 9 个区：1 为皮肤（包括皮肤擦伤与烧伤）、2 为头颅部、3 为颌面部、4 为颈部、5 为胸部、6 为腹部与盆腔内脏器、7 为脊柱、8 为上肢、9 为下肢。

第 2、3 位数字为同一区域不同器官和部位的代码。

第 4、5 位数字为创伤严重程度的代码，同一部位或器官数字越大，伤情越重。

第 6 位数字为多发伤的伤情严重性代码，其严重性分为 6 级：1 为轻度创伤，2 为中度创伤，3 为重度创伤，4 为严重创伤，5 为危重创伤，6 为致死性创伤。

该分级法适用于单个伤，对于多发伤和复合伤的评估稍有不足。

2．分级救治的核心内涵　按优先权分：第一优先：呼吸速率＜ 10 次 / 分或＞ 29 次 / 分；血液循环脉搏＞ 120 次 / 分；毛细血管再充血＞ 2 秒；清醒程度：不能回答问题或按指令执行。第二优先：清醒程度：能回答问题或按指令执行。第三优先：伤者可以行走。

按严重程度：第一严重诊断：可预见性的致死性损伤，如心脏破裂，开放性颅脑损伤，血气胸，张力性气胸、肝、脾、胰的五级损伤等。第二严重诊断：各种严重内脏损伤，如肝胆脾胰3～4级损伤、大静脉损伤、血气胸、颅内血肿、脊髓损伤、胃肠道损伤、泌尿系统损伤等。第三严重诊断：浅表肌肉损伤、单纯骨损伤、低级别内脏损伤。

➢ 考点提示：创伤的严重度分级。

3．危重创伤标准　在后续抢救时，当出现下列危重创伤时，宜选择紧急手术加选择性手术，即创伤患者生理功能紊乱情况下，应先采取紧急救命手术；待生理功能紊乱纠正后，再行精确手术，又称为损伤控制外科。

（1）手术前出现下列情况之一：①涉及3个以上器官的多发伤；②创伤合并不明原因的休克，平均动脉压＜60 mmHg，中心静脉压＜2 cmH_2O，尿量＜20 ml/h，皮肤湿冷；③合并呼吸衰竭，PaO_2＜60 mmHg，需要机械通气；④合并大量失血导致失血性休克；⑤合并严重心、肺、脑疾病如急性心肌梗死、慢性阻塞性肺疾病、脑卒中等；⑥合并败血症或脓毒败血症；⑦合并急性肾衰竭或急性肝衰竭；⑧合并严重腹部疾病，如急性胰腺炎、腹膜炎、胃肠穿孔或出血或肠坏死等情况；⑨合并严重营养不良；⑩70岁以上，有一个脏器功能不全。

（2）手术中或手术后出现下列情况：①手术中大出血，估计失血量＞4000 ml或需要输血估计＞4000 ml；②手术中出现血压＜70 mmHg而不能纠正或休克。

➢ 考点提示：创伤诊断的顺序原则。

创伤诊断的顺序：①由上而下，"头颈 - 面 - 胸 - 腹 - 四肢 - 体表"顺序。②从内向外，"内脏 - 骨骼 - 皮肤"顺序。③先重后轻，"重伤 - 轻伤"顺序。

三、急救

创伤急救的首要任务是抢救生命，生命体征平稳后再进行后续治疗。常用的急救技术主要有复苏、通气、止血、包扎、固定和转运。

（一）复苏/通气

首先对心搏骤停者立即实施心肺复苏。其次要保证伤员的气道通畅和有效的呼吸。急救时，首先要迅速清除口鼻内的异物、血凝块、痰液、呕吐物等，必要时放置口咽通气管；对呼吸停止者立即实行口对口人工呼吸或球囊面罩挤压通气；有条件时，予紧急气管插管或气管切开机械通气。

（二）止血

一般根据出血性质和伤口类型选择止血方法，如动脉出血宜选择指压止血法或止血带止血法；其他出血常用加压包扎止血法等。

（三）包扎

包扎可以保护伤口、避免污染、止血等，尽量使用无菌敷料，缺少敷料时选用相对干净的材料包扎。包扎范围超出创面5～10 cm，松紧适度。开放性气胸宜用凡士林纱布填塞胸部伤口后包扎。对于脱出的腹腔内脏可覆盖保护物品，然后包扎，绝不能将脱出物回纳入腹腔。

（四）固定

妥善有效的固定能减轻疼痛，有效防止骨折断端刺伤周围的血管或神经组织。肢体制动可用夹板，躯干的制动可借助担架和约束带，颈部固定可用颈托。当无夹板时，也可就地取材，使用木板、树枝等进行临时固定。

（五）转运

转运是现场急救的最后一个环节。及时正确的转运可挽救伤者生命，不正确的转运可导致前功尽弃。昏迷伤者的转运，最为重要的是保持伤者的呼吸道通畅，予侧卧位或平卧位头偏向一侧，要随时观察伤者有无呼吸道分泌物或痰液，一旦出现呕吐，应及时清除呕吐物，防止误吸。对于有脊柱伤或怀疑有脊柱伤者，搬动必须整体搬动、平起平放，防止出现脊柱弯曲，严禁背、抱或两人抬。对于颈椎受伤者，必须固定其头部。对于使用止血带的伤者，应定时松开止血带，再重新固定。根据伤情特点，决定转入的专科。

➢ 考点提示：损伤常用急救技术。

第二节　咬 蜇 伤

案例 10-2

患者李某，男性，32 岁，农民，因“上山砍柴时右手被蛇咬伤 10 h”。在当地乡医院处理后来我院。查体：T 36.5℃，P 110 次 / 分，R 22 次 / 分，BP 105/60 mmHg，SpO_2：96%。神志清，精神差，轮椅推入病房，急性痛苦状，气管居中，心肺听诊无异常，右侧腋窝淋巴结肿痛，右手背部可见咬痕，伤口渗血，肿胀严重，并向右前臂蔓延。

问题：

1. 该患者的诊断要点是什么？
2. 蛇咬伤的治疗原则是什么？

一、毒蛇咬伤

毒蛇口腔内毒腺所分泌的毒液，称为蛇毒，其毒性化学成分主要是具有酶活性的多肽和蛋白质。一种蛇可含多种有毒成分，但常以一种成分为主。我国已发现毒蛇约 50 种，其中剧毒的蛇种有 10 余种。蛇咬伤在我国南方和沿海地区较常见，咬伤部位多为四肢。

（一）临床特点

1．神经毒损伤　蛇毒吸收快，伤口反应较轻，局部症状仅有微痒和轻微麻木，无明显红肿，出血少，易忽视而迅速进展至全身中毒症状，表现为头晕、恶心、视物模糊、四肢无力、胸闷、呼吸困难、流涎、声音嘶哑、牙关紧闭、语言及吞咽困难、昏迷等，重者迅速出现呼吸衰竭和循环衰竭。神经毒引起的骨骼肌弛缓性麻痹，以头颈部为先，扩展至胸部，最后到膈肌，好转时以反方向恢复。

2．血液毒损伤　局部症状明显，伤口肿胀剧痛，伴有水疱、出血、咬痕斑和局部组织坏死，肿胀迅速向肢体近端蔓延，伤口不易愈合。全身症状表现为头晕、恶心、呕吐、胸闷、气促、心悸、口干、出汗、发热等症状，重者可有皮肤巩膜及内脏广泛出血、急性心、肝、肾衰竭。

3．混合毒素损伤　眼镜蛇、眼镜王蛇、蝮蛇等咬伤常可同时出现神经毒、血液毒的临床表现。临床特点为发病急，局部与全身症状均较明显。

➢ 考点提示：毒蛇的蛇毒种类。

（二）诊断与鉴别诊断

1．是否为蛇咬伤　首先必须排除蛇咬伤的可能性。其他动物也能使人致伤，如蜈蚣咬伤，黄蜂蜇伤。一般情况，蜈蚣等致伤后，伤口较小且无明显的全身症状。

2．是否为毒蛇咬伤　毒蛇咬伤的伤口表皮常有一对大而深的牙痕或两列小牙痕上方有一对大牙痕，有的大牙痕里甚至留有断牙，伤口周围明显肿胀及疼痛或有麻木感，局部有瘀斑、水疱或血疱，全身症状也较明显。

（三）急诊处理

1．现场急救　被毒蛇咬伤后，不要惊慌失措，奔跑走动，这样会促使毒液快速向全身扩散。迅速将伤者与蛇隔离，防止再次咬伤，必要时可以将蛇杀死。可采取以下措施减慢毒液的扩散，减轻毒液负荷：用手帕、布条或者长袜等，在最短时间内结扎伤口近心端，松紧度维持于能使被绑扎的肢体下部动脉搏动稍微减弱为宜。每隔 30 min 松解绑扎一次，每次 1 ~ 2 min，以免影响肢体血液循环，造成组织坏死。有条件时，在绑扎的同时用冰块敷于伤肢，使血管及淋巴管收缩，减慢蛇毒的吸收。如果随身带有茶杯，则可对伤口做拔火罐处理，利用杯内产生的负压吸出毒液。

2．院内处理

（1）伤口处理：可选用 1∶5000 高锰酸钾溶液、3% 过氧化氢、生理盐水、肥皂水或 1∶5000 呋喃西林溶液冲洗伤口，可以起到破坏、中和、减少蛇毒的目的。伤口深且有污染者，或伤口组织有坏死时，应及时切开清创。

（2）局部解毒：① 胰蛋白酶或糜蛋白酶 2000 ~ 6000 U 以 0.05% 普鲁卡因注射液或注射用水 10 ~ 20 ml 稀释后，在伤口及周围皮下进行浸润注射或做环形封闭，宜早用，并可酌情重复使用；② 选用蛇药制剂，可将药片溶化后涂于伤口周围。

（3）抗蛇毒血清：是能中和蛇毒的首选特效解毒药，及早或在进行伤口处理时运用，剂量要足，要求在毒蛇咬伤后 6 ~ 8 h 内应用，必要时联用多种抗蛇毒血清。

（4）中医中药治疗：治疗要点是清热解毒，口服剂量一般首次加倍，以后每隔 4 ~ 6 h 再服，3 ~ 5 日为一疗程。

（5）对症与支持治疗：注射呋塞米或甘露醇利尿，必要时应用血液净化疗法加速蛇毒排出，及时行气管插管或气管切开，常规注射破伤风抗毒素，酌情应用抗生素防治感染，肾上腺皮质激素大剂量及短疗程应用，控制重要脏器出血，抗休克，纠正水电解质紊乱，防治多器官功能衰竭等。

➢ 考点提示：毒蛇咬伤的现场救治要点。

案例 10-3

患者段某，男性，35 岁，因“被狗咬伤右手背部 20 min”。查体：T 36.5℃，P 99 次 / 分，R 20 次 / 分，BP 125/70 mmHg，SpO_2 96%。神志清，精神差，急性痛苦状，气管居中，心肺听诊无异常，右手背部可见两处皮肤裂伤，一处长约 2 cm，一处 1 cm，活动性出血，自行应用毛巾按压。

问题：该患者伤口处理原则是什么？

二、动物咬伤

常见的动物咬伤是由人类熟悉的动物所致，如狗、猫、鼠咬伤等，咬伤部位以四肢、头颈部多见。伤口除局部组织撕裂外，由于动物口腔及唾液内常存在多种致病菌或病毒，如破伤风杆菌、气性坏疽杆菌族、梭状芽胞杆菌、螺旋体等，往往存在继发感染。

（一）临床特点

局部有牙齿撕咬形成的伤口，局部疼痛，周围组织水肿、皮下出血。8 ～ 24 h 后可出现伤口感染表现，伤口疼痛加剧，渗出脓性分泌物，分泌物有异常气味，咬伤处上方引流淋巴结可出现肿大。如伤口感染严重可出现头痛、发热等症状，甚至脓毒症、化脓性关节炎、骨髓炎等并发症。

被狗咬伤易感染狂犬病毒导致狂犬病。狂犬病毒感染一般有潜伏期，指被咬伤后到首发症状出现的时期，长短不一，多数为 30 ～ 60 天。典型临床经过常分为 3 期：①前驱期，可持续 1 ～ 7 天，常出现伤口的麻痒感，以及全身症状如发热、恶心呕吐、头痛、咽痛、肌肉痛、乏力等；②急性神经症状期，80% 表现为狂躁型，表现为烦躁不安、恐水、意识改变、易激怒；20% 表现为麻痹型，开始仅表现为发热、四肢无力，继而出现共济失调、肌肉瘫痪、大小便失禁等；③麻痹期，患者逐渐进入安静状态，此时痉挛停止，肌肉出现弛缓性瘫痪，进而出现呼吸减弱、脉搏细弱、血压下降、反射消失、瞳孔散大、昏迷，进而出现呼吸循环衰竭而死亡。

（二）急诊处理

1．狗咬伤　不管能否判断有狂犬病的可能，都必须及时进行治疗。治疗措施包括：

（1）伤口处理：伤口流血不要急于止血，对流血不多的伤口，要从近心端向伤口处挤压排出污染血液；尽早彻底清洗伤口（2 h 内），用肥皂水和清水反复冲洗伤口，冲洗时间至少 30 min；冲洗后，用 70% 乙醇或酒精度 50% ～ 70% 的白酒涂搽伤口数次；伤口不包扎，不缝合。对于被狗抓伤、舔吮，以及唾液污染的伤口，均应按咬伤处理。详见狂犬病暴露分级及处置原则（表 10-5）。

（2）免疫预防：包括免疫球蛋白的被动免疫和疫苗的主动免疫。

（3）抗感染治疗：尤其注意抗厌氧菌。

表 10-5　狂犬病暴露分级及处置原则

暴露类型	接触方式	暴露程度	暴露后免疫预防处理
Ⅰ	符合以下情况之一者： 1．接触或喂养动物； 2．完整皮肤被舔舐； 3．完好的皮肤接触狂犬病动物或人狂犬病病例的分泌物或排泄物	无	确认接触方式可靠则不需处置
Ⅱ	符合以下情况之一者： 1．裸露的皮肤被轻咬； 2．无出血的轻微抓伤或擦伤	轻度	1．处理伤口； 2．注射狂犬病疫苗
Ⅲ	符合以下情况之一者： 1．单处或多处贯穿皮肤的咬伤或抓伤； 2．破损的皮肤被舔舐； 3．开放性伤口或黏膜被唾液污染（如被舔舐）； 4．暴露于蝙蝠	重度	1．处理伤口； 2．注射狂犬病被动免疫制剂（抗狂犬病血清 / 狂犬病人免疫球蛋白）； 3．注射狂犬病疫苗

接种程序：

（1）5 针法程序：第 0、3、7、14 和 28 天各接种 1 剂，共 5 剂。

（2）“2-1-1”程序：第 0 天接种 2 剂（左右上臂三角肌各接种 1 剂），第 7 天和第 21 天各接种 1 剂，共接种 4 剂（只适于我国已批准可使用此程序的狂犬病疫苗产品）。接种途径和部位为肌内注射，2 岁及以上儿童和成人在上臂三角肌注射，2 岁以下儿童在大腿前外侧肌注射。

➢ 考点提示：狗咬伤的伤口处理要点。

2．鼠咬伤　鼠咬伤的伤口很小，易忽视，但老鼠能传播多种疾病，如鼠咬热、钩端螺旋体病、鼠斑疹伤寒和鼠疫等，故应及时处理：①用流动水和肥皂水冲洗伤口，把伤口内的污血挤出，再用过氧化氢溶液消毒；②尽快到医院，按犬咬伤的伤口处理。

3．猫咬伤　可在伤口上方结扎止血带，再清创处理。先用清水、生理盐水或 1∶2000 高锰酸钾溶液冲洗伤口，然后用碘酊或 5% 苯酚局部烧灼伤口。在狂犬病流行区，猫咬伤的处理参照狗咬伤。

三、蜂蜇伤

常见的是蜜蜂和黄蜂（又称马蜂）蜇伤。蜂毒可致溶血、出血、肝或肾损害等作用，也可引起过敏反应。

（一）临床特点

常发生于头面、颈项、手背和小腿等部位。单一蜂蜇者可仅出现局部疼痛、红肿、瘙痒，数小时后可自行消退。黄蜂或群蜂多次蜇伤者，除局部肿痛明显外，还可出现全身症状，如头晕、恶心、腹泻、烦躁、四肢麻木等；严重者甚至出现昏迷、休克、多器官功能障碍而导致死亡。对蜂毒过敏者即使单一蜂蜇也可引发严重的全身反应。蜇伤部位在头、颈、胸部及上肢的患者，病情也较重。

（二）急诊处理

应仔细检查蜇伤处，若尾刺尚在伤口内可用针尖挑出。不可挤压伤口以免毒液扩散，也不能用汞溴红溶液、碘酊之类涂搽患部，会加重患部的肿胀。蜜蜂毒液呈酸性，可用肥皂水、5% 碳酸氢钠溶液、3% 淡氨水等弱碱液洗敷伤口；黄蜂毒液呈碱性，可用 1% 醋酸或食醋等弱酸性液体洗敷伤口。可口服或局部应用蛇药。红肿严重伴有水疱渗液时，可用 3% 硼酸水溶液湿敷。有过敏反应者，用抗组胺药、肾上腺皮质激素、肾上腺素针剂等；有肌肉痉挛者，用 10% 葡萄糖酸钙 20 ml 静脉注射；有全身严重中毒症状者，应采取相应急救和对症措施。

➢ 考点提示：蜂蜇伤的过敏患者的治疗。

（常书锋）

自测题

一、名词解释

1．创伤诊断的顺序原则　2．初次评估 ABCDE 概念　3．多处伤　4．控制性复苏

二、填空题

1．创伤的分类按伤情轻重可分为__________、__________和 __________。

2．CRAMS 评分法的五个生理指标为：__________、__________、__________、__________和__________。

3．创伤急救技术主要有：__________、__________、__________、__________和__________。

三、单选题

1．关于创伤后机体的全身反应，下列哪项错误
　A．体温升高是炎性介质作用于体温中枢的效应
　B．伤后机体的静息能量消耗增加
　C．蛋白质和脂肪分解加速
　D．儿茶酚胺释放减少
　E．抗利尿激素分泌增加，使肾小管回收水分增多

2．关于创伤性炎症反应，下列哪项错误
　A．创伤性炎症不利于创伤的修复
　B．伤后不久周围组织血管通透性升高，血浆渗出使局部红、肿、痛
　C．以上炎症反应是由一些炎性介质和细胞因子激发所致
　D．伤后组织裂隙内充有血液、血凝块、脱落的细胞
　E．如不发生感染、异物存留等，炎症可在 3 ～ 5 日趋向消退

3．关于创伤的急救，下列哪项错误
　A．较重或重症创伤必须在现场即开始急救
　B．抢救重症创伤应首先处理气道、呼吸、循环障碍
　C．应特别注意先救治重危剧痛、呻吟伤员，再处理较安静的伤员
　D．骨折合并休克时，应先抢救休克
　E．防止抢救中再次损伤

4．危重伤不包括
　A．胸部穿透伤
　B．脉搏＞ 120 次 / 分
　C．呼吸次数＞ 30 次 / 分
　D．意识朦胧
　E．收缩压＜ 90 mmHg

四、问答题

1．描述毒蛇的毒液种类。
2．描述毒蛇咬伤现场的救治要点。
3．描述狗咬伤的伤口处理要点。
4．描述蜂蜇伤过敏患者的处理要点。

第十一章

消化道急症

第十一章数字资源

学习目标

1. 快速识别气道异物、食管异物。
2. 熟练运用各种手法解除气道梗阻。
3. 掌握上消化道出血的快速诊断、急诊处理原则和措施。
4. 能运用所学知识做出重症胰腺炎的诊断。

第一节　吞食异物

吞食异物为消化内科的急症，根据人体解剖学关系，异物可进入气道堵塞喉部而导致气道梗阻，同时也可被强大的咽肌吞入食道，造成食道异物嵌顿或梗阻。异物梗阻气道或食道均为急症，需要及时发现、迅速做出判断并争分夺秒解除梗阻，否则可能危及生命。气道异物阻塞处理见第十二章通气术部分，本节主要介绍食管异物。

食管异物为食管的常见急症之一。由于咽肌的力量强大，能够把较大的和不规则的物体送入食管，食管上段的肌肉力量较弱，而且存在几处生理性狭窄，因此容易发生咽入物体的嵌顿。任何能够梗于食管内的物体均可成为食管异物。大约 70% 的异物位于食管入口处，其次为主动脉弓处及食管下部与胃的连接处。

一、病因

大约半数发生于 10 岁以下的儿童，原因为：①儿童咽部保护性反射尚未发育完善，而且磨牙不全，不易排出食物中的异物，多囫囵吞下；②喜欢在口内含硬币、笔帽或小玩具，稍有不慎即可咽下；③进食时嘻笑哭闹，易将大块食物吞下。成人多见于进食过急或精神不集中，将鱼刺、鸡骨等误咽入食管。睡眠或吃粘性食物时将义齿咽下。企图自杀或因精神病吞服金属针等物。

二、病理

多数异物可使食管局部黏膜发生水肿和炎症反应，其程度和范围视异物的性状、污染程度及存留时间长短而异。异物光滑、无刺激性而又未发生食管完全梗阻者，可在食管内停留较长时间而仅有局部黏膜轻度肿胀和炎症。尖锐异物易损伤食管黏膜使炎症扩散，可形成食管周围炎和纵隔炎。少数病例破溃到气管，形成食管气管瘘；严重者造成脓胸，或破溃至主动脉弓引起大出血而死亡。

三、临床表现

1. 症状

（1）疼痛：尖锐的异物刺入食管壁则引起较重的疼痛。根据异物在食管的位置，疼痛可位于颈下部两侧或胸骨后处，吞咽时疼痛加重。部分患者可能仅有哽咽感或不适感。

（2）咽下困难：轻者或早期不完全阻塞者可进流食。颈段食管异物可使涎腺液增多，重者因食管反射性痉挛、吞咽疼痛而拒食。食管炎性肿胀，异物较大者可造成完全性梗阻，致使唾液及流质食物均不能咽下甚至呕吐。

（3）呼吸道症状：较大异物压迫气管，或太多潴留咽部的唾液或食物残渣被吸入气管，都可产生呼吸困难、咳嗽等症状。

（4）颈部活动受限：以食管入口处有尖锐异物或已有食管周围炎者为著。因颈部肌肉痉挛使颈项强直，头部转动困难。

（5）发热：引起食管炎、食管周围炎、纵隔炎和颈深部感染等并发症时，患者可有体温升高、全身不适等症状。

2．查体

（1）饮水试验：嘱患者饮水，若面部出现痛苦表情或不敢下咽，为阳性，提示尖形异物嵌于颈部食管，怀疑食管穿孔者不宜采用此法。

（2）颈部检查：在胸锁乳突肌前缘向内侧压迫食管时有刺痛，或移动气管有疼痛，提示颈段食管存在尖型异物嵌顿或穿破食管。

（3）皮下气肿：若出现皮下气肿，可能有食管穿孔。

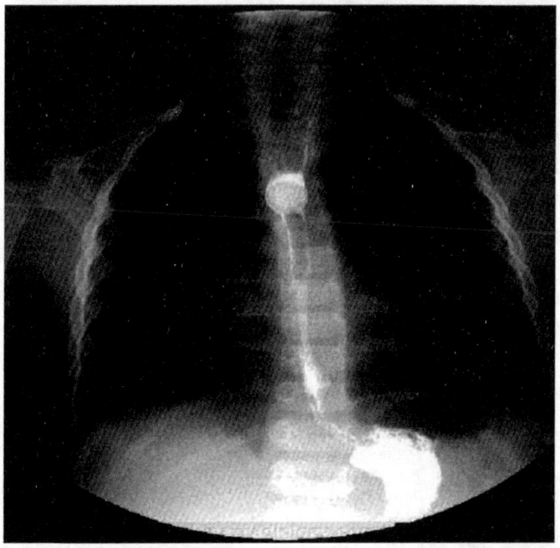

图 11-1　X 线检查

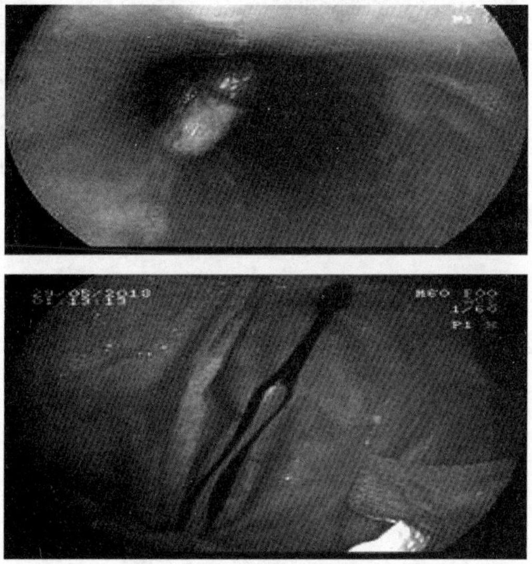

图 11-2　食管镜或胃镜检查

3．辅助检查

（1）间接喉镜检查：可发现食管上段的异物。

（2）X 线或 CT 检查：对不透射线异物可立即诊断（图 11-1），对透射线异物需咽下混有棉丝的硫酸钡做挂钡检查。对疑有食管穿孔者忌用钡剂造影，可改用少量碘油造影。现在多用胸部 CT 扫描及三维重建的方式明确食管异物的大小、位置及与周围组织、器官的关系。

（3）食管镜或胃镜检查（图 11-2）：一般发现异物则诊断成立，反之可除外食管异物。

四、诊断

详细询问病史、症状对正确诊断至关重要。患者有明显异物史，并伴有咽下困难、疼痛持续等症状，应考虑有异物存在，结合查体及相关辅助检查能明确诊断。

五、急诊处理

异物取出术是治疗食管异物可靠、有效的方法，诊断一经确立，应立即治疗，避免发生并发症。若异物长时间存留导致局部感染或组织坏死、穿孔时，应先用抗生素和支持治疗，综合制定异物取出方法。目前常用的方法有：

1．经食管镜异物取出术　食管镜为硬镜，对异物暴露较好，硬质食管镜下钳取异物更加有力、直接，适合嵌钝较紧的异物。食管镜对患者有体位要求，患者较痛苦。

2．经纤维食管镜或胃镜下食管异物取出　优点为：①镜体软、细，患者痛苦小，易于接受；②冷光源照明亮度高；③镜体可弯曲，患者亦可变动体位，便于异物取出（图 11-3，图 11-4）。

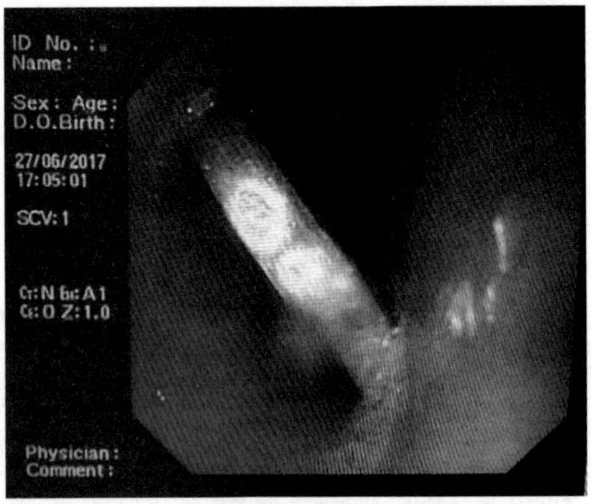

图 11-3　胃镜检查发现异物（硬币）

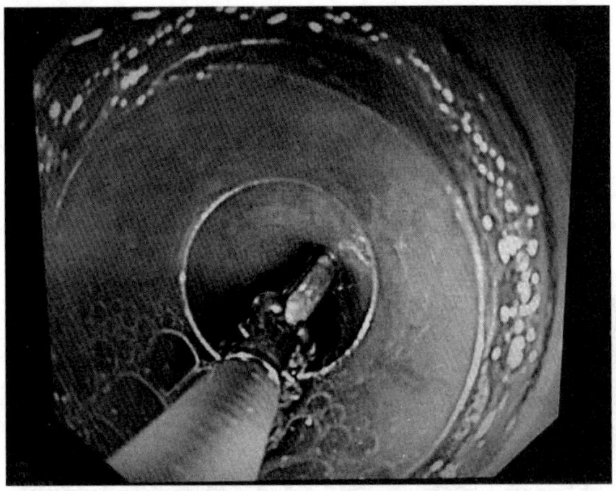

图 11-4　钳夹取出异物

3．经胸打开纵隔手术取异物　适用于异物嵌顿较紧，食管镜取出困难、食管穿孔与气管及主动脉关系密切经食管镜取异物风险极大，或穿孔伴感染及纵隔脓肿者。

> 考点提示：取出食管异物的常用方法。

第二节　上消化道出血

案例 11-1

患者，男性，64 岁，农民。患者 4 h 前呕血 400 ml，解黑便约 400 g，伴头晕、心悸、冷汗，无黑矇、晕厥。患者出血前一周由于农忙劳累，饮食没有规律而自感上腹部隐痛不适。体检：T 36.4 ℃，P 110 次 / 分，R 18 次 / 分，BP 90/60 mmHg，患者神志清，精神萎靡，面色苍白，中上腹轻压痛，肠鸣音活跃。血常规示：血红蛋白 110 g/L，白细胞 3×10^9/L，中性粒细胞 75%，血小板 12×10^{12}/L。

问题：

1. 患者目前的诊断考虑为什么？
2. 应采取哪些紧急治疗措施？

一、病因

上消化道出血（upper gastrointestinal tract hemorrhage）是指屈氏韧带以上的消化道，包括食管、胃、十二指肠、胆管及胰管的出血，也包括胃空肠吻合术后的空肠上段出血。大量出血是指在短时间内出血量超过 1000 ml 或达血容量 20% 的出血，在我国急性上消化道出血的最常见的三大病因依次是消化性溃疡、急性胃黏膜病变和食管 - 胃底静脉曲张破裂，以呕血和（或）黑便为主要症状，常伴有血容量减少引起的急性周围循环衰竭。急性大量出血死亡率约为 10%，60 岁以上患者出血死亡率高于中青年，为 30% ～ 50%。

➢ 考点提示：上消化道出血的常见原因。

二、临床表现

（一）症状和体征

1．呕血和黑便　呕血多呈棕褐色、咖啡渣样。出血量大时，可呕鲜红色或兼有血块。上消化道出血后均有黑便，如出血量很大，血液在肠内推进快，粪便亦可呈暗红色或鲜红色。

2．失血性周围循环衰竭　程度轻重与出血量及速度有关。少量出血可因机体的自我代偿而不出现临床症状。中等量以上的出血常表现为头昏、心悸、冷汗、恶心、口渴；体检可发现面色苍白、皮肤湿冷、心率加快、血压下降。大量出血可出现黑矇、晕厥，甚至休克。

3．发热　出血后 24 h 内常出现低热，持续数日至一周。少数大出血的患者可出现难以控制的高热，提示病情严重。原因不明，可能与失血后导致体温调节中枢的功能障碍有关。

4．氮质血症　分为肠源性、肾前性和肾性，一般不超过 14.3 mmol/L，24 ～ 48 h 达高峰，3 ～ 4 天降至正常。出血后血尿素氮浓度持续升高或一度下降后又升高，常提示为活动性出血或止血后再出血。

（二）实验室检查

1．血常规　在出血早期可因血管和脾代偿性收缩和血液浓缩而使红细胞和血红蛋白基本正常甚至升高，一般在急性出血 3 ～ 4 h 后开始下降，此时也应注意治疗过程中快速大量输液造成的血液稀释对血常规结果的影响，以正确评估出血程度。血小板、白细胞可因出血后的应激反应而在短期内迅速增加。

2．呕吐物隐血试验和粪便隐血试验强阳性。

3．血尿素氮　出血后数小时内开始升高，24 ～ 48 h 内达高峰，3 ～ 4 天降至正常。应同时测定血肌酐浓度，以排除原有肾疾病。

（三）特殊检查

1．胃镜检查　是诊断上消化道出血最常用、准确的方法，尤其是出血后 48 h 内的紧急胃镜检查更有价值。

2．X 线钡餐检查　此法在急性上消化道大出血时对出血病因的诊断价值有限。早期 X 线钡餐检查还可能引起再出血，故主张在出血停止和病情稳定数日后行 X 线钡餐检查。

3．选择性腹腔动脉造影　对于出血速度＞ 0.5 ml/min 的活动性出血，此法可能发现一些经胃镜或 X 线钡餐检查未能发现的出血病灶。同时可在该动脉插管内滴入垂体加压素收缩血管从而达到止血目的。

4．剖腹探查术　少数存在活动性大出血患者，经上述内科检查仍不能找到出血病灶者，可在输血和抗休克处理的同时行剖腹探查术，必要时可术中行内镜检查以明确诊断。

➢ 考点提示：上消化道出血的临床表现。

三、诊断

（一）详细询问病史

1．慢性上腹痛史，提示溃疡病、胃炎、胃癌及胃黏膜脱垂等。

2．肝炎、黄疸、血吸虫病或慢性酒精中毒史，应考虑食管 - 胃底静脉曲张破裂出血。

3．胆系疾病史，应怀疑胆道出血。

4．剧烈呕吐者，应怀疑食管贲门黏膜撕裂综合征。

5．长期大量使用损伤胃黏膜药物史，应考虑药物导致消化道出血。

（二）准确识别消化道出血

1．应与鼻出血、拔牙或扁桃体切除而咽下血液所致者加以区别。

2．应与肺结核、支气管扩张、支气管肺癌、二尖瓣狭窄所致的咯血相区别。

3．口服动物血块、骨炭、钡剂和某些中药可引起粪便发黑，应注意鉴别。

4．少数大出血患者在临床上尚未出现呕血、黑便而首先表现为周围循环衰竭，应想到消化道出血的可能。

（三）估计出血程度和周围循环状态

1．每日出血量＞ 5 ml 时，大便隐血试验可呈阳性。

2．每日出血量达 50 ～ 100 ml 以上，可出现黑便。

3．胃内积血量 250 ～ 300 ml 时，可引起呕血。

4．一次出血量不超过 400 ml 时，一般无全身症状。

5．出血量超过 500 ml，失血又较快时，可出现休克症状。

6．严重性出血指 3 h 内需输血 1500 ml，才能纠正其休克。

7．持续性出血指在 24 h 之内的 2 次胃镜所见均为活动性出血。

（四）以下情况可能提示出血未得到有效控制或发生再次出血可能

包括：①反复呕血，甚至呕血转为鲜红色，黑便次数增多、稀薄并呈暗红色，伴有肠鸣音亢进；②周围循环衰竭情况虽经积极抗休克处理未见明显改善，或好转后又恶化；③ RBC、Hb 及 HCT 持续下降，网织红细胞计数持续增高；④补液与尿量足够的情况下，血 BUN 持续或再次增高。

➢ 考点提示：上消化道出血的诊断及出血程度的判断。

四、急诊处理原则

（一）严密监测病情变化

卧床休息，保持安静，保持呼吸道通畅，出现大量呕血或伴有意识障碍时，应将头偏向一侧，避免呕吐血液阻塞气道而引起窒息。

（二）积极抗休克

尽快补充血容量是最主要的措施。包括：①建立大静脉通道，必要时放置中心静脉导管；②积极补充血容量，维持循环血流动力学稳定，可先输入生理盐水、林格液、右旋糖酐或其他血浆代用品；③具有以下输血指征时，应尽快输血补充血容量：进行性出血，有直立性低血压，SBP ＜ 90 mmHg，脉搏＞ 120 次 / 分，Hb ＜ 70 g/L，HCT ＜ 25%；④输液速度可根据中心静脉压和每小时尿量调节，老年患者应注意输液速度与心肺功能情况。

（三）控制出血

1．提高胃内 pH　常用的药物有组胺 H_2 受体拮抗剂（如雷尼替丁、法莫替丁、西咪替丁等）及质子泵抑制剂（如奥美拉唑、泮托拉唑、兰索拉唑等）。

2．局部止血措施　包括：①口服止血剂：去甲肾上腺素 8 mg 加于生理盐水或冰盐水 150 ml，分次口服（老年人勿用），凝血酶分次口服；②内镜止血：局部喷洒凝血酶等；凝固止血法，常用激光、微波、热探头和高频电凝；机械止血法：使用钳夹、球囊压迫或结扎法；③三腔二囊管压迫止血，用于食管 - 胃底静脉曲张破裂出血。

3．减少内脏血流量及门静脉压力的药物　生长抑素类，如奥曲肽、施他宁；垂体后叶素和血管加压素。生长抑素对食管静脉曲张破裂出血有迅速止血作用，近期疗效与硬化剂注射、三腔二囊管压迫相似，副作用较少，患者易于耐受。

4．手术治疗

（1）消化性溃疡出血手术指征：包括：①严重出血经内科积极治疗 24 h 仍不止血，或止血后短期内又再次大出血，血压难以维持正常；②年龄 50 岁以上，伴动脉硬化，经治疗 24 h 出血不止；③以往有多次大量出血，短期内又再出血；④合并幽门梗阻、穿孔，或怀疑有恶变。

（2）胃底 - 食管静脉曲张破裂出血：目前手术效果及远期疗效尚需进一步提高，应尽量选择创伤小的手术治疗方式。

➢ 考点提示：上消化道出血的急诊救治措施。

第三节　急性重症胰腺炎

案例 11-2

男，35 岁，自由职业，既往身体健康。3 天前与朋友聚会大量饮酒后出现持续中上腹疼痛，并向腰背部放射。伴恶心、呕吐胃内容物数次，吐后腹痛无明显缓解，无腹泻。到当地卫生院就诊，止痛及抗感染、止吐等治疗后，患者腹痛无明显缓解，并出现精神萎靡伴心悸、腹胀、呼吸困难及尿少。查体：T：38.0℃，P：120 次 / 分，R：33 次 / 分，BP：85/45 mmHg，腹部稍显膨隆，腹肌紧张，中上腹压痛及反跳痛明显，移动性浊音阴性，肠鸣音未闻及。双下肢轻度水肿。辅助检查：淀粉酶 612 U/L，肝功能：白蛋白 23 g/L，AST 120 U/L，ALT 64 U/L。肾功能：肌酐 182 μmol/L。血钙 1.35 mmol/L。血常规：白细胞 17.42×10^9/L，中性粒细胞 82.6%，Hb 105 g/L，PLT 53×10^9/L，CRP 180 mg/L。血气分析：pH 7.62，PCO_2 225 mmHg，PO_2：57 mmHg。

问题：

1. 患者腹痛的原因考虑为什么？
2. 目前应采取哪些治疗措施？

急性胰腺炎（acute pancreatitis，AP）是指多种病因（如共同通道梗阻、暴饮暴食及酒精因素、血管因素、感染因素、手术及外伤因素及其他因素等）引起的胰酶激活，继以胰腺局部炎症反应为主要特征的疾病。

急性胰腺炎分为轻症胰腺炎（MAP）和重症胰腺炎（severe acute pancreatitis，SAP）。重症急性胰腺炎是指具备急性胰腺炎的临床表现和生化改变且伴有下述4项临床表现之一的急性胰腺炎：①伴休克、肺功能障碍、肾功能障碍、消化道大出血等一个或一个以上器官功能障碍；②伴坏死、假囊肿或胰腺脓肿等局部并发症；③ Ranson 评分至少3分；④ APACHE Ⅱ积分至少8分。据相关流行病学数据，SAP 发病率占 AP 的 20%，男性多于女性，MAP 死亡率 < 1%，SAP 死亡率 > 10% ~ 20%。本节着重叙述 SAP 的快速诊断和急诊处理。

一、病因与发病机制

常见的病因有：①各种原因（结石、肿瘤、感染、Oddi 括约肌痉挛或狭窄等）导致胰管堵塞或胰液引流受阻，致早期消化酶酶原和细胞器内的溶酶体水解酶形成复合体，促使胰蛋白酶原等在腺细胞内被溶酶体水解酶激活，从而导致腺细胞自身消化。其中胆源性胰腺炎为胰腺炎发病的重要因素。②酒精中毒。③高脂血症。④邻近感染波及胰腺血供障碍等。SAP 的发病过程与各种致病因素作用下诱发的一系列器官和组织的炎性反应相关。SAP 的发病与加重主要涉及始动因素作用下胰腺细胞内酶激活和分泌受阻，导致胰腺细胞受损和胰腺血流减少，迅速累积全胰及胰周组织以及由此引发的全身炎症反应，继而损伤多个器官。脓毒症的持续时间和严重程度决定病情的严重程度，并影响预后。

➢ 考点提示：胰腺炎的常见发病原因。

二、病理

SAP 的主要病理改变为胰腺实质蛋白溶解，以及由脂肪溶解酶引起的局灶性脂肪坏死及炎细胞浸润。上述病变加上腺体血管内血栓形成和胰腺实质中血管破裂出血，共同形成多样性病理改变。其中既有灰白色坏死软化灶，又有灰黑色出血灶及黄白色脂肪坏死灶，呈灶性或弥散性分布于整个腺体。光镜下可见胰腺实质凝固性坏死灶，其周围存在炎细胞浸润、腺泡细胞受损和坏死后释出的酶原颗粒以及由此造成的血管损伤，血管壁坏死性炎变，血管腔内血栓形成，间质中充满红细胞及纤维蛋白。间质及胰腺周围脂肪坏死，空泡状脂肪细胞转变为粉红色、颗粒状及不透明结构。脂肪水解后，释放的脂肪酸与钙结合，形成嗜碱性钙盐沉积（皂化）。病程后期如有细菌侵入坏死区，可转变为脓性坏死灶或脓肿形成。其病变范围及病变类型取决于疾病的程度及持续时间。若患者存活，胰腺实质及间质渐渐发生纤维化，并常伴有钙化及不规则导管扩张，有时液化区由纤维组织形成囊壁而成为假性囊肿。

三、临床表现

（一）症状

1．腹痛　是急性胰腺炎的主要症状，位于上腹部，常向背部放射，多急性发作，呈持续性，少数无腹痛。常伴有剧烈呕吐，呕吐后疼痛不能缓解，一般止痛剂不能缓解。疼痛发生前多数患者有进食油腻食物、酗酒和暴饮暴食等诱因。

2．腹胀　在重症者中由于腹腔内渗出液的刺激和腹膜后出血引起麻痹性肠梗阻致肠道积气积液引起。

3．恶心呕吐　发作频繁，早期为反射性，内容为食物、胆汁，晚期由于麻痹性肠梗阻引起，呕吐物为粪样。

4．发热　常源于急性炎症，多为中度热，38 ~ 39℃之间，一般 3 ~ 5 天后逐渐下降。重型者则可持续多日不降，提示胰腺感染或脓肿形成，并出现中毒症状，严重者可体温不升，合并胆管炎时可有寒战、高热。

5．黄疸　原因可能为并存胆管结石引起胆管阻塞，或肿大的胰头压迫胆总管下端或肝功能受损出现黄疸，黄疸越重，提示病情越重，预后不良。

6．手足抽搐　为血钙降低所致，如血清钙＜ 1.75 mmol/L，则提示病情严重，预后差。

7．全身并发症　通过常规治疗症状缓解不明显，同时迅速出现急性呼吸窘迫综合征（ARDS）、休克、急性肾衰竭、心力衰竭与心律失常、胸腔积液或腹水、胰性脑病等（可能与病情严重度密切相关并提示预后不良）。

（二）体征

1．腹部压痛及腹肌紧张　在上腹或左上腹部，轻型者仅有压痛，不一定有肌紧张。重型者腹内渗出液多时，则压痛、反跳痛及肌紧张明显，范围亦较广泛，但不及溃疡穿孔那样呈“板状腹”。

2．腹胀　重型者腹胀明显，肠鸣音消失，呈现“安静腹”，渗出液多时可有移动性浊音，腹腔穿刺可抽出血性液体，其淀粉酶含量甚高，对诊断很有意义。

3．皮肤瘀斑　部分患者脐周皮肤出现蓝紫色瘀斑（Cullen 征）或两侧腰出现棕黄色瘀斑（Grey Turner 征），此类瘀斑在日光下方能见到，故易被忽视，为晚期表现。

4．少数患者因脾静脉栓塞而出现门静脉高压的相应体征。

5．腹部因液体积聚或假性囊肿形成可触及的包块。

6．其他相应并发症所具有的体征。

（三）辅助检查

1．白细胞计数明显升高，一般为（10 ~ 20）$\times 10^9$/L，如感染严重，则计数更高，并出现明显核左移。

2．血、尿淀粉酶及脂肪酶明显升高，强调血清淀粉酶测定的临床意义，尿淀粉酶变化仅作参考。血清淀粉酶活性高低与病情不呈相关性。要注意鉴别其他急腹症引起的血清淀粉酶增高。对于胰腺炎的诊断，血清脂肪酶价值优于淀粉酶。

3．炎性指标明显增高，C 反应蛋白（CRP）、血清白介素 6（IL-6）明显增高均提示体内严重炎症反应。持续升高提示胰腺组织坏死及预后不良。

4．低蛋白血症　迅速出现的低蛋白血症因毛细血管渗漏综合征所致。

5．血钙降低　重症患者可迅速出现血钙降低，血清钙常＜ 1.87 mmol/L。

6．血糖升高　血糖一般呈轻度升高，与应激反应有关；后期则为胰岛细胞破坏，胰岛素不足所致。若在长期禁食，血糖仍＞ 11.0 mmol/L（200 mg/d）则反应胰腺广泛坏死，预后不良。

7．CT 扫描　作为诊断急性胰腺炎的标准影像学方法。增强 CT 可协助判断胰腺坏死程度（图 11-5，图 11-6）。

➤ 考点提示：重症胰腺炎的临床表现。

四、诊断要点

根据发病前暴饮暴食、酗酒史、胆囊炎、胆石症和胆道蛔虫等相关病史；急性腹痛发作时伴有不同程度的腹膜炎体征，血、尿淀粉酶、脂肪酶明显升高，并能排除消化道穿孔和机械性肠梗阻等其他急腹症，可诊断为急性胰腺炎。急性胰腺炎伴有脏器功能障碍，或出现胰腺坏死、脓肿或假性囊肿等局部并发症或全身并发症兼有之，可诊断为 SAP。

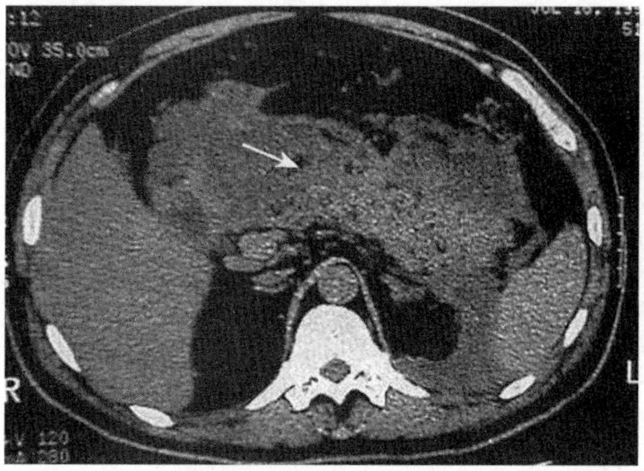
图 11-5 胰腺周围坏死

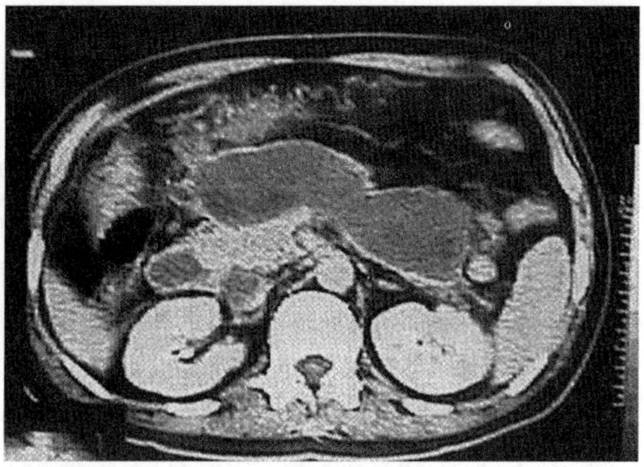
图 11-6 胰腺假性囊肿

五、治疗方案

一旦确定为急性重症胰腺炎，应在严密监护下尽早送往重症监护室进行监护治疗。主要治疗措施包括：

（一）病情监测

1．生命体征监测　包括：①心率、血压、血氧饱和度；②重症患者推荐监测中心静脉压，记录出入量；③动态观察腹部体征和肠鸣音改变。

2．尽快完成相关辅助检查　血、尿淀粉酶，脂肪酶、血、尿常规，粪便隐血，肝、肾功能、血糖，血脂，血清电解质，血气分析等实验室指标，以及胸、腹部 CT 或腹部超声。

（二）一般治疗

1．禁食、胃肠减压。

2．镇痛　可选用哌替啶、芬太尼等镇痛剂。

3．抑制胰腺外分泌和胰酶抑制剂等相关药物的应用。

(1) 生长抑素及其类衍生物，如奥曲肽等。

(2) H_2 受体拮抗剂或质子泵抑制剂，如兰索拉唑等。

(3) 早期足量应用蛋白酶抑制剂，如乌司他丁。

4．纠正水、电解质及酸碱平衡紊乱。

5．酌情选用改善微循环药物，如前列腺素、丹参等制剂。

6．对 SAP 患者可选择性使用免疫增强剂。

7．中医中药　如生大黄、清胰汤、大承气汤加减被临床实践证明有效。

（三）重症治疗

1．积极的液体复苏　早期液体复苏至关重要，积极的液体复苏应以迅速恢复血流动力学相关指标为目标，使 HR $<$ 90 次 / 分，MAP $>$ 65 mmHg，$SPO_2 > 65\%$，并使动脉血乳酸恢复至正常范围，红细胞比容（HCT）$\geqslant$ 47%。

2．针对炎症反应的早期处理　近年来各种研究及实验表明早期干预及阻止全身炎症反应综合征（SIRS）的进程，能明显降低器官功能衰竭的发生率。临床常用的减轻炎症反应的治疗措施包括腹腔灌洗、血液滤过和血浆置换、皮质激素的使用。

3．营养支持　在 AP 尤其是 SAP 中的治疗作用已得到普遍肯定。营养支持常贯穿于 SAP 的整个病程治疗中，对保护肠黏膜屏障功能，降低感染等并发症十分重要，可以明显改善疾病治疗效果。SAP 患者在血流动力学和心脏功能稳定情况下，应早期进行营养支持，初期的营养支持主要是肠外营养（PN），但应尽早过渡到肠内营养（EN）模式。目前认为，空肠内输注营养不增加胰液分泌。可在内镜或X线引导下将鼻空肠营养管放置到Treitz韧带下方，这是实施EN的关键。EN增加肠黏膜血流灌注和促进肠蠕动，维持肠屏障功能，是防止肠道衰竭的重要措施，对改善SAP患者的预后显得至关重要。

4．抗生素应用 包括：①对于轻症非胆源性急性胰腺炎不推荐常规使用抗生素；②对于胆源性轻症急性胰腺炎，或重症急性胰腺炎应常规使用抗生素；③经验性抗生素的使用，应首选抗菌谱以革兰氏阴性菌和厌氧菌为主，且脂溶性强并能有效通过血胰屏障者，推荐甲硝唑联合氟喹诺酮类药物为一线用药，疗效不佳时改用其他广谱抗生素如美罗培南等。

5．早期针对病因治疗

（1）胆源性SAP如胆道下段梗阻持续存在，可在生命体征相对稳定及严密监护下行ERCP+鼻胆管引流。

（2）高脂血症的治疗：可通过血浆置换或CRRT吸附的方式清除三酰甘油，尽快使三酰甘油至＜5.65 mmol/L的安全范围。

6．手术治疗 一般不主张早期手术治疗，只有在合并明确的威胁生命的胆道梗阻、胰腺脓肿或假囊肿继发严重感染、肠道坏死或穿孔、诊断不明，且生命体征相对稳定的情况下综合考虑是否手术治疗。

（四）并发症的处理

1．ARDS是SAP的常见并发症，处理包括镇痛镇静、机械通气和大剂量短程糖皮质激素的应用。目前提倡给予充分镇静镇痛后，使用小潮气量（6 ~ 8 ml/kg）、高PEEP和允许性高碳酸血症的治疗方案。

2．急性肾衰竭主要是CRRT治疗，维持水液及电解质平衡和血流动力学稳定。

3．低血压与高动力循环相关，处理包括密切的血流动力学监测、静脉补液及使用血管活性药物。

4．上消化道出血可应用制酸剂，如质子泵抑制剂、H_2受体拮抗剂。

➢ 考点提示：重症胰腺炎的主要治疗措施。

（程 壕）

自测题

一、名词解释

上消化道出血

二、选择题

1．患者男性，34岁，因“吃鱼后出现吞咽困难2 h”来诊。间接喉镜检查咽喉部未见鱼刺，但发现食管入口处有一异物，吞咽困难症状无缓解，首选方法

A．食管CT

B．食管镜检查并取出异物

C．Foley管法取出异物

D．颈部切开取出异物

E．抗炎治疗后手术治疗

2．气道异物梗阻的典型表现是

A．呼吸困难

B．高声大喊

C．平静呼吸

D．体温上升

E．吞咽困难

3．食管异物最严重的并发症是

A．食管气管瘘

B．纵隔气肿
C．大出血
D．纵隔炎
E．食管穿孔

4．适用于大多数年龄段，且最常用急救气道异物的手法是
A．海姆立克法
B．自行腹部冲击法
C．胸部冲击法
D．拍背法
E．冲胸法

5．患者意识丧失，通过开放气道等方式后发现异物短时间内难以取出，可通过以下哪种方法紧急开放气道
A．立即心肺复苏
B．静推肾上腺素进行抢救
C．雾化帮助排除异物
D．通过海姆立克（Heimlich）开放气道
E．气管切开或环甲膜穿刺等

6．上消化道出血的部位不低于
A．Treitz 韧带
B．子宫圆韧带
C．阔韧带
D．直肠侧韧带
E．十二指肠球部

7．上消化道出血最常见的病因是
A．肝硬化
B．胃癌
C．消化性溃疡
D．血友病
E．食道癌

8．下列除外哪项提示上消化道出血未止
A．反复呕血
B．肠鸣音亢进
C．血压不稳
D．干结样大便
E．解暗红色稀大便

9．三腔二囊管压迫止血过程中发生窒息的原因是
A．牵引过紧
B．胃气囊阻塞咽喉
C．食管气囊充气过多
D．血液反流入气管
E．气囊充气不足

10．大便隐血阳性说明出血量至少为
A．50 ml
B．5 ml
C．250 ml
D．800 ml
E．1000 ml

11．下列除哪种情况外说明消化道出血在继续或加重
A．反复呕血，甚至血转为鲜红色，黑粪次数增多、稀薄并呈暗红色，伴有肠鸣音亢进
B．周围循环衰竭表现经积极处理未见明显好转，或好转后再次恶化
C．RBC、Hb 及 HCT 持续下降，网织红细胞计数持续增高
D．补液与尿量足够的情况下，血 BUN 持续或再次增高
E．腹痛伴呕吐胃内容物多次，并解成形柏油样大便

12．上消化道出血常用的改变胃内 pH 的药物有
A．奥美拉唑
B．阿司咪唑
C．伊曲康唑
D．替硝唑
E．氟康唑

13．哪项检查是诊断上消化道出血最常用、准确的方法
A．腹部 X 线平片
B．腹部 CT
C．胃镜
D．食管镜
E．腹部 MR

14．我国急性胰腺炎最常见的病因是
A．药物
B．自身免疫异常
C．胆道疾病
D．高脂血症
E．酒精

15．下列因素中，最有可能诱发急性胰腺炎的是

A．高血脂
B．高血糖
C．高尿酸
D．高血钾
E．高血钠

16．急性胰腺炎所致腹痛的常见放射部位是
A．左上臂内侧
B．左腰背部
C．下腰骶部
D．左下颌部
E．左肩部

17．出血坏死性胰腺炎时的 Cullen 征是指
A．全腹皮肤呈灰紫色斑
B．脐周皮肤呈灰紫色斑
C．肋腹皮肤青紫
D．脐周皮肤青紫
E．脐周皮肤红斑

18．急性胰腺炎最常见的并发症是
A．上消化道大出血
B．血栓性静脉炎
C．胰腺假性囊肿
D．胰腺脑病
E．急性肾衰竭

19．诊断急性胰腺炎最广泛应用的化验指标是
A．血清淀粉酶
B．血清淀粉酶的同工酶
C．血糖
D．血清胆碱酯酶
E．血清钙

20．对重症急性胰腺炎的诊断最有意义的检查是
A．腹部增强 CT
B．血清脂肪酶
C．血清淀粉酶
D．尿淀粉酶
E．腹部 B 超

21．有助于重症急性胰腺炎诊断的表现是
A．腹水
B．低钙血症
C．心力衰竭
D． Cullen 征
E．以上都是

三、问答题

1．气管支气管异物的常见并发症有哪些？如何预防？
2．怎样评估上消化道出血的程度？
3．上消化道出血的急诊处理原则有哪些？
4．重症急性胰腺炎的症状有哪些？

第十二章

常用急救技术

第十二章数字资源

思政之光

学习目标

1. 说出各种急救技术的原理、操作方法。
2. 列举各种急救技术的适应证与禁忌证。
3. 分析各种急救技术操作的注意事项和并发症。
4. 熟练运用各种急救技术为急症患者制订抢救计划。

第一节 通 气 术

案例 12-1

老王患老年痴呆症 2 年余，近来行走不能，终日卧床，吃饭时候吞咽功能也明显下降。今天早餐老伴喂他吃煎饼时，老王突然出现晕厥，面色苍白，口唇发绀。

问题：

1. 老王可能发生了什么？
2. 假如你在现场，应如何施救？

保持患者呼吸道通畅的急救技术称为通气术（ventilation）。其常用方法包括气道异物排除法、口咽通气道、鼻咽通气道、气管插管术与气管切开术、环甲膜穿刺与切开术等。

一、气道异物排除法

气道异物排除法是指应用人工手法将进入气道的异物排出体外的方法。异物进入气道内，可引起气道完全或不完全梗阻。完全梗阻者将导致急性通气功能障碍，严重者可迅速窒息、死亡。不完全梗阻会造成部分性通气障碍、肺部感染或者机化。因此，必须尽快排除异物，才能挽救生命，避免并发症。气管异物多见于儿童，也可见于成人。

（一）不完全性梗阻

1．发病机制　异物较小，进入气道后可以随呼吸上下移位，造成不完全性气道梗阻。

2．临床表现　患者有显著的呛咳，部分患者呈“吸气三凹征”的吸气性呼吸困难表现，伴喘鸣音，当异物因呛咳排除或者下行至细支气管，患者呛咳症状消失。

3．诊断依据　有异物接触史，有明显的呛咳，可伴吸气性呼吸困难，或伴喘鸣音。

4．急救方法　首先采用以下方法排除异物，若无效，应送到医院用纤维支气管镜取出异物。

（1）成人叩背法：主要用于各种原因引起的成人气道不完全性梗阻。手法：嘱患者站立，上半身前倾，急救者一手托住患者胸骨，使患者呈头低胸高位，然后以掌根部叩击患者肩胛间区，使气道异物排除。

（2）婴幼儿拍背法：主要用于各种原因引起的婴幼儿气道不完全性梗阻。手法：将婴幼儿置于施救者胳膊上，以手固定好头颈部，呈头低胸高位，同时用手掌根部连续拍击其肩胛间区数下，可使异物排出（图 12-1）。如果无效，可以翻转再用腹部冲击法交替进行。

（3）腹部冲击法：此法适用于意识清楚的成人或儿童患者。患者取立位或坐位，抢救者站在患者的背后，两臂环绕患者的腰部，令患者弯腰，头部前倾。一手握空心拳，拇指拳眼顶住患者脐与剑突之间。另一手紧握此拳（儿童只用双手的两指），突然、连续、快速向内、向上冲击（儿童冲击力度酌减），嘱患者上身前倾，抬头张口，以便异物排出（图 12-2）。

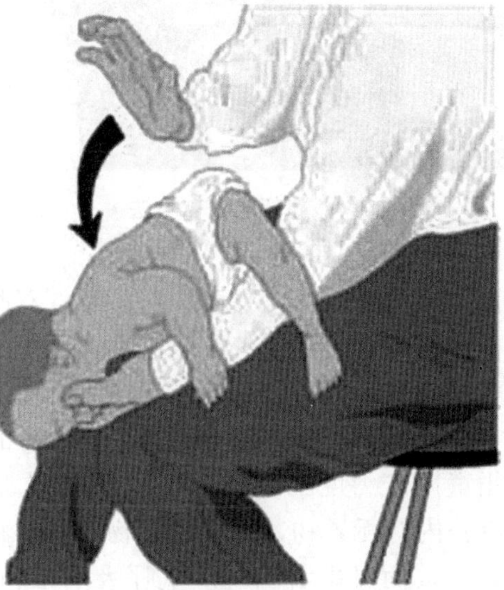

图 12-1　婴幼儿拍背法

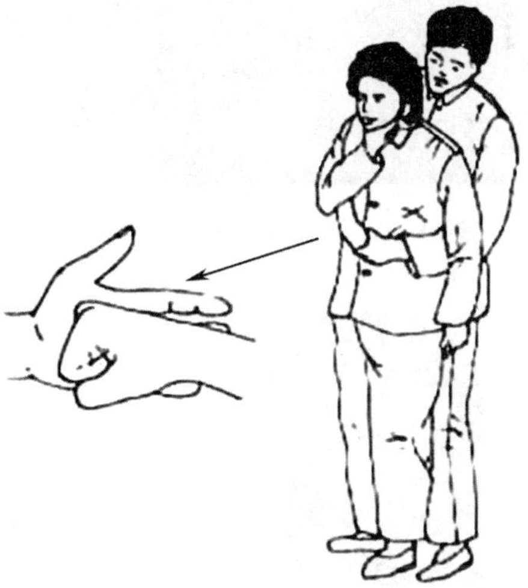

图 12-2　腹部冲击法

（4）胸部冲击法：此法适用于意识清楚的身体肥胖或妊娠后期患者。患者取立位或坐位，抢救者站在患者的背后，两臂从患者腋下通过，环绕胸部。一手握空心拳，拇指拳眼顶住患者胸骨中部。另一手固定拳头，突然、连续、快速、用力向后方冲击胸骨，直至气道内异物排出（图 12-3）。

（5）自救法：由患者自己操作。可一手握住另一手的拳头，拳眼置于脐与剑突之间，突然、连续、快速向腹部的后上方冲击，反复几次，直至异物排出。也可稍稍弯下腰，使上腹对准椅背、桌子边缘或扶手栏杆等，使之快速向上冲击上腹部（图 12-4），反复冲击，直至异物排出。

（二）完全性梗阻

1．发病机制　异物较大，进入气道可造成气道完全性梗阻。

2．临床表现　患者立刻出现极度吸气性呼吸困难，挣扎不安，面色苍白，口唇发绀，不能说话、呼吸与咳嗽，小儿不能哭出声音，成人往往不由自主用手抓颈前部，呈一手“V”字状紧贴于颈前喉部（图 12-5）。很快出现意识不清，甚至意识丧失。

3．诊断依据　有异物接触史，短时间出现意识障碍，口唇发绀，呼吸极度困难或者无呼吸，儿童不能哭出声，成人不能说话，常呈现手抓颈前部的特殊姿态。

4．急救方法　患者尚无意识障碍时，可行立位或坐位腹部冲击法；当患者出现意识丧失时，应一边呼救，启动急救医疗服务系统，一边给予患者仰卧位腹部冲击法（图 12-6）：立即

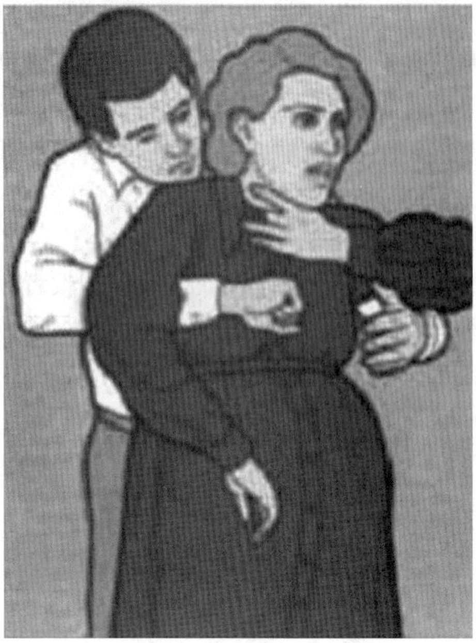

图 12-3　胸部冲击法

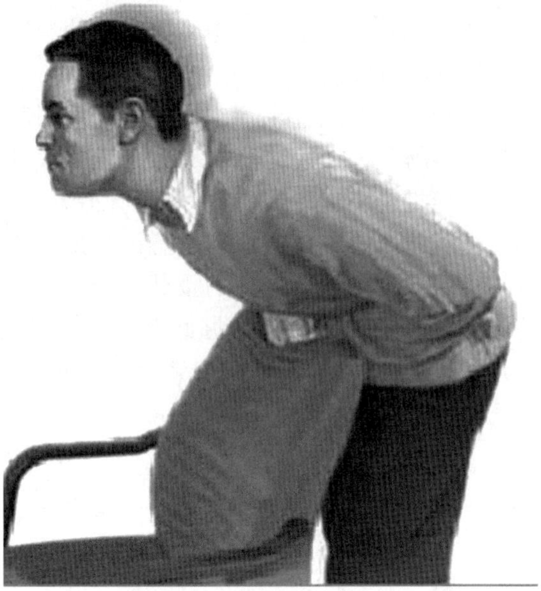

图 12-4　腹部冲击自救法

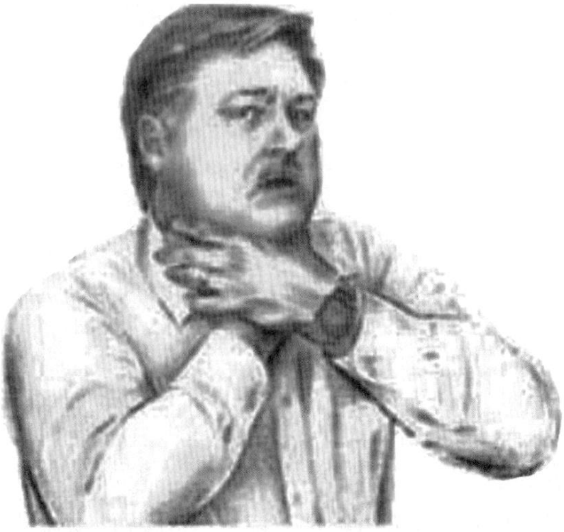

图 12-5　气道完全梗阻表现

将患者置于仰卧位，抢救者面对患者，双膝骑跨在患者的两腿外侧，用一手掌根部置于患者脐与剑突之间，另一手重叠其上（儿童只用双手的两指），抢救者予快速、连续用力冲击患者的上腹部（儿童冲击力度酌减）。冲击 5 ~ 6 次后，应检查口腔内有无异物，如发现异物应及时将其清除，如无效而且患者出现严重呼吸困难和发绀，应迅速做环甲膜穿刺术，以解除气道梗阻带来的严重缺氧，如果患者出现呼吸心跳骤停，则实施心肺复苏术，等待 120 急救人员到达送到医院进一步抢救。

（三）气道异物的预防

1．教育儿童　进食时不可以讲话、嬉笑、走动、玩耍或做其他运动；玩耍时不可以口含小、圆、滑的物品如坚果、硬币、弹珠或纽扣等。

2．对于患过脑血管病或已经痴呆的老人，以及平时易呛咳的老人，在自行进食时要随时提醒他们细嚼慢咽；需喂食者，一定要把固体食物弄成小块儿，喂饭时一定要确认上一口已经

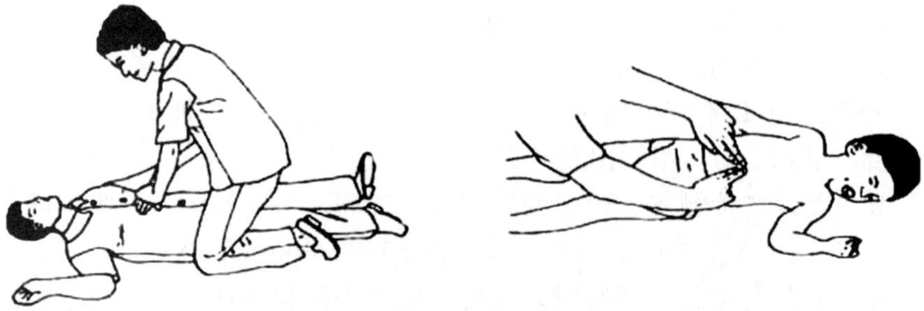

图 12-6　仰卧位腹部冲击法

完全咽下，才能喂下一口，切不可操之过急。

3．在吃汤圆、果冻类光滑食物时要注意，千万不要一口吞下。

4．对于昏迷患者和酒精中毒者（醉酒），要使其采取侧卧位或仰卧位头偏向一侧，加强看护，以防止呕吐误吸。

➢ 考点提示：如何预见及判断气道异物的发生？

二、气管插管术

气管插管术（endotracheal intubation，EI）是指将一特制的气管内导管经声门置入气管的技术，这一技术能为气道通畅、通气供氧、呼吸道吸引和防止误吸等提供最佳条件。因此，是目前控制气道最理想和最常用的方法。根据是否引导及途径分为盲插法、普通喉镜气管插管、可视喉镜引导下经口气管插管、纤支镜引导经鼻气管插管法等。这里介绍最常用的经口明视气管插管术。

（一）适应证

1．呼吸骤停需要紧急建立人工气道行机械通气治疗。

2．各种原因的上呼吸道阻塞，经手法处理无效，或者上气道损伤、狭窄、食管气管瘘等影响通气，需建立人工气道时。

3．严重低氧血症和或高碳酸血症需要机械通气。

4．不能自主清除上气道分泌物、胃内反流物或者出血，有误吸风险；下气道分泌物过多或者出血需要反复吸引。

5．外科手术和麻醉。

（二）禁忌证

1．喉部病变如喉头严重水肿、喉头急性炎症及咽喉部脓肿。

2．胸主动脉瘤压迫气管。

3．颈椎骨折者。

4．下呼吸道分泌物潴留难以从插管内清除者。

（三）术前准备

1．患者准备　向患者及家属解释气管插管的目的和可能的风险，以取得患者与家属的理解与配合，并签署知情同意书。清除口鼻咽腔分泌物，取活动义齿或者拔除松动牙齿，清醒患者适度喷入 1% 丁卡因或者利多卡因表面麻醉。牙关紧闭者给予肌松剂。

2．用物准备　喉镜 1 套、气管导管 2 ~ 3 支、导管芯 1 根、牙垫 1 个、无菌吸痰管 2 根、咽喉喷雾器、听诊器、呼吸支持设备（如球囊面罩、简易呼吸机等）。检查气管插管用物，喉镜光源明亮。选择合适型号的气管导管，导管气囊充气无漏气，并将管芯插入气管导管以塑形，确保管芯末端离气管导管开口 0.5 cm。必要时使用石蜡油润滑。

3．操作者准备　操作者戴好口罩、帽子，戴无菌手套。

（四）操作方法

主要用经口腔明视气管插管术，操作方法见图 12-7。

1．患者仰卧位，肩背部垫高约 10 cm，使口腔、咽部、气管三条轴线尽量呈一条直线。操作者位于患者头侧，以右手分开患者口角，左手持喉镜自患者右侧口角置入镜片，同时将舌体推向左侧，再把镜片移至正中，见腭垂（悬雍垂）。沿舌背弧度将镜片再稍向前置入咽部，即可见到会厌。

2．见到会厌后，如用直喉镜片，将其置入会厌的喉面挑起会厌，以显露声门；如用弯喉

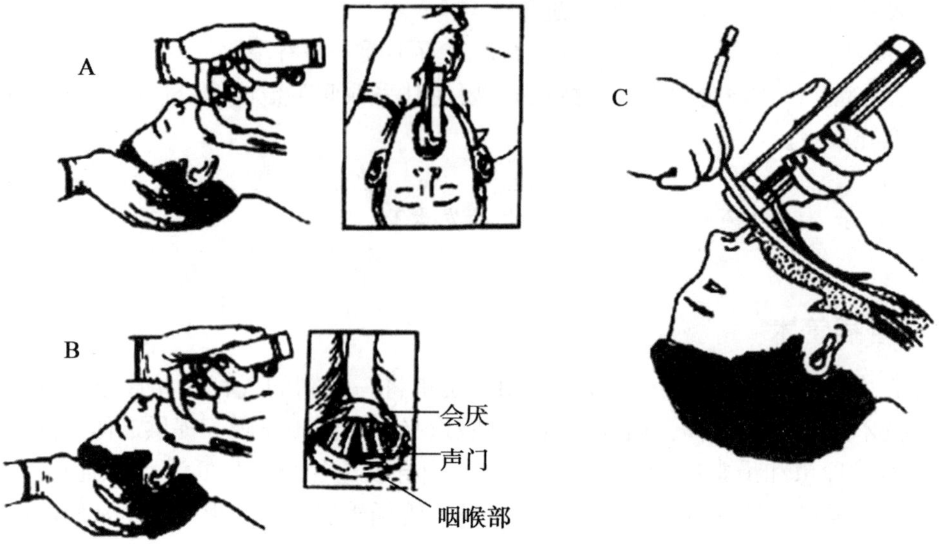

图 12-7 经口明视气管插管法

镜片，只需将其远端伸入舌根与会厌咽面间的会厌谷，再上提喉镜，使会厌向上翘起，紧贴镜片而显露声门。

3．以右手拇指、示指及中指如持笔式拿气管导管，沿喉镜右侧送入口咽部，对准声门轻旋导管进入气管内，当导管尖端入声门后，应拔出管芯后再将导管插入气管内。导管插入气管内的深度判断：成年男性导管尖端至门齿的距离为 22 ～ 24 cm，成年女性为 20 ～ 22 cm，一岁以上小儿气管导管插入深度为 12.0 +（年龄 /2），新生儿插入深度：公斤体重 + 6 cm。

4．插管后要确定导管已进入气管内。确定方法：①人工呼吸时听诊双侧胸部可听到清晰呼吸音；②人工呼吸时可见双侧胸廓起伏明显，腹部无明显膨隆；③患者呼气时可见气管导管内壁出现“白雾”样变化，吸气消失；④有条件者可监测呼吸末二氧化碳浓度量化波形图，以确定和监测导管位置是否正确；⑤拍胸片以确定导管位置。

5．先确认导管位于气管内，再予气囊充气（5 ～ 10 ml），放置牙垫，退出喉镜，将导管和牙垫一起固定于面颊，可连接球囊面罩或者呼吸机施行呼吸支持。

➢ 考点提示：确定气管导管在气管内的方法。

（五）注意事项

1．插管前最好给患者吸入纯氧 1 ～ 2 min，改善缺氧状态。

2．根据年龄、性别、体格选择合适的气管导管。气管导管型号以导管内径区分。小儿气管导管内径可根据公式估计：导管内径（mm）= 4.0 +（年龄 /4）。成年男性一般选用 7.0 ～ 8.5 mm 的导管，女性一般用 7 ～ 8 mm 的导管。

3．术前应检查患者有无活动义齿和已松动的牙齿，将其去除或摘掉，以免在插管时损伤或脱落，滑入气道引起窒息而危及生命。

4．应将喉镜着力点始终放在喉镜片的顶端，并采用上提喉镜的手法，严禁将上门齿作为支点，否则极易碰落门齿。

5．动作轻柔，以免损伤气道。待声门开启时再插入导管，避免导管与声门相撞，以保护声门、喉部黏膜，减少喉头水肿的发生。

6．完成插管后，要判断导管是否在气管内，核对导管插入的深度并要固定好导管。查房时关注导管深度的变化，避免导管扭曲移位。

7．现在气管导管多采用低压高容气囊，气囊充气 5 ~ 10 ml，气囊内压力可以用测压仪监测，一般保持在$< 25\ cmH_2O$。

> 考点：气管插管的注意事项。

（六）气管插管的并发症

1．可引起剧烈呛咳、憋气或支气管痉挛，有时由于自主神经系统过度兴奋而产生心动过缓、心律失常，甚至心跳骤停或心动过速、血压升高、室性期前收缩、心室颤动。

2．气管插管的动作过猛，可引起牙齿脱落，或者鼻腔、口腔出血。

3．气管导管的管径过粗，可引起喉头水肿；插入的气管导管管径过细，可增加气道阻力，从而引起通气功能不畅。

4．气管插管插入到一侧的支气管内，可引起对侧的肺不张，从而影响肺通气。

> 考点提示：气管插管的并发症及预防。

三、环甲膜穿刺术

环甲膜穿刺术（cricothyroid membrane puncture）是施救者用穿刺针，从环甲膜处刺入，建立新的呼吸通路，快速解除呼吸道梗阻和（或）窒息的急救方法。它可为患者赢得抢救时间，是现场急救的重要方法。

（一）适应证

1．各种原因导致的上呼吸道完全或不完全性梗阻。

2．气管插管有禁忌或失败，病情紧急需快速开放气道。

（二）禁忌证

1．严重出血倾向。

2．已明确呼吸道梗阻发生在环甲膜水平以下时，不宜行环甲膜穿刺术。

3．3 岁以下小儿不宜做环甲膜切开。

（三）用物准备

环甲膜穿刺包、16 号粗针头、有条件时可以备治疗盘（聚维酮碘、棉签、手套）。

（四）操作方法

1．患者仰卧位，头正中位并使头后仰。

2．常规消毒，术者用示指、中指固定环状软骨两侧，以穿刺针垂直刺入环甲膜（甲状软骨与环状软骨之间正中凹陷处，图 12-8）。有落空感，回抽有空气抽出则穿刺成功。

3．患者可有咳嗽等刺激症状，呼吸道梗阻的症状如呼吸困难、口唇发绀随之缓解。

（五）注意事项

1．穿刺时进针不要过深，避免损伤气管后壁黏膜。

2．穿刺不能偏离中线，以免损伤大血管造成出血。

3．一定要确定穿刺针针尖在气管腔内才能注射药物。

4．环甲膜穿刺术作为一种应急措施，应争分夺秒，穿刺针不宜留置过久（一般< 24 h）。

四、经皮穿刺气管造口术

传统气管切开术需由耳鼻喉科医生或者神经外科医生操作，创伤大，耗费时间长。目前急

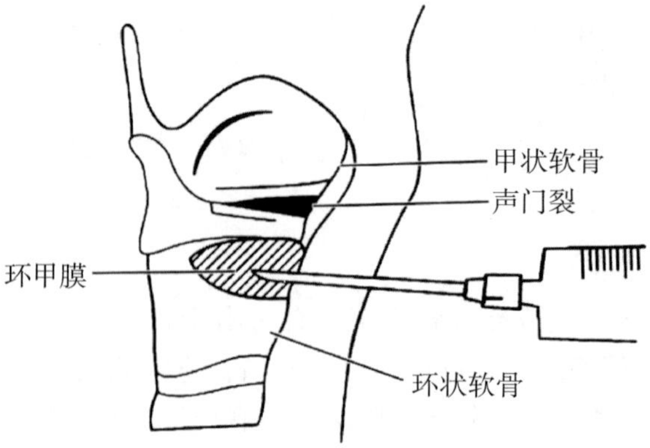

图 12-8　环甲膜穿刺术

诊重症学科向着微创方向发展，经皮穿刺气管造口术为新型微创手术（图 12-9），具有操作方法简便、创伤性小、床边即可开展等特点。能迅速解除呼吸道梗阻，确保呼吸道通畅，改善呼吸，便于分泌物从气道吸出，便于给氧或行机械通气。

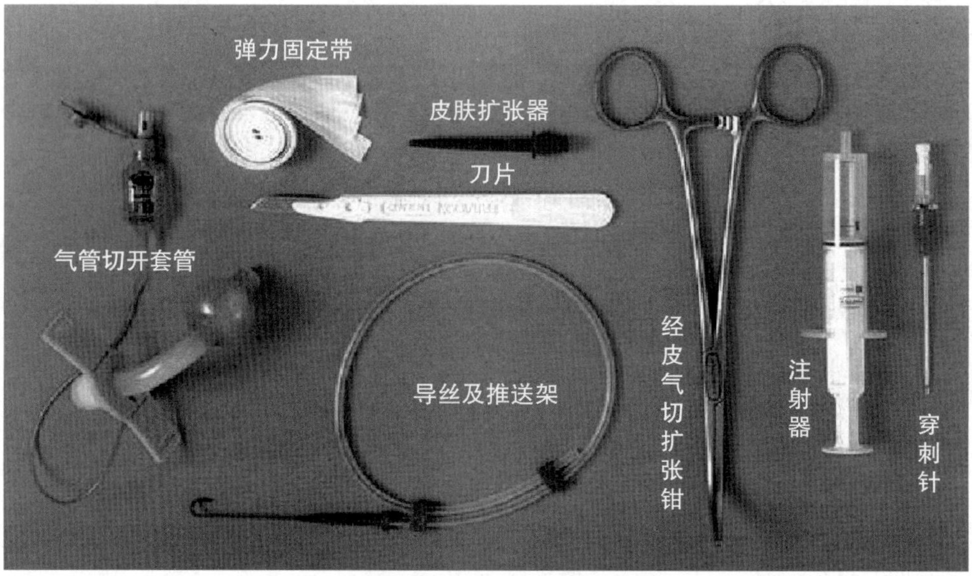

图 12-9　经环甲膜气管造口术专用包

（一）适应证

1．上呼吸道梗阻。

2．气管保护性机制受损。

3．昏迷、胸部外伤、胸廓活动或呼吸活动受限、胸腹手术后等各种原因导致气管分泌物潴留。

4．实施机械通气。

5．其他手术的前置手术。

6．已经行气管插管，但需较长时间保留人工气道或机械通气治疗的。

（二）禁忌证

1．颈部粗短肥胖，颈部肿块或解剖畸形。

2．颈部创伤或手术史。

3．甲状腺弥漫性肿大。

4．局部软组织感染。

5．严重凝血障碍。

（三）用物准备常规器械及药品准备

氧气、吸引器、面罩、喉镜、气管插管、气管切开包、经皮气切套件（图 12-9）、抢救药品、检查气管切开导管气囊有无漏气。给予患者适当镇静镇痛。

（四）操作方法

1．患者为正中仰卧位，头后伸，肩部垫高，下颏、喉结、胸骨上切迹三点一线。选第 1 与第 2 或第 2 与第 3 气管软骨间隙，常规消毒铺巾，利多卡因局麻后在穿刺点做一长约 1.5 cm 的横行切口至皮下。

2．将针芯放入穿刺套管，后接注射器，在选定穿刺点垂直进针，有明显突破感后回抽注射器，若顺利抽得气体，证明穿刺针在气管内。

3．取出针芯，经套管放入导丝，确保至少有 10 cm 以上的导丝进入气管。

4．拔除穿刺套管，沿导丝放入扩张器，扩张皮下组织，避免过深，损伤气管后壁。固定好导丝的位置，避免滑出。

5．沿导丝头端推下扩张钳，分 2 ～ 3 次，依次扩张皮下组织和气管前壁，注意扩张钳尖端的角度和方向，此过程应注意固定好导丝的位置，避免导丝滑脱和打折。

6．沿导丝置入气管套管，拔除导丝，及时吸净穿刺处的痰液和血液。

7．气囊充气，固定带固定气管套管。气管切开护理常规，定时消毒，更换敷料。

8．如果采用螺旋扩张导管，步骤 6/7 改为沿导丝放入扩张器，顺时针旋转扩张器，前端指向气管后壁略向脚端，旋进 1 ～ 2 个螺纹后，略向上提螺旋扩张器，继续顺时针旋转扩张器扩张气管前壁。避免插入过深，以防损伤气管后壁。固定好导丝的位置，避免滑出。其余步骤同扩张钳法。对有气管插管需行经皮气管切开术的患者，应在皮肤切开穿刺气管前退出气管内导管至穿刺点上方，待气管套管完全送入气管远端后，再拔出气管插管。

（五）注意事项

1．防治并发症　并发症包括：出血、气胸、空气栓塞、皮下气肿和纵隔气肿、导管误入假道、切口感染和气道梗阻等，规范操作和良好护理基本可以避免以上并发症。

2．积极预防意外拔管　正确、牢靠固定气管切开管并每日检查；定时检查气管切开管深度；对于烦躁患者，给予适度镇痛镇静，使用约束带；呼吸机管道不宜固定过牢，以防止患者翻身或头部活动时导管被牵拉而脱出。

五、传统气管切开术

操作步骤可以参考相关专业的手术学。

（闫伟华）

第二节　氧气疗法

案例 12-2

老王患慢性阻塞性肺气肿 10 余年，每逢秋冬季节咳嗽咳痰，甚至伴有喘息。近来行走不足 100 米即出现胸闷、气短，纳差，有时候还出现轻度双下肢水肿。今天早餐老伴发现老王口唇轻度发绀，呼吸较前明显费力，说话含混不清，莫名其妙。

问题：

1. 老王可能发生了什么？
2. 假如你是首诊医师，应如何施救？

氧气疗法（oxygen therapy，简称氧疗）是通过增加吸氧浓度来纠正患者缺氧状态的治疗方法。其有两种含义：①各种可以增加吸入氧浓度的措施，包含机械通气和高压氧疗法；②通过简单的连接管道，在常压下增加吸入气体的氧浓度。一般指后一种含义。氧疗可提高动脉氧分压，改善因血氧下降造成的组织缺氧，使脑、心、肾等重要脏器功能得以维持；也可减轻缺氧时心率、呼吸加快所增加的心、肺负担。

一、氧疗的目的

提高吸入气体的氧气浓度，尽可能满足机体组织的氧需求，纠正组织缺氧，改善细胞代谢，促进组织细胞的功能恢复。增加氧供可以降低机体的通气要求，从而降低呼吸做功，同时也可以降低循环系统的缺氧代偿反应、减少心肌做功。

二、氧疗的原则

以最小供氧量获取预期治疗效果。患者不吸氧也能维持足够动脉氧合时应停止氧疗。测定动脉血气分析是指导氧疗的重要方法。监测脉搏血氧饱和度（SpO_2）是临床常用的方法。$SpO_2 \geqslant 95\%$ 可排除低氧血症；$< 90\%$ 时，提示呼吸衰竭、严重缺氧，应予氧疗。

三、氧疗的适应证

（一）换气障碍

主要病变为弥散障碍，早期只缺氧无二氧化碳潴留，可通过提高吸入氧浓度来纠正缺氧，不会引起二氧化碳升高。

1. 急性上呼吸道梗阻性疾病　气管异物、急性会厌炎、急性喉炎。
2. 肺泡和肺间质性疾病　肺结核、肺炎、肺水肿、肺肿瘤。
3. 肺血管性疾病　肺栓塞、肺动静脉瘤、原发性肺动脉高压、低心排综合征。
4. 急性呼吸窘迫综合征。

（二）通气障碍

不仅缺氧，还有二氧化碳潴留，必须改善通气以排出二氧化碳，给予低浓度氧，吸入高浓度氧将造成二氧化碳浓度进一步升高。包括：

1. 慢性气道阻塞性疾病　慢性支气管炎、哮喘、支气管扩张和慢性阻塞性肺气肿等。
2. 中枢神经系统疾病　安眠药中毒、脑血管意外、病毒性脑炎、头外伤等。
3. 周围神经及呼吸肌疾病　多发性神经炎、重症肌无力、有机磷农药中毒、低钾血症等。
4. 通气限制性疾病　胸廓畸形、胸外伤、血气胸、腹水、巨大腹内肿物等。

（三）耗氧量增加

高热、甲状腺功能亢进、高强度脑力劳动如围棋比赛等。

（四）非低氧血症引起的组织缺氧

如孕妇胎儿宫内窘迫、急性高原病、贫血等，低血压或者肺淤血的心脏病，在循环改善之前给予吸氧可以减轻心脏负担。

（五）长期低流量吸氧的适应证

慢性阻塞性肺疾病（COPD）、肺动脉高压、肺心病、继发性血红蛋白增多等。

四、氧疗的种类

（一）根据吸入氧浓度的控制程度分类

1．控制性氧疗　指吸入氧浓度控制在 25% ~ 29%，只要 PaO_2 > 60 mmHg 即可，主要用于缺氧伴有二氧化碳潴留的呼吸衰竭患者，如慢性阻塞性肺疾病，因为严重二氧化碳潴留者，呼吸中枢对二氧化碳刺激已不敏感，呼吸兴奋性的维持依赖于缺氧刺激，高浓度给氧消除了缺氧对呼吸中枢的驱动作用，故而抑制呼吸中枢。

2．非控制性氧疗　吸氧浓度无需严格控制，可根据病情需要调节给氧浓度，以解除低氧血症，氧浓度可达 40% ~ 60%，适用于无通气障碍的患者。

（二）根据 FIO_2 的高低分类

1．低浓度氧疗　吸入氧浓度< 30% 的氧疗。长程家庭氧疗多采用低浓度吸氧，指一昼夜持续吸氧 15 h 以上，吸入氧浓度为 24% ~ 28%，使 PaO_2 > 60 mmHg 的一种疗法。适用于明显低氧血症的慢性阻塞性肺疾病、睡眠呼吸暂停综合征等。

2．高浓度氧疗　吸入氧浓度> 60% 的氧疗。适用于 V/Q 失调、右向左分流、急性呼吸衰竭、一氧化碳中毒等严重缺氧，而无二氧化碳潴留者。但应注意：吸入高浓度氧应小于 24 h，吸入 100% 的氧应小于 8 h，否则易引起氧中毒。

3．中浓度氧疗　吸入氧浓度介于前两者之间。

（三）根据气压高低分类

1．常压氧疗　指在 1 个大气压下的氧疗。

2．高压氧疗法　指将患者置于高于一个大气压的环境里，吸入 100% 的氧治疗疾病的过程，称为高压氧治疗。

知识链接

高压氧适合于：急性一氧化碳中毒及中毒后迟发性脑病；其他有毒气体急性中毒（如硫化氢、光气、二氧化氮、氨气、氢气、甲烷、沼气、液化石油气、二氧化碳等）；氰化物、亚硝酸盐、苯、苯胺、汽油等有毒物质、药物急性中毒；高原病；急性减压病；急性气体栓塞症；气性坏疽及其他厌氧菌或需氧菌与厌氧菌混合感染（放线菌病等）；颅脑、脊髓及周围神经损伤；急性缺血性脑血管病；心肺复苏后脑功能恢复（脑复苏）；窒息缺氧（烟熏、溺水、电击、麻醉意外等）；动脉栓塞症（脑、肾、肠系膜、视网膜等动脉）；动脉吻合术后，断端供血不良；断肢再植、植皮术后，断肢、皮瓣生长不良；新生儿窒息；突发性耳聋；慢性牙周病；急性眼底供血障碍等。

五、氧疗的方式

（一）鼻导管或鼻塞给氧法

该法是用细橡胶管经鼻腔插至咽部腭垂后方，置入深度相当于患者耳垂至鼻翼的距离，或用塑胶鼻塞置于一侧鼻前庭给氧。氧流量一般< 7 L/min，给氧浓度 50% 以下。流量过大会刺激鼻黏膜，患者常无法忍受，为减少气流冲击，导管远端侧壁可旁开多个小孔，以分散气流。鼻塞法较导管法能减少气流对黏膜的刺激，此法缺点是吸氧浓度不稳定，易受潮气量大小及

呼吸频率的影响，如潮气量大、频率慢，则吸入氧浓度高，反之则低，张口呼吸亦可使氧浓度下降。鼻导管（或鼻塞）吸入氧浓度的计算方法为：吸入氧浓度（%）= 21 + 4× 氧流量（L/min）。目前也用双侧鼻孔插管法给氧，将特制双侧鼻管一端连接输氧管，两鼻管分别插入两个鼻孔，深入约 1 cm，用带子缠绕至枕后固定。

（二）面罩给氧法

根据构造不同，面罩分为普通吸氧面罩、可调式吸氧面罩、可调式通气面罩、无重复吸氧面罩等（图 12-10）。该法是用口鼻面罩给氧，可给予高浓度氧而无刺激性，比鼻导管给氧舒服，但存在进食和排痰不便、吸入氧浓度不恒定等缺点。

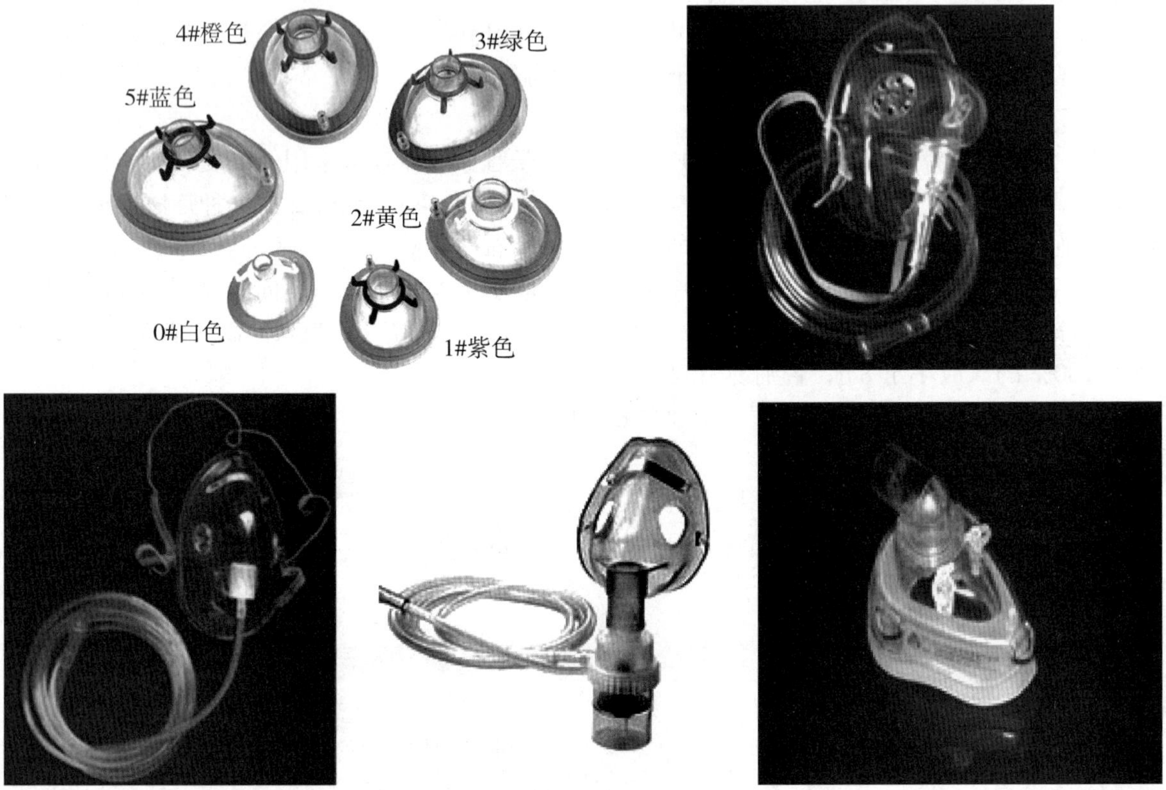

图 12-10　各种面罩

（三）氧气帐法

该法是用特制的氧气帐或透明塑料薄膜制成帐篷，其大小为病床的一半，下面塞于床褥下，将帐幕封严。使用时患者头胸部在帐内，氧气经过湿化瓶由橡胶导管进入帐内，氧气流量 10 ~ 20 L/min，帐内浓度可达 60% ~ 70%，每次打开帐幕后，应将氧流速加大至 12 ~ 14 L/min，持续 3 min，以恢复帐内原来浓度。本法较面罩给氧法舒服，但耗氧量大，适用于新生儿和大面积烧伤患者。

（四）氧气枕法

氧气枕为一长方形橡胶枕，枕的一角有橡胶管连接于鼻导管，上有调节夹以调节吸氧流量。

（五）经气管切开或者气管插管导管内给氧

优点是氧浓度可以根据需要精确调节。

（六）其他

如体外膜肺氧合器给氧等。

➢ 考点提示：吸入氧浓度的计算方法。

六、临床应用

（一）轻度低氧血症

可用鼻导管吸入 1 ～ 2 L/min 氧；或简单面罩吸入 4 L/min 氧。

（二）中、重度低氧血症

应用高流量系统或无重复呼吸面罩给氧，开始的吸入氧浓度≥ 60%。以后根据生理学参数调整吸入氧浓度，维持 PaO_2 ＞ 60 mmHg 或 SaO_2 ＞ 90%。

（三）急性组织缺氧

心搏骤停复苏、严重创伤、休克、一氧化碳或氰化物中毒时，可通过高流量供氧系统或无重复呼吸面罩给纯氧。严重一氧化碳或氰化物中毒需行高压氧治疗。

（四）Ⅰ型呼吸衰竭

治疗目标是使 PaO_2 ≥ 60 mmHg。开始时选用鼻导管和简单面罩给氧，根据 SpO_2 或动脉血气分析结果调整给氧流量为 4 ～ 15 L/min。鼻导管给氧流量达 4 ～ 5 L/min 时应给予湿化。发生极度呼吸困难时，可应用 Venturi 面罩增加氧浓度。胸部 X 线检查证实有弥漫性肺部浸润，利尿药不能迅速改善症状者，应考虑 ARDS，需行呼气末正压通气（PEEP）给氧。

（五）Ⅱ型呼吸衰竭

1．慢性阻塞性肺疾病合并Ⅱ型呼吸衰竭　吸入高浓度氧可引起通气不足，加重二氧化碳潴留。此种患者的氧疗目标是保证适当动脉氧合又不抑制通气。最常用鼻导管给氧，开始给氧流量可为 1 ～ 2 L/min。鼻导管给氧的主要优点是患者能自由进食、饮水、咳嗽和谈话。Venturi 面罩适用于吸入氧浓度低于 35% 的患者，最好短期应用于慢性阻塞性肺疾病恶化时，如长期应用，患者常难以耐受。治疗期间应行动脉血气监测，维持 PaO_2 在 50 ～ 60 mmHg 或 SpO_2 在 85% ～ 90%。重症患者应行机械辅助通气治疗。

2．非慢性阻塞性肺疾病Ⅱ型呼吸衰竭　对呼吸中枢抑制、神经 - 肌肉病变和胸廓畸形引起的通气障碍，可通过简单面罩提供较高的吸入氧浓度进行氧疗。发生明显呼吸困难时，应行机械辅助通气。

（六）支气管哮喘

支气管哮喘发作患者 PaO_2 ≤ 55 mmHg 时，应接受鼻导管或 Venturi 面罩氧疗。

（七）丛集性头痛

应用无重复呼吸面罩吸入高浓度的氧能有效缓解头痛。

（八）长期低流量氧疗

慢性肺源性心脏病、弥漫性间质性肺病和心力衰竭患者出现下列情况时，应给予持续低流量氧疗：① PaO_2 ≤ 55 mmHg；② PaO_2 ≤ 60 mmHg，合并外周水肿、血细胞比容≥ 55% 或心电图出现肺型 P 波。每天氧疗 15 h 以上，持续治疗 2 个月。开始通过鼻导管给予最低氧流量，维持静息状态下 PaO_2 在 60 ～ 80 mmHg。运动或睡眠期间，可以 1 L/min 的速度适当增加氧流量。

七、氧疗的并发症及预防

（一）呼吸道干燥

氧气是一种干燥气体，吸入后可导致呼吸道黏膜干燥且纤毛运动受损。主要表现为呼吸道分泌物黏稠，不易咳出。预防措施为加强湿化和雾化吸入，氧气吸入前一定要先湿化再吸入，可以减轻不良反应。

（二）肺不张

吸入高浓度氧气后，肺泡内氮气被大量置换，一旦支气管有阻塞，其所属肺泡内的氧气被肺循环血液迅速吸收，引起吸入性肺不张。主要症状为烦躁，呼吸、心率增快，血压上升，继而出现呼吸困难、发绀、昏迷。预防措施为鼓励患者深呼吸，多咳嗽和经常改变卧位、姿势，防止分泌物阻塞。

（三）呼吸抑制

见于Ⅱ型呼吸衰竭者（PaO_2 降低、$PaCO_2$ 增高），由于 $PaCO_2$ 长期处于高水平，呼吸中枢失去了对二氧化碳的敏感性，呼吸的调节主要依靠缺氧对周围化学感受器的刺激来维持，吸入高浓度氧，解除缺氧对呼吸的刺激作用，使呼吸中枢抑制加重，甚至呼吸停止。

（四）氧中毒

其特点是肺实质的改变。主要症状为胸骨下不适、疼痛、灼热感，继而出现呼吸增快、恶心、呕吐、烦躁、干咳。预防措施为避免长时间、高浓度氧疗及经常做血气分析，动态观察氧疗的治疗效果。

（五）晶状体后纤维组织增生

仅见于新生儿，以早产儿多见。主要症状为视网膜血管收缩、视网膜纤维化，最后出现不可逆转的失明。预防措施为控制氧浓度和吸氧时间。

➢ 考点提示：氧疗的并发症及预防措施。

八、氧疗的注意事项

（一）安全用氧

做好四防，即防火、防热、防油、防震；严格遵守给氧的操作程序；过程中注意氧疗的氧气装置有无漏气、是否通畅。

（二）减少不良反应

湿化给氧，可减轻氧气的干燥及对呼吸道的刺激作用；氧疗装置中的导管、湿化瓶、面罩等，应定时更换，并清洁消毒；一次性物品用后应废弃，防止交叉感染。

（三）用氧监护评价

观察患者精神状态、呼吸节律、面色、心率、血压，定时复查动脉血气，评价患者缺氧症状有无改善；评价患者是否出现氧疗的不良反应。

知识链接

鼻塞吸氧的操作流程

用氧前，打开氧气瓶的总开关，调节流量表到所需流量，用手试鼻塞送气正常，然后给患者连接鼻塞；用氧中，需要调节氧气流量时，先分离鼻塞，再调节流量表至所需流量，然后连接鼻塞；用氧结束，先取下鼻塞，再关流量表，关氧气瓶的总开关，再开流量表，放出余气，然后再关流量表。

（闫伟华）

第三节　呼吸支持

案例 12-3

患者，男，55 岁，高空坠落伤后 2 天，渐进性呼吸困难加重。胸部 CT 示：双肺弥漫性斑片状影，双侧胸腔积液，肺挫裂伤？查体：意识模糊，面色苍白，口唇轻度发绀，呼吸浅快，频率约 36 次 / 分。动脉血气分析：pH 7.35，PaO_2 42 mmHg。

问题：

1. 患者可能发生了什么？

2. 假如你是主管医师，应如何施救？

呼吸支持是针对各种原因导致的呼吸功能不全或衰竭而采取的系列治疗，主要包括氧气输入、简易呼吸器的使用及机械通气等。这里主要介绍简易呼吸器的使用与机械通气。

一、简易呼吸器的使用

简易呼吸器又称呼吸复苏球囊。它是进行人工通气的简易工具，适用于各种呼吸衰竭、心肺复苏等急救。具有使用方便、通气效果好、并发症少、便于携带、有无氧源均可立即通气的优点。需要手工操作，不便长时间使用，临床上多用于急救时短时间使用，等待其他呼吸支持手段实施替代，是机械通气患者床头必备抢救设备。简易呼吸器结构简单（图 12-11），主要由弹性呼吸囊、呼吸活瓣、面罩或气管插管接口和氧气接口等组成。呼吸囊由弹性材料做成，备用时可以折叠存放，使用时拉开，呼吸囊自动膨起，并吸入新的空气以备下次挤压之用。

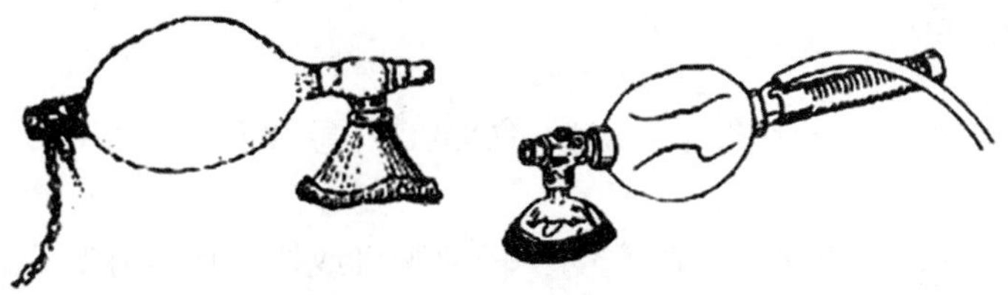

图 12-11　简易呼吸器结构图

（一）适应证

1．急性呼吸衰竭时出现呼吸停止或呼吸微弱经一般氧疗后无改善，肺通气量明显不足者。

2．心肺复苏、呼吸机使用前、全麻手术气管插管时。

3．使用呼吸机中，当呼吸机高级别报警时暂停使用呼吸机，使用球囊替代呼吸机通气，处置报警完毕再连接呼吸机。

（二）禁忌证

中等以上活动性咯血、气胸、大量胸腔积液、饱腹状态等。

（三）操作步骤

1．连接面罩或气管导管、呼吸囊及氧气，调节氧气流量为 5 ～ 10 L/min（供氧浓度为 40% ～ 60%）使储气袋充盈。院外抢救现场无氧源时也可暂时不要氧气。

2．开放气道，清除上呼吸道分泌物和呕吐物，松解患者衣领等，操作者站于患者头侧，使患者头后仰，托起下颌。已经气管插管者无需开放气道。

3．使用CE手法将面罩罩住患者口鼻，右手大拇指和示指（呈C字形）按住面罩的两端，按紧面罩确保不漏气；中指、环指、小指三个手指（呈E字形）托住患者下颌维持气道开放，挤压呼吸囊，将气体吹入患者肺内。按压频率成人为12～16次/分，儿童14～20次/分；送气量为每次500～600 ml；挤压与放松时间比为1∶2。若气管插管或气管切开患者使用简易呼吸器，应先将痰液吸净，然后再挤压气囊通气。

（四）注意事项

1．选择合适面罩，面罩要与鼻部紧密相贴，避免发生漏气以便得到最佳使用效果。

2．若患者有自主呼吸，应注意挤压气囊与自主吸气同步，即患者吸气时顺势挤压呼吸囊，达到一定潮气量便完全松开气囊，让患者自行完成呼气动作。

3．不能完全避免胃内容物反流误吸，有条件时尽早建立高级人工气道。

二、机械通气

机械通气是指在患者自然通气和（或）氧合功能出现障碍时，借助呼吸机的机械力量将氧气或空气-氧气混合气体压入肺内，产生呼吸运动或辅助患者的呼吸动作，使肺膨胀，以达到改善和替代呼吸功能的目的。根据是否建立人工气道，机械通气可分为无创机械通气和有创机械通气。

（一）无创机械通气

无创机械通气是指无需建立人工气道，主要通过口鼻面罩方式连接患者与呼吸机的通气方式，其前提是患者必须存在自主呼吸和能主动配合。其目的：①改善通气和氧合情况，纠正低氧血症、高或低碳酸血症；②减少呼吸肌做功和氧耗，缓解呼吸肌疲劳；③有效降低气管插管率，提高患者舒适度，减少并发症的发生。

无创机械通气有效避免了人工气道的不良反应和并发症，保留了人体正常的呼吸气体交换通路。随着无创通气技术的不断发展，现在已经成为一种常用的辅助通气技术，在急危重患者中的应用越来越普及。

1．适应证

（1）Ⅰ型呼吸衰竭、慢性阻塞性肺疾病（COPD）急性发作、ARDS、急性重症肺炎，慢性间质性肺炎。

（2）急慢性左心衰竭、手术后呼吸衰竭、辅助脱机或拔管后的呼吸衰竭加重者。

（3）哮喘、肥胖低通气综合征、胸廓疾病引起的限制性通气功能障碍者。

（4）睡眠呼吸暂停综合征（OSAHS）、呼吸康复治疗者。

（5）神经肌肉疾病如重症肌无力。

2．禁忌证

（1）绝对禁忌证：①呼吸、心搏停止；②自主呼吸微弱，随时会停止呼吸；③窒息或误吸危险性高者，如颅内高压；④意识障碍或者明显不合作或极度紧张者；⑤颌面部或者上气道烧伤、创伤、畸形；⑥合并其他脏器功能衰竭（血流动力学不稳定、消化道大出血、穿孔、严重脑部疾病等）；⑦未引流的气胸，严重腹胀。

（2）相对禁忌证：①气道分泌物多，排痰障碍；②严重感染；③严重低氧血症（$PaO_2<$ 45 mmHg）；④严重酸中毒（pH $\leq$ 7.20）；⑤近期上腹部手术后（尤其是需要严格胃肠减压者）；⑥上呼吸道机械性阻塞；⑦严重肥胖。

3．用物准备　无创通气呼吸机（对呼吸机的要求：同步性能好、触发灵敏度高、吸/呼气转换灵敏，且有漏气补偿作用）、不同类型连接器（鼻面罩、口鼻面罩、全面罩、鼻囊管）、多功能监护仪（可测脉氧饱和及可行电除颤）、抢救药品、抢救物品（气管插管等）、四头带、压疮贴。

4．操作步骤

（1）患者取半卧位（30° ～ 45°）。

（2）选择和试戴合适的连接器（鼻面罩、口鼻面罩、全面罩、鼻囊管）。

（3）选择合适的呼吸机，连接管道，连接气源电源，开启呼吸机调试。面罩与管道连接后，再与患者连接。

（4）选择初始参数：呼气末气道正压（EPAP）调为 0 ～ 4 cmH_2O，吸气末气道正压（IPAP）调为 8 ～ 10 cmH_2O，氧流量调到 4 L/min。

（5）观察患者呼吸情况，监测 SaO_2 或 SpO_2。应调 IPAP 至患者感觉到舒适的水平，应使 SaO_2 或 SpO_2 稳定＞ 90%。

（6）使用过程中，注意有无漏气，以及对患者咳嗽、咳痰的影响，观察有无人机对抗与胃肠胀气等并发症。

（7）根据病情加以辅助治疗（湿化、雾化等）。

（二）有创机械通气

有创机械通气是指建立人工气道（气管插管或气管切开）后与呼吸机连接的通气方法，是防治呼吸功能不全和支持心脏功能的重要手段。当前临床中使用的有创呼吸机均为正压通气呼吸机。

1．适应证

（1）肺部疾病：COPD、ARDS、哮喘、间质性肺疾病、肺栓塞等。

（2）脑部炎症、外伤、肿瘤、脑血管意外、药物中毒等所致中枢性呼吸衰竭。

（3）胸部外伤或胸部手术后。

（4）严重的胸部疾患或呼吸肌无力或呼吸肌麻痹。

（5）心肺复苏术。

2．禁忌证　一般无绝对禁忌证，相对禁忌证：①气胸及纵隔气肿未行引流者；②肺大疱；③低血容量性休克未补足血容量者；④严重肺出血。

3．常用机械通气模式

（1）控制通气（CMV）：呼吸机完全代替患者的自主呼吸，呼吸频率、潮气量、吸呼比、吸气流速完全由呼吸机控制，呼吸机提供全部的呼吸功。适用于严重呼吸抑制或伴呼吸停止的患者，如麻醉、中枢神经系统功能障碍、神经肌肉疾病、药物过量等情况。

（2）辅助通气（AMV）：依靠患者的自主吸气流量触发，以开启呼吸机吸气活瓣实现通气。当存在自主呼吸时，气道内压力轻微降低或少量气流即可触发呼吸机，按预设的潮气量（定容）或吸气压力（定压）将气体输送给患者，呼吸功由患者和呼吸机共同完成。适用于呼吸中枢驱动稳定的患者，患者的自主呼吸易与呼吸机同步，通气时可减少或避免应用镇静剂，保留自主呼吸可避免呼吸肌萎缩，有利于改善机械通气对血流动力学的不利影响，有利于撤机。

（3）其他常用通气模式

1）辅助 / 控制通气（AMV/CMV）：AMV/CMV 是辅助通气和控制通气两种通气模式的结合，当患者自主呼吸频率低于预置频率或无力使气道压力降低或无力产生气流触发呼吸机送气时，呼吸机即以预置的潮气量及通气频率进行正压通气。AMV/CMV 为 ICU 患者机械通气的常用模式，可提供与自主呼吸基本同步的通气，当患者不能触发呼吸机时，也可确保最小的指令每分钟通气量，以保证自主呼吸不稳定患者的通气安全。

2）同步间歇指令通气（SIMV）：SIMV 是自主呼吸与控制通气相结合的呼吸模式，在触发窗内患者可触发和自主呼吸同步的指令正压通气，在两次指令通气周期之间允许患者自主呼吸，指令呼吸可以预设容量或预设压力的形式来进行，可有效避免人机对抗。一般用于呼吸机撤离之时。

3）压力支持通气（PSV）：PSV 属于部分通气支持模式，是患者触发、压力目标、流量切换的一种机械通气模式，即患者触发通气并控制呼吸频率及潮气量，当气道压力达预设的压力支持水平时，且吸气流速降低至低于阈值水平时，由吸气相切换到呼气相。一般可用于呼吸机撤离之前，以判断有无撤机指征。

4）呼气末正压通气（PEEP）：即在呼气末保持气道压力高于大气压称为 PEEP。PEEP 对肺功能的影响：可增加功能残气量，使萎陷肺泡再度膨胀，可改善肺的通气；促进氧气在肺泡的弥散，改善肺的氧合功能，而提高 PaO_2；可改善肺的顺应性；减少死腔通气；可使肺血管外水分重新分布，以利于肺的弥散功能。因此，PEEP 主要用于 ARDS。

5）高频振荡通气：是目前所有高频通气中频率最高的一种，可达 15 ~ 17 Hz。由于频率高，每次潮气量接近或小于解剖无效（死）腔。其主动的呼气原理（即呼气时系统呈负压，将气体抽吸出体外），保证了二氧化碳的排出，侧支气流供应使气体可以充分湿化。其通过提高肺容积、减少吸呼相的压差、降低肺泡压（仅为常规正压通气的 1/5 ~ 1/15）、避免高浓度吸氧等，改善氧合及减少肺损伤，是目前先进的高频通气技术，主要用于 ARDS 患者，具有与常规通气的疗效和安全性相同的一种呼吸支持手段，早期应用效果较好。

4．呼吸机参数的一般设置

（1）潮气量：一般选择 8 ~ 10 ml/kg。

（2）选择 AMV/CMV 通气模式，呼吸机呼吸频率一般比自主呼吸频率小 4 次 / 分。若为 ARDS 患者，应选择附加 PEEP 通气模式，一般 PEEP 选择 5 ~ 18 cmH_2O。

（3）吸氧浓度（FiO_2）：根据呼吸衰竭的特点选择 FiO_2，ARDS、Ⅰ型呼吸衰竭、非 COPD Ⅱ型呼吸衰竭，短期内可予 $FiO_2 > 60\%$，但不宜> 24 h，以免氧中毒；应动态监测动脉血气分析，根据缺氧改善情况逐步调低 FiO_2，一般选择 FiO_2 40% ~ 50%。而 COPD 呼吸衰竭予 $FiO_2 < 30\%$。

（4）吸呼时比（I∶E）：一般情况下选择 1∶(1.5 ~ 2)，ARDS 选（1.5 ~ 2）∶1，COPD 选 1∶(3 ~ 4)，限制性通气障碍选 1∶1。

（5）报警参数设置：不同的呼吸机报警参数不同，根据既要安全，又要安静的原则调节。压力报警：主要用于对患者气道压力的监测，一般情况下，高压限设定在正常气道高压（峰压）上 0.49 ~ 0.98 kPa（5 ~ 10 cmH_2O），低压下限设定在能保持吸气的最低压力水平。

➢ 考点提示：呼吸机的常用参数设置范围。

5．机械通气监测

（1）临床观察意识是否恢复、呼吸困难与发绀有无减轻、自主呼吸是否恢复、自主呼吸频率与设定通气频率等，同时注意血压、脉搏、尿量等情况变化。

（2）观察呼吸机运转情况是否正常、注意有无人机对抗。若有人机对抗，应及时做出处理，如调整机械通气模式、使用镇静剂或肌松剂。

（3）定时监测动脉血气分析，根据病情变化与血气分析结果随时调节呼吸机参数。

（4）观察呼吸道是否通畅，注意做好呼吸道湿化，防止痰液干燥结痂，有湿化装置的呼吸机一般能保持较好的气道湿化状态；若无湿化装置，则应通过吸入蒸汽、雾化，也可直接滴注无菌生理盐水，湿化液每天 200 ~ 300 ml，可使痰液稀薄易于咳出。

（5）抬高床头 30° ~ 45°，加强气道及鼻咽口腔的管理，常规监测气囊内压力，尽量使用可进行声门下吸引的导管。

（6）注意观察有无通气不足、过度通气、低血压、呼吸道阻塞、肺部感染及氧中毒等并发症。

6．机械通气的并发症及处理

（1）人工气道相关的并发症

1）导管易位：插管过深或固定不佳，均可使导管进入支气管。因右主支气管与气管所成角度较小，插管过深进入右主支气管，可造成左侧肺不张及同侧气胸。插管后应立即听诊双肺，如一侧肺呼吸音减弱并叩诊呈浊音提示肺不张，呼吸音减低伴叩诊呈鼓音提示气胸。发现气胸应立刻处理，同时拍摄 X 线片确认导管位置。

2）气道损伤：困难插管和急诊插管容易损伤声门和声带，长期气管插管可以导致声带功能异常，气道松弛。注意插管时动作要轻柔，准确，留管时间尽可能缩短，可减少类似并发症的发生。气囊充气过多、压力太高，压迫气管，气管黏膜缺血坏死，形成溃疡，可造成出血。应使用低压高容量气囊，避免充气压力过高，有条件时监测气囊压力。

3）人工气道梗阻：是人工气道最为严重的并发症，常威胁患者生命。导致气道梗阻的常见原因有导管扭曲、气囊疝出而嵌顿导管远端开口、痰栓或异物阻塞管道、管道坍陷、管道远端开口嵌顿于气管侧壁或支气管。一旦发生气道梗阻，应迅速调整人工气道位置、气囊气体抽出、试验性插入吸痰管。如气道梗阻仍不缓解，则应立即拔除气管插管或气管切开管，然后重新建立人工气道。

4）气道出血：人工气道的患者出现气道出血，特别是大量鲜红色血液从气道涌出时，往往威胁患者生命，需要紧急处理。气道出血的常见原因为气道抽吸损伤、气道腐蚀等。一旦出现气道出血，应针对原因及时处理。

5）气管切开的早期并发症：一般指气管切开 24 h 内出现的并发症。主要包括出血、气胸、空气栓塞、皮下气肿和纵隔气肿。后期并发症：指气管切开 24 ~ 48 h 后出现的并发症，发生率高达 40%。主要包括切口感染、气管切开后期出血、气道梗阻、吞咽困难、气管食管瘘、气管软化等。

（2）机械通气相关的并发症

1）呼吸机相关肺损伤：指机械通气对正常肺组织的损伤或使已损伤的肺组织损伤加重。呼吸机相关肺损伤包括气压伤、容积伤、萎陷伤和生物伤。①气压伤：是由于气道压力过高导致肺泡破裂。临床可出现肺间质气肿、皮下气肿、纵隔气肿、心包积气、气胸等，一旦发生张力性气胸，可危及患者生命，必须立即排气处理。②容积伤：是指过大的吸气末容积对肺泡上皮和血管内皮的损伤，临床表现为气压伤和高通透性肺水肿。③萎陷伤：是指肺泡周期性开放和塌陷产生的剪切力引起的肺损伤。④生物伤。以上机械及生物因素使肺泡上皮和血管内皮损伤，激活炎症反应导致的肺损伤，其对呼吸机相关肺损伤的发展和预后产生重要影响。为了避免和减少呼吸机相关肺损伤的发生，机械通气应避免高潮气量和高平台压，吸气末平台压不超过 30 ~ 35 cmH_2O，以避免气压伤、容积伤，同时设定合适呼气末正压，以预防萎陷伤。

2）呼吸机相关肺炎：是指机械通气 48 h 后发生的院内获得性肺炎。气管内插管或气管切开导致声门的关闭功能丧失，机械通气患者胃肠内容物反流误吸是发生院内获得性肺炎的主要原因。一旦发生，会明显延长住院时间，显著增加病死率。

3）氧中毒：即长时间吸入高浓度氧导致的肺损伤，当患者病情严重必须吸高浓度氧时，应避免长时间吸入。

4）呼吸机相关的膈肌功能不全：有 1% ~ 5% 的机械通气患者存在脱机困难。脱机困难的原因很多，其中呼吸肌无力和疲劳是重要的原因。

（3）机械通气的肺外并发症

1）低血压与休克：机械通气使胸腔内压升高，导致静脉回流减少，心脏前负荷降低，其综合效应是心输出量降低，血压降低，严重者出现休克。血管容量相对不足或对前负荷较依赖的患者尤为突出。在机械通气开始时，增加 PEEP 水平或延长吸气时间时出现血压降低，快速输液或通过调整通气模式降低胸腔内压，多能使低血压改善。另外，机械通气导致肺血管阻力增加、肺动脉压力升高、右心室压力升高，影响右心室功能。同时，由于左心室充盈不足，导致室间隔左偏，又损害左心室功能。

2）心律失常：机械通气期间，可发生多种类型心律失常，其中以室性和房性期前收缩多见。发生原因与低血压休克、缺氧、酸中毒、电解质紊乱及烦躁等因素有关。出现心律失常，应积极寻找原因，抗心律失常治疗。

3）肾功能不全：机械通气引起患者胸腔内压力升高，静脉回流减少，导致抗利尿激素释放增加，机体水钠潴留；同时机械通气导致静脉回流减少，使心脏前负荷降低，导致心输出量降低，使肾血流灌注减少，可能导致肾功能不全。鉴于机械通气对肾的影响，对于肾功能不全的患者或肾灌注已明显减少的患者，实施机械通气时应注意机械通气对肾的影响，避免肾功能恶化。

4）消化系统功能紊乱：机械通气患者常出现腹胀，卧床、应用镇静剂、肌松剂等原因可引起肠道蠕动降低和便秘，咽喉部刺激和腹胀可引起呕吐，肠道缺血和应激等因素可导致消化道溃疡和出血。另外，PEEP 的应用可导致肝血液回流障碍和胆汁排泄障碍，可出现高胆红素血症和转氨酶轻度升高。

5）精神障碍：极为常见，表现为紧张、焦虑、恐惧，主要与睡眠差、疼痛、恐惧、交流困难有关，也与对呼吸机治疗的恐惧、对治疗的无知及呼吸道管理造成的强烈刺激有关。可应用镇静剂和抗焦虑药物。

（4）镇静与肌松剂相关的并发症：当机械通气患者不耐受气管插管、人机对抗或自主呼吸影响氧合时，常应用镇静剂。但镇静剂的应用可引起血管扩张和心输出量降低，导致血压降低、心率加快。机械通气患者一般不推荐使用肌松剂。肌松剂可完全抑制患者运动，抑制了咳嗽反射，容易引起分泌物潴留，导致或加重肺部感染。部分肌松剂可引起组胺释放，诱发或加重支气管哮喘，应用肌松剂时，患者必须处于充分的镇静状态，禁止单用肌松剂。应用肌松剂的患者，通气完全依赖呼吸机，一旦发生呼吸机管道与气管插管脱出或呼吸机故障，患者将窒息。

➤ 考点：呼吸机相关并发症的产生原因及预防措施。

7．呼吸机的撤离

（1）呼吸机撤离指征：一般根据临床指标和实验室检查指标综合考虑呼吸机撤离。临床指标：①循环功能稳定，基本脱离血管活性药物，没有严重的心律失常；②没有严重的呼吸运动障碍和肺部感染；③中枢神经系统的功能基本恢复，神志清楚，咳嗽和吞咽反射恢复；④严重的代谢紊乱包括体液、电解质及酸碱平衡失调得以纠正；⑤机械通气治疗的病理改变已基本恢复，呼吸频率 < 25 次 / 分。辅助检查指标：在吸入氧浓度 $FiO_2 < 40\%$，呼气末正压（PEEP）$< 5\ cmH_2O$ 情况下，血气分析 $PaO_2 > 60\ mmHg$，肺泡 - 动脉血氧分压差 $< 350\ mmHg$。

（2）撤离方法

1）SIMV 撤离法：当撤机标准基本达到后，即可逐渐减少 SIMV 频率，直至完全脱机。但当出现呼吸肌疲劳时，应暂停撤机。

2）PSV 撤离法：开始调置一定压力以获得足够的潮气量。在维持适当肺泡通气量的基础上，逐渐降低压力，并过渡到完全自主呼吸后撤机。

3）PSV 与 SIMV 联合应用撤机法：自主呼吸时，PSV 起辅助呼吸的作用，逐渐让患者承担更多的呼吸做功，而减少 SIMV 的频率。然后再降低 PSV 的压力，以达到完全撤机的目的。

（闫伟华）

第四节 外伤止血、包扎、固定与搬运

案例 12-4

冬季的一天，在一车祸现场发现一个男性伤员，面色苍白，左侧小腿出血不止，左下肢不能活动，有明显形态改变。

问题：

1. 患者可能存在哪些需要急救的问题？
2. 如果你在现场，你能做些什么？需要什么工具？

一、止血

在外伤的院前急救中，出血是创伤非常突出和常见的临床表现。及时快速有效的止血能减少出血，保持有效血容量，防止休克的发生，挽救生命、降低死亡，是创伤现场救护的基本要求，止血是一项非常重要的急救技术。现场急救止血主要适用于体表出血，以四肢出血多见。不同血管出血的表现不同。动脉出血时血液像喷射一样射出，血色鲜艳，短时间内即造成大量出血，大血管及心脏损伤如颈动脉、锁骨下动脉、腹主动脉、股动脉等，一旦出血甚至可在 2 ~ 5 min 导致患者大量失血而休克、死亡，因此危险性最大。静脉出血呈持续涌出状，血色暗红，缓慢地从破损的血管流出。毛细血管出血为渗出状，看不到明显的出血点，血液从创面渗出，血色鲜红。常用的止血方法有以下几种：

1．指压止血法 用手指把供应出血部位的动 / 静脉血管压在附近骨骼上，使血管暂时血流中断而达到止血目的。用于大动脉出血时临时性止血，快速、有效，可以首选，但是因为不能解决根本问题，还需要其他方法来接替解决。常见出血部位、相应所需压迫止血动脉及方法见表 12-1。

表 12-1 指压止血法常用压迫止血部位

出血部位	压迫动脉	方法
头顶额颞部	颞浅动脉	伤侧耳前对着下颌关节施压
头颈部	颈总动脉	气管外侧与胸锁乳突肌前缘交界处向第 5 颈椎横突对施压
面部	面动脉	双侧下颌角前约 3cm 的凹陷处
肩或上臂	锁骨下动脉	锁骨上窝胸锁乳突肌锁骨头外侧向第 1 肋压迫
手掌手背	尺桡动脉	用双手大拇指分别按压手腕内侧尺桡动脉搏动明显处
大腿或小腿	股动脉	腹股沟韧带中点向耻骨上支压迫

2．加压包扎止血法 是急救创伤止血时最常用的方法之一。适用于各种部位小动脉、小静脉和毛细血管的出血。即采用消毒纱布或者干净、柔软的布类折叠覆盖创面的表面，再用绷带、三角巾等予以包扎，适当加压，胶布固定。若创伤范围较大，需配合抬高患肢，避免因静脉血回流不畅而加重出血。如伤处伴有骨折，或者伤口内有碎骨片时，不能用此法，以免加重损伤。

3．止血带止血法　适用于四肢动脉外伤大出血的临时止血。常用气囊止血带、橡皮止血带等材料绞紧止血（图 12-12）。气囊止血带接触面较大，施压均匀，可以减少局部组织和神经损伤。橡皮止血带携带轻便，但由于施压面小，压力不易掌握，易造成局部神经受压和软组织损伤，甚至可导致肢体缺血、坏死，以及急性肾衰竭等严重并发症。在没有止血带的情况下，可用手边现成的材料如三角巾、绷带、手绢、布条等绑扎，有一定止血效果，可供短时间使用，但是禁用没有弹性的铁丝、电线等绑扎。绑扎部位：上肢于上臂中上 1/3 交界处，下肢于大腿中上 1/3 交界处。松紧度以远端停止出血且触不到动脉搏动为度。使用止血带处要有标记，标注开始时间，每小时放松 1 ～ 2 min 以恢复血供。

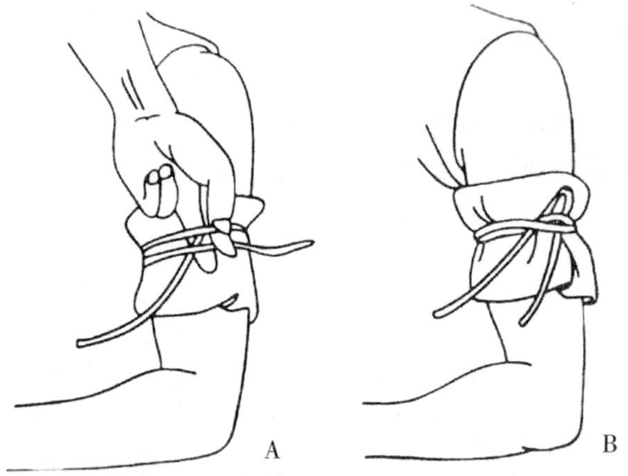

图 12-12　止血带止血法

4．填塞止血法　一般用于不能采用指压止血或止血带止血的出血部位，如深层软组织创伤、鼻腔、生殖道出血以及腹股沟或腋窝等部位活动性出血，可以用消毒的纱布、棉垫等敷料填塞在伤口内，松紧以达到止血目的为宜。只有做好其他方法彻底止血的准备以后，才可以将填入的纱布抽出，以免发生再次出血。

➢ 考点提示：各种止血方法的适应证及注意事项。

二、包扎

包扎是急救中一项重要的措施。包扎时施加压力，可以起到止血作用，为伤口愈合创造良好条件。可以保护伤口，保护内脏、血管、神经、肌腱等重要解剖结构，防止伤口污染，减少感染的机会。包扎还能扶托受伤的肢体，使其稳定，减轻伤员痛苦。有利于固定敷料和夹板的位置，有利于患者转运。

急救时，要充分暴露伤口，判断病情，妥善处理伤口，应注意消毒，包扎动作要轻柔、迅速、准确，包扎要覆盖全部伤口；包扎、打结时要避开伤口、不碰撞伤口，避免出血加重伤情；打结或用别针固定的位置，应避开伤口处或坐卧受压的地方，以减轻伤员的痛苦，可以在肢体的外侧或前面；包扎要牢靠，不能过紧或过松，过紧会影响血液循环，过松容易造成绷带脱落或移动，起不到包扎的作用。

包扎材料有普通绷带、弹力绷带（图 12-13）、三角巾、多头带和丁字带等。最常用的是普通绷带和三角巾。

1．绷带包扎法

（1）环形法：是最基本的绷带包扎法，此法多用于手腕部、额、指、踝等肢体粗细相等的部位。首先将绷带做环形重叠缠绕，第一圈的环绕可稍作斜状；第2～3圈作环形，并将第一圈之斜出一角压于环形圈内，最后用胶布将带尾固定或者将带尾剪成两个头，然后打结（图12-14）。

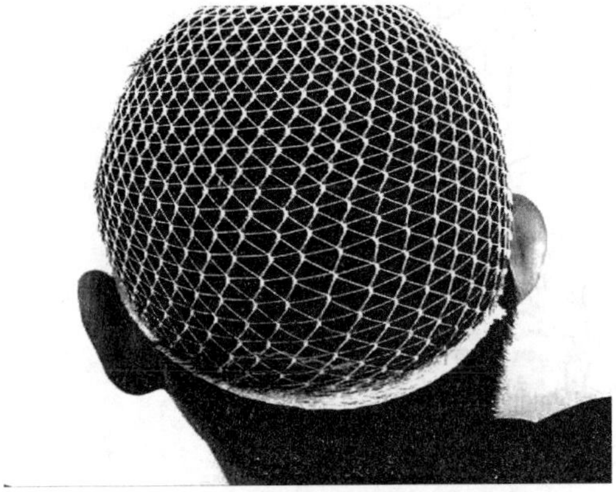

图 12-13　头部弹性绷带包扎法

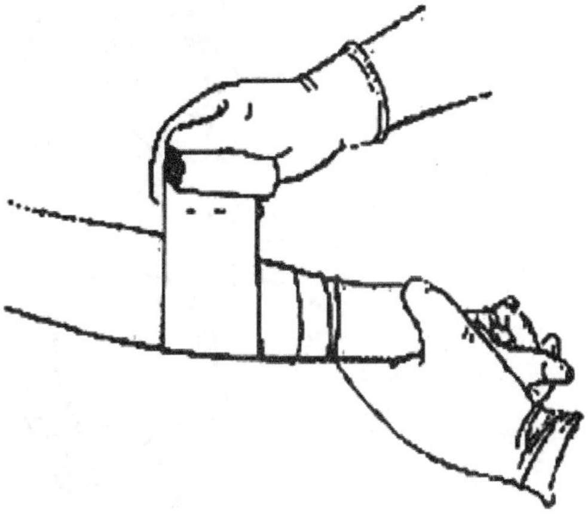

图 12-14　环形包扎法

（2）螺旋形法：多用于肢体粗细不均匀的部位。先将绷带按环形法缠绕数圈，随后上缠每圈盖住前圈 1/3 或 2/3 呈螺旋形。

（3）螺旋反折法：适应用上臂、大腿等肢体粗细不等处。先将绷带环形法缠绕数圈后，再做螺旋形缠绕，待缠到肢体渐粗处，将每圈绷带反折，盖住前圈 1/3 或 2/3，由远心端向近心端缠绕（图 12-15）。

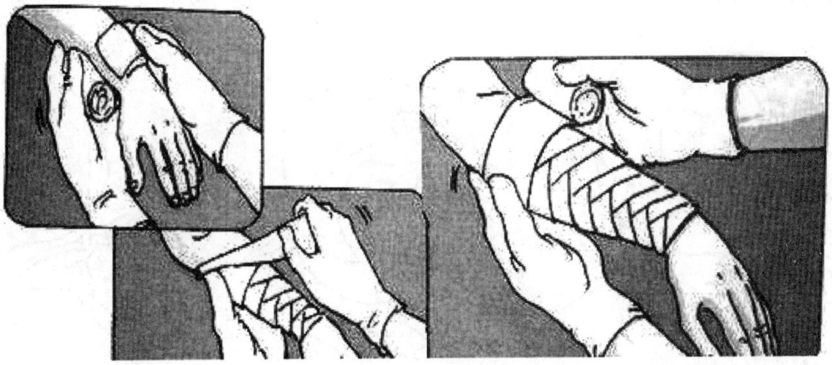

图 12-15　螺旋反折包扎法

（4）“8”字形法：适用于肘、膝等关节部位，先将绷带由下而上缠绕，再由上而下成“8”字形来回缠绕。

（5）蛇形法：多用于固定夹板，先将绷带按环形法缠绕数圈后，以绷带的宽度作间隔斜着上缠或下缠。

2．三角巾包扎法　携带轻便，可以适用于各种部位创伤，尤其适于战时紧急处理，方便快捷，非常实用。

（1）普通头部包扎法：先将三角巾底边折叠把三角巾底边放于前额眉弓上方，沿着耳后上方向后牵拉至枕后交叉，压住顶角，再绕至前额打结。再将顶角反折拉紧塞入底边交叉处（图12-16）。

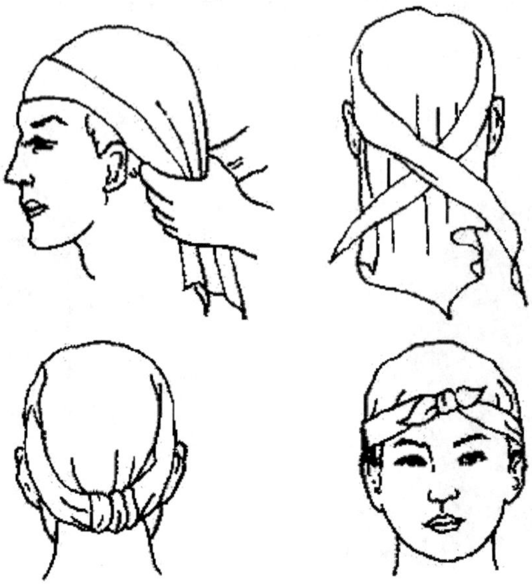

图 12-16 帽式包扎法

（2）风帽式头耳部包扎法：在三角巾顶角和底边中央各打一结，形成风帽。把顶角结放在前额，底边结放在头部的后下方，包住头部，两底角往面部拉紧并折成 3 ～ 4 个横指宽的边，然后包住下颌，交叉后拉至头部后方打结固定，或两底角直接在下颌处打结（图 12-17）。

（3）面部面具式包扎法：在三角中的顶角打一结，结头下垂套住下颌，左、右两底角从面侧部提起，形成面具样，拉紧左右底角并压住底边，两底角交叉后绕至前额打结。包扎完成后可根据需要在眼、口和鼻孔处剪一小洞。

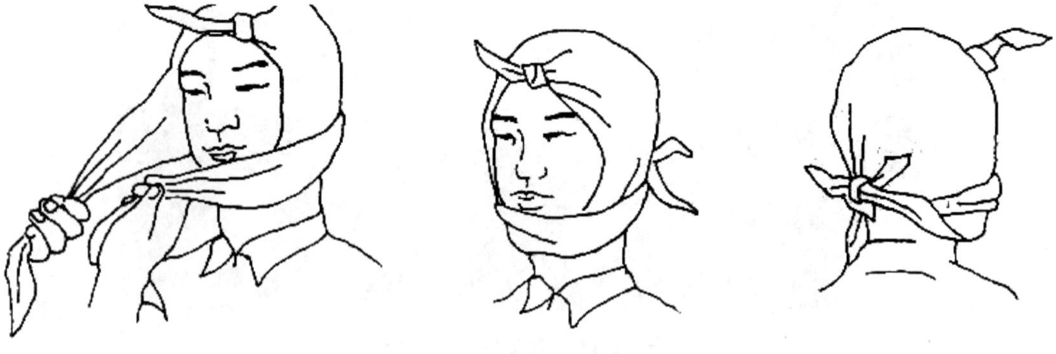

图 12-17 风帽式包扎法

（4）手部包扎法：将三角巾一折为二，手放在中间，中指对准顶角，把顶角上翻盖住手背，折出手形，两角在手背交叉，围绕腕关节，在手背上打结（图 12-18）。

（5）单眼包扎法：将三角巾折成三指宽的带形，以上 1/3 盖住伤眼，2/3 从耳下端反折绕向脑至健侧，在健侧眼上方前额处与另一端交叉反折绕头一周，转向健侧耳上打结固定。双眼包扎法：将三角巾折成三指宽带形，从枕后部拉向双眼在鼻梁上交叉，绕向枕下部打结固定（图 12-19）。

（6）下颌包扎法：将三角巾折成三指宽带状，留出系带一端从颈后包住下颌部，与另一端颊侧面交叉反折，转回颌下，从耳后伸向头顶部打结固定。

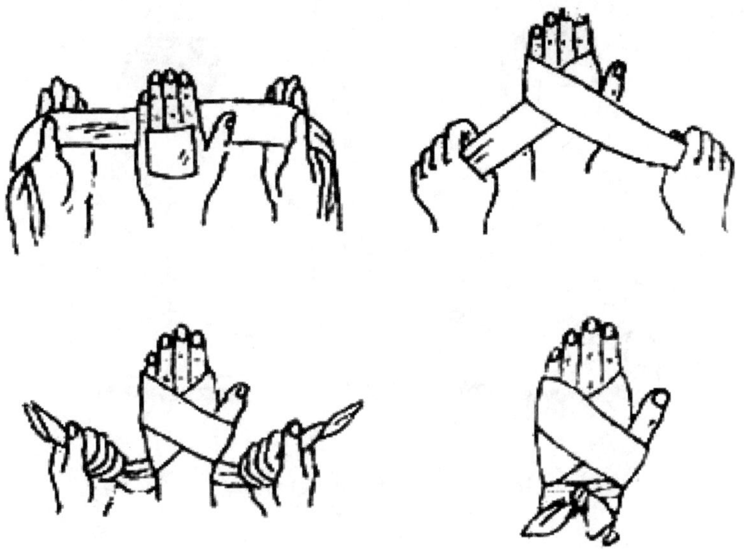

图 12-18　三角巾手部包扎法

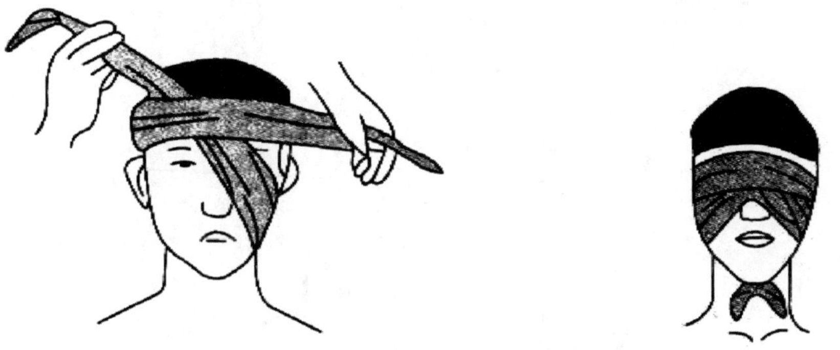

图 12-19　眼部包扎法

（7）单肩包扎法：把三角巾一底角斜放在胸前对侧腋下，将三角巾顶角盖在后肩部，用顶角系带在上臂三角肌处固定，再把另一个底角上翻后拉，在腋下两角打结。双肩包扎法：把三角巾底边放两肩上，两侧底角向前下方绕腋下至背部打结，顶角系带翻向胸前，在两侧肩前假扣扎紧固定。

（8）单胸包扎法：将三角巾顶角对准肩缝，盖住伤部，底边上翻把两底角围胸，在背后与顶角系带打结固定（图 12-20）。双胸包扎法：将三角巾一底角对准肩部，顶角系带围腰在对侧底边中央打结，上翻另一底角盖住胸部，在背后 V 字形打结固定。

（9）膝（肘）关节包扎法：将三角巾折成四指宽，盖住关节，在膝（肘）窝处交叉后，两端返绕膝（肘）关节，在外侧打结。

（10）单臀包扎法：将三角巾顶角盖住臀部，顶角系带在裤袋底处围绕住，下侧底角上翻至对侧腰部和另一底角在健侧髂上打结固定。双臀包扎法：将两条三角巾的顶角打结，放在双臀缝的稍上方，然后把上面两底角由背后绕到腹前打结，下面两底角分别从大腿内侧向前拉，在腹股沟部与三角底边做一假扣结（图 12-21）。

对于一些特殊部位的创伤，需要有特殊包扎要求：①腹部内脏脱出：当腹部受到撞击刺伤时，腹腔内的器官如结肠、小肠脱出体外，这时不要将其强行塞回腹内，以防影响后续诊断和治疗，可以先用大块的无菌纱布覆盖在脱出的内脏上，再用纱布卷成保护圈，放在脱出的内脏周围，保护圈可用干净的碗代替，再用三角巾包扎固定。该类伤员严禁饮水进食，可以取仰卧

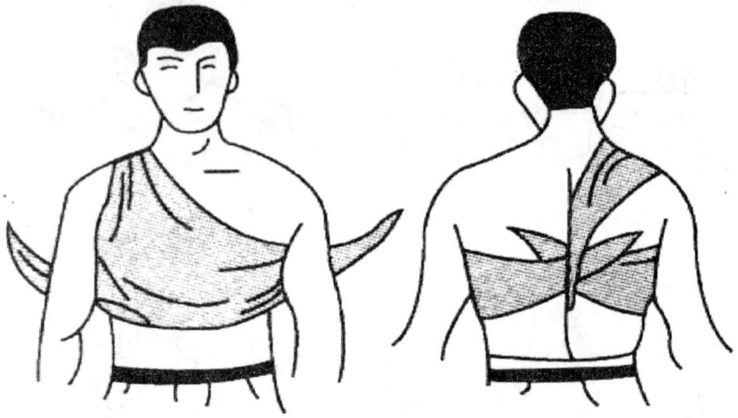

图 12-20　三角巾单胸包扎法

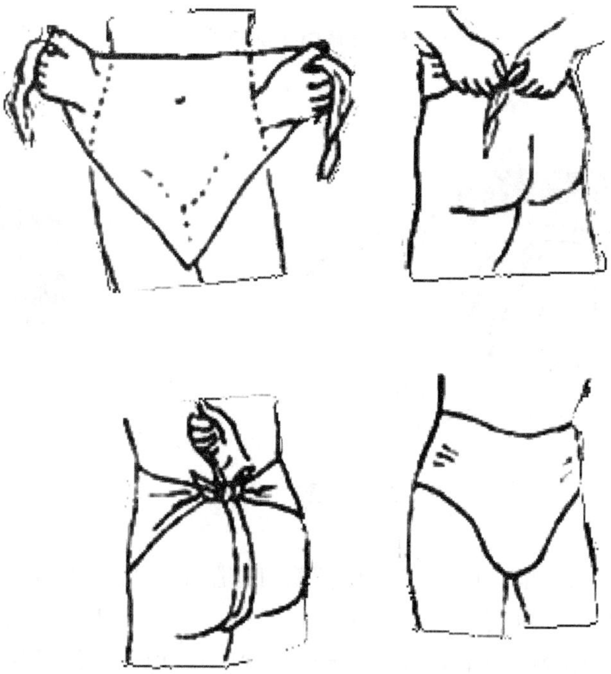

图 12-21　三角巾臀部包扎法

位或半卧位，下肢屈曲，减轻疼痛。②异物刺入体内：异物包括刀子、匕首、钢筋以及其他因意外刺入体内的物体。异物刺人体内后，切忌随意拔出异物进行包扎。这些异物可能刺中重要器官或血管，如果把异物拔出，会造成严重隐性出血且影响后续明确伤情。正确的包扎方法是先将两块棉垫或替代品安放在异物显露部分的周围，尽可能使其不摇动或者脱落，然后用棉垫包扎固定。包扎时避免压住伤口中的异物，搬运中避免挤撞伤处。

➢ 考点提示：脏器脱出及异物刺入体内的处理禁忌。

三、固定

固定也是创伤急救中最常用的技术之一。通常认为固定术是针对骨折的治疗方法，包含内固定与外固定两种方法。本节的固定仅指急救时临时外固定，它不仅可以固定骨折，防止活动时骨折断端刺伤血管、神经等周围组织造成继发性损伤，还能对关节脱位、软组织的挫裂伤起到固定、止痛的效果，有利于搬运。骨折应就地固定，未经固定的骨折患者不宜转送。根据创伤部位不同可以使用夹板或者颈托作为固定材料。根据急救单位的实际条件，使用的夹板有木制的、塑料的、真空的和充气的等不同。

1．固定方法

（1）脊椎骨折的固定方法：脊椎骨折急救过程中，最重要的是防止脊椎弯曲和扭转，不得用软担架和徒手搬运。颈椎骨折时，伤员应仰卧，尽快给伤员上颈托，无颈托时可用衣服填塞头、颈部两侧，防止头左右摇晃。如有颅脑开放性骨折，应先加压包扎。固定及搬运时时，使用铲式担架或者由 4 ～ 6 人用手分别托起患者的头、肩、背、臀、下肢，动作一致将伤员抬到硬木板上。胸椎骨折应平卧。腰椎骨折时可以俯卧于硬木板上，用衣服等垫塞颈、腰部，再用约束带将伤员固定在木板上。

（2）前臂骨折的固定方法：将小夹板置于前臂四侧，然后固定腕、肘关节，用三角巾将前臂屈曲悬吊于胸前。若无夹板固定，则先用三角巾将伤肢悬吊于胸前，然后用三角巾将伤肢固定于胸部（图 12-22）。

（3）上臂骨折的固定方法：有夹板时，可将伤肢屈曲，贴在胸前，在伤臂外侧放一块夹板，垫好后用两条布带将骨折上下两端固定并吊于胸前，然后用三角巾（或布带）将上臂固定在胸部。无夹板时，可将上臂自然下垂用三角巾固定在胸侧，用另一条三角巾将前臂挂在胸前；亦可先将前臂吊挂在胸前，用另一三角巾将上臂固定在胸部（图 12-23）。

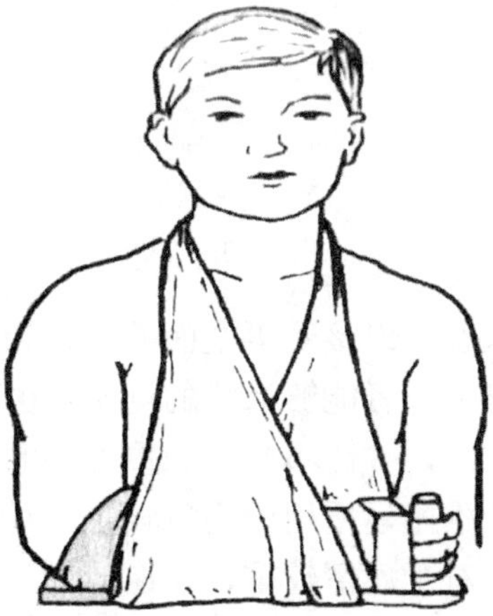

图 12-22　前臂骨折固定法

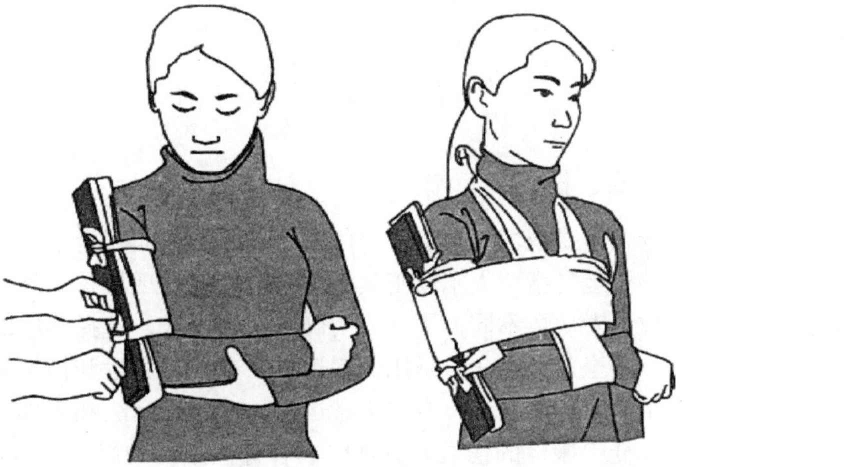

图 12-23　上臂骨折固定法

（4）小腿骨折的固定方法：有夹板时，将夹板置于小腿外侧，其长度应从大腿中段到脚跟，在膝、踝关节垫好后用绷带分段固定，再将两下肢并拢上下固定，并在脚部用“8”字形绷带固定，使脚掌与小腿呈直角。无夹板时，可将两下肢并列对齐，在膝、踝部垫好后用绷带分段将两腿固定，再以“8”字形绷带固定脚部，使脚掌与小腿呈直角（图 12-24）。

（5）股骨骨折的固定方法：①健肢固定法，用绷带或三角巾将双下肢绑在一起，在膝关节、踝关节及两腿之间的空隙处加棉垫。②躯干固定法：用长夹板从脚跟至脚下，短夹板从脚跟至大腿根部，分别置于患腿的外、内侧，用绷带或三角巾捆绑固定。

2．注意要点

（1）如发现患者呼吸和心搏停止，应先进行心肺复苏，病情稳定后再固定。

（2）有开放性的伤口局部要做清洁处理，先止血、包扎，然后固定。

（3）对于骨折的伤者，不要盲目复位，以免加重损伤程度。在处理开放性骨折时，严禁把

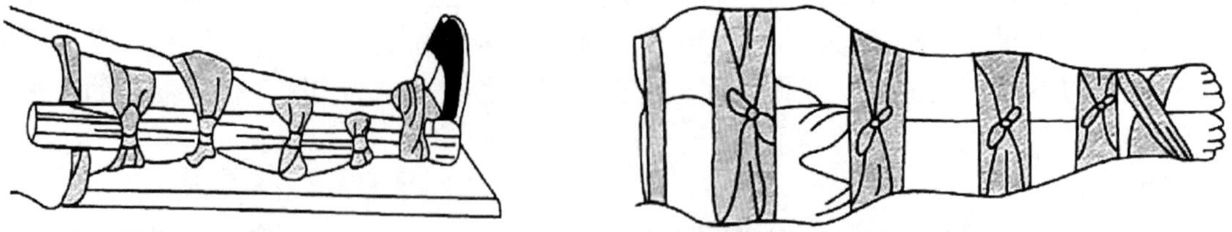

A．小腿骨折夹板固定　　B. 小腿骨折健肢固定

图 12-24　小腿骨折固定方法

暴露在伤口外的骨折断端送回伤口内，以免造成伤口污染和再度刺伤血管和神经。

（4）对四肢骨折固定时，固定骨折所用的夹板的长度与宽度要与骨折肢体相称，其长度一般以超过骨折上下两个关节为宜。固定时应先捆绑骨折断处的近端，后捆绑骨折端处的远端。固定时肢体于功能位，上肢呈屈肘位，下肢要伸直。

（5）夹板和代替夹板的器材不能直接接触皮肤，以免引起皮肤磨损或局部组织压迫坏死。在肢体弯曲处等间隙较大的地方，要适当加垫衬，现场没有垫子时可以用衣物、毛巾等软物垫在夹板与皮肤之间。

（6）固定时松紧要合适，过松达不到固定的作用，过紧影响血液循环，甚至导致肢体坏死。为了便于观察，手指或足趾末端必须裸露，一旦出现苍白、麻木等固定太紧的现象，要及时解开重新固定。

（7）冬天注意防寒保暖。

➢ 考点提示：固定的注意事项。

四、搬运

在接受现场急救后，急危重患者要迅速而安全地被运送到医院，以接受更全面的检查和治疗。搬运是指用人工或工具将伤病员从发病现场移动到运输工具上或者能够治疗的场所。由于每位患者病情不同，因此要明确搬运的要求，选择相应的搬运方法，方法不当会加重伤员的病情，甚至危及生命。常用的搬运方法有徒手搬运和担架搬运。徒手搬运适用于病情较轻，且搬运距离较短的伤员，有单人搬运法、双人搬运法和多人搬运法。对于病情较重，路途较远又不适合徒手搬运的伤员如有颈椎或者脊柱损伤的患者，可以在颈托保护下使用担架搬运（图 12-25）。现在搬运伤员的工具有很大发展，多种多样，可以适于不同的急救状况。有铲式担架、升

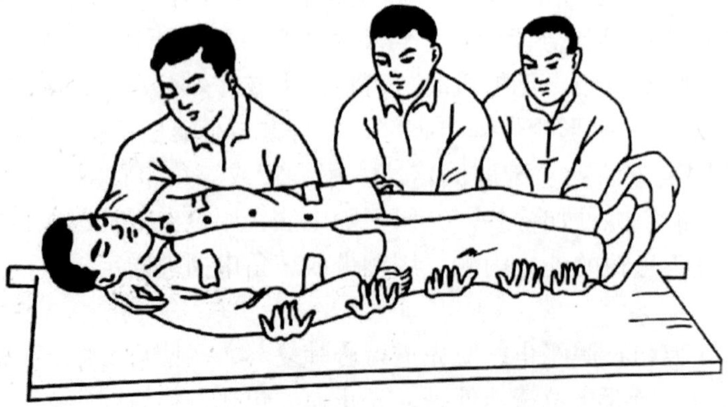

图 12-25　脊柱损伤的搬运方法

降担架、楼梯担架、平车、负压充气垫式固定担架等（图 12-26）。现场无担架时也可以利用被褥、门板、椅子等实现搬运。运输工具选择可以参看院前急救章节。

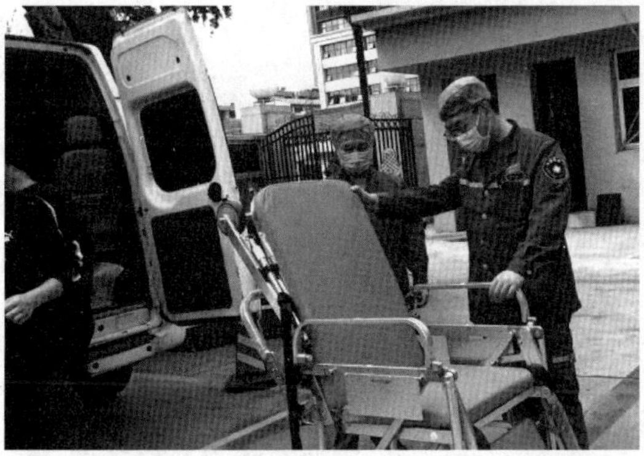

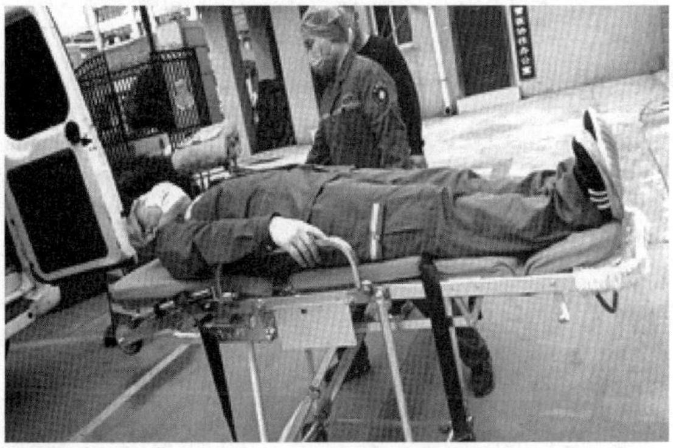

图 12-26　多功能担架车

注意事项：

1．搬运之前要检查伤员的生命体征和受伤部位，重点检查头部、颈椎、脊柱、胸部有无损伤。然后对受伤部位进行止血、包扎、固定，处理得当后才能搬动。

2．颈椎或腰椎高位骨折者，搬运时要有专人牵引头部，采用轴位翻身，并用沙袋将头部固定好。低位胸、腰椎骨折，应用铲式担架或者由 3 ～ 4 人同时托起头、胸、骨盆和大腿，让患者平卧在担架上，严禁屈曲位搬运。

3．在搬运中要保持伤员的呼吸道通畅。脑外伤昏迷患者，仰卧位头偏向一侧；对于胸腔积液、心力衰竭患者尽量采用坐位或者半卧位；对胸壁广泛损伤，出现反常呼吸而严重缺氧的伤员可以采用俯卧位，以压迫、限制反常呼吸。

4．多人搬运时，物品准备齐全，所有人动作要协调一致，又轻又稳。上坡时患者头在前，下坡时头在后，以免患者头低垂而不适，还能方便随时观察伤员的病情变化。一旦在搬运途中发生危及生命的紧急情况应停止搬运，立即进行现场急救处理。

5．在搬运前，注意使用约束带固定好患者，升起平车护栏，避免患者滑落造成事故。搬运过程中要注意尽量平稳，以免碰撞墙及门框，避免震动增加患者痛苦。

➢ 考点提示：搬运伤员时的注意事项。

（闫伟华）

第五节　电除颤术

案例 12–5

张某，男，装修工人。在施工现场不慎触电后心搏骤停，紧急送入附近医院急诊科。患者意识丧失，面色苍白，口唇发绀，听诊心音消失；心电图示 QRS 波群消失，呈形状各异、大小不等且不规则的波浪状曲线。

问题：

1. 患者目前出现了什么情况？

2. 急诊科医护人员应如何施救？

电除颤术（electric defibrillation）是用除颤器产生高能脉冲电流通过胸壁或直接作用于心脏，消除各类快速心律失常，使心脏转复为窦性心律的方法，故又称心脏电复律。目前是治疗心室颤动的有效方法，临床以直流电除颤法使用最为广泛。

知识链接

电除颤的基本知识

原理：电除颤是用高压强电流短时间通过心脏（经胸壁），使心肌组织瞬间同时除极，消除异位心律，阻断折返激动，终止快速心律失常，恢复窦性心律。

组成：由电源、可调式高压变电器、蓄电池和放电装置、有同步和非同步触发器、电极和心电显示器等几部分组成。

除颤的种类：有两种，即同步和非同步。

1. 同步除颤：由心电图R波触发复律器放电，使电击脉冲落在R波降支上，也就是在心室绝对不应期放电，称同步复律。

2. 非同步除颤：如果电击脉冲与R波无关，也就是复律器放电，发生在心动周期的任何时期，称非同步除颤。

一、适应证

1．非同步电复律（电除颤）适应证　心室颤动、心室扑动、无脉性室性心动过速。

2．同步电复律适应证　心率较快的心房扑动或心房颤动1年以上药物治疗无效、室上性心动过速药物治疗无效等。

二、禁忌证

1．缓慢型心律失常，包括病态窦房结综合征。

2．洋地黄过量引起的心律失常。

3．严重水、电解质、酸碱平衡失调，尤其是低钾血症与低镁血症。

4．伴有高度或完全性房室传导阻滞的心房颤动、心房扑动和房性心动过速。

5．心房颤动合并明显心脏扩大。

三、操作准备

1．操作者准备　衣帽整洁，戴口罩，摘下手表及身上金属饰品。

2．用物准备　电除颤器、导电胶、生理盐水、纱布垫、心电监护仪、简易呼吸器、吸氧吸痰装置、急救药品、抢救车等抢救物品。

四、操作方法

1．立即使患者去枕平卧于硬板床上，解开衣扣，暴露胸部，连接心电监护。去除患者身上的金属等导电物质。

2．连接除颤器的地线，接通电源。在两电极板上涂以适量导电胶或者用4～6层生理盐水纱布包裹电极板。

3．按同步或非同步键，选择除颤能量。同步一般选择＜100 J；非同步首次选择200 J，失败后增加100 J，但最大不超过360 J。

4．右侧电极板放在胸骨右缘第 2、3 肋间锁骨中线下（心底部），左侧电极板放在左腋前线内第 5 ~ 6 肋间（心尖部），避开乳头，电极板与皮肤紧密接触，压力适当。

5．按下“充电”按扭，听到充电完毕声音后，检查术者及他人确无身体接触后，双手同时按下放电键。

6．除颤后立即给予心肺复苏，继续进行 5 个周期 CPR 后，对患者进行评估，立即通过心电监护仪观察患者是否转为窦性心律，检查皮肤是否有灼伤。如除颤未成功，可再次除颤。

7．除颤完毕，关闭除颤器，清洁电极板，整理用物，将除颤器充电后备用。

➢ 考点提示：电除颤时电极板的放置部位与除颤能量的选择。

五、注意事项

1．除颤前要正确识别心电图类型，以选择正确的除颤方式。

2．电极板放置位置要准确，略加压力，与患者皮肤紧密接触，且避开瘢痕和伤口。

3．导电糊涂抹均匀，两块电极板之间的距离应超过 10 cm，禁止用耦合剂代替导电糊。

4．保持患者两电极板间皮肤干燥，以免放电时短路灼伤皮肤，导致作用心脏的电流减少引起复律失败。

5．电击时任何人不能接触患者及病床，以免触电。

6．除颤过程中及除颤成功后，严密监测并记录心律、心率、呼吸、血压和神志变化。

知识链接

自动体外除颤器

自动体外除颤器（AED）又称自动体外电击器、自动除颤器及傻瓜电击器等，是一种便携式、易于操作，稍加培训就能熟练使用，专为现场急救设计的急救设备。它区别于传统除颤器的是机器本身会自动判读心电图，然后决定是否需要电击。全自动的机型甚至只要求施救者替病患贴上电击贴片后，它即可自己判断并产生电击。半自动机型则会提醒施救者去按下电击钮。AED 不仅是新型急救设备，更是一种急救新观念，在心搏骤停时，只有在最佳抢救时间的“黄金 4 分钟”内，利用自动体外除颤器对患者进行除颤和心肺复苏，才是最有效制止猝死的办法。

（全　胜）

第六节　动、静脉穿刺置管术

案例 12-6

患者，男性，48 岁，因“上消化道出血”致失血性休克来院就诊。经输血、输液等紧急处理后，立即行急症剖腹探查术。

问题：手术开始后，为便于监测中心静脉压以及输血、输液，急诊科医护人员应如何操作？

动、静脉穿刺置管术是临床常用的一种有创诊疗措施，主要适用于危重患者和重大手术后的患者。

一、静脉穿刺置管术

静脉穿刺置管术是指用穿刺导管经皮肤穿刺置入深静脉腔内，经此通路进行补液、治疗或监测的方法。临床上常选用锁骨下静脉、颈内静脉和股静脉。

（一）适应证

1．急救时需接受快速静脉补液、输血、给药和监测中心静脉压者。

2．需行胃肠外全静脉营养者。

3．各种原因致外周静脉穿刺困难者。

4．穿刺法行右心导管检查术者。

5．经静脉安置永久或临时起搏器者。

（二）禁忌证

1．血小板减少或其他凝血机制严重障碍者。

2．穿刺部位感染或有外伤者。

3．躁动不安极不配合者。

（三）用物准备

注射盘、深静脉穿刺包、静脉导管套件（穿刺套管针、扩张管、金属导丝、静脉导管）、5 ml 注射器及针头、2% 利多卡因、消毒液（聚维酮碘或 70% 乙醇）、抗凝剂（0.4% 枸缘酸钠生理盐水或肝素稀释液）、消毒棉签、胶布。

（四）操作方法

1．锁骨下静脉穿刺置管术

（1）患者体位：取仰卧位，肩下垫一薄枕，肩下垂，头低 15° 转向穿刺对侧，使静脉充盈，可减少空气栓塞发生的机会，重度心力衰竭患者不能平卧时，可取半卧位穿刺。

（2）穿刺点定位：首选右侧锁骨下静脉，以防止损伤胸导管。可选择锁骨下及锁骨上两种进路穿刺。①锁骨下进路：选用锁骨中点内侧 1 ～ 2 cm 处（或锁骨中点与内 1/3 之间）的锁骨下缘为穿刺点，此法便于操作，但进针过深易引起气胸。②锁骨上进路：取胸锁乳突肌锁骨头外侧缘，锁骨上方约 1 cm 处为穿刺点，此法穿刺目标范围大，成功率较高，且安全性好，可避免损伤胸膜或刺破锁骨下动脉。

（3）操作步骤：检查静脉导管是否完好，用生理盐水冲洗，排气备用。常规消毒穿刺部位皮肤、铺无菌孔巾、局部麻醉。穿刺路径有：①锁骨下进路，术者右手持穿刺针，针尖指向头部方向，进针角度与胸壁呈 15° ～ 30°，以恰能穿过锁骨与第一肋骨的间隙为准，不得超过 45°，以免刺伤胸膜，一般进针 2 ～ 4 cm 可进入锁骨下静脉。②锁骨上进路，术者右手持穿刺针，针尖指向锁骨内侧头上缘，进针角度为 30° ～ 40°，一般进针 2.5 ～ 4 cm 可进入锁骨下静脉。入皮下后应推注少量盐水，将可能堵塞针内的皮屑推出，边缓慢进针边抽吸，见静脉回血后，自穿刺针尾端置入导引钢丝，拔出穿刺针，再沿导丝置入血管扩张管和导管，导管插入深度不超过 12 ～ 15 cm，必须使导丝能伸出导管尾端，完成后将导引钢丝连同扩张管一并拔出。抽吸回血顺利后，肝素盐水封管，缝合固定，以无菌纱布覆盖置管部位，注意观察有无渗血。

2．颈内静脉穿刺置管术

（1）患者体位：取仰卧位，头低 20° ～ 30°，使颈内静脉充盈，头尽量转向对侧。

（2）穿刺点定位：临床首选右颈内静脉穿刺，依照穿刺点与胸锁乳突肌的关系分三种进路：①中路，找出胸锁乳突肌的锁骨头、胸骨头和锁骨三者所形成的三角区，在其顶端处（距锁骨上缘 2 ～ 3 横指）进针，针身与皮面（冠状面）呈 30°，与中线平行针尖指向同侧尾端，一般刺入 2 ～ 3 cm 可进入颈内静脉。②前路，在胸锁乳突肌前缘中点（距中线约 3 cm）或稍上方。术者用左手示、中指向内推开颈总动脉后进针，针身与皮面呈 30° ～ 50°，针尖指向锁骨中内 1/3 交界处或同侧乳头。③后路，在胸锁乳突肌外缘中、下 1/3 交界处进针，针身水平位，在胸锁乳突肌深部向胸骨柄上窝方向穿刺。针尖勿向内侧过深刺入，以防损伤颈总动脉。

（3）操作步骤：常规消毒皮肤、铺无菌孔巾、局部麻醉。按上述相应进针方向及角度试穿，进针过程中持续轻回抽注射器直至见静脉回血，其余操作同锁骨下静脉穿刺置管术。

3．股静脉穿刺置管术

（1）患者体位：取仰卧位，膝关节微屈，臀部稍垫高，髋关节伸直并稍外展外旋。

（2）穿刺点定位：触摸股动脉搏动，在动脉搏动最明显处内侧 0.5 ～ 1 cm、腹股沟韧带下 2 ～ 3 cm 处作为股静脉穿刺部位。

（3）操作步骤：常规消毒皮肤、铺无菌孔巾、局部麻醉。左手示指在腹股沟韧带下方扪及股动脉后，向内侧移 1 cm，以示指、中指分开并压迫股静脉，右手持穿刺针，与皮肤呈 30° ～ 45° 刺入，边进针边回抽血，见静脉回血后，其余操作同锁骨下静脉穿刺置管术。

（五）注意事项

1．局部必须严格消毒，感染部位禁止穿刺。

2．避免反复多次穿刺，以免形成血肿。

3．如抽出鲜红血液，提示穿入动脉，应立即拔出，以紧压穿刺处数分钟无出血为止。

4．防止血液在导管内凝聚，经常用稀释的肝素液冲管；怀疑导管源性感染，须做导管头培养。

5．躁动不安而无法约束者，不能取肩高头低位的呼吸急促患者；胸膜顶上升的肺气肿患者，均不宜施行静脉穿刺置管术。

6．抽血或注射完毕后，局部应用无菌棉球或纱布略加压迫止血。

二、动脉穿刺置管术

动脉穿刺置管术是指用穿刺导管经皮肤穿刺置入动脉腔内，经此通路进行治疗或监测的方法。临床上常选用桡动脉、肱动脉和股动脉。

（一）适应证

1．重度休克需经动脉注射高渗液体及输血等。

2．各类危重及大手术后患者有创血流动力学监测。

3．施行某些特殊检查，如选择行动脉造影及左室造影等。

4．施行某些治疗，如经动脉注射抗癌药物行区域性化疗。

5．需反复采动脉血样做血气分析者。

6．不能行无创测压者。

（二）禁忌证

1．血小板减少或其他凝血机制严重障碍者。

2．穿刺部位感染者。

➢ 考点提示：动、静脉穿刺置管术的适应证与禁忌证。

知识链接

艾伦（Allen）试验

桡动脉穿刺前应进行Allen试验。受检者握紧拳头，检查者同时紧压其腕部的桡动脉、尺动脉，这时受检者松开拳头，其手掌部由于血供被阻断变得苍白，然后继续压迫桡动脉，松开尺动脉恢复其血供，这时手掌应迅速（6 s内）恢复红润，说明受检者的桡动脉、尺动脉间有完善的侧支循环，在桡动脉血供消失的条件下不影响手部血供，为艾伦试验阴性；反之，如果在6 s内不能恢复红润，则为试验阳性。说明桡动脉侧支循环不良，不宜做桡动脉穿刺。

（三）用物准备

注射盘、无菌注射器及针头、肝素注射液。动脉穿刺插管包，内含弯盘1个、洞巾1块、纱布4块、2 ml注射器1支、动脉穿刺套管针1根，无菌三通开关及相关导管、无菌手套、生理盐水250 ml、2%利多卡因1支、聚维酮碘、消毒棉签及胶布等。

（四）操作方法

1．桡动脉穿刺置管术

（1）患者体位：取仰卧位，上肢外展，掌侧向上，腕下垫纱布卷，四指固定使腕部呈背屈抬高30°～45°。

（2）穿刺点定位：术者左中指摸到桡动脉，在桡骨茎突近端定位，示指在远端牵拉，穿刺点在两手指间桡骨茎突处远端约0.5 cm。

（3）操作步骤：常规消毒皮肤、铺无菌孔巾、局部麻醉。术者右手持穿刺针，将穿刺针与皮肤呈15°，对准左中指摸的桡动脉方向刺入，直至出现血液为止，拔出针心，见搏动性血流从穿刺针喷出，缓慢送入导引钢丝，退出穿刺针，盐水纱布擦拭导引钢丝，沿导引钢丝送入动脉鞘，用丝线在皮下缝一针固定动脉鞘，再用胶布固定，用肝素冲洗鞘管一次，保持鞘管通畅，盖好敷料，即可测压。

2．股动脉穿刺置管术

（1）患者体位：取仰卧位，下肢伸直稍外旋、外展。

（2）穿刺点定位：术者在腹股沟韧带中点下方1～2 cm触到股动脉搏动，用左手示、中指分开，绷紧，穿刺点在两指之间。

（3）操作步骤：常规消毒皮肤、铺无菌孔巾、局部麻醉。术者右手持穿刺针，将穿刺针与皮肤呈45°进针，刺入动脉，直至出现血液为止，拔出针心，见搏动性血流从穿刺针喷出，其余操作同桡动脉穿刺法。

➢ 考点提示：动、静脉置管的各部位穿刺点的定位。

（五）注意事项

1．严格掌握适应证，动脉穿刺及注射术仅于必要时使用。

2．局部严格消毒，保持无菌操作，以防感染。

3．准确判断穿刺点。穿刺点应选择动脉搏动最明显处。

4．导管留置时间原则上不超过4 d，以防导管源性感染。

5．导管固定后，经常用肝素液冲洗，保持导管通畅，避免血栓形成及远端栓塞。

6．拔管后局部用纱布或棉球压迫止血，压迫后仍出血不止者，则需加压包扎至完全止血，以防血肿形成。

（全　胜）

第七节　胸腔穿刺术与胸腔闭式引流术

案例 12-7

患者，男性，26 岁，胸部外伤致左侧第 6 肋骨折并发气胸，呼吸极度困难，发绀，检查：BP 75/ 50 mmHg，气管向右移位，左胸廓饱满，叩诊鼓音，听诊呼吸音消失，颈胸部有广泛皮下气肿等。

问题：

1．造成患者呼吸困难、发绀最可能的原因是什么？

2．如在现场，如何急救及进一步处理？

一、胸腔穿刺术

胸腔穿刺术（thoracentesis）简称胸穿，是指对有胸腔积液（或积气）的患者，为了诊断和治疗疾病的需要而通过胸腔穿刺抽取积液或气体的一种技术。主要用于呼吸系统疾病的诊断与治疗。

知识链接

胸腔穿刺术—应用解剖

胸膜腔是由脏层胸膜与壁层胸膜于肺门部返折后构成的密闭的浆膜腔，正常情况下呈负压状态，内有少量浆液起润滑作用。胸膜炎、胸膜肿瘤及某些全身性疾病，可致胸膜腔内液体大量渗出，形成胸腔积液；胸部外伤时，胸膜腔与外界或支气管、肺相通，大量气体进入胸膜腔，导致气胸；外伤时血液流入胸膜腔可出现血胸或血气胸。胸腔内大量积液、积气，限制患侧呼吸运动（肺组织被压缩），可致严重呼吸困难，急性起病甚至可危及生命。

（一）适应证

1．胸腔积液性质不明者，做诊断性穿刺。

2．大量胸腔积液压迫，导致呼吸循环障碍者。

3．结核性胸膜炎化学疗法后中毒症状减轻仍有较多积液者。

4．脓胸、脓气胸、外伤性血气胸者。

5．肺炎并发胸膜炎胸腔积液较多者。

6．脓胸或恶性胸腔积液需胸腔内注入药物者。

（二）禁忌证

1．有出血性疾病或正在抗凝治疗者。

2．心肺功能严重衰竭者。

3．穿刺部位皮肤感染者。

4．不合作者。

（三）用物准备

胸腔穿刺包 1 个（内有 12 或 16 号带有乳胶管的胸腔穿刺针、小镊子、止血钳、5 ml 注射器及针头、50 ml 注射器、纱布、孔巾，无菌试管数只）、聚维酮碘、麻醉剂、手套及胶布。

（四）操作方法

1．患者取坐位面向椅背，两手臂置于椅背上，前额伏于前臂，重症患者可取斜坡卧位，病侧手臂上举，枕于头下或伸过头顶，便于增大肋间隙。

2．积液者穿刺应选择胸部叩诊实音最明显部位。一般在肩胛角下第 7 ～ 8 肋间或腋中线第 6 ～ 7 肋间穿刺。包裹性胸腔积液者，可结合 X 线或超声波检查定位进行穿刺。积气者穿刺部位选择患侧锁骨中线第 2 肋间隙或腋中线第 4 ～ 5 肋间。

3．术者洗手，戴口罩和无菌手套，助手协助打开胸穿包，检查器械。穿刺部位依常规消毒、铺巾，局部麻醉逐层浸润达胸膜壁层。

4．检查穿刺针是否通畅，如无阻塞用止血钳将针尾乳胶管夹闭。左手示指与中指固定并绷紧穿刺处皮肤，右手将穿刺针沿下一肋的上缘垂直缓慢刺入，当穿过壁层胸膜时，可感觉到针尖抵抗感突然消失，然后接 50 ml 注射器，松开止血钳即可抽液或抽气。助手用止血钳固定穿刺针，并随时配合钳夹乳胶管，以防空气进入胸腔。

5．术毕拔出穿刺针，局部覆盖无菌纱布，以胶布固定。嘱患者卧床休息。

➢ 考点提示：胸腔穿刺点的定位。

（五）注意事项

1．穿刺前应向患者阐明穿刺的目的和大致过程，以消除其顾虑，取得配合。对精神紧张的患者，穿刺前半小时给予地西泮 10 mg，或苯巴比妥 0.03 g，咳嗽严重者给予可待因 0.015 ～ 0.03 g。

2．避免在第 9 肋间以下穿刺，以免穿透膈肌损伤腹腔脏器。穿刺针应沿肋骨上缘垂直进针，不可斜向上方，以免损伤肋骨下缘处的神经和血管。

3．严格无菌操作，操作中要始终保持胸膜负压，防止空气进入胸腔。

4．心脏、大血管旁的局限性积液，或有心脏扩大、肝大、脾大及严重肺气肿者，胸腔穿刺宜慎重。

5．穿刺中患者不可变动体位、咳嗽或深呼吸。术中如发生连续咳嗽或出现头晕、胸闷、面色苍白、出汗，甚至晕厥等胸膜反应，应立即停止抽液，拔出穿刺针。让患者平卧，必要时皮下注射 1∶1000 肾上腺素 0.3 ～ 0.5 ml 或进行其他对症处理。

6．抽液不可过多过快，严防负压性肺水肿发生。以诊断为目的者抽液 50 ～ 100 m1，以减压为目的者，第一次不超过 600 ml，以后每次不超过 1000 m1。如为脓胸，每次应尽量抽尽。

7．需要向胸腔内注入药物时，抽液后将药液注入。

8．每次抽液均应准确记录患者情况、抽液量、液体性质、色泽，并根据情况留取标本。

9．抽液后患者应卧床休息，必要时复查 X 线胸透，观察有无气胸并发症。

➢ 考点提示：胸腔穿刺的注意事项。

二、胸腔闭式引流术

胸腔闭式引流术（closed thoracic drainage）是将引流管一端放入胸膜腔内，另一端接入位置更低的水封瓶，以便排出气体或收集胸腔内的液体，促进肺组织复张而恢复功能的一种治疗手段。

（一）目的

1．排除胸腔内的积气、积液，恢复胸腔负压，使肺及时膨胀。

2．恢复胸膜腔负压，维持纵隔的正常位置。

3．预防及治疗胸膜腔感染。

（二）适应证

1．气胸 大量气胸或张力性气胸。

2．外伤性中等量以上血胸。

3．持续渗出的大量胸腔积液。

4．脓胸、支气管胸膜瘘或食管瘘。

5．开胸手术后。

（三）禁忌证

1．凝血功能障碍或有出血倾向者。

2．肝性胸腔积液，持续引流可致大量蛋白质和电解质丢失者。

（四）用物准备

胸腔闭式引流包 1 个、胸腔闭式引流瓶 1 个、无菌橡胶连接管 1 根、凡士林纱布 1 块、无菌剪刀 1 把、胶布 1 卷、0.2% 利多卡因 10 ml 1 支、生理盐水 10 ml 1 支、5 ml 注射器 1 支、0.5% 安尔碘 1 瓶、消毒棉签 1 包、纱布 5 ～ 8 块等。

（五）操作方法

1．患者取半卧位（生命体征未稳定者，取平卧位）躯干略转向健侧，用软枕头将肩胛、背部垫高 45°，患侧上肢上抬置于头部。气胸引流穿刺点选在第 2 肋间锁骨中线；胸腔积液引流穿刺点选在腋中线第 5 ～ 6 肋间附近；局限性积液须依据 B 超和影像学资料定位。

2．术者戴口罩和无菌手套，引流部位依常规消毒、铺巾，局部麻醉逐层浸润达胸膜壁层后，再稍进针试验性抽吸，待抽出液体或气体后即可确诊。

3．沿肋间走行切开皮肤 2 ～ 3 cm，用两把弯血管钳交替钝性分离胸壁肌层，于肋骨上缘穿破壁层胸膜进入胸腔，此时有明显的突破感，同时切口处有液体或气体涌出。

4．用止血钳撑开，扩大创口，用另一把血管钳沿长轴夹住引流管前端，顺着撑开的血管钳将引流管送入胸腔，其侧孔应进入胸内 3 ～ 5 cm。引流管远端接水封瓶或闭式引流袋，观察水柱波动是否正常，必要时调整引流管的位置。

5．以丝线缝合胸壁皮肤切口，并结扎固定引流管，盖无菌纱布。同时检查各接口是否牢固，避免漏气。

（六）注意事项

1．术前正确检查、定位对于确定引流部位十分重要，同时还应确定患侧支气管是否通畅。局部麻醉后应先行胸膜腔穿刺，抽出气体以后再切开皮肤、放置引流管。

2．留置在胸膜腔内的引流管长度一般应控制在 3 ～ 5 cm，不宜插入过深。

3．保持引流管长短适宜，翻身活动时防止受压、打折、扭曲、脱出，搬动患者时应注意保持引流管低于胸膜腔。

4．水封瓶内玻璃管下段以在水平面下 3 ～ 4 cm 为宜，如果过深，胸内气体不易逸出。

5．引流开始时须控制放出气体、液体的速度，特别是对于肺压缩严重且萎陷时间较长者，以防止发生复张后肺水肿。

6．保持引流管通畅，注意观察引流瓶中气液面的波动与引流管中水柱波动情况，经常挤捏引流管，确保引流管充分通畅。移动患者或患者行走时，要用血管钳夹住近端引流管，防止水封瓶的液体倒流入胸腔或引流管脱落。每日记录引流量及其性质和变化。

7．术后患者若血压平稳，宜取半卧位，每日帮助患者坐起及变换体位，使引流充分通畅以利引流。

8．更换引流瓶时，需用止血钳夹闭引流管防止空气进入。注意保证引流管与引流瓶连接的牢固紧密，切勿漏气。操作时严格无菌操作。

9．胸腔闭式引流后应对比观察引流前、后的呼吸音变化，常规行胸部 X 线检查。肺膨胀良好者，可考虑 48 ～ 72 h 内拔出引流管。反之，若肺不能膨胀，则应考虑手术治疗。

10．拔除引流管时，宜先夹闭引流管 12 ～ 24 h，情况良好才可拔管。拔管时要嘱患者深吸气后屏气，用凡士林纱布盖住引流口，迅速拔管，压紧纱布避免空气进入胸腔。

（全　胜）

第八节　洗 胃 术

案例 12-8

王某，女，21 岁，1 个多小时前和家里人吵架自服敌百虫 200 ml，20 min 后出现恶心、呕吐、腹痛、多汗、流涕、流涎，全身有紧束感，解稀水样大便 1 次，伴头痛，家人发现后急送我院急诊。体格检查：T 36.5℃，P 72 次 / 分，R 22 次 / 分，BP 95/53 mmHg，嗜睡，有蒜臭味。皮肤湿冷，面部肌肉有抽搐，口腔流涎，皮肤、巩膜无黄染，瞳孔针尖样大，两肺有散在湿啰音，腹部平软，全腹无明显压痛。

问题：急诊科医护人员首先应做何处理？

洗胃术是将胃管插入患者胃内，反复注入和吸出一定量的溶液，以冲洗并排除胃内容物，减轻或避免吸收中毒的胃灌洗方法。洗胃是抢救口服毒物中毒患者的关键技术。本节重点介绍目前临床常用的电动洗胃机洗胃法。

知识链接

洗胃术的分类

1. 口服催吐法　患者饮入大量洗胃液后引吐，并可用压舌板刺激舌根或咽喉壁引起呕吐。此法简便易行，对于口服毒物不久，且意识清醒的急性中毒患者是一种现场抢救有效的措施。但洗胃常不彻底，不能有效防止毒物进入肠道。

2. 灌注洗胃法　是将洗胃管经口腔插入患者胃内，利用重力或虹吸原理，将胃内容物及毒物排出。但灌洗速度慢，不易灌洗彻底、灌入与抽出的液量不易控制。

3. 电动吸引器洗胃法　是利用负压吸引原理，用电动吸引器连接胃管吸出胃内容物的洗胃方法。此法能迅速有效地清除胃内毒物，较节省人力，并且能准确计算灌洗液量，适用于抢救急性中毒。

一、目的

1．清除胃内毒物或刺激物，避免毒物吸收。

2．减轻胃黏膜水肿、幽门梗阻引起的上腹胀闷、恶心、呕吐等不适，通过洗胃将胃内潴留物洗出，以减轻患者痛苦。

3．为手术或检查做准备。

二、适应证

1．催吐洗胃法无效者。

2．需要留取胃液标本送毒物分析者。

3．凡口服毒物中毒无禁忌者。

三、禁忌证

1．腐蚀性胃炎（服入强酸或强碱）。

2．中毒诱发抽搐未控制者。

3．伴有食管或胃底静脉曲张、食管或贲门狭窄或梗阻、上消化道出血者。

4．严重心肺疾患者。

> ➢ 考点提示：洗胃术的适应证与禁忌证。

四、用物准备

无菌洗胃包（内含接胃管、镊子、弯盘、纱布），洗胃液桶（盛装洗胃液和洗出液）、全自动洗胃机、橡胶单、治疗巾、治疗碗、50 ml 注射器、液状石蜡、棉签、胶布、无菌手套、开口器、压舌板、听诊器、止血钳及标本瓶。

五、操作方法

1．操作者将用物携至患者床旁，核对患者姓名，取下活动义齿，清理口腔。清醒患者应向其说明洗胃目的和简要程序，以取得患者配合。

2．体位　清醒患者取半卧位或左侧卧位，昏迷患者去枕取左侧卧位，垫橡胶单和治疗巾于头部肩下，弯盘置于患者口角处，清洁患者鼻腔。

3．检查洗胃机　连接电源，检查洗胃机运行是否正常，并调节流速。

4．连接管道　将配好的洗胃液（表 12-2）放入桶内，三根胶管分别与机器的进液管、胃管、污物管（出液管）相连；将进液管口的另一端放入洗胃液桶内（端口必须在液面以下），排污管的另一端置于污水桶内，胃管的另一端将于患者插胃管后与洗胃管相连接。

表 12-2　常用洗胃液的作用及注意事项

洗胃液	作用与用途	注意事项
1∶5000 ～ 1∶10000 高锰酸钾溶液	为氧化剂，可破坏生物碱及有机物，常用于巴比妥类、阿片类、士的宁、烟碱、奎宁、毒扁豆碱基砷化物、氰化物、无机磷等药物中毒	①有很强的刺激性，未溶解的颗粒不得与胃黏膜或其他组织接触 ② 1605、1059、3911、乐果中毒时禁用
活性炭混悬液（0.2% ～ 0.5%）	为强力吸附剂，可阻止毒物吸收，适于有机及无机毒物中毒	对氰化物无效

续表

洗胃液	作用与用途	注意事项
牛奶与水等量混合	可缓和硫酸铜、氯酸盐等化学物质的刺激作用	
鸡蛋白	可吸附砷，沉淀汞，可用于砷、汞等中毒	
淀粉溶液（米汤、面糊、1% ～ 10% 淀粉）	对中和碘有效，用于碘中毒洗胃，直至洗出液清晰，不显现蓝色为止	
1% ～ 2% 氯化钠溶液或生理盐水	常用于中毒药物不明的急性中毒，可用于砷化物、硝酸银等药物中毒，形成腐蚀性较小的氯化物	应避免使用热溶液以防血管扩张，促进中毒药物吸收
3% ～ 5% 鞣酸溶液	可使大部分有机及无机化合物沉淀，如阿朴吗啡、士的宁、生物碱、洋地黄及铅、铝等重金属	可用浓茶代替，不宜在胃内滞留

5．插胃管　操作者戴手套，取出胃管，测量胃管插入长度，成人插入长度为 45 ～ 55 cm，测量方法有以下两种：一是从前额发际至胸骨剑突的距离；二是由鼻尖至耳垂再到胸骨剑突的距离。并做好标记，用石蜡油润滑胃管前段，左手持纱布托住胃管，右手持镊子夹住胃管前段，沿选定的鼻孔插入胃管（若从口腔插胃管，须用牙垫），先稍向上而后平行再向后下缓慢轻轻地插入，缓慢插入到咽喉部（14 ～ 16 cm），嘱患者做吞咽动作，当患者吞咽时顺势将胃管向前推进，直至预定长度。初步固定胃管，检查胃管是否盘曲在口中。昏迷患者先将头后仰，当胃管插入 14 ～ 16 cm 时，再托起患者头部并前屈，使下颌靠近胸骨，加大咽部弧度，有利于胃管插入，将胃管插至标记处。

6．证实胃管在胃内后再行洗胃，证明胃管在胃内的方法有三种：

（1）抽取胃液法：将胃管插入后，用无菌注射器接于导管末端回抽，可抽出胃液。

（2）听气过水声法：即将听诊器置于患者胃区，快速经胃管向胃内注入 10ml 的空气，听到气过水声。

（3）将胃管末端置于盛水的治疗碗内，无气泡逸出。

确认胃管在胃内后，用纱布拭去口角分泌物，撤弯盘，摘手套，用胶布将胃管固定于面颊部，并与自动洗胃机的胃管相接。

7．打开自动洗胃机电源开关，按“手吸”键，吸出胃内容物，再按“自动”键，机器即开始对胃进行自动冲洗。洗胃过程中严密观察病情。若洗胃机无贮液功能时，则应观察每次进液与出液过程，一般每次进液量以 300 ml 为宜，当进入 300 ml 后自动转档为出胃。机器进入自动调节过程后（进出胃一个循环计数一次），自动完成洗胃工作。根据洗胃次数、排出水的浑浊与清亮程度，估计洗胃效果。

8．反复冲洗至吸出液体澄清，可停止洗胃，关闭洗胃机开关。反折胃管以纱布包裹，迅速拔出，并帮助患者擦脸、漱口、整理用物。

➢ 考点提示：常用洗胃液的作用及注意事项。

六、注意事项

1．根据病情选择合适的洗胃方法，插管时动作要准确、轻柔，切勿损伤食道黏膜或误入气管。

2．根据患者服毒物的种类选择合适的洗胃液，当毒物不明时，应先留取标本检测毒物，选用温水或温生理盐水较安全，毒物明确后再选择对抗剂洗胃。

3．洗胃过程中应随时观察患者生命体征的变化，如患者感觉腹痛、流出血性灌洗液或出现休克现象，应立即停止洗胃。

4．洗胃液温度适宜，应控制在 32 ～ 37℃，过热可使胃黏膜血管扩张，循环增快，加速毒物吸收；过冷可加快胃蠕动，促使毒物排入肠腔，增加毒物吸收。

5．要注意每次灌入量与吸出量的基本平衡。每次灌入量不宜超过 300 ml，灌入量过多可引起急性胃扩张，使胃内压上升，增加毒物吸收；突然的胃扩张又可兴奋迷走神经，导致反射性心搏骤停。

6．凡呼吸停止、心脏停搏者，先做心肺复苏，再行洗胃术。洗胃前应检查生命体征，如呼吸道分泌物过多，应先吸痰保持呼吸道通畅，再行洗胃。

7．毒物进入体内时间在 4 ～ 6 h 内应洗胃，超过 4 ～ 6 h 毒物大多吸收，如服毒量很大或者毒物过多，或所服毒物存在胃 - 血 - 胃循环，尽管超过 6 h，仍有洗胃的指征。

8．每次洗胃后要严格清洗、消毒，以防止交叉感染。

（全　胜）

自测题

一、选择题

1．以下包扎方法正确的是
A．肠管外溢时应当将肠管送入腹腔内后再包扎
B．异物刺入体内后，拔出异物后再包扎
C．颅底骨折有耳鼻漏者，应当冲洗干净、无菌纱布填塞后包扎
D．异物刺入伤口深处，不要拔出，应固定，敷料上剪洞，套过异物，盖在伤口上包扎
E．有骨折外露时，应先复位，再包扎

2．电击后应立即重点监护患者的生命体征不包括
A．电击处皮肤颜色
B．血压
C．脉搏
D．呼吸
E．意识

3．下列哪项不是深静脉穿刺置管的适应证
A．长期输液治疗
B．大量、快速扩容
C．血液净化
D．心功能不全
E．胃肠外全静脉营养

4．发生导管感染的原因不包括
A．无菌操作不严格
B．患者全身情况差
C．导管留置时间长
D．置管后未及时使用抗生素
E．药物因素

5．胸腔穿刺抽液引起急性肺水肿是由于
A．穿刺损伤肺组织
B．抽液过多、过快、胸膜腔内压突然下降
C．胸膜超敏反应
D．穿刺损伤肺血管
E．空气栓塞

6．有关胸腔穿刺的方法，下列哪项不正确
A．穿刺抽液时，应选择胸部叩诊实音最明显部位穿刺。一般在肩胛角下第 7 ～ 8 肋间或腋中线第 6 ～ 7 肋间穿刺
B．穿刺抽气时，穿刺点取患侧锁骨中线第 2 肋间
C．穿刺时应沿肋骨下缘进针
D．抽液量每次不超过 1000 ml
E．抽气量每次可大于 1000 ml

7．洗胃时每次入胃的液体量不宜超过
A．100 ml
B．200 ml
C．300 ml

D．500 ml

E．8000 ml

8．敌百虫中毒时，不宜采用碱性溶液洗胃的原因是

A．损伤胃食管黏膜

B．抑制毒物吸收

C．增加毒物溶解度

D．生成毒性更强的敌敌畏

E．抑制毒物排出

9．下列哪种患者可以洗胃

A．吞服硫酸者

B．口服敌百虫中毒者

C．肝硬化伴食管静脉曲张者

D．近期有胃穿孔者

E．近期有上消化道出血者

10．洗胃液的温度是

A．20 ~ 25℃

B．25 ~ 30℃

C．32 ~ 37℃

D．40 ~ 45℃

E．45 ~ 50℃

11．急性中毒意识清楚能合作的患者，应立即采用

A．口服催吐法

B．漏斗胃管洗胃法

C．注洗器胃管洗胃法

D．电动吸引器洗胃法

E．自动洗胃机洗胃法

二、填空题

1．气管插管术是__________及伴有__________的急危重症患者抢救的重要措施。气管插管能够及时吸出气管内__________或__________，保持呼吸道__________，进行有效的人工或机械__________，防止患者__________和__________。

2．气管插管适用于危重患者的抢救时__________需要进行机械通气者，__________，__________以及新生儿__________时；以及某些__________。

3．气管插管的绝对禁忌有：__________和__________，插管损伤可引起严重出血、__________，禁忌气管内插管除非__________。

4．气管插管相对禁忌有：__________、__________以及麻醉者、术者和设备条件不充分等。

5．气管插管时导管插入气管内的深度成人为__________cm，导管尖端至门齿的距离约__________cm。

6．插管完成后确认导管进入气管内方法有__________时，导管口有气流__________时，可见双侧胸廓对称起伏，并可听到清晰的__________；如用透明导管时，呼气时可见明显的__________样变化；患者如有自主呼吸，接麻醉机后可见呼吸囊随呼吸而__________；监测呼气末 $ETCO_2$ 则有图形显示。

三、问答题

1．简述三种气管插管方式的优缺点。

2．简述电除颤操作的注意事项。

3．胸腔闭式引流的目的是什么？

实验指导

数字资源

思政之光

实验一　电除颤术

【实验目的】

掌握电除颤术操作的正确方法与程序。

【实验要求】

1．按“操作程序”要求进行训练。

2．练习过程中学生互相评价，最后由教师测评。

【实验用物】

模型、除颤器、电极贴、导电糊、纱布、弯盘等。

【实验步骤】

1．操作准备　操作者着装规范，除颤器处于完好备用状态，实验物品摆放有序。

2．操作步骤

（1）模型去枕平卧于硬板床上，解开衣扣，暴露胸部，连接心电监护。去除身上的金属等导电物质。

（2）接通电源，正确开启除颤器，调至监护位置。在两电极板上均匀涂以适量导电糊或者用4～6层生理盐水纱布包裹电极板。

（3）右侧电极板放在右锁骨下方，左侧电极板放在左腋前线内第5～6肋间（心尖部），避开乳头，电极板与皮肤紧密接触，压力适当。

（4）选择方式：非同步电除颤（机器开机自动默认）或同步电复律（按压SyNc钮），若为无脉性室速或心室颤动（粗颤），立即行非同步电除颤，若为心室颤动（细颤），应常规心肺复苏，并同时静脉注射肾上腺素，使细颤转为粗颤，再进行除颤。选择除颤能量：双向波除颤器能量选择150～200 J，单向波除颤器能量选择360 J。

（5）按下“充电”按扭，听到充电完毕声音后，检查术者及他人确无身体接触后，双手同时按下放电键。

（6）除颤后移开电极板，立即给予心肺复苏，继续进行5个周期CPR后，对患者进行评估，通过心电监护仪观察是否转为窦性心律。如除颤未成功，可再次除颤。

（7）除颤完毕，关闭除颤器，将模型上的导电糊擦拭干净，清洁电极板，整理实验用物。

【注意事项】

1．除颤前应详细检查除颤器各项功能是否完好，除颤过程需果断、迅速、正确。

2．电极板放置位置要准确，略加压力，与患者皮肤紧密接触，双手拇指同时按压放电键电击除颤。

3．除颤时，电极板需避开电极片及导联线，手持电极板时，两极不能相对，不能面向自己。

4．电击时任何人不得接触患者及病床，以免触电。

5．心肺复苏时要尽早除颤，不建议中断按压反复除颤。

【考核标准】

电除颤操作与考核评分标准

专业：________ 年级：________ 班级：________ 学号：________ 姓名：________ 成绩________

项目	技术操作流程与标准	分值	扣分	说明
目的	短时间内向心脏通以高能量强电流，使心肌瞬间同时除极，消除心室颤动和无脉性室速，使之转复为窦性心律	10		
物品准备	除颤器、导电糊、除颤电极片、弯盘内置干纱布、酒精纱布若干，检查及调试除颤器，物品摆放合理，便于操作	5		
操作步骤	将患者平卧于硬板床上，暴露前胸，清洁监护导联部位皮肤，去除患者身上的金属等导电物质	5		
	连接导联线，正确开启除颤器，调至监护位置，观察患者的心电波形	5		
	两电极板上均匀涂以适量导电糊或者用 4 ～ 6 层生理盐水纱布包裹	5		
	右侧电极板放在右锁骨下方，左侧电极板放在左腋前线内第 5 ～ 6 肋间（心尖部），电极板与皮肤紧密接触，压力适当	10		
	按同步或非同步键（开机自动默认），选择除颤能量。同步一般选择＜ 100 J；非同步首次选择 200 J，最大不超过 360 J	10		
	按下“充电”按扭，除颤器自动充电至所选能量，充电完成机器自动提示	5		
	电极板贴近皮肤，并有一定压力，操作者身体稍后退离开床缘，确定周围人员无直接或间接与患者接触，双手拇指同时按压放电按钮电击除颤	10		
	放电完毕后，观察心电监护仪，心律转为窦性时，除颤成功，移开电极板	5		
	旋钮回位至监护；清洁除颤电极板	5		
	协助患者取舒适卧位，取下电极片，擦净皮肤	5		
	电极板正确回位，关机	5		
	整理用物，规范洗手，记录	5		
质量评价	1．学习态度好，严肃认真，作风严谨 2．操作熟练、手法正确、规范，过程安全 3．除颤指征掌握准确，充电量正确 4．操作中能随时观察患者的心电监护和病情变化情况 5．在规定时间内完成操作：从启用手控除颤电极板至第一次除颤完毕，全过程不超过 20 秒钟（超时 5 秒扣 1 分）	10		

考核老师签名________

________年________月________日

（全　胜）

实验二　洗　胃　术

【实验目的】

掌握洗胃操作的正确方法与技巧。

【实验要求】

1．按“操作程序”要求进行训练。

2．练习过程中学生互相评价，最后由教师测评。

【实验用物】

全自动洗胃机、橡胶单、治疗盘、治疗巾、量杯、50 ml 注射器、弯盘（内放洗胃管、纱布)、液状石蜡、棉签、胶布、听诊器、开口器、舌钳、牙垫、水桶 2 个（一个盛洗胃液，另一个盛污水）、水温计、压舌板、镊子、手电筒。

【实验步骤】

1．将用物携至患者床旁，核对患者姓名，取下活动义齿，清理口腔。清醒患者应向其说明洗胃目的和简要程序，以取得患者配合。

2．体位　清醒患者取半卧位或左侧卧位，昏迷患者去枕取左侧卧位，垫橡胶单和治疗巾于头部肩下，弯盘置于患者口角处。

3．检查洗胃机　连接电源，检查洗胃机运行是否正常，并调节流速。

4．连接管道　已经配好的洗胃液放入桶内，三根胶管分别与机器的进液管、胃管、污物管（出液管）相连；将进液管口的另一端放入洗胃液桶内（端口必须在液面以下），排污管的另一端置于污水桶内，胃管的另一端将于患者插胃管后与洗胃管相连接。

5．插胃管　操作者戴手套，测量胃管插入长度（方法为前额发际至剑突的距离），并做好标记，胃管前端涂液状石蜡，由口腔插入，当胃管插入 14 ～ 16 cm 时，嘱患者做吞咽动作或深呼吸，再插入胃内。

6．证实胃管在胃内后，再用胶布固定胃管，并与自动洗胃机的胃管相接。

7．打开电源开关，按下工作开关，自动洗胃机自动进行洗胃，只需观察进出管是否通畅，若不通畅时，予反冲一下。若洗胃机无贮液功能时，则应观察每次进液与出液过程，一般每次进液量以 300 ml 为宜，当进入 300 ml 后自动转档为出胃。机器进入自动调节过程后（进出胃一个循环计数一次），自动完成洗胃工作。根据洗胃次数、排出水的浑浊与清亮程度，估计洗胃效果。

8．洗胃完毕　一般洗至排出液澄清无味，可停止洗胃，关闭洗胃机开关。反折胃管以纱布包裹，迅速拔出，整理用物。

【注意事项】

1．要熟记洗胃术的适应证及禁忌证，腐蚀性毒物中毒禁止洗胃。

2．洗胃前要详细评估毒物种类、性质，要注意正确选用洗胃液、每次注入量等。

3．插管时动作要准确、轻柔，切勿损伤食管和胃黏膜或误入气管。

4．进液管口应始终浸没在洗胃液的液面下，每次注入胃内的液体量不超过 300ml。

5．插入胃管后，一定要先检查胃管是否在胃内，并先抽尽胃内容物，再将洗胃液注入。

6．洗胃中密切观察患者病情，如出现异常情况，应能分析、判断及处理。

【考核标准】

全自动洗胃机洗胃法操作与考核评分标准

专业：________　年级：________　班级________　学号：________　姓名：________　成绩________

项目	技术操作流程与标准	分值	扣分	说明
目的	清除胃内未被吸收的毒物或清洁胃腔，临床上用以胃部手术、检查前准备			
物品准备	全自动洗胃机、橡胶单、治疗盘、治疗巾、量杯、50 ml 注射器、弯盘（内放洗胃管、纱布）、液状石蜡、棉签、胶布、听诊器、血管钳、开口器、舌钳、牙垫、水桶 2 个（一个盛洗胃液，另一个盛污水）、水温计、压舌板、镊子、手电筒 检查洗胃机性能，正确连接进液管、胃管、污物管与洗胃机 根据病情选择洗胃液，测量温度（37℃左右）	10		
操作步骤	安置体位：清醒患者取半卧位或左侧卧位，昏迷患者去枕取左侧卧位	5		
	患者胸前铺橡胶单（一次性垫巾），弯盘置于口角旁，放牙垫	5		
	检查洗胃液（种类、温度，报告洗胃液温度和量），倒入桶内	5		
	检查洗胃机各管道连接是否牢固，打开机源开关，试机，关电源开关	5		

续表

项目	技术操作流程与标准	分值	扣分	说明
操作步骤	操作者戴手套，用棉签清洁鼻腔，测量胃管插入长度（45 ~ 55 cm），做好标记，润滑胃管前端	10		
	将胃管由口腔缓慢送入胃内，当胃管插入 14 ~ 16 cm（咽喉部）时嘱患者做吞咽动作，轻轻将胃管推进，注意患者的反应，插至标记处	10		
	抽胃液，并留标本，证实胃管在胃内，固定	10		
	连接好胃管后，打开电源开关，按下工作开关，使洗胃机开始工作。调节洗胃机各参数，机器进入自动调节过程后，自动完成洗胃工作，反复冲洗至吸出液体澄清为止	10		
	在洗胃过程中注意观察患者的反应和洗胃机面板的进出胃状态显示和压力显示	5		
	洗胃完毕，按洗胃机工作开关，关闭电源开关	5		
	处理用物：反折胃管，迅速拔出，分离胃管，分别将接胃管、接水管、排水管取下，卷好，放入消毒液桶内浸泡消毒，按分类处理好其他用物	5		
	操作者脱手套，洗手，记录	5		
质量评价	1．学习态度好，严肃认真，作风严谨 2．操作熟练、步骤正确，动作敏捷 3．洗胃彻底有效、安全 4．动作轻巧，关心患者，患者安全，无黏膜损伤 5．在 15 分钟内完成操作（每超过 1 分钟扣 1 分）	10		

考核老师签名__________

__________年__________月__________日

（全　胜）

实验三　球囊面罩或导管人工通气术

【实验目的】

掌握球囊 - 面罩人工通气的操作方法，为各种原因需要紧急手控通气的患者进行有效人工通气。

【实验要求】

1．按“操作程序”要求进行训练。

2．练习过程中进行自评、互评，不断纠正偏差达到要求；最后通过教师测评。

【实验用物】

简易呼吸囊（即简易呼吸器）、面罩、20 ml 注射器，纱布 2 块、模型、氧气装置。

【实验步骤】

1．备齐用物　检查并连接球囊、面罩及各接头，确认面罩充气良好、呼吸活瓣无异常、可送气，无漏气。有条件时可接氧气，并调节流量使储气袋充盈（一般予氧流量＞ 10 L/min）。

2．评估患者　患者出现低效或无效呼吸、呼吸暂停伴发绀、心动过缓，尚未建立高级气道，鼻塞或者面罩吸氧不能纠正缺氧，宜行球囊 - 面罩人工挤压通气。

3．清理气道异物或者分泌物，开放气道。

4．单人操作时，站在患者头端，采用“EC 手法”：用一只手的拇指和示指分别扣于面罩上下边缘，形如英文字母“C”，使面罩罩住患者口鼻，按紧并保持面罩与脸部完全贴合密闭，不漏气；中、环、小指托起下颌骨，形如英文字母“E”，托住下颌使患者头后仰，下颌角与耳垂的连线垂直于床面或者地面，以保持呼吸道通畅；另一手挤压球囊，送气时间持续 1 秒以上，提供 400 ～ 600 ml 的潮气量。

5．用均等的压力挤压球囊，待球囊重新膨起后再一次挤压。潮气量：无氧源 10 ml/kg，有氧源 6 ～ 8 ml/kg 计算。根据不同大小的球囊挤压如下：1 L 球囊挤压 2/3，1.6 L 球囊单手挤压近 1/2，2 L 球囊挤压 1/3；挤压频率：有心跳无呼吸，成人 10 ～ 12 次 / 分，婴儿和儿童 12 ～ 20 次 / 分；建立高级人工气道，10 次 / 分；心跳与呼吸均停止，30 : 2 的比例进行按压 - 通气。

6．观察通气效果，送气后有明显胸廓起伏，SpO_2 有升高说明通气有效，在患者呼气当中，面罩内呈雾气状。

7．根据患者病情，必要时建立高级气道如气管插管，可行球囊导管通气或者机械通气。

【注意事项】

1．患者如有微弱自主呼吸，挤压球囊尽量与患者吸气同步。

2．评估患者通气效果：主要观察有无胸廓起伏、皮肤颜色变化、肺部听诊有无呼吸音、SpO_2 有无改善。

3．连续 2 次挤压通气不见胸部起伏，提示可能存在气道异物梗阻或者严重漏气，应立即排除异物或者调整手法。

4．饱胃患者采用球囊面罩通气方法操作后应观察上腹部情况，如有显著上腹膨隆、嗳气，应插入胃管排气。

【考核标准】

球囊面罩（导管）挤压通气操作流程与评分标准

班级＿＿＿＿＿＿　学号＿＿＿＿＿＿　姓名＿＿＿＿＿＿　指导老师＿＿＿＿＿＿

项目	技术操作流程与标准	分值	老师测评	
			扣分	说明
目的	对各种原因需要紧急手控通气的患者进行有效的人工通气	5		
物品准备	简易呼吸囊（即简易呼吸器）、面罩、20 ml 注射器，纱布 2 块、模型、氧气装置	5		
操作步骤	评估患者，当患者出现无效或低效呼吸、呼吸暂停伴心动过缓、发绀，可行球囊 - 面罩通气	10		
	连接并检查面罩、球囊及各接头，确认无漏气、呼吸活瓣无异常	10		
	清理气道，开放气道	10		
	采用“CE”手法，使面罩罩住患者口鼻，按紧不漏气；若已经建立了人工气道，可与气管导管连接，行球囊导管通气	10		
	挤压球囊用力要均等，待球囊重新膨起后开始下一次挤压。潮气量：无氧源 10 ml/kg，有氧源 6 ～ 8 ml/kg，挤压频率：成人 10 ～ 12 次 / 分，婴儿和儿童 12 ～ 20 次 / 分	20		
	观察及评估患者通气效果，胸部明显起伏说明通气有效	10		
	整体质量评价：操作连贯，熟练，有效	10		
质量评价	1．学习态度好，严肃认真，作风严谨 2．操作熟练、轻柔，手法正确 3．顺利、准确置管 4．关爱患者，态度和蔼 5．在规定时间内完成操作，从初次评估患者至记录完毕共用时 3 分钟（超时 1 分钟，扣 1 分）	10		

考核老师签名＿＿＿＿＿＿

＿＿＿＿＿年＿＿＿＿＿月＿＿＿＿＿日

（闫伟华）

实验四　气管插管术

【实验目的】

掌握经口明视气管插管的操作方法。

【实验要求】

1．按“操作程序”要求进行训练。

2．练习过程中进行自评、互评，不断纠正偏差达到要求；最后通过教师测评。

【实验用物】

气管插管模型 1 个，喉镜 1 套、气管插管包 1 个（内含气管导管 2 根、导丝 1 根、牙垫 1 个、10 ml 注射器 1 个、石蜡油棉球 1 袋）、胶布、手套、吸引器、简易呼吸器、听诊器，必要时备开口器、吸氧设备、麻醉药品、插管固定器等。

【实验步骤】

1．检查用物齐备，包装是否完整、在有效期内。将气管插管包打开置于操作台上。

2．戴手套，根据性别年龄选择适宜型号的气管导管，检查气管导管的气囊有无漏气，抽空气囊，涂石蜡油。放入导丝，前端不超过导管侧孔。将导管塑形。

3．清除患者口鼻分泌物，取出活动义齿，帮助患者取仰卧位，头尽量后仰，原则上应使口轴、咽轴和喉轴接近呈一直线，肩部可略垫高，开放气道。

4．用右手拇指向下推患者右下磨牙，示指向上推右上磨牙，右手分开患者口唇，左手持喉镜沿右侧口角进入，轻轻将舌体稍推向左侧使喉镜移至正中。见到腭垂后顺舌背弯插入。

5．进入咽部，见到会厌，将喉镜片前端置入舌根和会厌之间的会厌谷，左手腕用力用喉镜挑起会厌，暴露声门。

6．右手持气管导管沿着喉镜侧叶送入，将其尖端对准声门轻巧地插进气管内，固定好气管导管，拔出导丝。成年男性插入深度为 22 ～ 24 cm，成年女性为 20 ～ 22 cm，新生儿体重 + 6 cm，幼儿年龄 / 2 + 12 cm。

7．将气管导管的气囊充气至中等张力，一般为 10 ml，听诊双肺呼吸音是否对称，确定气管导管在气管内以后，放置牙垫，退出喉镜。再用胶布或者插管固定器固定牙垫与气管导管。

8．吸净气管内分泌物，摆好患者卧位，无自主呼吸者接简易呼吸器送气或者与呼吸机或麻醉机连接。

9．必要时约束肢体或药物镇静。

【注意事项】

1．呼吸困难或呼吸停止者，插管前应先予简易呼吸器挤压给氧 2 min，以免因插管费时而加重患者缺氧。

2．导管的选择，应根据患者年龄、性别、身材大小、插管途径来决定。

3．插管时，声门应暴露好，操作要轻柔、准确，动作迅速。注意不能用牙做支点挑起会厌。

4．插管后随时检查导管固定是否良好，有无移位，导管是否通畅，有无痰痂形成。注意加强人工气道的湿化，保持呼吸道通畅，防止气管内分泌物黏稠结痂。

5．气囊内的充气量一般为 10 ml，使气囊保持适当的张力。一般每天用测压仪对气囊测压 1 次。

6．经口插管应每日评价患者留置导管的必要性，若病情好转，尽早拔除气管导管。结合患者病情及原发疾病，如系颅脑外伤、球麻痹等近期难拔管者，宜尽早行气管切开置管术。

7．拔管前先充分吸引气道内分泌物，气囊放气后拔除气管导管，拔管后应注意观察患者呼吸情况，保持呼吸道通畅。拔管后半小时复查动脉血气变化。

【考核标准】

气管插管操作与评分标准

班级＿＿＿＿＿＿ 学号＿＿＿＿＿＿ 姓名＿＿＿＿＿＿ 指导老师＿＿＿＿＿＿

项目	技术操作流程与标准	分值	老师测评	
			扣分	说明
目的	保持呼吸道通畅，有效清除气道分泌物，改善患者通气功能，纠正缺氧状态，便于简易呼吸器加压给氧或机械通气辅助治疗，有利于气道内给药	10		
物品准备	检查用物是否完备，包装是否完整在有效期内，检查气管导管气囊有无漏气，抽空气囊内气体。插入导丝，塑形。涂石蜡油	5		
操作步骤	患者取仰卧位，检查并清除口鼻分泌物，有活动义齿的取出义齿	5		
	头尽量后仰，肩部可略垫高，开放气道	5		
	左手持喉镜沿右侧口角进入，轻轻将舌体稍推向左侧使喉镜移至中	5		
	见到腭垂后顺喉镜侧叶插入	5		
	进入咽部见到会厌用喉镜轻挑起会厌，暴露声门	5		
	右手持导管将其尖端对准声门轻巧地插进气管内，拔出导丝。成年男性插入深度为 22 ～ 24 cm，成年女性插入为 20 ～ 22 cm 新生儿体重 + 6 cm，幼儿年龄 /2 + 12 cm	10		
	放牙垫后退出喉镜	5		
	将气管导管的气囊充气 10 ml	5		
	听诊双侧呼吸音对称，确认导管在气管内	5		
	用胶布或者插管固定器固定牙垫与导管	5		
	吸净气管内分泌物，摆好患者卧位，将导管与麻醉机或呼吸机连接	5		
	请放射科医生拍摄 X 线胸片，以进一步确定导管位置	5		
	整体质量评价：操作连贯，熟练，有效	10		
质量评价	1．学习态度好，严肃认真，作风严谨 2．操作熟练、轻柔，手法正确 3．顺利、准确置管 4．关爱患者，态度和蔼 5．在规定时间内完成操作，从患者摆放体位至记录完毕共用时 5 分钟（超时 1 分钟，扣 1 分）	10		

考核老师签名＿＿＿＿＿＿

＿＿＿＿年＿＿＿＿月＿＿＿＿日

（闫伟华）

实验五　呼吸机的应用

【实验目的】

掌握呼吸机应用的基本操作方法，改善患者通气和换气功能，减轻呼吸肌疲劳。

【实验要求】

1．按“操作程序”要求进行训练。

2．练习过程中进行自评、互评，不断纠正偏差达到要求；最后通过教师测评。

【实验用物】

墙壁气源、电源、呼吸机一台、管路一套、湿化器、蒸馏水、积水杯、模拟肺。使用氧气瓶时备减压阀、扳手。

【实验步骤】

1．准备洗手、戴口罩；准备用物：呼吸机、电源、气源、管路、湿化器、蒸馏水、积水杯、模拟肺。

2．连接电源　呼吸机、湿化器；连接气源：氧气。使用瓶装氧气时，连接减压阀。

3．选择和呼吸机相匹配的湿化罐，安装湿化罐，注入蒸馏水，不超过水位线，打开开关设置至合适温度。

4．呼吸机管路连接连接呼吸机各管道，三通管末端接模拟肺，形成密闭环路。查看各连接部分是否衔接紧密，有无漏气。管道是否打折、扭曲。固定管路：把呼吸机管路安装在万向支架上。

5．打开呼吸机及湿化器电源开关（如有压缩泵电源开关，开机顺序为：先开压缩泵，再开主机）。暂时不用呼吸机时，勿立即关电源，使机器处待机状态，以减少损耗。

6．呼吸机自检　建议在下列情形时执行自检：呼吸机每使用 15 天；更换患者时；改变患者管路配套时。

7．呼吸机设置。①通气模式设置：事先了解患者需使用呼吸机的原因，根据病情预设呼吸机通气模式，常用模式有 SIMV 及 A/C。②参数设置：常规设置潮气量，一般情况下 6 ～ 12 ml/kg 的范围通常用于成人，5 ～ 10 ml/kg 用于婴儿和儿童，同时应结合呼吸系统的顺应性、阻力进行调整，避免气道平台压超过 30 ～ 35 cmH_2O；呼吸频率一般设置在 15 ～ 18 次 / 分的水平；吸气流速，成人常用的流速设置为 40 ～ 60 L/min；每分钟通气量等。③报警设置：一般设置有压力报警上下限，分钟通气量报警上下限，窒息报警时限等。

8．试机　试机运行良好，无异常。

9．接患者气管导管与呼吸机三通连接，评估患者与呼吸机的同步性。

10．停机分离患者气管导管与呼吸机三通。关闭呼吸机及湿化器的电源（如有压缩泵，应先关主机再关压缩泵），分离气源，分离呼吸管路，清洗消毒。

【注意事项】

1．密切观察各种监测参数变化，及时处理报警并分析发生异常的原因，必要时以球囊面罩替代呼吸机通气。

2．上机患者床头抬高 30°，及时清除呼吸道分泌物和管路积水，注意呼吸机管道的水平面应低于患者的人工气道最高处。

3．根据患者病情定期复查动脉血气分析，调整参数，每日评价呼吸机使用的必要性。

【考核标准】

呼吸机应用操作与评分标准

班级__________　学号__________　姓名__________　指导老师__________

项目	技术操作流程与标准	分值	老师测评	
			扣分	说明
目的	改善通气、换气功能，减轻呼吸肌疲劳	5		
物品准备	洗手、戴口罩；用物准备：呼吸机、电源、气源、管路、湿化器、蒸馏水、积水杯、模拟肺	10		
操作步骤	连接电源：呼吸机、湿化器	2		
	连接气源：空气、氧气。使用瓶装氧气时，应使用减压阀	2		
	安装湿化器：选择和呼吸机相匹配的湿化罐，温度探头与湿化器输出口连接。湿化罐内注入蒸馏水，不超过水位线	3		

续表

项目	技术操作流程与标准	分值	老师测评	
			扣分	说明
操作步骤	呼吸机管路连接：连接呼吸机各管道，三通管末端接模拟肺，形成密闭环路。固定管路：把呼吸机管路安装在万向支架上	6		
	打开呼吸机及湿化器电源开关（如有压缩泵电源开关，开机顺序为：先开压缩泵，再开主机）。暂时不用呼吸机时，勿立即关电源，使机器处待机状态，以减少损耗	6		
	呼吸机自检：建议在下列情形时执行自检：呼吸机每使用 15 天；更换患者时；改变患者配套管路时	6		
	呼吸机设置： 1．模式选择：事先了解患者需使用呼吸机的原因，根据患者情况预设呼吸机模式 2．参数设置：潮气量根据患者体重设置，一般为 8 ～ 10 ml/kg，其他参数常规设置如呼吸频率，吸气时间，吸气流速 3．报警设置：常规设置压力报警上下限，分钟通气量和窒息时间报警	30		
	试机：试机运行良好，无异常	5		
	接气管导管：与呼吸机三通连接，评估呼吸机与患者的同步性	5		
	停机：分离患者气管导管与呼吸机三通。关闭呼吸机及湿化器的电源（如有压缩泵，应先关主机再关压缩泵），分离气源，分离呼吸管路，清洗消毒	10		
质量评价	1．学习态度好，严肃认真，作风严谨 2．操作熟练、轻柔，手法正确 3．顺利、准确连接各种导管 4．关爱患者，态度和蔼 5．在规定时间内完成操作，从开启电源至记录完毕共用时 5 分钟（超时 1 分钟，扣 1 分）	10		

考核老师签名＿＿＿＿＿

＿＿＿＿年＿＿＿＿月＿＿＿＿日

（闫伟华）

实验六　多参数监护仪的使用

【实验目的】

掌握多参数监护仪的使用方法。

【实验要求】

1．按多参数监护仪“操作程序”要求进行训练。

2．反复练习，学生之间相互评价，老师测评。

【实验用物】

多参数监护仪，导电线，电极片数个，合适的袖带（宽度为肢体周长的 40%），脉搏氧饱和度探头。

【实验步骤】

1．准备用物，将监护仪推至患者床旁，核对腕带、床号、姓名、住院号。

2．操作前洗手，给患者做好解释工作，取得其配合。

3．根据病情摆好患者体位，暴露胸部。正确定位，清洁患者皮肤，选择无破损无异常的皮肤，必要时剃除毛发，擦洗干净，放置电极片处用 75% 乙醇清洁。

4．粘电极片

（1）五导联：①右上 <RL>：胸骨右缘锁骨中线第 1 肋间；②左上 <LA>：胸骨左缘锁骨中线第 1 肋间；③ <RL>：右锁骨中线剑突水平处；④左下 <LL>：左锁骨中线剑突水平处；⑤胸导 <C/V>：胸骨左缘第 4 肋间。

（2）三导联：①右上 <RL>：胸骨右缘锁骨中线第 1 肋间；②左上 <LA>：胸骨左缘锁骨中线第 1 肋间；③左下 <LL>：左锁骨中线剑突水平处。

5．插上电源，指示灯亮。

6．开启监护仪：

（1）选择合适的导联：最常用的是标准肢体Ⅱ导联心电图。

（2）调整波形、波速：①振幅大小；②波形的清晰度；③波速：心电监护波走速为 25 mm/s。

（3）呼吸的监护：由心电图电极片感知胸廓的阻抗变化，显示呼吸的波形和数据。正确选择波速：呼吸监护波走速为 6.25 mm/s。

（4）氧饱和度监测：部位：根据选用探头不同选择指甲条件好的手指或耳垂、鼻尖；要求：红外线光源对准指甲，指套松紧适宜。

（5）无创血压监测

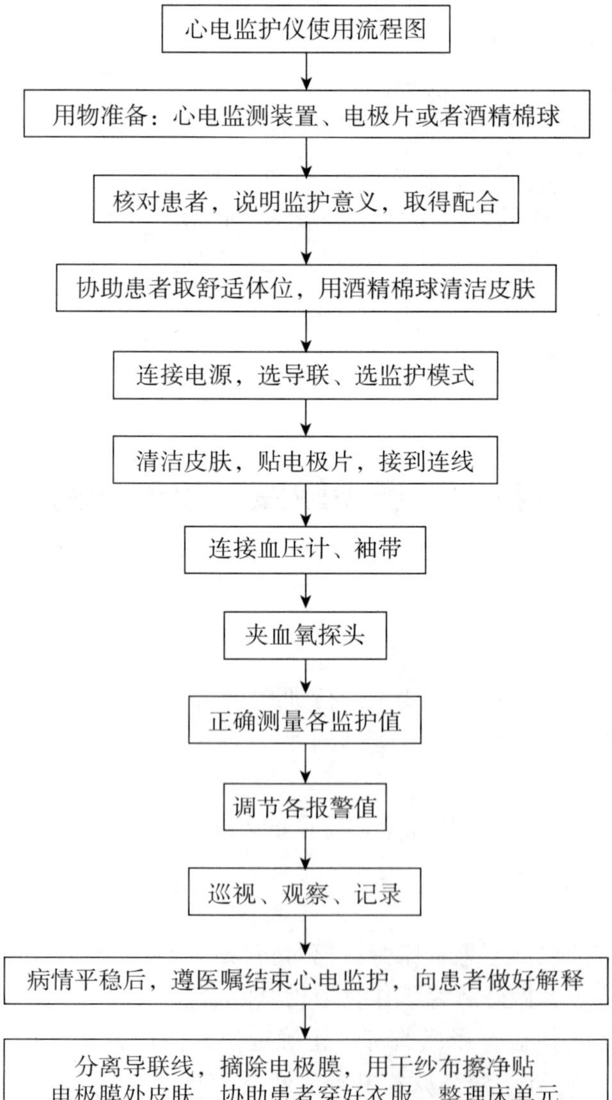

1）模式选择：成人、儿童、新生儿多选择自动模式。

2）肢体位置：测血压肢体应与患者心脏置于同一水平。

3）袖带位置：按照要求对好标记（标记对准肱动脉搏动处），把袖带绑在肘关节上 2 ～ 3 cm 处，松紧度以能容纳一指为宜。

【注意事项】

1．及时观察患者心率、心律、呼吸、血压、氧饱和度等参数的变化，发现异常及时查找原因并处理。

2．观察心电图波形，及时处理干扰和电极脱落。

3．注意保持血氧饱和度探头位置的固定，但要松紧适宜，避免造成局部压疮。

4．报警设置合理，报警开关打开。

5．定期观察患者电极片处的皮肤，定时更换电极片和电极片位置。

【考核标准】

多参数监护仪操作程序及测评

专业＿＿＿＿＿ 年级＿＿＿＿＿ 班级＿＿＿＿＿ 学号＿＿＿＿＿ 姓名＿＿＿＿＿ 成绩＿＿＿＿＿

项目	技术操作流程与标准	分值	扣分	说明
目的	通过无创方法对各种波形、压力、氧和等数据进行测量与分析来判断患者的呼吸、循环功能状态	5		
物品准备	心电监护仪，模块，导联线，电极片数个，合适的袖带（宽度为肢周长的40%），氧饱和度与体温探头	10		
操作步骤	操作前洗手，给患者好解释工作，以取得患者配合	5		
	皮肤准备：选择无破损无异常的皮肤，必要时剃除毛发，擦洗干净，用电极片上的备皮纸去掉死皮	5		
	粘贴电极片： 五导联：左臂电极：左锁骨中线锁骨下；右臂电极：与左臂对称部位；左腿电极：左锁骨中线第 6 ～ 7 肋间；右腿电极：与左腿对称部位；胸部电极：心电图胸导联的位置 三导联：左臂电极、右臂电极、左腿电极同五导联同名位置	10		
	选择合适的导联：最常用的是Ⅱ导联心电图	10		
	调整波形、波速：①振幅大小；②波形的清晰度；③波速：心电监护波形走速为 25 mm/s	10		
	呼吸监护：由心电图的电极片感知胸廓的阻抗变化，显示呼吸的波形和数据。正确地选择波速：呼吸监护波形走速为 6.25 mm/s	10		
	氧饱和度监测部位：根据选择的探头不同选择指甲条件好的手指或耳垂、鼻尖；要求：红外线光源对准指甲，指套松紧适宜	10		
	无创血压的监测：模式选择：成人、儿童、新生儿宜选择自动模式。肢体位置：测血压肢体应与患者心脏置于同一水平 袖带放置正确：按照要求对好标记（标记对准肱动脉搏动处），把袖带绑在肘关节上 2 ～ 3 cm 处，松紧度以能容纳一指为宜	15		
质量评价	1．学习态度好，严肃认真，作风严谨 2．操作熟练、轻柔、手法正确、粘贴电极位置准确 3．能熟练选择合适导联、调整波形及波速；能熟练完成患者的心电、呼吸、氧饱和度、无创血压的监测 4．注重关爱患者，态度和蔼	10		

考核老师签名＿＿＿＿＿

＿＿＿＿＿年＿＿＿＿＿月＿＿＿＿＿日

（张冬梅）

实验七　心肺复苏术

【实验目的】

通过本实验使学生了解和掌握心肺复苏术，并能熟练进行单人操作。

【实验要求】

掌握心肺复苏术的操作流程，熟悉心肺复苏术的操作原理。

【实验用物】

心肺复苏模拟人、人工呼吸膜、纱布、血压计、听诊器、手电筒、弯盘。

【实验步骤】

1．判断意识　发现昏迷倒地的患者后，轻拍或摇动患者的肩部，并高声喊叫“喂，你怎么了？”判断患者有无反应。

2．判断大动脉搏动、自主呼吸　若无反应，立即判断患者有无大动脉搏动，成人和儿童检查其颈动脉，方法是示指和中指的指尖平齐并拢，从患者的正中部位向旁滑移 2 ～ 3 cm，在胸锁乳突肌内侧轻触颈动脉搏动，同时检查呼吸，将脸贴近患者的口鼻，感受有无气息进出，观察胸廓有无起伏。若都无反应则说明无呼吸，检查时间应在 10 秒以内。

3．安置体位　安置复苏体位，让患者仰卧于硬板床或坚实的平面上，解开衣扣，松开裤带，头、颈、躯干平直无扭曲，双手放于躯干两侧。

4．胸外心脏按压　成人按压部位为胸骨的下半部，婴儿按压部位在两乳头连线稍下方胸骨处。按压时，施救者一只手的掌根部放在胸骨按压部位，另一只手平行叠加其上，双手手指交叉紧紧相扣，手指尽量离开胸壁，保证手掌根部用力在胸骨上，双臂绷紧伸直，垂直向下用力按压，频率为 100 ～ 120 次 / 分，成人按压深度为 5 ～ 6 cm，儿童为 4 ～ 5 cm，婴儿大约为 4 cm，连续不间断按压 30 次。尽量减少胸外按压中断的次数时间，控制在 10 秒钟内。

5．开放气道　清除口鼻异物，取出活动义齿。常用开放气道的方法包括：①仰头抬颏法：适用于无头和颈部损伤的患者，施救者一手置于患者前额使头部后仰，另一手的示指与中指置于下颏骨，使下颌角连线与地面垂直；②托颌法：怀疑有头、颈部有损伤者使用此法，患者平卧，施救者位于头侧，两手拇指置于患者口角旁，其余四指拖住患者下颌部位，在保证头部和颈部固定的前提下，将患者下颌向上抬起。

6．人工呼吸　在保持患者呼吸道畅通和口部张开的情况下进行。

（1）口对口人工呼吸：施救者用置于患者前额的手拇指与示指捏住患者的鼻孔，用口唇把患者的口完全罩住，进行缓慢人工通气，通气完毕后，施救者立即脱离患者口部，同时放松捏鼻的手指，使患者能从鼻孔呼出气体。

（2）口对面罩通气：单人施救时，在完成 30 次按压之后，将面罩置于患者口鼻部，示指和拇指放在面罩的两侧边缘，另一只手的拇指放在面罩的下缘固定，封闭好面罩，其余手指提起下颌以开放气道。施救者经面罩通气至患者胸廓抬起，然后将口离开面罩，使患者呼出气体。

每 30 次按压后，通气 2 次，每次通气应持续 1 秒钟，使胸廓明显起伏，保证有足够的气体进入肺部，但应注意避免过度通气。人工通气频率为 10 ～ 12 次 / 分，婴儿和儿童的通气频率为 12 ～ 20 次 / 分。

【注意事项】

1．开放气道行仰头举颏法时，注意手指不要压迫患者颈前部、颌下软组织，也不要使颈过伸。

2．进行口对口人工呼吸时，每次吹气量不要过大，以免造成胃大量充气。

3．判断有无颈动脉搏动时，触摸颈动脉不能用力过大，以免颈动脉受压妨碍头部供血，检查时间不可超过 10 s。

4．胸外心脏按压应平稳、有规律地进行。

【考核标准】

心肺复苏术操作与考核评分标准

专业__________ 年级__________ 班级__________ 学号__________ 姓名__________ 成绩__________

项目	技术操作流程与标准	分值	扣分	说明
目的	通过徒手心肺复苏术使患者恢复意识、大动脉搏动和自主呼吸			
物品准备	心肺复苏模拟人、人工呼吸膜、纱布、血压计、听诊器、手电筒、弯盘	5		
操作流程	• 轻拍或摇动患者的肩部，并高声喊叫“喂，你怎么了？”判断患者有无反应 • 检查是否无呼吸（终末叹气应看做无呼吸），并同时检查颈动脉搏动。5 ~ 10 秒钟完成 • 确认患者意识丧失，立即呼叫，启动应急反应系统	3 3 3		
	• 安置患者仰卧在坚固的平坦地面或硬板床上 • 去枕，头、颈、躯干在同一轴线上 • 双手放于两侧，身体无扭曲（口述）	2 2 2		
	• 在患者一侧，解开衣领、腰带，暴露患者胸腹部 • 按压部位：患者胸部中央，胸骨下半部 • 按压方法：手掌根部重叠，手指翘起，两臂伸直，使双肩位于双手的正上方。垂直向下用力快速按压 • 按压深度：5 ~ 6 cm • 按压速率：100 ~ 120 次 / 分 • 胸廓回弹：每次按压后使胸廓充分回弹（按压时间：放松时间为 1 : 1） • 尽量不要按压中断：中断时间控制在 10 s 内	2 3 6 3 3 3 3		
	• 如明确有呼吸道分泌物，应当清理患者呼吸道，取下活动义齿 • 仰头提颏法（怀疑患者头部或颈部损伤时使用推举下颌法），充分开放气道	3 5		
	• 立即给予人工呼吸 2 次 • 吹气捏住患者鼻子，呼气时松开，吹气时间为 1 秒，同时观察胸廓情况，胸廓有明显起伏为吹气有效的标志 • 施以人工呼吸时应产生明显的胸廓隆起，避免过度通气吹气，同时观察胸廓情况 • 按压与人工呼吸之比 30 : 2，连续 5 个循环	3 5 3 3 10		
	操作 5 个循环后，判断并报告复苏效果 • 颈动脉恢复搏动 • 自主呼吸恢复 • 散大的瞳孔缩小，对光反射存在 • 收缩压大于 60 mmHg（体现测血压动作） • 面色、口唇、甲床和皮肤色泽转红 • 昏迷变浅，出现反射、挣扎或躁动	2 2 2 3 3 3		
质量评价	1. 学习态度好，严肃认真，作风严谨 2．操作熟练、轻柔、手法正确 3．抢救及时，程序正确，操作规范，动作迅速 4．注意保护患者安全和职业防护 5．在 5 分钟内完成操作（超时 1 分钟，扣 1 分）	2 2 2 2 2		

考核老师签名__________

__________年__________月__________日

（叶汪沁）

实验八　包扎与止血

【实验目的】

1．掌握常用包扎方法的基本要领及注意事项。

2．掌握常用的止血操作方法及注意事项。

3．熟悉包扎、止血的适应证及所需物品。

【实验要求】

1．按“操作程序”要求进行训练。

2．练习过程中进行自评、互评，不断纠正偏差达到要求；最后通过教师测评。

【实验用物】

三角巾、绷带、止血带、止血钳、纱布、消毒敷料、软布、剪刀等。

【实验步骤】

（一）包扎

包扎的目的是保护伤口、减少污染、固定辅料和协助止血，常用的包扎方法有绷带包扎法、三角巾包扎法及便捷材料包扎法。

1．绷带包扎法

（1）环形包扎法：将绷带头端斜放于包扎处，用一手拇指压住，将卷带环绕包扎一圈后，再将斜放的带头一个小角反折过来，然后继续环绕包扎，后一圈覆盖前一圈，包扎 3 ～ 4 圈即可。

（2）螺旋形包扎法：以环形包扎法开始，然后将卷带向上斜行缠绕，后一圈盖前一圈 1/2 到 2/3 即可。此法适用于包扎上臂、大腿等肢体粗细差不多的部位。

（3）螺旋反折包扎法：以环形包扎法开始，然后用一拇指压住卷带上缘，将其上缘反折（注意要避开伤处）并压住前一圈的 1/2 到 2/3，每圈的折线应互相平行。此法适用于包扎前臂、大腿和小腿等肢体粗细相差较大的部位。

（4）回返包扎法：伤口用无菌或干净的敷料覆盖，固定敷料，环形包扎两周，右手将绷带向上反折与环形包扎垂直，先覆盖残端中央，再交替覆盖左右两边，左手固定住反折部分，每周覆盖上周 1/3 到 1/2，再将绷带反折环形包扎 2 周固定。适用于包扎没有顶端的部位，如指端、头部、截肢残端。

（5）“8”字包扎法：有两种方法：一是从关节中心开始，先做环形包扎，然后将卷带斜行缠绕，一圈绕关节的上方，一圈绕关节的下方，两圈在关节凹面交叉，反复进行逐渐远离关节。包扎时每圈压住前一圈的 1/2 到 2/3，最后在关节的上方或下方以环形包扎结束。二是从关节下方开始，先做环形包扎，然后将卷带自下而上、自上而下来回做“8”字形缠绕并逐渐靠拢关节，最后以环形包扎结束。适用于关节部位的包扎。

2．三角巾包扎法

（1）头面部包扎法

1）头顶部包扎法：把三角巾底边向上反折约 3 cm，底边正中部位置于前额，顶角朝向头后正中，然后将底边从前额绕至头后，在枕后交叉再绕至前额打结，最后把顶角拉紧并向上翻转固定。

2）风帽式包扎法：在顶角和底边中央各打一结，将顶角结放于额前，底边结放于枕部，然后将两底边拉紧向外反折后，绕向前面将下颌部包住，最后绕到颈后在枕部打结。

3）下颌部包扎法：将三角巾底边折至顶角呈三四横指宽，留出顶角及系带。将顶角及系带放于后颈正中，两端往前，右端包裹下颌，至伤员右耳前与左端交叉，两端分别经耳前与下颌部，在头顶连同系带拉上一起打结。

4）面部包扎法：将三角巾顶角打一结，置于头顶上，然后将三角巾罩于面部，鼻孔、眼睛、口腔等处各剪一个小口，将左右两角拉到枕后交叉，绕到前额打结。

（2）手、足部包扎法：三角巾平铺，患手手掌向下，指尖对三角巾的顶角，平放在三角巾的中央，底边横放于腕部，然后将三角巾的顶角向上反折，再将两底向手腕背部交叉围绕一圈，在腕背打结。足部包扎法与手部基本相同。

（3）四肢骨折

1）大悬臂带：将三角巾顶角放在伤肢的肘后，一底角置于健侧的肩上，肘关节屈曲前臂放在三角巾的中央，将下方的底角上折，包住前臂，在颈后与上方底角打结，最后把肘后的顶角折向前面。适用于除肱骨与锁骨骨折以外的上肢损伤。

2）小悬臂带：将三角巾叠成四横指宽的宽带，其中央置于伤肢前臂的下 1/3 处，两端在颈后打结。此法适用于锁骨和肱骨骨折。

3）小腿、足部：脚趾朝向底边，将脚放在三角巾近底角底边的一侧，提起顶角和较长一侧的中腰包裹小腿打结，再用另一边底角包足，绕足踝打结。

（4）腹部、臀部包扎：三角巾顶角朝下，底边横放于脐部，拉紧底角至腰部打结，顶角经会阴拉至臀上方，同底角余头打结。

（5）膝关节、肘关节包扎：先将三角巾折成适当宽度的带条，然后将其中段置于受伤部位，两端拉至膝后交叉，一端在上，一端在下，再由前向后绕至膝（肘）外侧打结。

3．便捷材料包扎法　利用最便捷的方法，就地取材（如毛巾、床单等），采取最快的速度对伤口或者肢体进行包扎。

（二）止血

止血的方法有很多种，具体应根据受伤部位、伤情选择，常用的止血方法有指压止血法、加压包扎法、止血带止血法、填塞止血法及钳夹止血法等。

1．指压止血法　为止血的短暂应急措施，借助手指把动脉压迫在骨面上，阻断血流，达到迅速、临时止血的目的，主要应用于头部和四肢的动脉出血。

（1）颞浅动脉压迫止血法：在耳屏前方用拇指摸到搏动后，将该动脉压向颞骨面。适用于同侧头额、颞部的临时止血。

（2）颌外动脉压迫止血法：在下颌角前约 1.5 cm 处，用拇指摸到搏动后，将该动脉压在下颌骨上。适用于同侧面部出血的临时止血。

（3）锁骨下动脉压迫止血法：在锁骨上方、胸锁乳突肌外缘，用拇指摸到搏动后，将该动脉向后内正对第 1 肋骨压迫。适用于同侧肩部和上臂出血的临时止血。

（4）肱动脉压迫止血法：使患臂稍外展外旋，在肱二头肌内缘中点处摸到搏动后，用拇指或其余四指将该动脉压迫于肱骨上。适用于同侧前臂出血的临时止血。

（5）指动脉压迫止血法：在第 1 指节根部两侧，用拇、示指相对夹住。适用于手指出血的临时止血。

（6）股动脉压迫止血法：在腹股沟中点处摸到搏动后，用两手拇指重叠（或用掌根），压迫该动脉于耻骨上支。适用于同侧大腿、小腿出血的临时止血。

（7）胫前、胫后动脉压迫止血法：用两手的拇指或一手的拇、示指分别按压在内髁与跟骨间和足背横纹的中点。适用于同侧足部出血的临时止血。

2．加压包扎法　先用无菌纱布或者干净敷料覆盖伤口，较深较大的伤口宜用敷料填充，再用绷带加压包扎，力量以能止血但指端仍有血液循环为度。适用于四肢、头颈、躯干等体表血管出血。

3．止血带止血法　在现场急救中止血带常用于四肢动脉出血的临时止血。

（1）橡皮管止血带止血法：抬高患肢，将毛巾、软布等衬垫于止血部位皮肤上。施救者用左手拇指、示指和中指持止血带的头端，右手将橡皮管拉紧绕肢体一圈后压住头端，再绕肢体一圈后将右手持的尾端放入左手示指、中指之间，由示指、中指夹持尾端从两圈止血带下拉出一半，使之成为一个活结。如果需要松止血带时，只要将尾端拉出即可。

（2）充气止血带：将袖带绑在伤口近心端，充气起到止血作用。

（3）卡式止血带止血法：将松紧带绕肢体一圈，然后把插入式自动锁卡插进活动锁紧开关内，一只手按住活动锁紧开头，另一只手紧拉松紧带，直到不出血为止。放松时用手向后扳放松板，解开时按压开关即可。

（4）紧扎止血带止血法：在伤口处用绷带、三角巾等勒紧止血，其中第一圈绕扎为衬垫，第二、第三圈分别压在前一圈的上面并适当勒紧，然后打结。

4．填塞止血法　先将无菌纱布或干净敷料塞入伤口内，再用绷带包扎固定。适用于颈部、臀部或其他部位较大较深难以加压包扎的伤口。

5．钳夹止血法　在伤口内用止血钳夹住出血的大血管断端，连止血钳一块包扎在伤口内。

【注意事项】

1．操作时动作要熟练、柔和，松紧适中。

2．包扎时应使伤员处于舒适的体位，包扎过程中尽可能不要改变伤员的位置。

3．绷带包扎要从伤部远端开始，包扎结束时可用胶布或打结固定，但结不能打在伤口上。

4．螺旋形包扎、螺旋反折形包扎、“8”字包扎，每圈都要压住前一圈的 1/2 到 2/3。

5．包扎四肢时应使指、趾端外露，以便观察血液循环情况。

6．用指压止血法时一定要找准表浅动脉压迫点的位置，不要在正常人体上进行压迫（特别是颈部的动脉）。

7．用止血带止血时，止血带要绑扎在伤口的近心端，并要在肢体周围垫上软布后再扎止血带。上肢出血时，止血带要扎在上臂中上 1/3 处，下肢扎在大腿的中下 1/3 处。

8．用止血带止血时，上肢每隔 30 min、下肢每隔 1h 须放松一次止血带，放松时间为 2 ~ 3 min 并暂时改用压迫止血法，以免引起肢体缺血而发生坏死，止血带的最长使用时间不宜超过 3 h。

9．上止血带后要留明显的标签，注明上止血带的时间、部位、放松止血带的时间和重上止血带的时间等。

10．临时止血后，应将伤员迅速送往医院进行处理。

【考核标准】

止血带止血法操作与考核评分标准

专业__________　年级__________　班级__________　学号__________　姓名__________　成绩__________

项目	技术操作流程与标准	分值	扣分	说明
目的	正确运用止血带进行止血			
物品准备	手套、止血带、纱布、敷料 检查用物是否完整适用	5		
操作步骤	戴手套，评估环境，安慰患者	5		
	检查并报告伤情	5		
	指压止血	10		
	抬高伤肢两分钟（口头报告伤情）	5		
	指导伤员指压止血	5		
	止血带部位垫衬垫	10		

续表

项目	技术操作流程与标准	分值	扣分	说明
操作步骤	上止血带，部位、方法正确，止血带压力均匀、适度	20		
	检查止血效果并报告	10		
	填写标记卡	10		
	报告止血部位、时间	5		
质量评价	1．学习态度好，严肃认真，作风严谨 2．操作熟练、轻柔、手法正确 3．顺利，止血效果确切 4．关爱患者，态度和蔼 5．在规定时间内完成操作（超时1分钟，扣1分）	10		

考核老师签名＿＿＿＿＿

＿＿＿＿＿年＿＿＿＿＿月＿＿＿＿＿日

（庞永冰）

实验九　固定与搬运

【实验目的】

1．掌握常用的固定操作方法及注意事项。

2．掌握常用的搬运方法及注意事项。

3．熟悉固定、搬运的适应证及所需物品。

【实验要求】

1．按“操作程序”要求进行训练。

2．练习过程中进行自评、互评，不断纠正偏差达到要求；最后通过教师测评。

【实验材料】

夹板、绷带、三角巾、纱布或毛巾、棉垫、颈托、沙袋、担架等。

【实验步骤】

（一）固定

固定不仅可以固定骨折，防止骨折断端移位，还能对关节脱位、软组织的错裂伤起到固定、止痛的效果。良好的固定还可以减少血管神经的继发性损伤，便于患者搬运，减轻在搬运过程中增加患者的痛苦。固定适用于四肢的骨关节损伤（包括骨折脱位、神经血管损伤、严重的软组织挫裂伤等），脊椎骨折，脊髓损伤等。常用的固定方法有：

1．上臂固定　患者手臂屈肘90°，用两块夹板固定伤处，一块放在上臂内侧，另一块放外侧，然后用绷带固定；如果只有一块夹板，则夹板放在外侧加以固定；固定好后，用绷带或三角巾悬吊伤肢；如果没有夹板，可先用三角巾悬吊，再用三角巾把上臂固定在身体上。

2．前臂固定　患者手臂屈肘90°，用两块夹板固定，分别放在前臂内外侧，再用绷带缠绕固定；固定好后，用绷带或三角巾悬吊伤肢。

3．锁骨固定　用毛巾或敷料垫于两腋前上方，将三角巾折叠成带状，两端分别绕两肩呈“8”字形，拉紧三角巾的两头在背后打结，尽量使两肩后张。如仅一侧锁骨骨折，用三角巾把患侧手臂悬兜在胸前，限制上肢活动即可。双侧锁骨骨折，可在患者背后放一“T”字形夹板，在两肩及腰部各用绷带包扎固定。

4．大腿的固定　将患肢伸直，夹板长度上至腋窝，下过足跟，两块夹板分别放在大腿内外侧，再用绷带或三角巾固定。足部用“8”字形绷带固定，使脚与小腿呈直角。如无夹板，可利用另一未受伤的下肢进行固定。

5．小腿的固定　将伤腿伸直，夹板长度上过膝关节，下过足跟，两块夹板分别放在小腿内外侧，用绷带或三角巾固定；如无夹板，可用另一未受伤的下肢进行固定。

6．脊柱的固定　立即将患者俯卧于硬板上，不可移位，必要时可用绷带将患者固定于木板上，胸部与腹部需垫上软枕，减轻局部组织受压程度。颈椎骨折时，尽快使用颈托，无颈托时可用沙袋或衣服填塞头、颈部两侧，防止头部左右摇晃。胸椎骨折应平卧，腰椎骨折应俯卧于硬板上，用沙袋、衣物等放至身体两旁，再用绷带固定在担架上，防止身体移动。不要使脊柱受牵拉、挤压和扭曲。怀疑脊椎损伤，切忌扶患者行走或躺在软担架上。

（二）搬运

正确的搬运可使患者及时、迅速、安全地离开事故现场，避免伤情进一步加重，并能将患者迅速送往医院救治。搬运方法若不得当，可能造成患者终身残疾，甚至危及生命，所以要采用正确的搬运方法。

1．单人搬运法

（1）扶行法：救护者站在患者一侧，使患者靠近并用手臂揽住救护者头颈，救护者用外侧的手牵着患者的手腕，另一手伸过患者背部扶持其腰。使其身体略靠着救护者，扶着行走。适用于病情较轻，能够站立行走的患者。

（2）背负法：救护者站在患者前面，呈同一方向，微弯背部，将患者背起，胸部创伤患者不宜采用。如患者卧于地上，不能自行站立，救护者可躺在患者一侧，一手紧握伤者手，另一手抱其腿，用力翻身，使其负于救护者背上，然后慢慢站起。

（3）抱持法：救护者将患者抱起行进，一手托其背部，一手托其大腿，若患者有意识，可让其一手抱住救护者的颈部。

2．双人搬运法

（1）椅拖式：两位救护者在患者两侧相对站立，分别以右膝、左膝跪地，各以一手伸入患者大腿下方而互相紧握，另一手彼此交替支持患者背部。

（2）拉车式：两位救护者，一位站在患者头部，两手插到腋前，将其头背抱在怀内。另一位站在其足部，跨在患者两腿中间，两人步调一致慢慢抬起，两人同步前行。

（3）平抬法：两人平排将患者平抱，也可以一前一后、一左一右将患者平抬。

3．三人或多人搬运法　对疑有胸、腰椎骨折的伤者，应采用三人或多人配合平托式搬运。三人站在患者同侧，一人托住肩胛部，一人托住臀部和腰部，另一人托住双下肢，大于三人时可对面站立，共同用力。

4．担架搬运　先将担架展开，放置于患者旁边，急救人员 2 ~ 4 人一组，将伤者水平托起，平稳置于担架上，脚在前，头在后，便于观察，搬运过程中尽量使担架保持水平。

5．特殊患者搬运

（1）脊柱、脊髓损伤搬运：搬运时，应严格禁止颈部和躯干前屈或扭转，应使脊往保持伸直。颈椎损伤的患者，应有 3 ~ 4 人共同搬动，安排 1 人专门负责头部的牵引固定，保持头部与躯干部成直线，其余 3 人在患者同一侧，2 人托躯干，1 人托住下肢，同时起立将患者置于硬质担架上，然后将患者的头部两侧用沙袋、枕头或衣物固定。搬运胸、腰椎损伤患者时，3 人应同时站在患者右侧，1 人托住肩背部，1 人托住腰臀部，1 人抱持住患者的两下肢，同时起立将患者置于硬板担架上。

（2）腹部内脏脱出搬运：可用大小适当的碗扣住脱出的内脏或取患者的腰带做成略大于脱出内脏的环，围住脱出内脏。然后用三角巾包扎固定，包扎后取仰卧位，令患者双腿屈曲，腹肌放松，防止内脏继续脱出。同时注意腹部保温，防止肠管过度胀气。

（3）骨盆损伤搬运：将骨盆用三角巾或大块包伤材料做环形包扎，运送中让患者仰卧于硬质担架上，膝微屈，下部加衬垫。

（4）身体带有刺入物搬运：包扎好伤口，固定刺入物后方可搬运。搬运中避免挤压、碰撞。如果刺入物外露部分较长，要安排专人负责保护刺入物，以防止刺入物脱出或深入。

（5）昏迷搬运：搬运时应使患者侧卧或俯卧于担架上，头偏向一侧，有利于呼吸道分泌物引流。

【注意事项】

1．患者有大出血、休克等时，须先止血、输液，维持生命体征稳定后，再行固定与搬运。

2．处理开放性骨折时，不能将外露的断端送回伤口。

3．夹板的长度与宽度应与骨折肢体适应，其长度必须超过骨折肢体的上下关节。固定时除了骨折部位上下外，还要固定上下关节。

4．夹板不可与皮肤直接接触，应垫棉垫或其他物品。

5．固定松紧要适度，以免固定不牢或者影响局部血运。肢体骨折固定时，一定将末端露出，以便随时观察血运情况，如发现指（趾）端苍白、青紫、水肿或患者自感肢端发冷、麻木、疼痛时，应及时松开重新固定。

6．固定中避免不必要搬动，不可强制患者进行各种活动。

7．昏迷患者要注意保持呼吸道通畅，防止窒息。

8．颈椎损伤患者应有专人协助牵引、固定头部。

9．脊椎、脊髓伤患者要避免身体弯曲、扭转，禁忌一人抬肩、一人抱腿的错误搬运方法。应平抬平放，仰卧姿势固定于平板担架上。

10．搬运过程中，要时刻注意伤病员伤情的变化，随时调整止血带和固定物的松紧度，防止皮肤压伤和缺血坏死。如发现伤病员出现面色苍白、头昏、目眩、血压脉搏减弱、恶心、呕吐、烦躁不安等症状，应暂停转送，就地实施抢救。

【考核标准】

颈椎损伤的固定与搬运操作评分标准

专业__________ 年级__________ 班级__________ 学号__________ 姓名__________ 成绩__________

项目	技术操作流程与标准	分值	扣分	说明
目的	正确对颈椎损伤的患者进行固定与搬运			
物品准备	绷带、三角巾、固定带、颈托、沙袋、担架等 检查用物是否完整适用	5		
操作步骤	戴手套，评估环境，初步评估伤情，告知伤者不能随意活动	10		
	急救人员站好位置	5		
	检查头部、颈部	10		
	安置颈托，颈托使用方法正确，安置得当	10		
	检查判断伤情	10		
	3 ~ 4 人共同将患者置于硬质担架上（安排 1 人专门负责头部的牵引固定，保持头部与躯干部成直线，其余 3 人在患者同一侧，2 人托躯干，1 人托住下肢）	10		
	用沙袋或衣物固定头部两侧	10		
	固定带固定胸部，膝部	10		
	转运伤者（平稳抬起患者，足先行）	10		

续表

项目	技术操作流程与标准	分值	扣分	说明
质量评价	1．学习态度好，严肃认真，作风严谨 2．操作熟练、轻柔、手法正确 3．顺利，准确固定，关爱患者，态度和蔼 4．在规定时间内完成操作（超时 1 分钟，扣 1 分）	10		

考核老师签名__________

__________年__________月__________日

（庞永冰）

实验十　常见心律失常的心电图识别

【实验目的】

1．掌握常见致命性心律失常、恶性心律失常的识别。

2．能快速识别各种不同类型的心电图。

【实验要求】

练习过程中进行自评、互评，不断纠正偏差达到要求；最后通过教师测评。

【实验用物】

各种心律失常图形，分规。

【实验步骤】

从急诊临床需要出发，从实用性角度对心律失常进行分类。一般分为致命性心律失常、恶性心律失常、较重心律失常与一般性心律失常。

一、致命性心律失常

（一）常见类型

1．快速型致命性心律失常　常见的有心室扑动（以下简称室扑）、心室颤动（以下简称室颤）、无脉性室性心动过速（以下简称无脉性室速）。

2．缓慢型致命性心律失常　常见的有全心停搏（即心电静止）及心室停搏。

3．无脉电活动　即电 - 机械分离。

（二）临床表现与心电图特点

1．快速型致命性心律失常　此类患者临床表现为意识突然丧失、大动脉搏动消失等心搏骤停症状和体征。其心电图特征为：

（1）心室扑动：无 P、QRS、T 波，由频率为 150 ~ 250 次 / 分、形态规则、振幅较大的扑动波组成（图实 10-1）。临床上室扑多为室颤前的短暂过程，大多很快转为室颤。

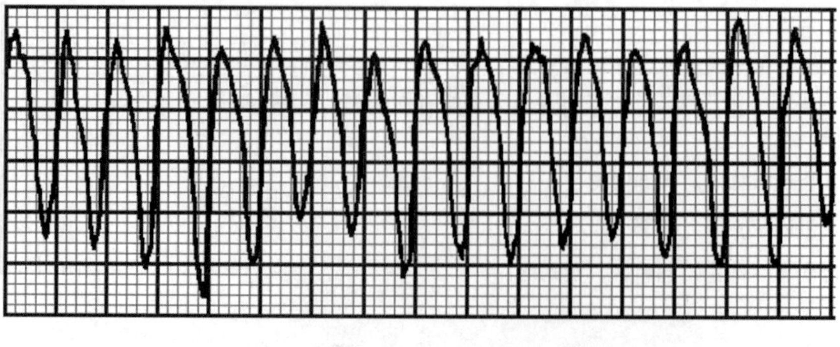

图实 10-1　心室扑动

（2）心室颤动：无 P、QRS、T 波，由频率为 250 ～ 500 次 / 分的形态不一、大小不等、振幅不等的极不规则颤动波组成（图实 10-2），颤动波的平均振幅：若＞ 0.5 mV 为粗颤，＜ 0.5 mV 为细颤。

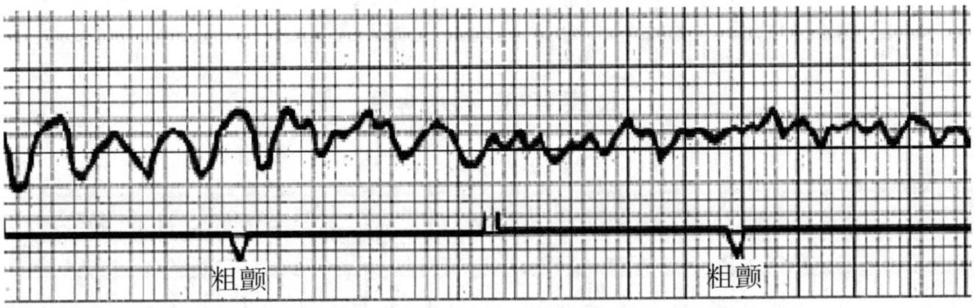

图实 10-2　心室颤动

（3）无脉性室速：多见于持续性尖端扭转型室速（图实 10-3）和持续性室速（图实 10-4）。心电图特征的共同特点是：连续出现呈宽大畸形的 QRS 波形，QRS 时间＞ 0.12s，可有窦性 P 波，但心房激动与心室激动不相关，形成房室分离。每次室速发作时间常＞ 30s，常难以自动终止，易致血流动力学障碍，而易产生低血压、休克及无脉。持续性室速频率多在 140 ～ 200 次 / 分，节律可稍不齐；尖端扭转型室速频率＞ 200 次 / 分，可有节律不齐，更具有特征的是：QRS 波群主波方向每隔 3 ～ 10 个围绕基线扭转一次。

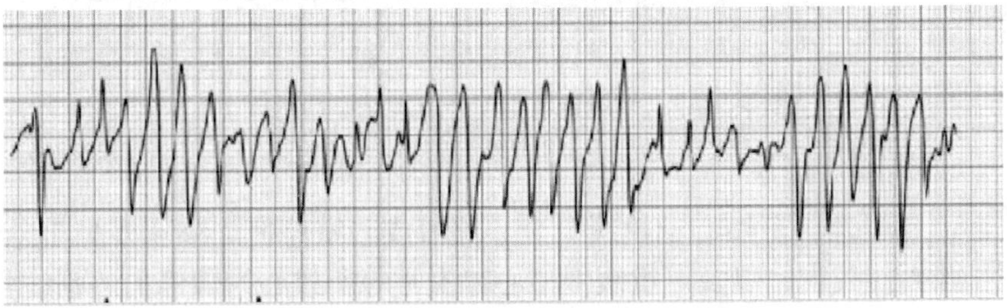

图实 10-3　持续性尖端扭转型室速

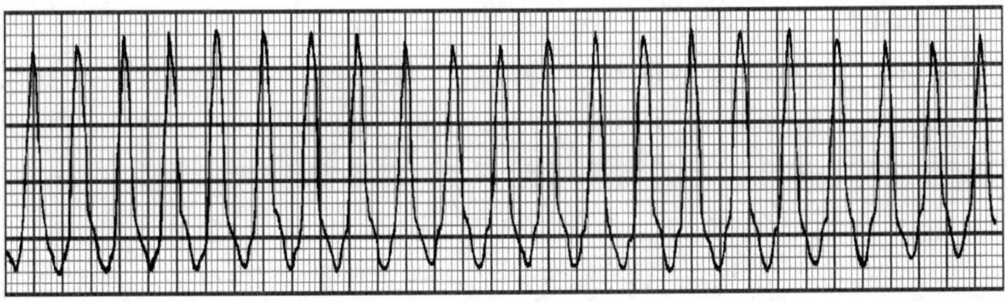

图实 10-4　持续性室性心动过速

2．缓慢型致命性心律失常　主要表现心搏骤停的症状与体征。其心电图特征为：

（1）全心停搏：心电图呈一条直线，无任何电活动，无 P、QRS、T 波，故称为心电静止（图实 10-5）。

（2）心室停搏：心电图上仅有 P 波，无 QRS、T 波（图实 10-6）。

3．无脉电活动　即电 - 机械分离，主要临床表现为心搏骤停的症状与体征，由于心电图上有心电活动，但无心脏的机械泵血，故称为电 - 机械分离。心电图改变无特征，心电图可表现为正常 P-QRS-T 波群的各种窦性心律、房性逸搏或交界性逸搏或室性逸搏心律等（图实 10-7）。心电图即使正常也是短暂的，因为心脏丧失血液供应，会很快出现异常心电图改变，

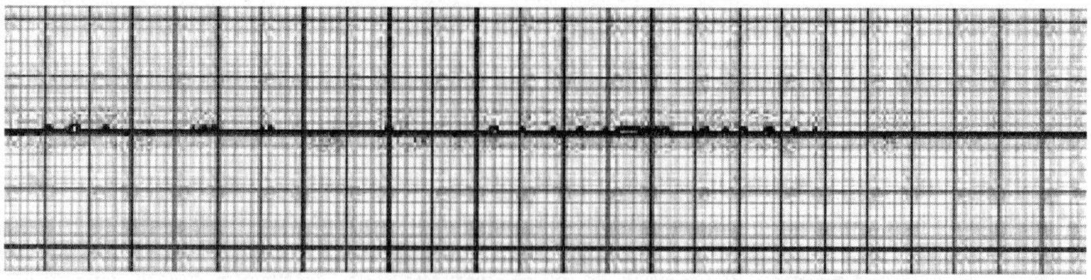

图实 10-5　全心停搏

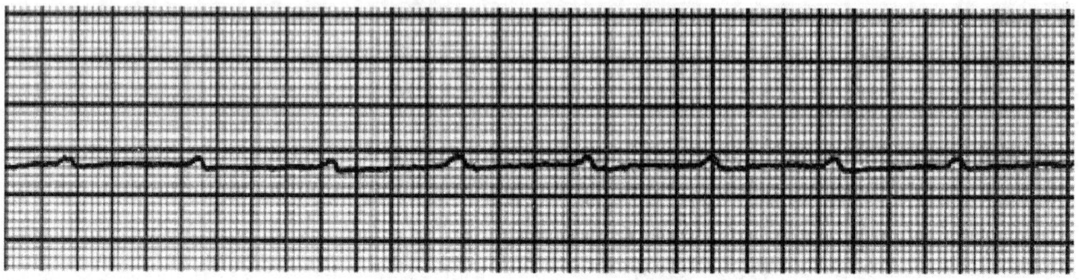

图实 10-6　心室停搏

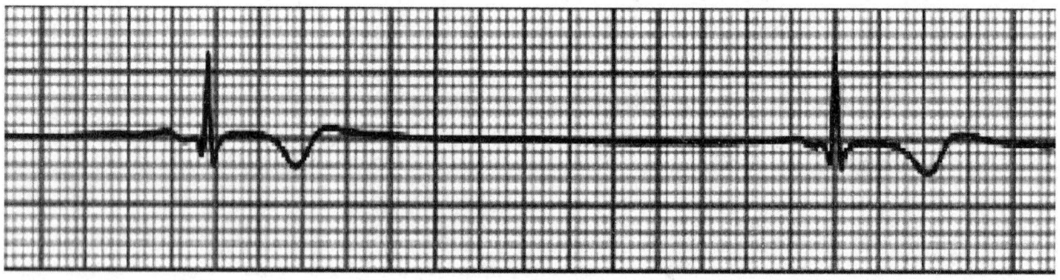

图实 10-7　无脉电活动（严重窦性心动过缓）

多依次出现窦性心动过速、窦性心动过缓、全心停搏或心室停搏。临床多见于急性心脏破裂、急性心脏压塞、张力性气胸，以及严重缓慢型心律失常等所致心搏骤停前的临终状态。

二、恶性心律失常

（一）临床常见类型

1．室性心动过速　常见的有短阵性、持续性、单形性、多形性及尖端扭转型室性心动过速。

2．高危性室性期前收缩　常见的有连搏性、多源性等室性期前收缩，RonT 型及 RonP 型室性期前收缩。

3．高危性预激综合征　常见的有预激综合征合并室上性心动过速与预激综合征合并心房颤动。

4．缓慢型恶性心律失常　常见的有高危性窦性静止、严重窦性心动过缓、高危性房室传导阻滞及重症窦房传导阻滞等。

（二）临床表现与心电图特点

1．室性心动过速（以下简称室速）　临床表现绝大多数有心悸、头晕、晕厥、黑矇、血压下降，甚至无脉等血流动力学障碍，其中持续性室速和持续性尖端扭转型室速可出现无脉，称为无脉性室速，属于致命性心律失常（见上）。室速的共同心电图特征：QRS 波形呈宽大畸形，并连续出现，QRS 时间＞ 0.12 s，频率为 140 ～ 200 次 / 分，节律可稍不齐，窦性 P 波可规律性出现，但心房激动与心室激动不一致，多形成房室分离，可有心室夺获或心室融合波。根据 QRS 波群特点，常见以下类型：

（1）短阵性室速（图实 10-8）：室性期前收缩连续出现 3 个以上，每次发作时间＜ 30 s，可自动终止。本例第三、四、五、六、七个激动（室性期前收缩）组成短阵性室速。

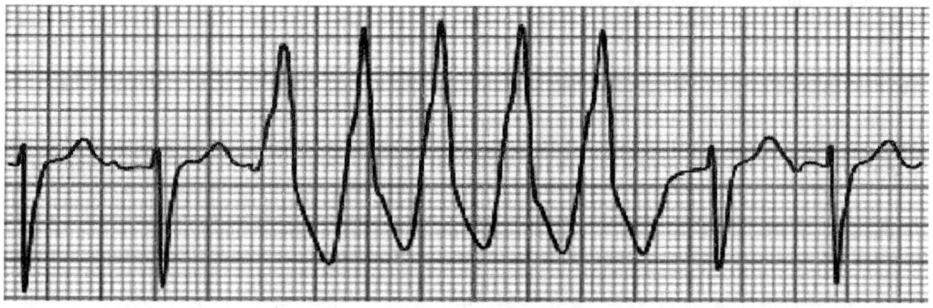

图实 10-8　短阵性室速

（2）持续性室速（图实 10-4）：其特征见前快速致命性心律失常。

（3）单形性室速（图实 10-9）：具有室速特征，且同导联室速的 QRS 波群形态前后一致。

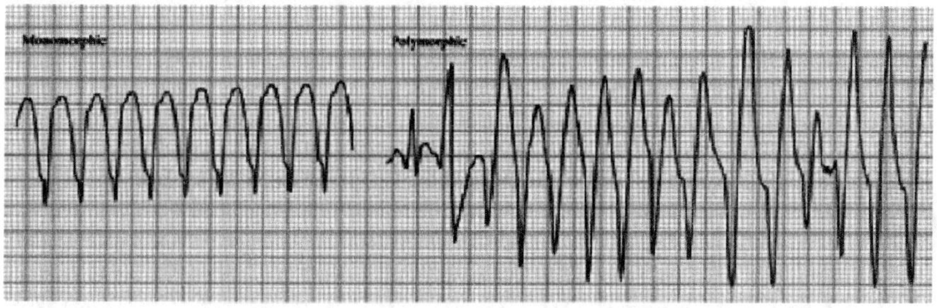

图实 10-9　单形性室速与多形性室速

（4）多形性室速（图实 10-9）：具有室速的特征，且同导联室速图形有 2 种或 2 种以上 QRS 波形态的，此型易转变为室扑或室颤，危险性较大。

（5）尖端扭转型室速：具有室速的特征，但 QRS 波群主波方向每隔 3 ~ 10 个围绕基线扭转一次，频率＞ 200 次 / 分，可为短阵性（图实 10-10），可为持续性（图实 10-3），也可由 RonT 型室性期前收缩诱发（图实 10-11）。其中持续性尖端扭转型室速危险性很大，易致血流动力学障碍，也易演变为室扑或室颤。

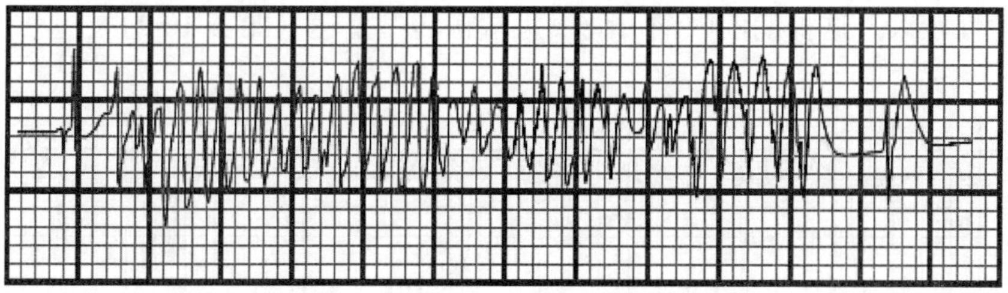

图实 10-10　短阵性尖端扭转型室速

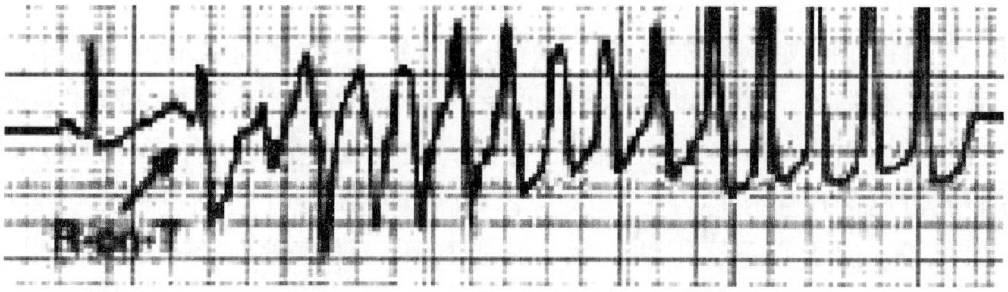

图实 10-11　RonT 型尖端扭转型室速

2．高危性室性期前收缩　临床表现常有心悸、头晕、全身无力等，如诱发短阵室速可有晕厥等血流动力学障碍表现。心电图特征：一般认为 Lown Ⅲ级以上的室性期前收缩为高危性室性期前收缩。室性期前收缩的分级标准：临床常用 Lown 分级法，Ⅰ级：< 30 次 / 时的单源性室性期前收缩。Ⅱ级：> 30 次 / 时的频发单源性室性期前收缩。Ⅲ级：多源性室性期前收缩。Ⅳ级：Ⅳa：连搏性室性期前收缩；Ⅳb：短阵性室速。Ⅴ级：RonT 型室性期前收缩或 RonP 型室性期前收缩。

（1）多源性室性期前收缩（图实 10-12）：本例第二、四、六、八个激动为室性期前收缩，但 QRS 形态不一致，呈多形性改变，为多源性室性期前收缩的特点。

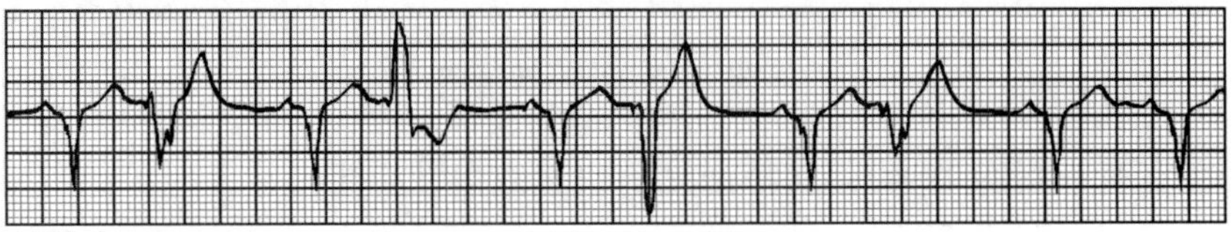

图实 10-12　多源性室性期前收缩

（2）连搏性室性期前收缩（图实 10-13）：本例第三、四两个室性期前收缩连续出现即为连搏性室性期前收缩。

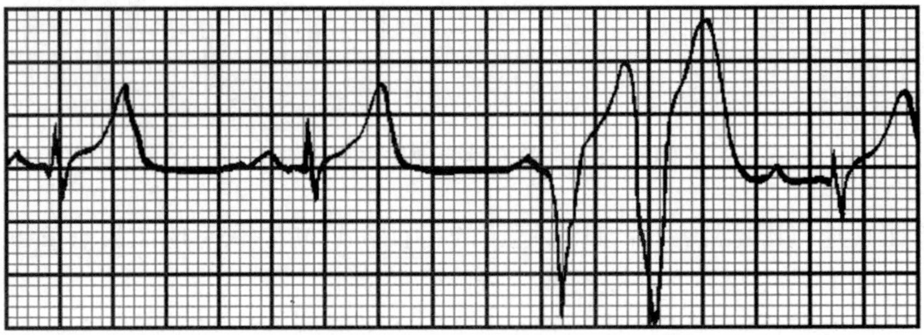

图实 10-13　连搏性室性期前收缩

（3）短阵性室速：由连搏的三个以上室性期前收缩组成的节律（图实 10-8）。

（4）RonT 型室性期前收缩：室性期前收缩的 R 波落在上一激动的 T 波上（图实 10-14 箭头所示），危险性较大，这种期前收缩可诱发尖端扭转型室速（图实 10-11）、室扑或室颤。

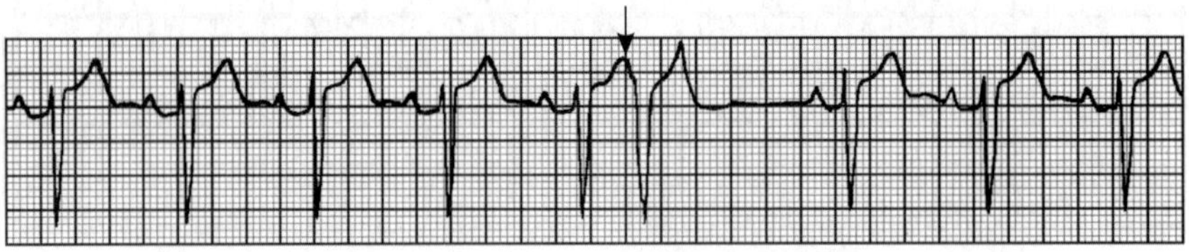

图实 10-14　RonT 型室性期前收缩

（5）RonP 型室性期前收缩（图实 10-15 箭头所示）：室性期前收缩的 R 波落在下一窦性 P 波上，可诱发室速，本例第三个激动为 RonP 型室性期前收缩，诱发了短阵性室速。

3．高危性预激综合征　既往常有预激综合征病史及心电图改变，预激综合征由于存在旁路传导，容易形成折返而产生快速性心律失常，如快速性室上性心动过速（可简称为快速性室上速）或心房颤动等，由于心室率很快，易产生低血压、休克等血流动力学障碍，故称为高危性预激综合征。既往心电图常有下列表现：①有 δ 波（图实 10-16），P-R 间期 < 0.12 s，QRS 波

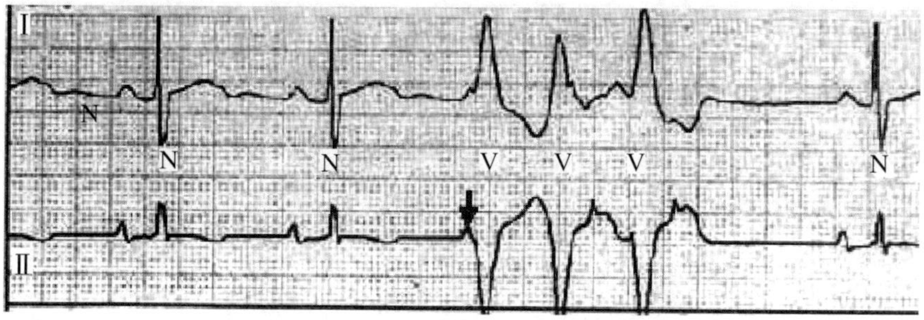

图实 10-15　RonP 型室性期前收缩

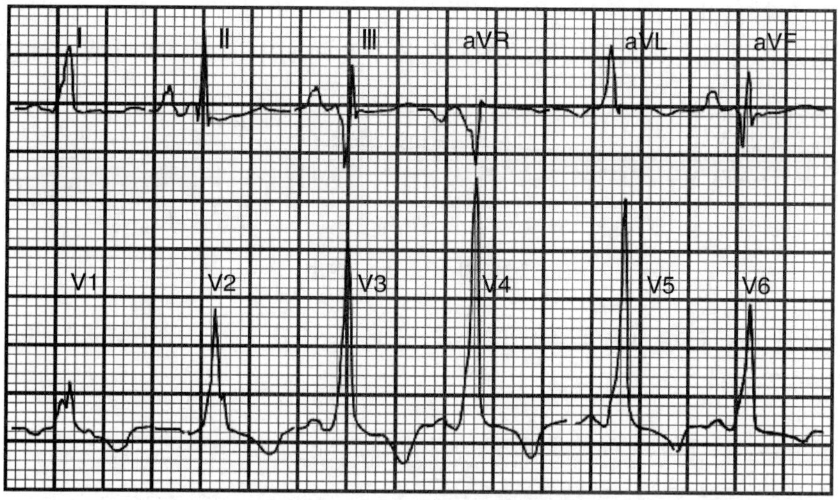

图实 10-16　预激综合征（A 型）

群增宽；或②有 δ 波，P-R 间期正常，QRS 波群增宽；或③无 δ 波，P-R 间期＜ 0.12 s，QRS 波群正常。

高危性预激综合征的临床特点：发作时常有心悸、头晕、晕厥、血压下降、心动过速等血流动力学障碍表现。其心电图类型为：

（1）预激综合征合并室上性心动过速（图实 10-17）：可有 P’或 P 波，R-R 间期规则，可有 δ 波，心室率极快，多＞ 200 次 / 分、QRS 波群宽大畸形。

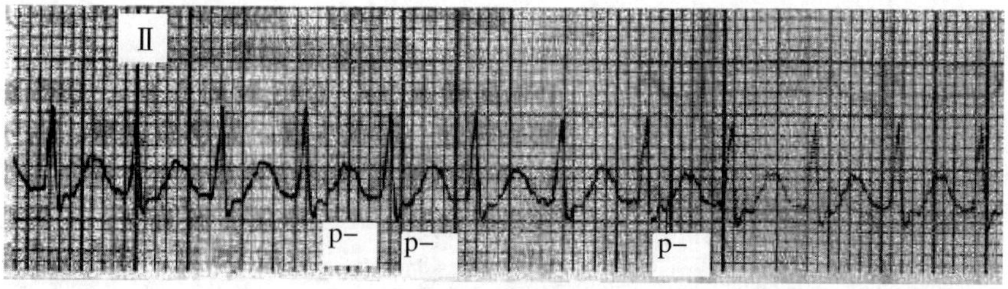

图实 10-17　预激综合征合并室上性心动过速

（2）预激综合征合并心房颤动（图实 10-18）：无 P 波，R-R 间期不规则，心室率极快、QRS 波群宽大畸形。

4．缓慢型恶性心律失常　常见的有高危性窦性静止、严重窦性心动过缓、严重窦房传导阻滞、高危性房室传导阻滞（二度Ⅱ型以上房室传导阻滞）等。共同的临床表现特点：常有心悸、

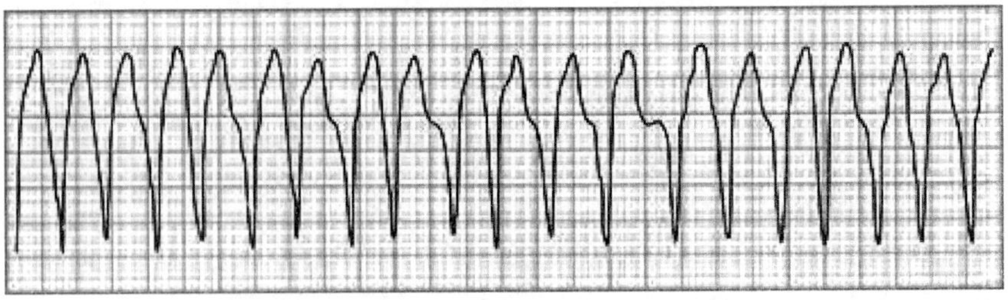

图实 10-18 预激综合征合并心房颤动

头晕，当心室率＜ 35 ～ 40 次 / 分，往往出现晕厥、黑曚、血压下降等症状；心电图特征为：

（1）高危性窦性静止（图实 10-19）：心室率＜ 35 ～ 40 次 / 分，P-P 间期显著延长，而长 P-P 间期与窦性 P-P 间期之间无整倍数关系，在长 P-P 间期中多有交界性或室性逸搏。

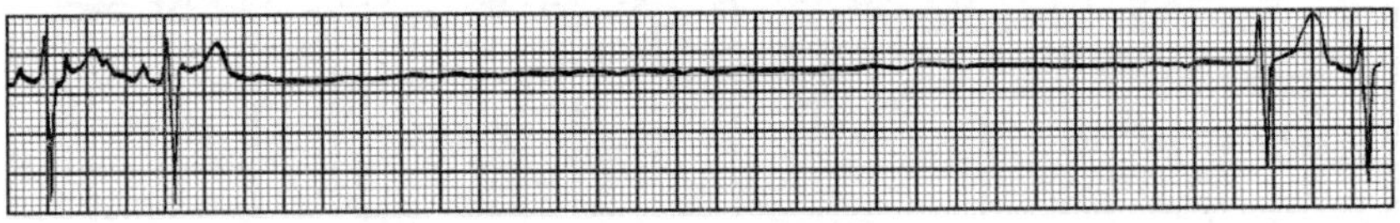

图实 10-19 窦性静止

（2）严重窦性心动过缓（图实 10-20）：心室率＜ 35 次 / 分，窦性心律，P-P 间期前后相等，P-P 间期＞ 1.7s。

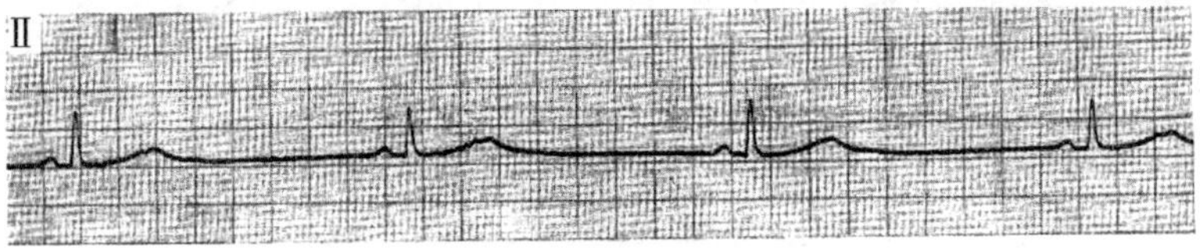

图实 10-20 严重窦性心动过缓

（3）严重窦房传导阻滞：指二度Ⅱ型以上窦房传导阻滞。心电图特点：二度Ⅱ型窦房传导阻滞（图实 10-21）：P-P 间期显著延长，长 P-P 间期是窦性 P-P 间期的整倍数，长 P-P 间期中常见到交界性逸搏或室性逸搏。三度窦房传导阻滞（图实 10-22）：窦性激动完全不能下传，无 P 波，QRS 波多为交界性逸搏，应注意与窦性静止鉴别：窦性静止还能找到 P 波，而三度窦房传导阻滞全无 P 波。

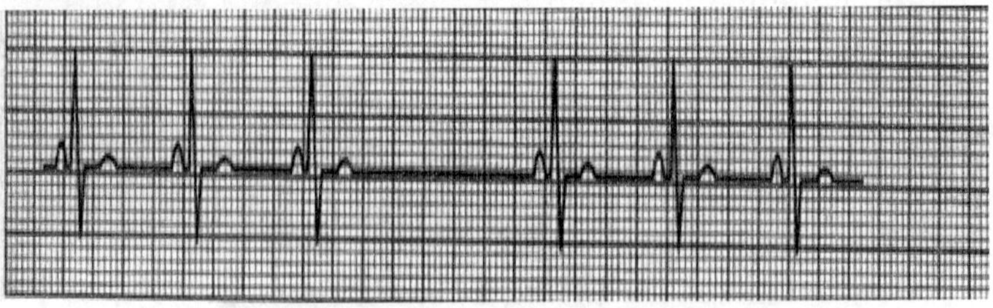

图实 10-21 二度Ⅱ型窦房传导阻滞

（4）高危性房室传导阻滞：指二度Ⅱ型以上房室传导阻滞。各自心电图特点：①二度Ⅱ型房室传导阻滞：P 波规则，P-R 间期恒定，但每隔一个或数个激动漏搏一次（图实 10-23）。②高度房室传导阻滞：P 波规则，P-R 间期恒定，但漏搏较多，房室传导比例为 3∶1 或 3∶1

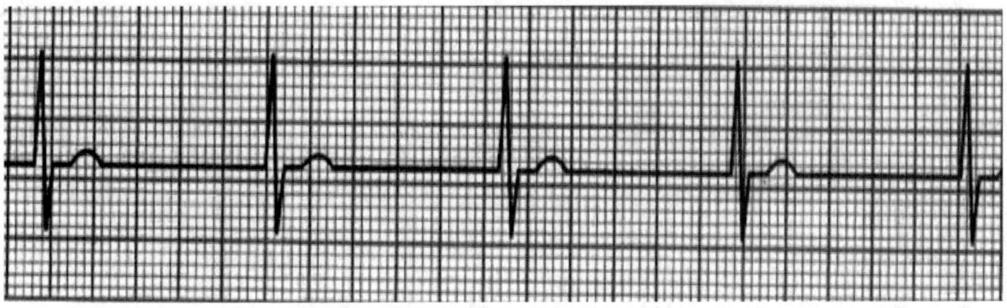

图实 10-22　三度窦房传导阻滞

以上（图实 10-24）。③三度房室传导阻滞：P 波规律性出现，但 P 波、QRS 波群互不相干，形成房室分离，而心室多由交界性或室性逸搏心律控制（图实 10-25）。

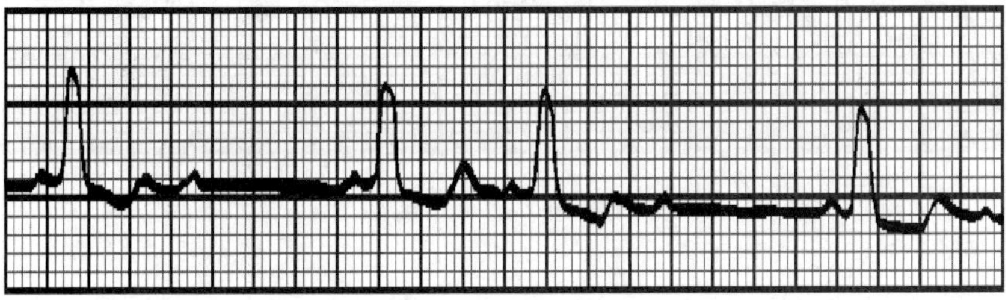

图实 10-23　二度 Ⅱ 型房室传导阻滞

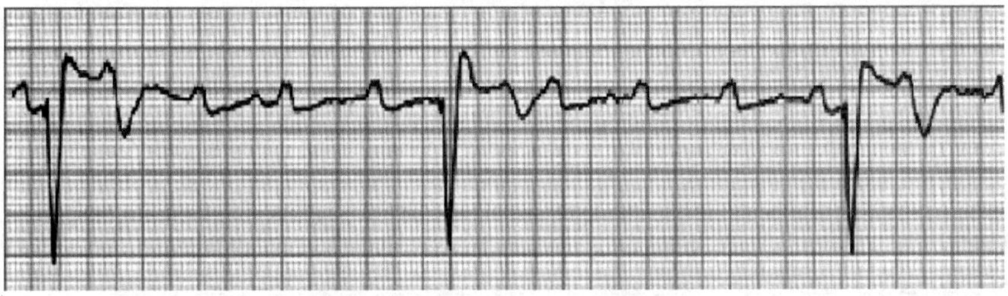

图实 10-24　高度房室传导阻滞

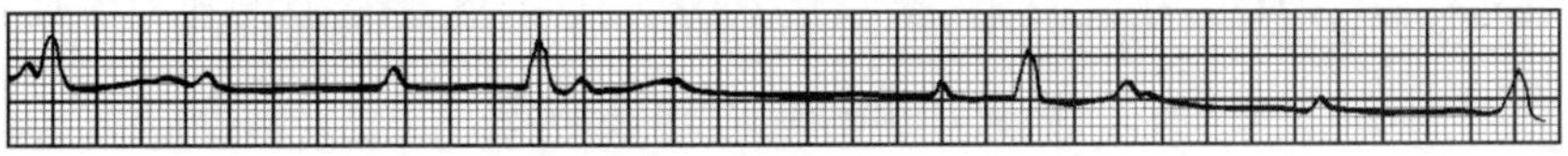

图实 10-25　三度房室传导阻滞

三、较重心律失常

（一）常见类型与临床特点

常见的有心房扑动、心房颤动与室上性心动过速。其临床特点多数可出现心悸、头晕、全身无力，当心室率持续＞ 180 次 / 分时，可出现明显的血流动力学障碍，表现为晕厥、黑矇、血压下降等症状。

（二）心电图特征

1．心房扑动（简称房扑）　P 波消失，被形态、间距与振幅一致的扑动波（F 波）所代替，F 波频率为 250 ～ 350 次 / 分，QRS 波形态与窦性相似（图实 10-26）。

2．心房颤动（简称房颤）　P 波消失，被形态、间距及振幅不一致的颤动波（f 波）所代替，f 波频度为 350 ～ 600 次 / 分，QRS 波间距绝对不规则，其形态与窦性基本相似（图实 10-27）。

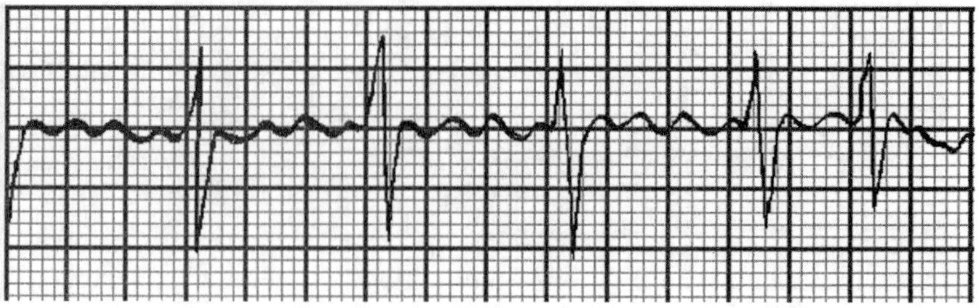

图实 10-26 心房扑动

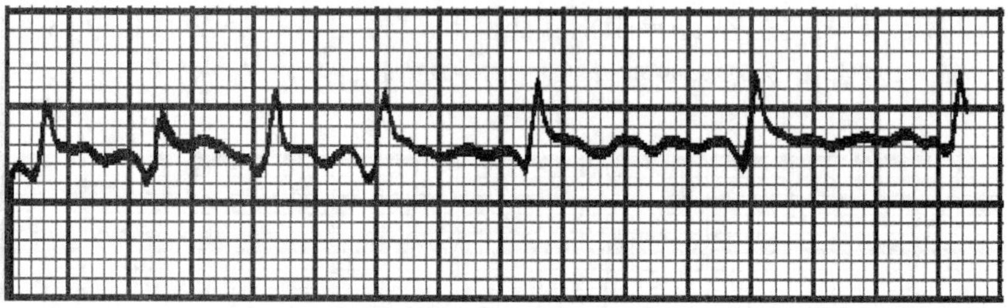

图实 10-27 心房颤动

3．室上性心动过速（简称室上速） 其特征：心室率为 150 ～ 240 次 / 分，QRS 波群形态规则，呈室上型；多数 P 波重叠在 QRS 波群内而难以辨认（图实 10-28），故称为室上性心动过速。若有异型 P 波或逆行 P 波，分别为房性心动过速（图实 10-29，本例第二个 P 波为异型 P 波）与房室交界性心动过速。

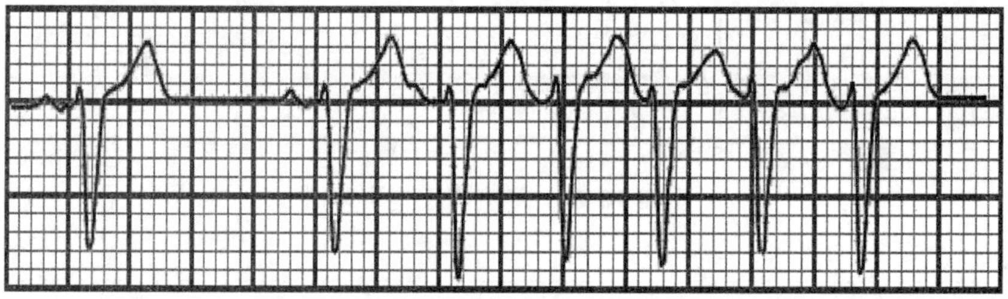

图实 10-28 室上性心动过速

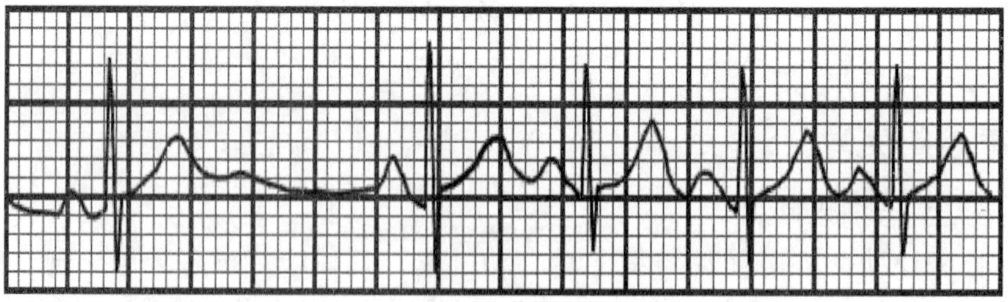

图实 10-29 房性心动过速

四、一般性心律失常

（一）常见类型

1．窦性心律失常 常见的有窦性心动过速、窦性心动过缓、窦性心律不齐、窦性停搏。

2．期前收缩 常见的有房性期前收缩、交界性期前收缩及部分室性期前收缩等。

3．传导阻滞　常见的有二度Ⅰ型窦房传导阻滞、一度房室传导阻滞、二度Ⅰ度房室传导阻滞；室内传导阻滞：右束支传导阻滞、左束支传导阻滞、左前分支传导阻滞及左后分支传导阻滞。

4．非阵发性心动过速　也称为加速性逸搏心律或加速性自主心律。常见的有交界性或室性非阵发性心动过速，少见的是房性非阵发性心动过速。

（二）临床特点与心电图特征

一般性窦性心律失常、期前收缩和非阵发性心动过速的常见临床症状为心悸与原发病的症状，一般不会引起血流动力学障碍。心电图特征为：

1．窦性心律失常

（1）窦性心动过速（图实 10-30）：符合窦性心律特点：P_{II}直立，P_{avR}倒置；P 波频率＞100 次 / 分，一般＜ 160 次 / 分。

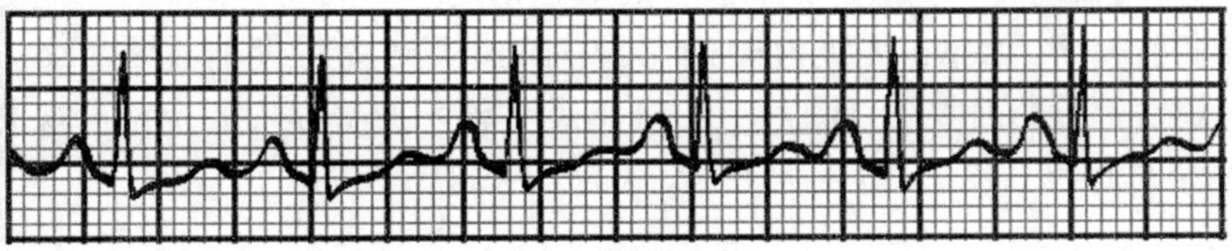

图实 10-30　窦性心动过速

（2）窦性心动过缓（图实 10-31）：符合窦性心律特点，P 波频率＜ 60 次 / 分，一般为 50 ～ 60 次 / 分。

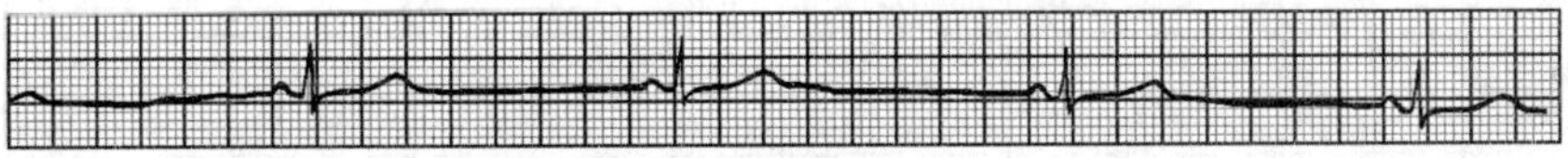

图实 10-31　窦性心动过缓

（3）窦性心律不齐（图实 10-32）：具有窦性心律的特点，但同导联 P-P 间期之差＞ 0.12 s。

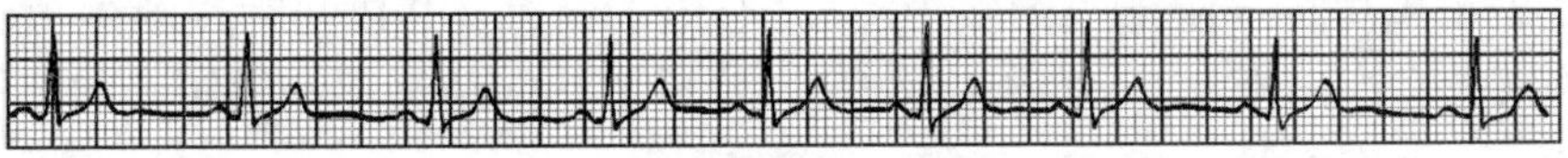

图实 10-32　窦性心律不齐

（4）窦性停搏（图实 10-33）：具有窦性心律的特点，但规则的 P-P 间距之后突然出现 P 波脱落，而形成长 P-P 间距，且长 P-P 间距与正常 P-P 间距不成倍数关系。有时在窦性停搏之后出现逸搏或逸搏心律。

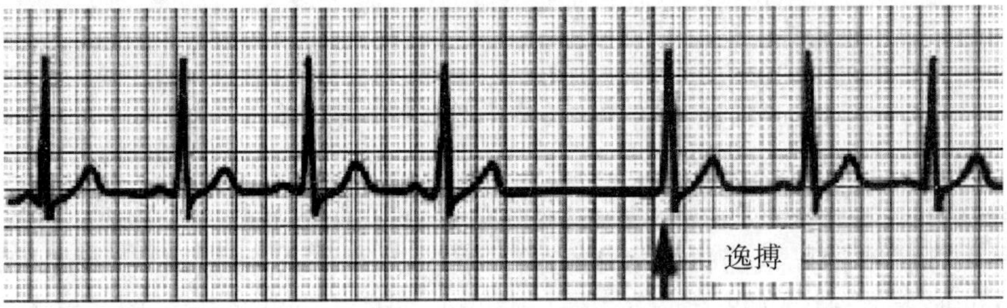

图实 10-33　窦性停搏

2．期前收缩

（1）房性期前收缩（图实 10-34）：第三个激动的 P 波是提前出现的异形 P 波（P’），P’波与窦性 P 波方向相同而形态不同，下传的 P’-R 间期＞ 0.12 s，下传的 QRS 波群形态呈室上型。

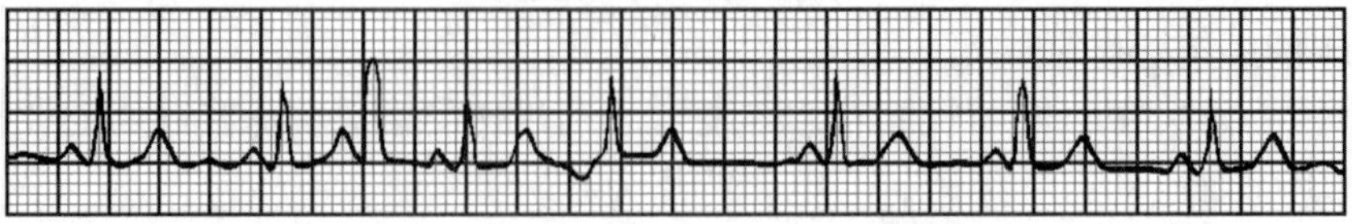

图实 10-34　房性期前收缩（前）与房室交界性期前收缩（后）

（2）交界性期前收缩（图实 10-34）：本例第五个激动是期前收缩，在其 QRS 波前可见逆行 P 波（P’），其 QRS 波群与窦性 QRS 波群的形态相同。

（3）室性期前收缩：Lown Ⅰ级为＜ 30 次 / 时的单源性室性期前收缩；Lown Ⅱ级室性期前收缩：即为频发单源期前收缩（图实 10-35），其频率＞ 30 次 / 时。提前出现的 QRS 波群呈宽大畸形，QRS 时间≥ 0.12 s，其前无 P 波，T 波与主波方向相反。

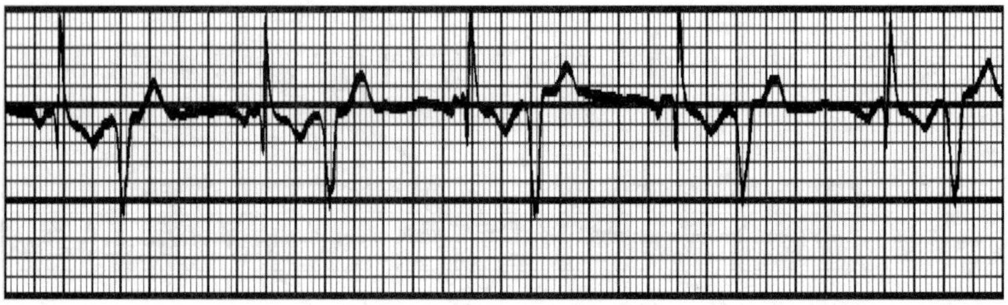

图实 10-35　室性期前收缩（呈二联律）

3．传导阻滞

（1）二度Ⅰ型窦房传导阻滞（图实 10-36）心电图特征：P-P 间距逐渐缩短，待到一次窦性激动不能传入心房即出现 P-P 间距突然变长，然后 P-P 间距又逐渐缩短，如此周而复始，呈文氏现象。

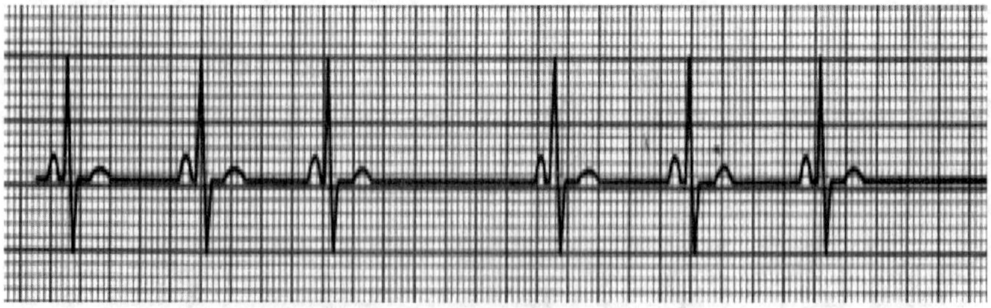

图实 10-36　二度Ⅰ型窦房传导阻滞

（2）一度房室传导阻滞（图实 10-37）的特点：主要表现为 P-R 间期延长。

（3）二度Ⅰ型房室传导阻滞（图实 10-38）的特点：P 波规律性出现，P-R 间期逐渐延长，直至有 1 个 P 波脱漏，P-R 间期才变短，然后又逐渐延长，如此周而复始，呈文氏现象。

（4）右束支传导阻滞（图实 10-39）的特点：临床较多见，心电图特征：$V_{1、2}$ 导联的 QRS 呈 rsR 形态，$V_{5、6}$ 导联的 S 波增宽而有切迹。本例 QRS 时间＞ 0.12 s，故为完全性右束支传导

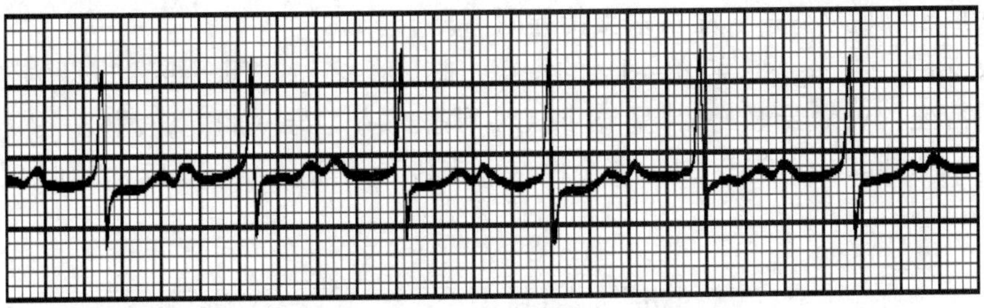

图实 10-37　一度房室传导阻滞

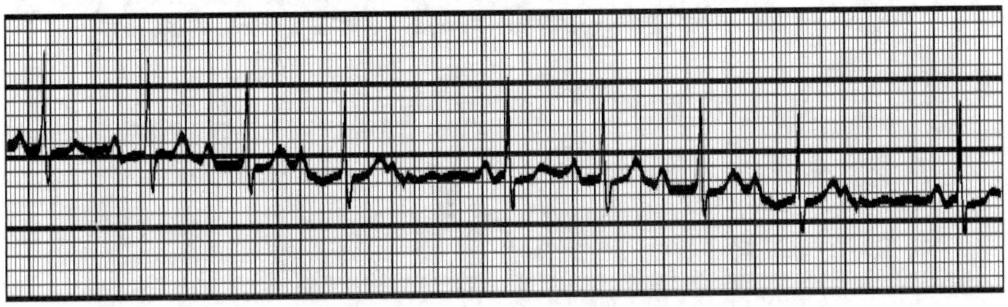

图实 10-38　二度Ⅰ型房室传导阻滞

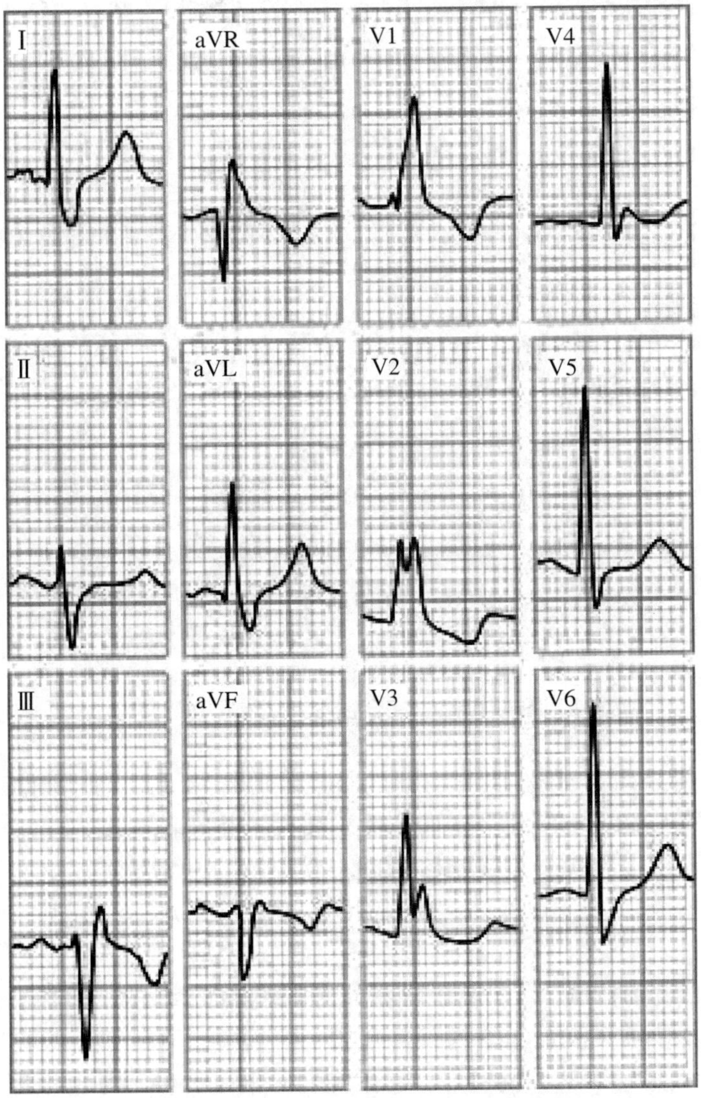

图实 10-39　完全性右束支传导阻滞

阻滞，若＜ 0.12 s，则为不完全性右束支传导阻滞。

（5）左束支传导阻滞（图实 10-40）的特点：临床不多见，但只要出现即为器质性疾病的表现。心电图特征：$V_{1、2}$ 导联 QRS 呈 rS 或 QS 形态，$V_{5、6}$ 导联的 q 波消失，R 波呈粗大或有切迹。本例 QRS 时间＞ 0.12 s，故为完全性左束支传导阻滞，若＜ 0.12 s，则为不完全性左束支传导阻滞。

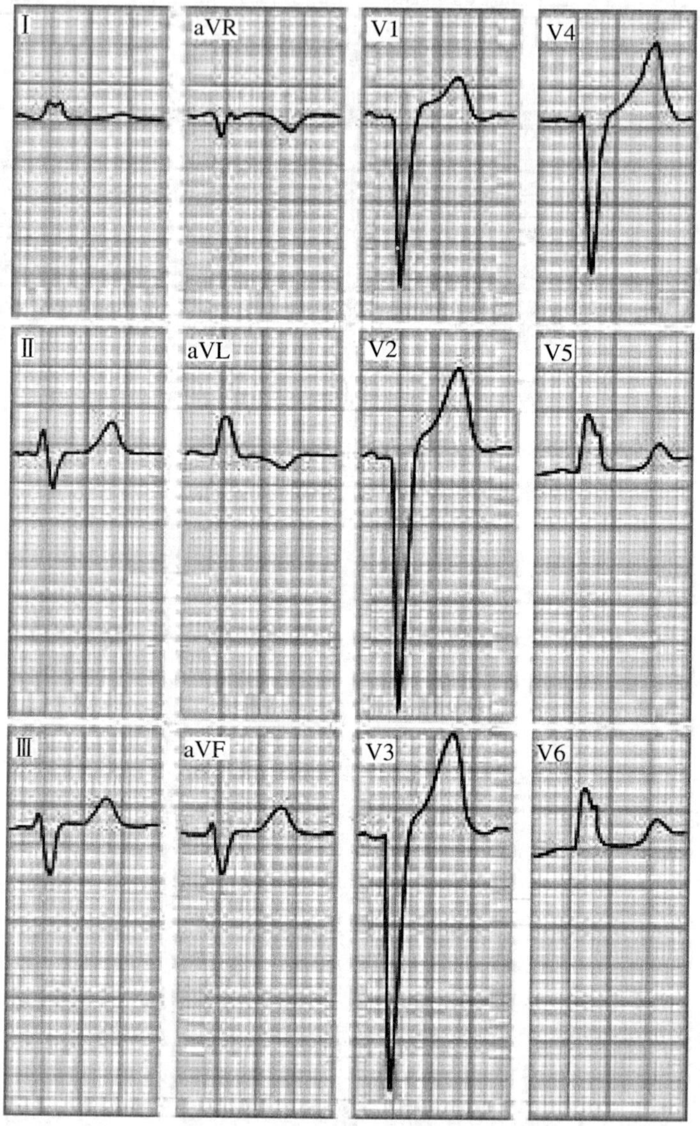

图实 10-40　完全性左束支传导阻滞

（6）左前分支传导阻滞（图实 10-41）的特点：临床多见，心电图特征：心电轴左偏，Ⅱ、Ⅲ及 avF 导联的 QRS 呈 rS 型，且Ⅲ导联 S 波大于Ⅱ导联 S 波；Ⅰ、avL 导联呈 qR 型，而 avL 导联的 R 波大于Ⅰ导联 R 波。QRS 时间＜ 0.12 s。

（7）左后分支传导阻滞（图实 10-42）的特点：临床少见，若出现，也说明有器质性心脏病。

心电图特征：心电轴右偏，Ⅰ、avL 导联的 QRS 呈 rS 型，Ⅱ、Ⅲ及 avF 导联呈 qR 型，且Ⅲ导联 R 波大于Ⅱ导联 R 波；QRS 时间＜ 0.12 s。

4．非阵发性心动过速　其共同特点：①本症实际上是一种心脏电生理的代偿现象，其临床症状较少、较轻；由于是一种代偿现象，不必做针对性处理，只需对因治疗。②发作初始不

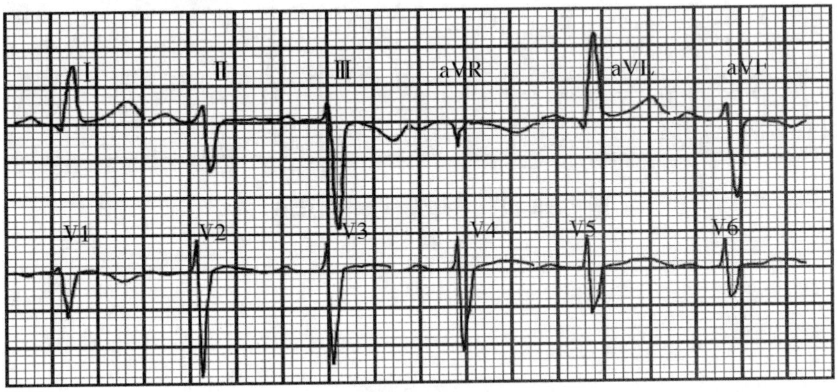

图实 10-41　左前分支传导阻滞

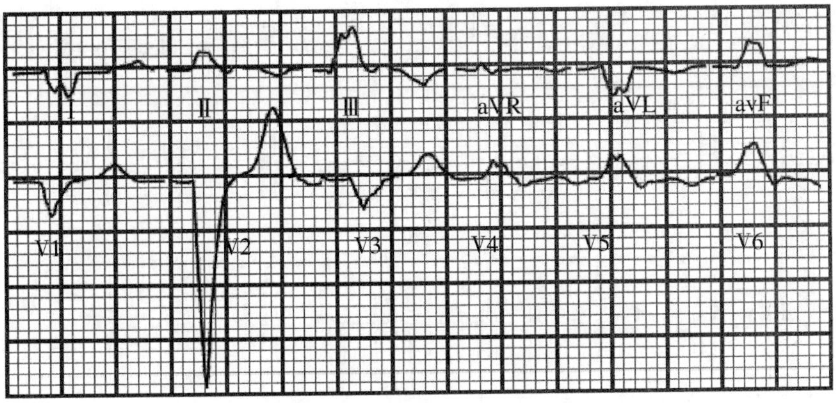

图实 10-42　左后分支传导阻滞

是以期前收缩的形式发作，而是以加速的逸搏开始。③多缓慢自行开始和终止，无明显骤起骤止，但起止时间不明确。④多以心室夺获形式终止一次发作，终止后无代偿期。⑤频率不快，一般< 100 次 / 分。

（1）非阵发性交界性心动过速（图实 10-43）的心电图特征：主要表现为加速性交界性逸搏心律，其频率< 100 次 / 分。

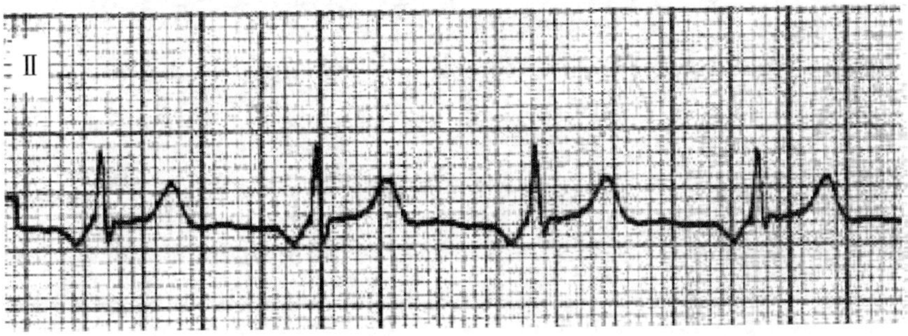

图实 10-43　非阵发性交界性心动过速

（2）非阵发性室性心动过速（图实 10-44）的心电图特征：主要表现为加速性室性逸搏心律，其频率< 100 次 / 分。

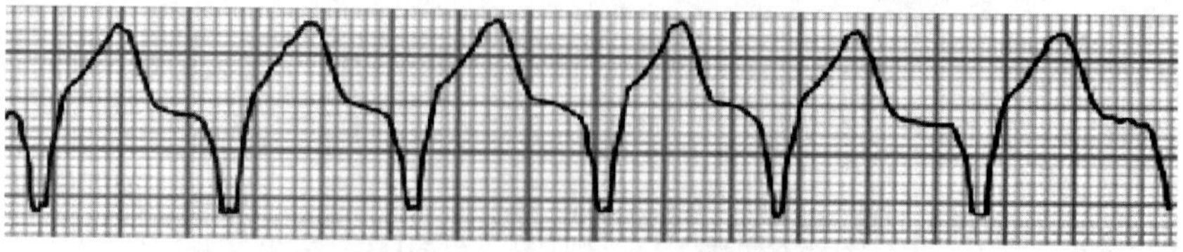

图实 10-44 非阵发性室性心动过速

（陆水英）

心电图自测题

专业：________ 年级：________ 班级：________ 学号：________ 姓名：________ 成绩________

完成下列常见心电图的识别，每个项目 10 分，总分 150 分。

项目	心电图图形	答案
1	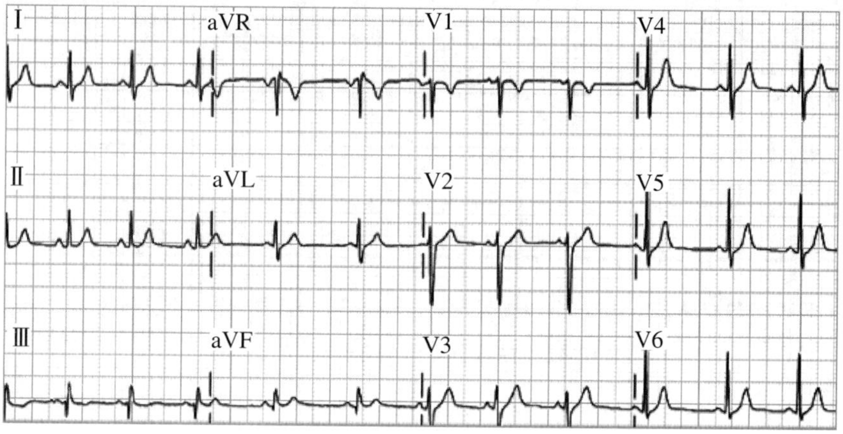	
2	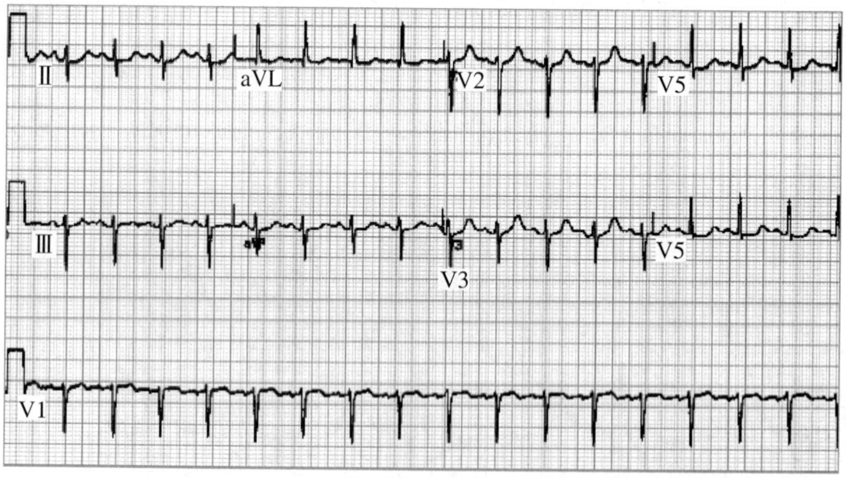	

<table>
<tr><th>项目</th><th>心电图图形</th><th>答案</th></tr>
<tr><td>3</td><td>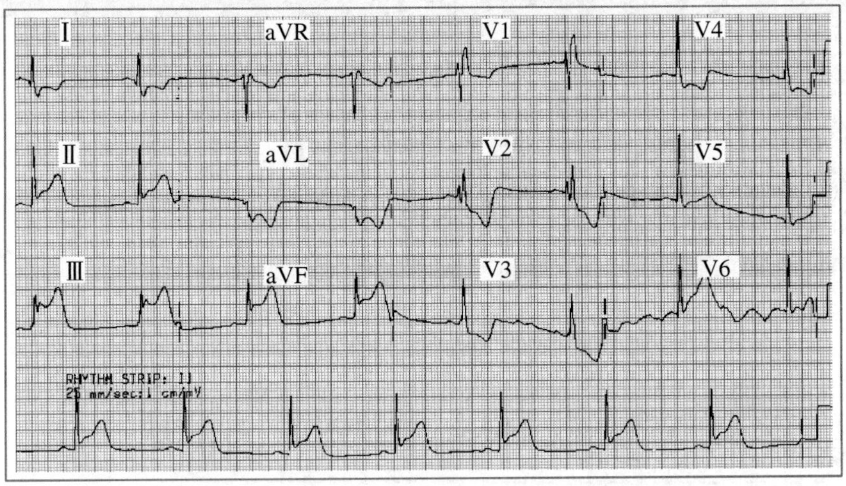
</td><td></td></tr>
<tr><td>4</td><td>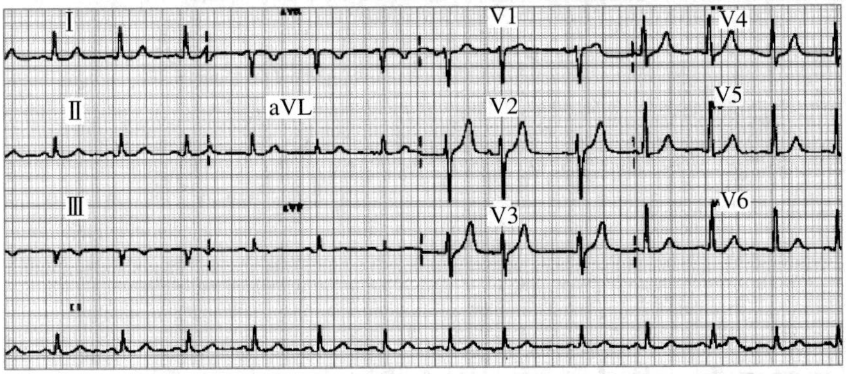
</td><td></td></tr>
<tr><td>5</td><td>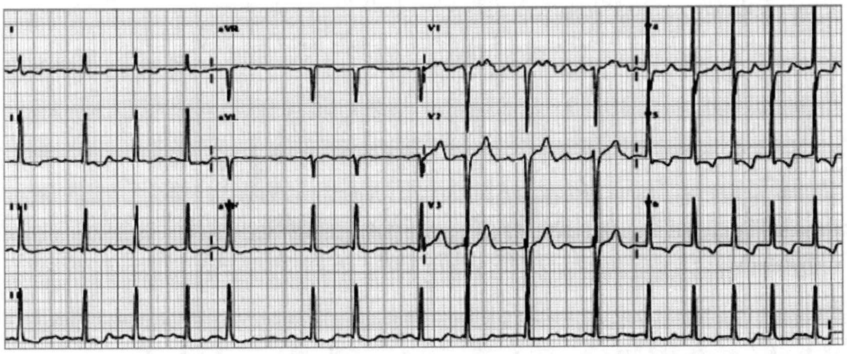</td><td></td></tr>
<tr><td>6</td><td>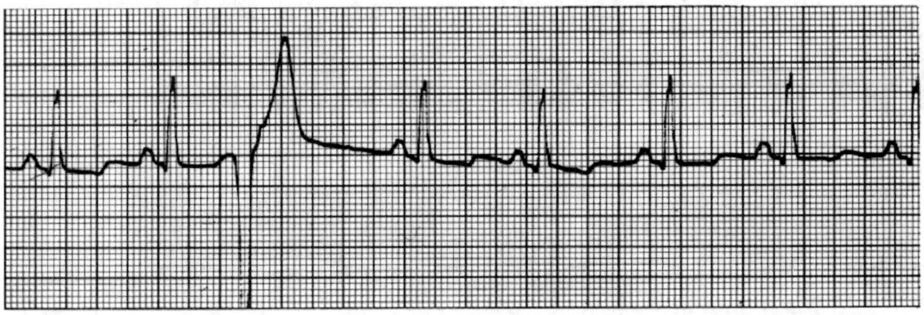</td><td></td></tr>
</table>

续表

项目	心电图图形	答案
7	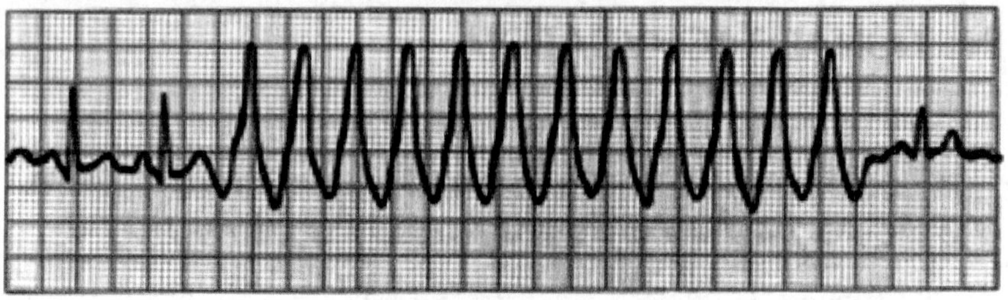	
8	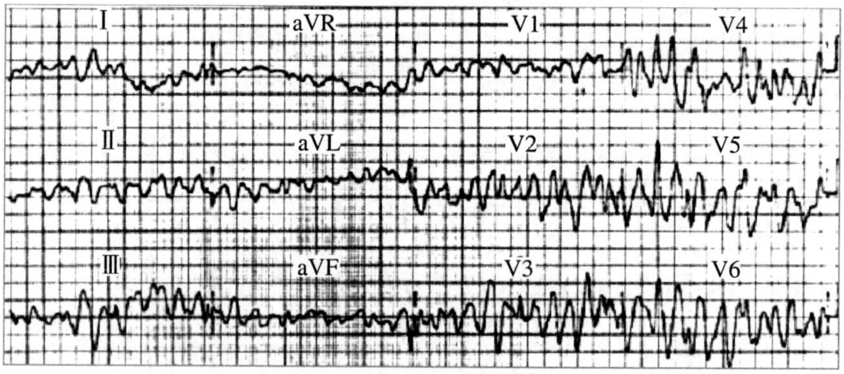	
9	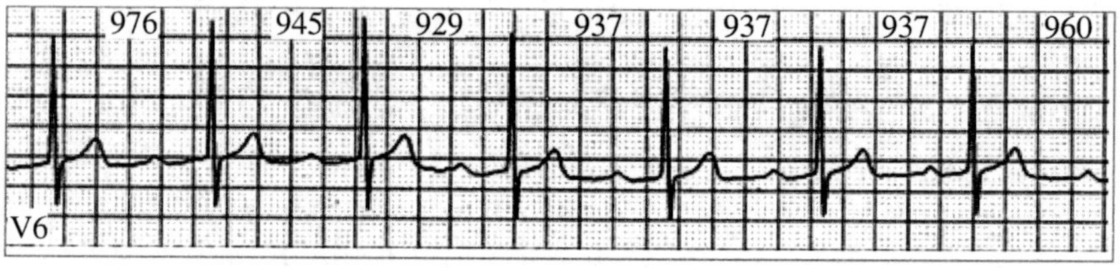	
10	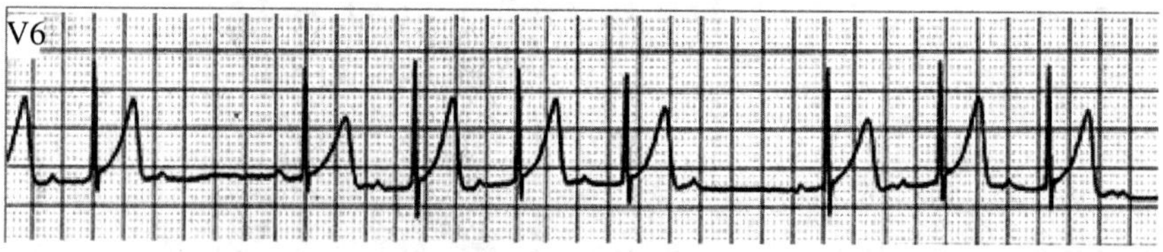	
11	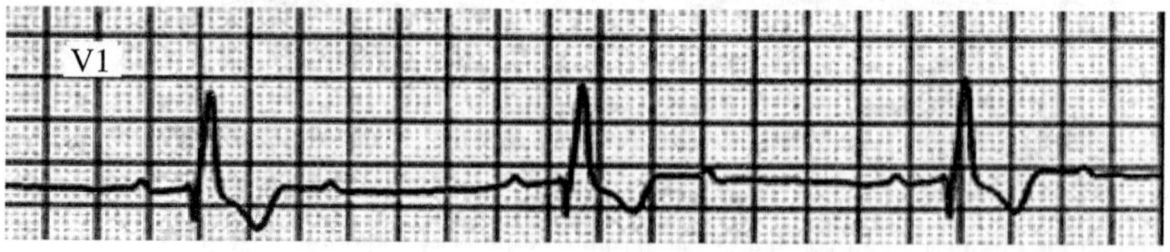	
12	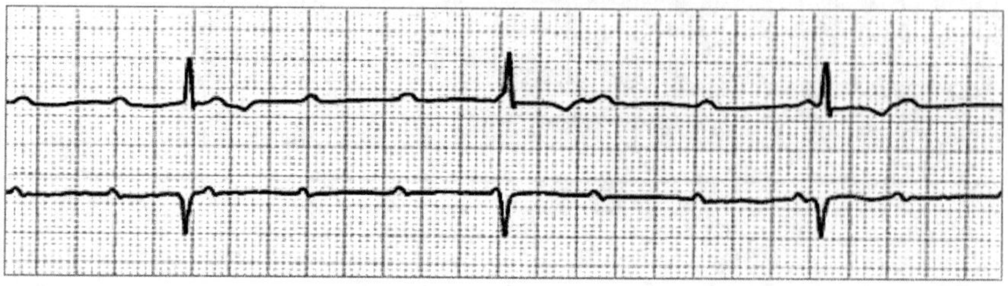	

续表

项目	心电图图形	答案
13	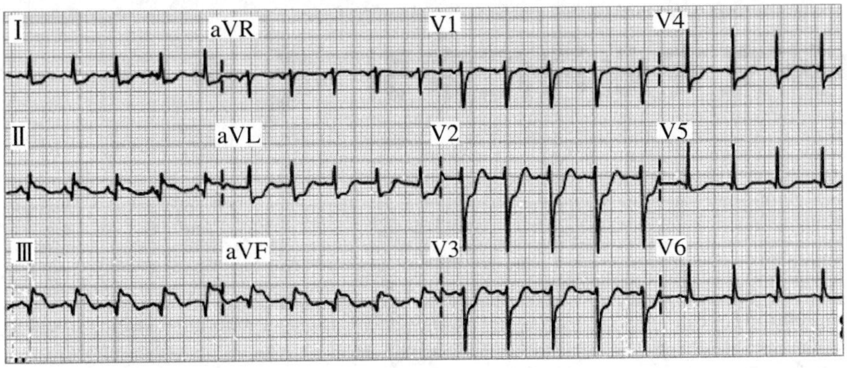	
14	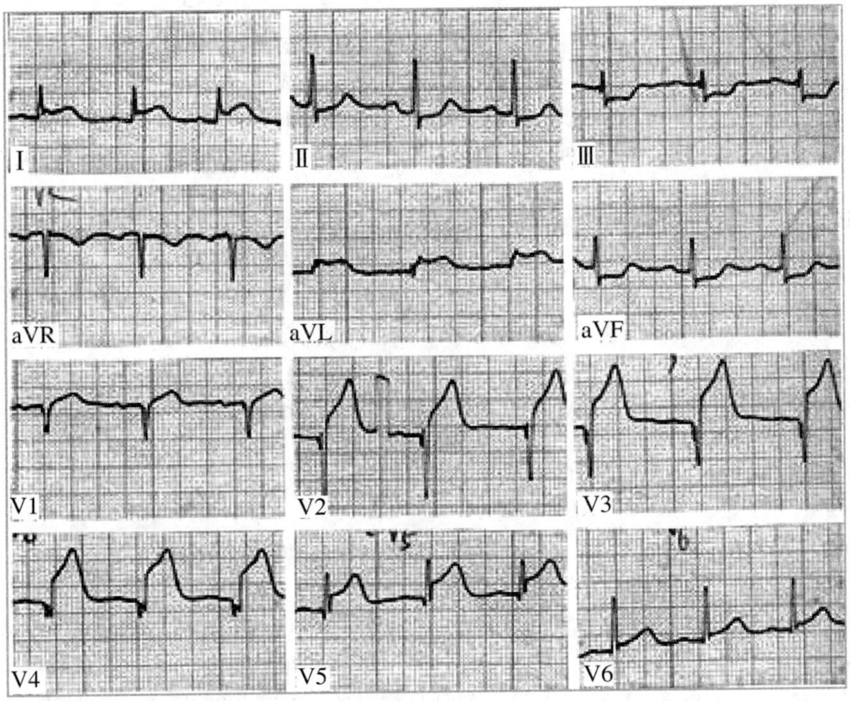	
15	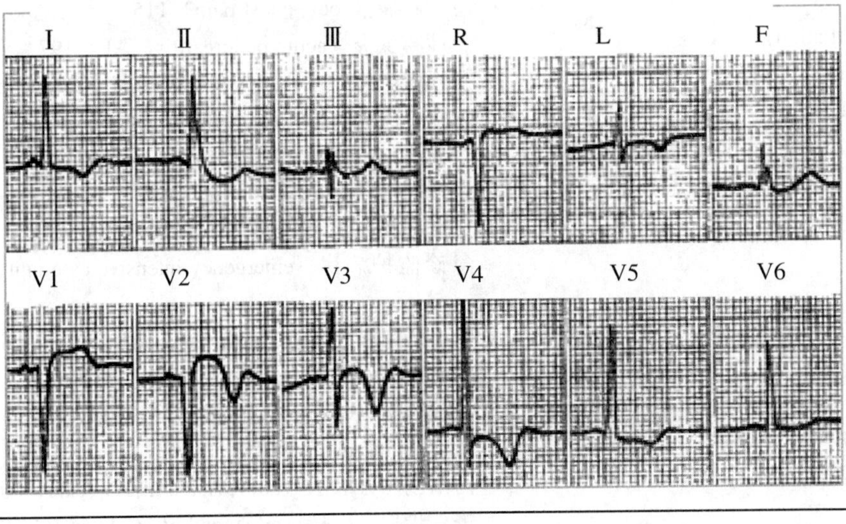	

中英文专业词汇索引

主要参考文献

1．楼滨城．急诊医学．2 版．北京：北京大学医学出版社，2015．
2．蒲泉州，何辉红．急诊医学．2 版．北京：北京大学医学出版社，2015．
3．黄子通，于学能．急诊医学．2 版．北京：人民卫生出版社．2014．
4．沈洪，刘中民．急诊与灾难医学．3 版．北京：人民卫生出版社，2018．
5．许铁，张劲松．急诊医学．南京：东南大学出版社．2010．
6．朱继红．急诊医学．2 版．北京：北京大学医学出版社．2008．
7．淹溺急救专家共识．中华急诊医学杂志，2016，25（12）：1230-1236．
8．中国热射病诊断与治疗专家共识．解放军医学杂志，2019，44（3）：181-196．